Técnicas de terapia cognitiva

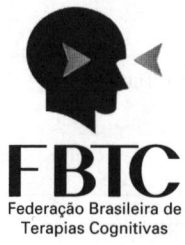
FBTC
Federação Brasileira de
Terapias Cognitivas

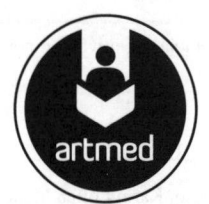
artmed

A Artmed é a editora
oficial da FBTC

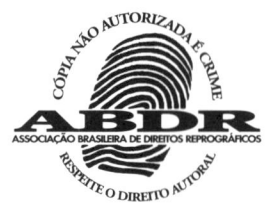

L434t Leahy, Robert L.
Técnicas de terapia cognitiva : manual do terapeuta / Robert L. Leahy ; tradução: Sandra Maria Mallmann da Rosa ; revisão técnica: Irismar Reis de Oliveira. – 2. ed. – Porto Alegre : Artmed, 2019.
xviii, 516 p. ; 25 cm.

ISBN 978-85-8271-497-3

1. Psicologia – Terapia cognitivo-comportamental. I. Título.

CDU 616.89

Catalogação na publicação: Karin Lorien Menoncin – CRB 10/2147

Robert L. **Leahy**

Técnicas de terapia cognitiva
manual do terapeuta

2ª edição

Tradução:
Sandra Maria Mallmann da Rosa

Revisão técnica:
Irismar Reis de Oliveira
Terapeuta cognitivo certificado pelo Beck Institute. Especialista em Psiquiatria pela Université René Descartes, Paris – França. Doutor em Neurociências e Livre-docente em Psiquiatria pela Universidade Federal da Bahia (UFBA). Professor titular de Psiquiatria do Departamento de Neurociências e Saúde Mental da UFBA. Membro fundador da Academy of Cognitive Therapy.

Reimpressão 2022

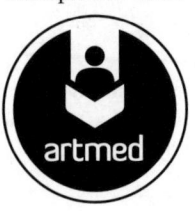

2019

Obra originalmente publicada sob o título *Cognitive Therapy Techniques, Second Edition: A Practitioner's Guide*
ISBN 9781462528226

Copyright © 2017 The Guilford Press
A Division of Guilford Publications
Published by arrangement with The Guilford Press.

Gerente editorial: *Letícia Bispo de Lima*

Colaboraram nesta edição:

Coordenadora editorial: *Cláudia Bittencourt*

Capa: *Paola Manica*

Preparação de original: *Ivaniza Oschelski de Souza*

Leitura final: *Antonio Augusto da Roza*

Projeto gráfico e editoração: *Techbooks*

Reservados todos os direitos de publicação, em língua portuguesa, à
ARTMED EDITORA LTDA., uma empresa do GRUPO A EDUCAÇÃO S.A.
Av. Jerônimo de Ornelas, 670 – Santana
90040-340 Porto Alegre RS
Fone: (51) 3027-7000   Fax: (51) 3027-7070

Unidade São Paulo
Rua Doutor Cesário Mota Jr., 63 – Vila Buarque
01221-020 São Paulo SP
Fone: (11) 3221-9033

SAC 0800 703-3444 – www.grupoa.com.br

É proibida a duplicação ou reprodução deste volume, no todo ou em parte, sob quaisquer formas ou por quaisquer meios (eletrônico, mecânico, gravação, fotocópia, distribuição na Web e outros), sem permissão expressa da Editora.

IMPRESSO NO BRASIL
PRINTED IN BRAZIL

Autor

Robert L. Leahy, PhD, é Diretor do American Institute for Cognitive Therapy, em Nova York, e professor de psicologia clínica no Departamento de Psiquiatria da Weill Cornell Medical College. Suas pesquisas concentram-se nas diferenças individuais em relação à regulação emocional. Dr. Leahy é editor associado do *International Journal of Cognitive Therapy* e ex-presidente da Association for Behavioral and Cognitive Therapies, da International Association for Cognitive Psychotherapy e da Academy of Cognitive Therapy. Recebeu, em 2014, o Aaron T. Beck Award da Academy of Cognitive Therapy. Tem vários livros publicados, incluindo *Overcoming Resistance in Cognitive Therapy,* e foi coautor de *Treatment Plans and Interventions for Bulimia and Binge-Eating Disorder*; *Treatment Plans and Interventions for Depression and Anxiety Disorders, Second Edition*, além de *Terapia cognitiva contemporânea, Regulação emocional em psicoterapia, Terapia do esquema emocional, Vença a depressão antes que ela vença você, Livre de ansiedade* e *Como lidar com as preocupações*, publicados no Brasil pela Artmed Editora.

Agradecimentos

Um dos prazeres em escrever este livro é poder agradecer pela inspiração e pelo apoio que recebi ao longo dos anos. Primeiramente, quero agradecer a Jim Nageotte, que foi um maravilhoso editor desde meu primeiro livro com a The Guilford Press. Além dele, Jane Keislar e Jaennie Tang, da Guilford, e Margaret Ryan foram incrivelmente dedicadas a tornar este livro realidade.

Há muitas outras pessoas cujo trabalho me influenciou, começando por Aaron T. Beck, criador da terapia cognitiva. Gostaria, assim, de agradecer às seguintes pessoas: Jill Abramson, Lauren Alloy, Arnoud Arntz, David Barlow, Judith Beck, David Burns, David A. Clark, David M. Clark, Frank Dattilio, Keith Dobson, Michel Dugas, Edna Foa, Paul Gilbert, Allison Harvey, Steve Hayes, Stefan Hofmann, Emily Holmes, Sheri Johnson, Marsha M. Linehan, Doug Mennin, Cory Newman, Christine Purdon, Stanley J. Rachman, John Riskind, Paul Salkovskis, Debbie Sookman, John Teasdale, Dennis Tirch, Adrian Wells, Mark Williams, Jeffrey Young e Zindel V. Segal, cujos trabalhos me influenciaram. Também me sinto agradecido aos colegas do American Institute for Cognitive Therapy, que, ao longo destes muitos anos, provavelmente ouviram uma versão de quase tudo o que já publiquei. Em particular, gostaria de mencionar Melissa Horowitz, Laura Oliff, Susan Paula, Mia Sage, Scott Woodruff, Maren Westphal e Peggilee Wupperman. De forma especial, agradeço ao meu assistente Sindhu Shivaji, que trabalhou incansavelmente, muito além do seu dever, em cada fase do processo editorial e de pesquisa. Gostaria de agradecer, ainda, ao meu amigo Philip Tata, da British Association for Behavioural and Cognitive Psychotherapies, que se revelou um maravilhoso guia e me apoiou por muitos anos.

E, é claro, não sei onde eu estaria sem a minha amada, atenciosa e inteligente esposa, Helen, que continua a me presentear com o bom humor e o apoio que tornaram este projeto possível. É a ela que este livro é dedicado.

Prefácio

A 1ª edição de *Técnicas de terapia cognitiva* apresentou aos terapeutas uma ampla variedade de técnicas para que pudessem expandir as intervenções disponíveis na prática clínica. Quando originalmente ponderei sobre o que desejava abordar naquele livro, pensei no que gostaria de saber se estivesse aprendendo terapia cognitivo-comportamental (TCC) ou o que gostaria de saber se não estivesse trabalhando nessa área há tantos anos. Muitos de nós podemos nos perceber "engessados" – ou acostumados – a algumas técnicas simples. Por exemplo, podemos perceber que apenas usamos técnicas como identificação do pensamento automático, exame dos custos e dos benefícios desse pensamento, busca de evidências e localização de outro pensamento mais adaptativo. Isso é bom – até certo ponto. Ou poderíamos pensar: "Vou usar algumas técnicas de ativação comportamental" – e elas também podem funcionar. Ou *mindfulness* – que pode ser útil. Entretanto, o que aprendi é que os pacientes apresentam uma grande variedade de problemas, uma grande variedade de crenças sobre mudança, razões para não mudar e impedimentos para a melhora. Então, acho que voltei toda a minha frustração como clínico para a produção de um livro que pudesse ser útil para quem quisesse ir além de suas técnicas habituais.

Tive a sorte de trabalhar com colegas maravilhosos e criativos no American Institute for Cognitive Therapy, na cidade de Nova York (www.CognitiveTherapyNYC.com). Procurei incentivar os membros da minha equipe a serem os melhores possíveis sendo eles mesmos – seja trabalhando com terapia cognitiva, terapia comportamental, terapia de aceitação e compromisso, terapia comportamental dialética, *mindfulness* ou qualquer outra. Essa experiência foi imensamente enriquecedora porque aprendi muito com eles. Portanto, a presente edição reflete uma grande integração das técnicas de TCC a partir de uma ampla variedade de abordagens. E, é claro, aprendi com os muitos pacientes que confiaram em mim, que me ensinaram sobre como as coisas fazem sentido quando você está deprimido e ansioso, e que algumas vezes apresentaram suas próprias ideias de mudança. Não acredito que eu seja o único terapeuta a ter paciente dizendo algo que considera útil e pensando: "Nossa, talvez eu deva experimentar isso na *minha* vida".

Organizei este livro em torno de certas categorias de intervenções ou técnicas, iniciando por muitas das técnicas tradicionais de identificação e avaliação de pensamentos e pressupostos. Os Capítulos 2 a 5 – "Evocação de pensamentos", "Avaliação e teste de pensamentos", "Avaliação de pressupostos e regras" e "Exame do processamento de informações e erros de lógica" – abordam inúmeras técnicas que têm como alvo o conteúdo cognitivo de pensamentos frequentemente tendenciosos e inúteis. O Capítulo 6, "Mudança na tomada de decisão", examina os pressupostos e vieses típicos – ou heurística – que afetam a dificuldade ao tomar decisões. A tomada de decisão tem sido um dos meus interesses há muitos anos, e, portanto, este capítulo coloca em foco questões como efeitos de custos não recuperáveis, aversão ao risco, basear as decisões em informações limitadas, foco excessivo nas consequências imediatas e outros fatores. Muitas pessoas deprimidas e ansiosas têm dificuldade de tomar decisões e ficam presas a situações que não conseguem mudar. O Capítulo 7, "Resposta e avaliação dos pensamentos intrusivos", tem um grande débito com o modelo metacognitivo desenvolvido por Adrian Well, que é um dos modelos verdadeiramente inovadores da década passada. Mais uma vez, os pensamentos intrusivos muitas vezes levam a uma avaliação exagerada de seu conteúdo, à tendência a tomar um pensamento pelo lado pessoal e a crenças de que os pensamentos que são desagradáveis ou indesejados devem ser eliminados ou de que estão fora de controle. Espero que esse capítulo forneça ao clínico algumas técnicas que possam levar à mudança. Para aqueles que estão familiarizados com o meu trabalho, não será surpresa que eu tenha incluído um capítulo sobre "Modificação de preocupações e ruminação" (Capítulo 8), que traz um grande número de técnicas que podem ser combinadas com as muitas estratégias de enfrentamento de pensamentos intrusivos. Esse conteúdo será relevante para ajudar as pessoas com preocupação, ruminação e pensamentos intrusivos com transtorno de estresse pós-traumático e outros transtornos. No Capítulo 9, "Colocação das coisas em perspectiva", apresento inúmeras técnicas que podem ser úteis para apoiar os pacientes na redução das tendências a reagir com exagero aos eventos e auxiliá-los na aceitação das dificuldades da vida. O Capítulo 10, "Identificação e modificação dos esquemas", ilustra uma ampla gama de questões esquemáticas, em geral associadas a transtornos da personalidade ou "estilos de personalidade". Clínicos que trabalham com pacientes que vivenciam problemas recorrentes nos relacionamentos, com a autoidentidade, no trabalho e que com frequência se beneficiam com a TCC poderão considerar essas técnicas úteis. O Capítulo 11, "Técnicas de regulação emocional", também reflete parte do trabalho de muitos outros clínicos, de meus colegas e mesmo do meu trabalho em auxiliar os pacientes no uso de técnicas de enfrentamento para conviver com emoções turbulentas. Na verdade, pode ser que alguns pacientes precisem da regulação emocional antes que possam usar as demais técnicas deste livro.

A última seção do livro inclui um breve capítulo (Capítulo 12) com exemplos de como tratar cada uma das distorções cognitivas mencionadas anteriormente. Depois, apresento três capítulos que abordam técnicas para problemas comuns, como "necessidade de aprovação" (Capítulo 13), "autocrítica" (Capítulo 14) e "raiva" (Capítulo 15). Poderíamos abranger outras questões, mas espero que esses exemplos sirvam como guia sobre como os clínicos podem utilizar uma ampla gama de técnicas para outros problemas comuns e não tão comuns.

Espero que os clínicos sejam capazes de integrar outras técnicas e estratégias a fim de superar os impasses que inevitavelmente ocorrem, e que possam oferecer, aos pacientes, novas habilidades para o manejo das dificuldades que enfrentam. Nenhuma técnica é uma panaceia, e nenhum modelo é perfeito. Dado o mundo de limitações em que vivemos, conhecer técnicas adicionais de enfrentamento pode ser a diferença entre ficar preso e fazer da mudança o que realmente importa. Isso faz parte da flexibilidade que todos nós devemos abraçar.

Lista de formulários

FORMULÁRIO 2.1	Distinção entre eventos, pensamentos e sentimentos	39
FORMULÁRIO 2.2	Como os pensamentos criam sentimentos	40
FORMULÁRIO 2.3	Técnica A-B-C	41
FORMULÁRIO 2.4	Outros fatos possíveis	42
FORMULÁRIO 2.5	Avaliação das emoções e crenças	43
FORMULÁRIO 2.6	Registro do grau de crença em um pensamento	44
FORMULÁRIO 2.7	Lista de verificação de distorções cognitivas	45
FORMULÁRIO 2.8	Categorização das suas distorções do pensamento	46
FORMULÁRIO 2.9	Uso da seta descendente (Por que isso me incomodaria se meu pensamento fosse verdade?)	47
FORMULÁRIO 2.10	Exame da sequência de probabilidades	48
FORMULÁRIO 2.11	Adivinhação do pensamento negativo	49
FORMULÁRIO 3.1	Definição dos termos	81
FORMULÁRIO 3.2	Tornando as definições claras	82
FORMULÁRIO 3.3	Análise de custo-benefício de um pensamento	83
FORMULÁRIO 3.4	Exame da validade dos custos e benefícios, no curto e no longo prazo	84
FORMULÁRIO 3.5	Exame das evidências	85
FORMULÁRIO 3.6	Exame da qualidade das evidências	86

FORMULÁRIO 3.7	Desempenho do papel de seu próprio advogado de defesa	87
FORMULÁRIO 3.8	Minhas contestações são relevantes para meus pensamentos negativos?	89
FORMULÁRIO 3.9	Dramatização de ambos os lados do pensamento	90
FORMULÁRIO 3.10	Avaliação dos rótulos negativos	92
FORMULÁRIO 3.11	Busca de variações	94
FORMULÁRIO 3.12	Modificação dos pensamentos negativos com a modificação do comportamento	95
FORMULÁRIO 4.1	Monitoramento de pressupostos, regras e padrões	127
FORMULÁRIO 4.2	Exame e contestação de afirmações do tipo "deveria"	128
FORMULÁRIO 4.3	Identificação de crenças condicionais	129
FORMULÁRIO 4.4	Avaliação de pressupostos secundários	130
FORMULÁRIO 4.5	Clarificação de valores	131
FORMULÁRIO 4.6	Inventário de perfeccionismo	132
FORMULÁRIO 4.7A	Custos e benefícios do progresso e da perfeição	136
FORMULÁRIO 4.7B	Progredir em vez de tentar a perfeição	137
FORMULÁRIO 4.8	Aprendizado a partir dos lapsos	138
FORMULÁRIO 4.9	Diagrama de conceitualização do caso	139
FORMULÁRIO 4.10	Exame das implicações do perfeccionismo	140
FORMULÁRIO 4.11	Transformação do trabalho em diversão: transformação de crítica e desapontamento em curiosidade	141
FORMULÁRIO 4.12	Transformação de antigas regras/pressupostos em novas regras/pressupostos	142
FORMULÁRIO 4.13	Minha nova declaração de direitos	145
FORMULÁRIO 5.1	Exame do viés de confirmação	171
FORMULÁRIO 5.2	Utilização de todas as informações	172
FORMULÁRIO 5.3	Estimativas de probabilidade dos eventos	173
FORMULÁRIO 5.4	Exame dos erros de lógica	174
FORMULÁRIO 5.5	Observação de padrões que podem não existir	175
FORMULÁRIO 5.6	Desafio às falsas dicotomias	176

FORMULÁRIO 5.7	Redução dos pensamentos ao absurdo	177
FORMULÁRIO 5.8	Indução de humor e pensamentos alternativos	178
FORMULÁRIO 5.9	Exame do efeito da recenticidade	179
FORMULÁRIO 5.10	Falácias nos argumentos: análise das crenças negativas	180
FORMULÁRIO 6.1	Foco nos objetivos de curto prazo	208
FORMULÁRIO 6.2	Foco nos objetivos de mais longo prazo	209
FORMULÁRIO 6.3	Compromisso com o futuro decidindo agora	210
FORMULÁRIO 6.4	Exame dos custos não recuperáveis	211
FORMULÁRIO 6.5	Humor e tomada de decisão	214
FORMULÁRIO 6.6	Exame de perdas e ganhos como foco na tomada de decisão	215
FORMULÁRIO 6.7	Evitação do arrependimento	216
FORMULÁRIO 6.8	Decisões pelo *self* atual e futuro	217
FORMULÁRIO 6.9	Atividades recompensadoras passadas, presentes e futuras	218
FORMULÁRIO 6.10	Escolhas de risco *versus* risco	219
FORMULÁRIO 7.1	Desapego consciente	238
FORMULÁRIO 7.2	Imaginação do pensamento como outra coisa: não atenda a ligação	239
FORMULÁRIO 7.3	Balão de pensamentos	240
FORMULÁRIO 7.4	Pensamentos *versus* realidade	241
FORMULÁRIO 7.5	Estes pensamentos são realmente relevantes?	242
FORMULÁRIO 7.6	O pensamento visitante	243
FORMULÁRIO 7.7	O pensamento palhaço	246
FORMULÁRIO 7.8	Respostas problemáticas a um pensamento indesejado	247
FORMULÁRIO 7.9	A técnica tédio	248
FORMULÁRIO 8.1	Automonitoramento de preocupações	293
FORMULÁRIO 8.2	Custos e benefícios da preocupação	294
FORMULÁRIO 8.3	Transformação de preocupações em previsões	295
FORMULÁRIO 8.4	Como tornar pensamentos e previsões testáveis	296
FORMULÁRIO 8.5	Teste das previsões negativas	297

FORMULÁRIO 8.6	Exame das previsões negativas passadas	298
FORMULÁRIO 8.7	Possíveis desfechos	299
FORMULÁRIO 8.8	Histórias sobre desfechos	300
FORMULÁRIO 8.9	Exemplos de soluções imperfeitas	301
FORMULÁRIO 8.10	Revisão de como lidei com eventos negativos no passado	302
FORMULÁRIO 8.11	Por que não aprendo com previsões passadas	303
FORMULÁRIO 8.12	Ponto-contraponto	304
FORMULÁRIO 8.13	Preocupações produtivas e improdutivas	305
FORMULÁRIO 8.14	Registro das preocupações para o tempo da preocupação	306
FORMULÁRIO 8.15	Previsões negativas que se tornam verdade: profecias autorrealizáveis	308
FORMULÁRIO 8.16	Inundação com incertezas	309
FORMULÁRIO 8.17	Distanciamento/desaparecimento	310
FORMULÁRIO 8.18	Grão de areia	311
FORMULÁRIO 8.19	Observação a partir da sacada	312
FORMULÁRIO 8.20	Máquina do tempo	313
FORMULÁRIO 8.21	Por que os outros não se importarão mais tarde com meu comportamento "negativo"	314
FORMULÁRIO 8.22	Negação de "problemas"	315
FORMULÁRIO 8.23	Preocupação da fantasia temida	316
FORMULÁRIO 8.24	Prática da aceitação	317
FORMULÁRIO 9.1	Exercício do gráfico em forma de torta	344
FORMULÁRIO 9.2	Exercício do *continuum*	345
FORMULÁRIO 9.3	O que ainda posso fazer	346
FORMULÁRIO 9.4	Consideração das alternativas	347
FORMULÁRIO 9.5	Comparações com o ponto zero	348
FORMULÁRIO 9.6	Despolarização das comparações	349
FORMULÁRIO 9.7	Como os outros lidaram com isso?	350
FORMULÁRIO 9.8	Como eu poderia lidar se isso fosse verdade para mim	351
FORMULÁRIO 9.9	Desenvolvimento de novas maneiras de avaliar uma qualidade	352

FORMULÁRIO 9.10	Pedido de coisas que são importantes para mim	353
FORMULÁRIO 9.11	Exame das oportunidades e novos significados	354
FORMULÁRIO 9.12	Viagem ao futuro	355
FORMULÁRIO 10.1	Exame de padrões problemáticos	385
FORMULÁRIO 10.2	Questionário de crenças dos transtornos da personalidade – forma reduzida	386
FORMULÁRIO 10.3	O que são esquemas?	390
FORMULÁRIO 10.4	Esquiva e compensação do meu esquema	393
FORMULÁRIO 10.5	Desenvolvimento de motivação para modificar meus esquemas	396
FORMULÁRIO 10.6	Lembranças precoces de esquemas	398
FORMULÁRIO 10.7	Redação de uma carta dirigida à fonte dos seus esquemas	399
FORMULÁRIO 10.8	Contestação dos esquemas pessoais	401
FORMULÁRIO 10.9	A vida através das lentes de um esquema diferente	403
FORMULÁRIO 10.10	Efeitos do meu esquema positivo	404
FORMULÁRIO 10.11	Transcendência do meu esquema	406
FORMULÁRIO 11.1	Diário de emoções	430
FORMULÁRIO 11.2	Emoções que evito	431
FORMULÁRIO 11.3	Mantendo um diário	432
FORMULÁRIO 11.4	Redação de uma história	433
FORMULÁRIO 11.5	Identificação dos pontos de tensão	434
FORMULÁRIO 11.6	Escala de esquemas emocionais de Leahy-II (LESS-II)	435
FORMULÁRIO 11.7	Guia para pontução das 14 dimensões da Escala de esquemas emocionais de Leahy-II	437
FORMULÁRIO 11.8	Esquemas emocionais: dimensões e intervenções	439
FORMULÁRIO 11.9	Aceitação das emoções	443
FORMULÁRIO 11.10	Reformulação da história	444
FORMULÁRIO 11.11	Fazendo o que não quero	445

Acesse o *site* **loja.grupoa.com.br**, encontre a página do livro por meio do campo de busca e clique no *link* Conteúdo Online para baixar os formulários.

Sumário

PARTE I INICIANDO A TERAPIA COGNITIVA

| CAPÍTULO 1 | Introdução | 3 |

PARTE II TÉCNICAS

CAPÍTULO 2	Evocação de pensamentos	15
CAPÍTULO 3	Avaliação e teste de pensamentos	50
CAPÍTULO 4	Avaliação de pressupostos e regras	96
CAPÍTULO 5	Exame do processamento de informações e erros de lógica	146
CAPÍTULO 6	Mudança na tomada de decisão	182
CAPÍTULO 7	Resposta e avaliação dos pensamentos intrusivos	220
CAPÍTULO 8	Modificação de preocupações e ruminação	249
CAPÍTULO 9	Colocação das coisas em perspectiva	318
CAPÍTULO 10	Identificação e modificação dos esquemas	356
CAPÍTULO 11	Técnicas de regulação emocional	407

PARTE III APLICAÇÕES ESPECÍFICAS

CAPÍTULO 12	Exame e contestação das distorções cognitivas	449
CAPÍTULO 13	Modificação da necessidade de aprovação	470
CAPÍTULO 14	Desafio à autocrítica	475
CAPÍTULO 15	Manejo da raiva	486
CAPÍTULO 16	Considerações finais	495
	Referências	499
	Índice	507

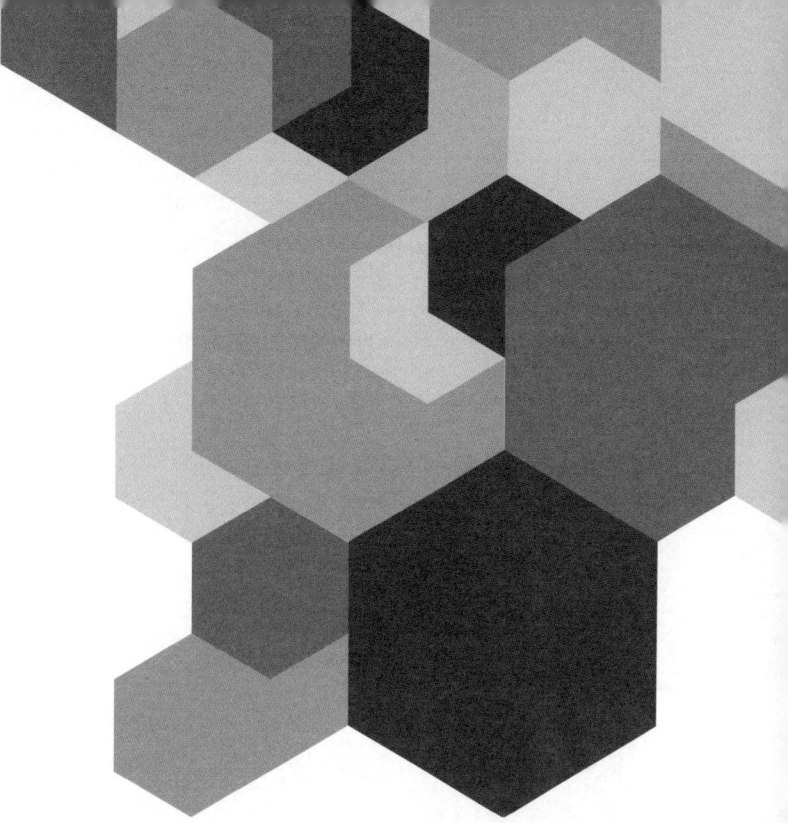

PARTE I

Iniciando a terapia cognitiva

CAPÍTULO 1

Introdução

Esta segunda edição de *Técnicas de terapia cognitiva* oferece ao clínico uma ampla gama de intervenções cognitivas e comportamentais que podem ser usadas para abordar depressão, ansiedade, problemas de relacionamento e de controle da raiva, e muitas outras formas de psicopatologia. Embora a orientação seja preponderantemente cognitiva, na medida em que foca no conteúdo, na função e na forma do pensamento, também inclui técnicas que refletem contribuições das terapias metacognitiva, de aceitação, comportamental dialética, de ativação comportamental e focada na compaixão.

O modelo cognitivo se ampliou muito desde a sua formulação inicial por Beck e Ellis. No modelo cognitivo inicial, a ênfase era colocada no conteúdo específico do pensamento, como as categorias típicas de distorções de pensamentos automáticos, pressupostos subjacentes e esquemas ou crenças centrais. O modelo cognitivo enfatiza a necessidade de determinar como os esquemas afetam a atenção e a memória e como mantêm as crenças problemáticas. Assim sendo, o modelo cognitivo identificaria o papel do viés de confirmação e o processamento esquemático na manutenção das crenças negativas do indivíduo deprimido, mesmo na presença de informações positivas que possam contradizê-las.

Essa estrutura cognitiva encontra-se preservada na formulação atual, além de ter sido ampliada para incluir um reconhecimento de que os transtornos da personalidade são caracterizados por esquemas persistentes sobre o *self* e os outros e por estilos de compensação, evitação ou manutenção dos esquemas. Além disso, o conceito de modos introduz padrões sistêmicos e coordenados que organizam a cognição, o comportamento motivacional, o funcionamento interpessoal e as respostas emocionais em torno de sistemas consistentes e autossustentáveis, como raiva, mania ou depressão (Beck & Haigh, 2014). O modo é um construto superior que representa a coordenação desses vários componentes e serve para manter-se e expandir-se para novas áreas da vida.

Embora reconhecendo a contribuição significativa do modelo cognitivo, outros modelos contribuíram para a ampla gama de formulações, estratégias e técnicas disponíveis para o terapeuta. Em particular, esta nova edição reconhece as contribuições importantes do modelo metacognitivo, desenvolvido por Wells (2007, 2008, 2011); do modelo de ativação comportamental, desenvolvido por Martell, Dimidjian e

Herman-Dunn (2010); da terapia de aceitação e compromisso (ACT), desenvolvida por Hayes, Strosahl e Wilson (2003); da terapia comportamental dialética (DBT), desenvolvida por Linehan (2015); da terapia focada na compaixão (Gilbert, 2009); e de outras abordagens. Além disso, também inclui ideias da ciência cognitiva sobre tomada de decisão (Kahneman, 2011), *mindfulness* (Teasdale et al., 2012) e meu trabalho sobre esquemas emocionais (Leahy, 2015).

Como ficará claro nos próximos capítulos, o modelo cognitivo propõe que depressão, ansiedade, raiva e outros problemas são mantidos, ativados ou exacerbados por vieses no pensamento. Em particular, no centro desses vieses encontram-se os esquemas, que são padrões consistentes de organização da informação em torno de um conceito preexistente. O conceito de esquema é antigo na psicologia, remontando a Barlett e Piaget. Na década de 1970, os campos da ciência cognitiva e cognição social deram muita ênfase ao papel dos esquemas na determinação da atenção seletiva, da memória e da interpretação da informação. Assim, o modelo cognitivo é em parte derivado da revolução do processamento da informação na psicologia dessa era. Embora tanto o modelo de Beck quanto o modelo de esquemas de Young enfatizem o desenvolvimento precoce desses esquemas na infância, a pesquisa sobre o processamento esquemático indica que eles podem ser formados em qualquer época da vida e que sua formação está fora da consciência imediata (Bargh & Morsella, 2008; Andersen, Saribay, & Przybylinski, 2012; Fiske & Macrae, 2012). Embora esses esquemas operem com automaticidade, o modelo cognitivo propõe que eles podem ser acessados na percepção consciente por meio de uma variedade de técnicas. Assim sendo, o objetivo, em parte, é tornar explícito o que está implícito.

O modelo cognitivo de terapia coloca ênfase na psicoeducação do paciente em relação aos seus pressupostos fundamentais e na abordagem a ser utilizada na terapia. Assim, o profissional pode assinalar na primeira sessão de terapia que eles irão se concentrar naquilo que o paciente está pensando de forma consciente e fazendo atualmente, como ele pode encarar as coisas de modo diferente e se comportar de forma diversa e como as tarefas de casa permitirão generalizar os ganhos obtidos na sessão. Além disso, a biblioterapia é um componente frequente da terapia cognitiva, com os terapeutas fornecendo material informativo sobre vários problemas ou recomendando livros para ajudar a guiar o paciente ao longo do processo.

A abordagem cognitiva salienta a importância de testar a construção que o paciente faz da realidade na comparação com os fatos à medida que estes se tornam disponíveis. Assim sendo, a terapia procura desvendar, por meio de questionamentos e experimentos comportamentais, o que o paciente acredita ser verdade e os padrões habituais de pensamento subjacentes aos seus problemas. Por exemplo, o indivíduo deprimido com frequência revela uma visão negativa do *self*, da vida em geral e do futuro, e, em consequência, pode relutar em tentar um novo comportamento que poderia fracassar e levar a maior desmoralização e pesar. A terapia procura estimular maior consciência dos pensamentos que podem estar moldando e estimulando essa negatividade e introduzir dúvidas fundamentais acerca da infalibilidade dessa forma de pensar. O terapeuta encoraja o ceticismo em relação a pensamentos que fragilizam o paciente e ressalta que os pensamentos têm consequências e precisam ser avaliados para identificar se são pragmáticos e se estão de acordo com os fatos. Em suma, trata-se de uma abordagem empírica da realidade: "Quais são as consequências de pensar assim?", "Qual seria a consequência de uma visão alternativa?" ou "Vamos testar seu pensamento em comparação à realidade".

Além do mais, o terapeuta examina o significado, ou a falta dele, nos conceitos com os quais os indivíduos deprimidos ou ansiosos criticam a si mesmos. Esses podem incluir conceitos que não têm referência correlata e empírica, como, por exemplo, "pessoa sem valor" ou "perdedor". Achei imensamente útil incentivar os pacientes a evitar rótulos gerais de qualidades fixas (p. ex., "*Eu sou um fracasso*") e a considerar descrições comportamentais mais específicas (p. ex., "Eu não atingi meu objetivo *nesta tarefa neste momento*"). Ao especificar e limitar as descrições a comportamentos, situações e tempo, terapeuta e paciente podem introduzir o entendimento de que o desempenho varia dependendo do contexto, das crenças mantidas, da motivação para se engajar e do comportamento executado. Essa perspectiva com mais nuanças permite que o paciente passe de um pensamento fixo para um flexível e considere uma abordagem experimental para testar seus pensamentos negativos – por exemplo, eu poderia dizer: "Vamos tentar uma forma diferente de abordar isso e ver o que acontece". Comportamentos podem ser mudados, mas os traços nos dão a ilusão de permanência e a subsequente crença na impossibilidade da mudança.

No modelo cognitivo, a "realidade" é um *sistema aberto*. Assim sendo, o modelo cognitivo é construtivista na medida em que o "conhecedor" – aqui, o terapeuta e o paciente – nunca terá todos os fatos. Não existe nenhum teste completo das informações. As decisões no mundo real são tomadas com informações incompletas, em tempo real, sempre em condições de incerteza. Essa visão de um sistema aberto é um reconhecimento importante no processo de tomada de decisão, o que será discutido em alguns detalhes no Capítulo 6. *Conhecer* no mundo empírico é mais uma questão de probabilidades do que de certezas. As previsões estão baseadas em informações incompletas – sempre. O reconhecimento de que o pensamento inferencial é sempre incompleto, indeterminado e probabilístico é um componente essencial da perspectiva do terapeuta cognitivo. Assim, quando o paciente exige certeza – "Sim, mas eu poderia ser aquele cujo avião cai!" – o terapeuta cognitivo deve reconhecer que possibilidades existenciais de fato são reais e não podem ser eliminadas. A verdadeira pergunta para o paciente que exige certeza é: "Por que é tão difícil aceitar a incerteza?".

Esse tipo de questionamento conduz a uma nova abordagem da "necessidade de conhecimento" do paciente: ou seja, a necessidade de prever com certeza. Geralmente, o exame dessa necessidade revela que o indivíduo encara a "certeza" como parte de um desejo de controle absoluto – sem o qual acontecerá algum desastre. Veremos como o treinamento da incerteza é um antídoto importante para a preocupação e a ruminação, em que o "pensador" tenta esgotar todas as possibilidades de desfechos e soluções em uma tentativa de obter certeza. Os pacientes precisam reconhecer que todos nós tomamos decisões em um mundo incerto e que não existe certeza em um mundo assim. A vida acontece em tempo real, sob condições de informação e controle limitados.

A terapia cognitiva não oferta o poder do pensamento positivo. O terapeuta não é um líder de torcida pelo otimismo. Ele pede que o paciente examine as evidências a favor e contra suas crenças e pense nas implicações pragmáticas das várias formas de encarar as coisas. É importante reconhecer que um único exame de determinado pensamento não é um veredito final. Novas informações estão sempre sendo disponibilizadas. A realidade é um sistema fluido. Essa perspectiva permite que o paciente reconheça que as crenças podem ser revisadas, o comportamento pode ser modificado, novas decisões podem ser tomadas, novas estratégias podem ser consideradas. Assim, a busca por soluções é orgânica, em constante evolução por meio de um sistema dinâmico contínuo de *feedback* mútuo – isto é, *feedback* entre pensamentos, comportamentos e desfechos. Na verdade, se tivéssemos de imaginar um antídoto epistemológico para o desamparo e a desesperança, seria esse sistema orgânico, aberto e dinâmico de considerar pensamentos, comportamentos e novas estratégias. Sempre há outra possibilidade, outra maneira de olhar para as coisas e alguma coisa nova a ser experimentada.

A terapia cognitiva necessariamente envolve técnicas comportamentais, como o planejamento de atividades, a prática da exposição, o fornecimento de autorrecompensas, a construção de cardápios de recompensas, a prática da assertividade e outras técnicas valiosas. Essas técnicas comportamentais são então avaliadas, fazendo-se previsões iniciais ("O que você prevê que irá acontecer se fizer esta exposição? Quanto tempo irá durar sua ansiedade? Quão intensa será? O que você não conseguirá fazer se sentir ansiedade?"), reunindo-se evidências ("Exatamente o que aconteceu?") e comparando-se essas informações com as previsões iniciais. Um componente importante das técnicas comportamentais é modificar as crenças e, assim, as expectativas futuras e a disposição para se engajar em estratégias comportamentais. O comportamento afeta a cognição, e esta afeta a disposição para se engajar no comportamento, bem como o que é aprendido com os experimentos comportamentais. Gostamos de considerá-los experimentos comportamentais porque eles não só aprimoram o repertório do indivíduo, como modificam as crenças que mantiveram o problema por tanto tempo. O terapeuta pode convidar o paciente a testar a crença de que as consequências de não obter aprovação serão desastrosas. Esse teste envolveria experimentos comportamentais, como exercícios de assertividade, por meio dos quais o paciente aprende que experimentar desaprovação (ou desaprovar) frequentemente não resulta em nenhuma mudança na vida real. Ao modificar as crenças associadas à inatividade, o terapeuta pode auxiliar o cliente no desenvolvimento de uma nova perspectiva sobre a ação a ser realizada. Esses testes comportamentais também são importantes no tratamento do transtorno de pânico; o terapeuta incentiva o paciente a intencionalmente induzir as sensações temidas para ver o que acontece e, na exposição, induzir os pensamentos temidos por meio de inundação. O ponto-chave aqui é articular o que foi aprendido. O comportamento é seguido pela reflexão.

Embora o modelo cognitivo tradicional enfatize o conteúdo do pensamento (p. ex., "Eu sou um perdedor"), modelos mais recentes da terapia cognitivo-comportamental (TCC) propõem que é a resposta do paciente ao pensamento que pode ser mais significativa. Neste livro estão incluídas técnicas como *mindfulness*, terapia metacognitiva, modelos de aceitação e um modelo cognitivo integrativo que reconhece que os pacientes frequentemente respondem aos pensamentos intrusivos com ruminação e preocupação. Os indivíduos com frequência são "sequestrados" pelo pensamento e encaram sua ocorrência como uma experiência mental inaceitável. As várias abordagens descritas anteriormente ajudam o terapeuta a apresentar o seguinte: a interpretação do pensamento como perigoso, pessoalmente significativo e fora de controle; a habilidade de "descentralizar" ou ganhar distância do pensamento; a disposição para agir apesar do ruído de fundo da ocorrência do pensamento; e a colocação do pensamento no contexto de outras experiências mentais transitórias. Discute-se uma ampla gama de técnicas que o terapeuta pode usar para tratar essas preocupações.

A terapia frequentemente envolve desconforto. De fato, esse pode ser um importante componente no uso de ACT, *mindfulness*, DBT e terapia do esquema emocional. Surgem assuntos que podem ser desagradáveis, são ativadas lembranças que provocam tristeza e ansiedade, é realizado um novo comportamento que provoca uma escalada do desconforto. O desconforto pode ser desagradável, mas também pode ser inevitável, e quando é experimentado na busca da ação valorizada, ele pode ser uma experiência útil. O paciente pode aprender que consegue tolerá-lo se valer a pena executar a tarefa. Nesta edição, reviso uma ampla variedade de abordagens relevantes para a regulação emocional – e para tolerar sentimentos difíceis. Por exemplo, a terapia do esquema emocional por mim desenvolvida pode ajudar os pacientes a reconhecer e modificar suas crenças de que as emoções irão durar um período indefinido de tempo, irão aumentar e precisam ser suprimidas ou controladas. Essas crenças problemáticas sobre a emoção levarão a mais evitação e passividade. A pergunta a ser feita é: "Essas crenças sobre suas emoções são válidas?".

Assim, o terapeuta pode usar uma ampla gama de técnicas de diferentes abordagens para tratar essas crenças problemáticas sobre a emoção a fim de facilitar não somente a mudança comportamental, mas também aprofundar a terapia e reforçar seu significado. Se se deseja evitar que a terapia seja superficial, ela algumas vezes será desagradável, até mesmo dolorosa.

O uso de técnicas deve também incluir a conceitualização de caso. Mas não existe conceitualização de caso única, e terapeutas de diferentes orientações terão diferentes formas de abordá-la. O terapeuta cognitivo frequentemente colocará maior ênfase nos níveis de cognição – pensamentos automáticos, pressupostos subjacentes e esquemas sobre o *self* e os outros – e na relação desses esquemas e estratégias de enfrentamento com experiências da infância, eventos significativos na vida (atuais e passados) e o desfecho dessas estratégias. Compreendi que a conceitualização de caso se desenvolve durante o curso da terapia, à medida que o terapeuta aprende mais a respeito das estratégias metacognitivas problemáticas do paciente (p. ex., preocupação e ruminação) e suas tendências a evitação comportamental, inércia, padrões disfuncionais de tomada de decisão, má escolha de parceiros ou amigos e outros componentes importantes que podem manter um longo padrão de problemas. O terapeuta pode aprofundar o significado e a importância do que é desvendado na terapia perguntando periodicamente: "Como isso se encaixa em outras coisas que já sabemos?". Assim sendo, as técnicas podem ajudar o paciente a superar os obstáculos e a mudar o pensamento, mas a conceitualização de caso em desenvolvimento pode ampliar o quadro e ajudar o indivíduo a reconhecer futuras vulnerabilidades não só quanto ao que desencadeia os problemas, mas também sobre quais pensamentos, comportamentos e escolhas tornam tudo mais difícil. Na verdade, o objetivo da terapia não deve ser simplesmente "sentir-se melhor"; ela deve ajudar a desenvolver uma ampla gama de técnicas efetivas que possam habilitar o paciente a enfrentar problemas futuros. Assim, técnicas associadas à conceitualização capacitam o indivíduo.

O terapeuta cognitivo reconhece que a análise racional e as descrições dos processos de pensamento podem não ser suficientes para efetuar a mudança. A evocação da emoção, o desenvolvimento da motivação e as técnicas experienciais que ativam novas experiências fenomenológicas e sentimentos também podem ser essenciais. O paciente pode ter de confrontar a realidade com novos pensamentos e comportamentos para experimentar, em um nível emocional, a importância existencial de uma resposta "racional" ou simplesmente um novo modo de pensar. Os terapeutas cognitivos ajudam os clientes a colocar em ação os pensamentos, engajando-se em experimentos comportamentais que traduzem *insight* em prática.

Alguns críticos da terapia cognitiva argumentam que ela é excessivamente racional e muito simplista, mais um exercício de palavras do que um exercício de emoção. Incluí um capítulo sobre as técnicas experienciais da terapia focada nas emoções, além de outros modelos, incluindo parte do meu trabalho sobre processamento emocional. É essencial equilibrar as técnicas da terapia cognitiva com empatia, validação e entrevista motivacional – estilos de condução da terapia que ajudam o paciente a ver as intervenções cognitivas como emocionalmente relevantes. No entanto, muitas vezes me pergunto como esses críticos explicam as extraordinárias mudanças nas emoções que a terapia cognitiva facilita em indivíduos deprimidos e ansiosos. Afinal de contas, se a terapia cognitiva ajuda as pessoas a ficar menos deprimidas e ansiosas, ela *está* lidando com a emoção da maneira mais importante – modificando os sentimentos negativos.

Em geral, os terapeutas que praticam a terapia cognitiva parecem ter suas "técnicas favoritas". Alguns se baseiam muito na organização de atividades, no exame das evidências e em registros diários de pensamentos disfuncionais, enquanto outros preferem utilizar técnicas de dramatização racional, duplo padrão e testagem das previsões. O problema com esse repertório circunscrito é que diferentes técnicas funcionam melhor para diferentes clientes e problemas. Algumas pessoas respondem bem à reestruturação cognitiva, outras à ativação comportamental, outras a técnicas metacognitivas e outras à aceitação. O clínico não deve se sentir limitado a uma escola terapêutica específica. Afinal de contas, os pacientes vêm até nós na expectativa de que utilizemos as melhores ferramentas que temos e, assim como na farmacoterapia, não existe uma abordagem que funcione para todos. É importante adequar o tratamento ao paciente, não o paciente ao tratamento.

Recordo quando um terapeuta em formação me perguntou muitos anos atrás: "Mas como você sabe que pergunta fazer?". Presumi que ele estava fazendo referência a "qual técnica" usar. Inicialmente achei que aquela não era uma pergunta muito boa – provavelmente porque eu não tinha uma resposta pronta –, mas então percebi que era excelente (e lamentei que não tivesse sido formulada por mim). Anos depois, ainda não tenho a resposta, mas tenho inúmeras técnicas. Os leitores interessados podem encontrar aqui numerosas técnicas que ainda não utilizaram (ou das quais nem mesmo ouviram falar). Porém, mais provavelmente, acharão este compêndio de técnicas um valioso "lembrete" – isto é, algo que irá estimular sua memória e ajudar a reconhecer que a essas, digamos, cinco técnicas que estão utilizando atualmente com seu paciente podem ser somadas outras 50 que não foram usadas nos últimos meses (ou anos). Ao fazer uso deste livro, imagino que os clínicos irão consultá-lo regularmente – sobretudo no planejamento das sessões, mas também quando se defrontarem com os entraves que inevitavelmente surgirão. A flexibilidade de perguntar a si mesmo "O que mais posso experimentar?" pode levar a mudanças significativas.

A presente edição descreve uma ampla gama de técnicas que podem ser utilizadas para quase todos os transtornos psiquiátricos. Nesse sentido, ela é *transdiagnóstica*. Por exemplo, embora esquizofrenia e ansiedade generalizada tenham diferenças consideráveis, ambas envolvem pensamentos intrusivos e estratégias e interpretações problemáticas que podem ser modificados.

Embora este livro não seja uma abordagem passo a passo da TCC, é essencial que o terapeuta ajude o paciente no entendimento da natureza da terapia. A obtenção desse entendimento é um processo contínuo, obviamente, com o profissional introduzindo a ideia de que os pensamentos e os sentimentos que o indivíduo tem a respeito de alguma coisa e a realidade dessa coisa podem ser muito diferentes, e que um dos objetivos da terapia é examinar como hábitos de pensamento afetam negativamente a vida do paciente. Muitos indivíduos chegam à terapia com pressupostos que podem não ser úteis – por exemplo, que a terapia envolve simples ventilação de ideias, que examinar o passado é a questão essencial ou que todos os problemas psicológicos podem ser reduzidos a causas biológicas e tratados com medicação. Embora essas ideias tenham alguma validade, a abordagem cognitivo-comportamental é orientada para a ação, focada nos problemas atuais, envolve autoajuda e engaja o paciente em uma relação colaborativa com o terapeuta.

Por exemplo, na primeira sessão com uma paciente com história de tentativas de suicídio e um plano sério recente que quase foi executado, perguntei o que ela esperava obter com a terapia. Ela disse: "Quero entender por que eu sou tão negativa".

Respondi: "Entender pode ser interessante e até mesmo útil, mas esta terapia tem a ver com *mudança*. Portanto, estou interessado no que você quer mudar. Seu pensamento, seu comportamento, sua passividade, sua forma de se relacionar, sua tendência a ruminar e sua falta de esperança – essas são coisas que podemos tentar mudar. Entender vai nos fornecer uma teoria que pode até ser intrigante, mas acredito que poderíamos ir muito mais longe se focássemos na mudança".

Ela retornou à sessão seguinte dizendo: "Eu faço terapia há muitos anos, e esta é a primeira vez que pensei sobre isso dessa maneira – 'O que eu quero mudar?'".

A ênfase na identificação de formas problemáticas de pensamento e enfrentamento e a subsequente sugestão de que deve haver uma alternativa é o princípio central de todas as abordagens em TCC. Tem a ver com mudança. Portanto, se fôssemos pensar na "primeira técnica", aquela mais inicial, seria: "O que você pode mudar?". Geralmente introduzo esta ideia, que passei a chamar de "a técnica da varinha de condão": "Se eu tivesse uma varinha de condão – que na verdade não tenho – e pudesse usá-la, o que teria de mudar para que você se sentisse melhor?". Enfatizar a mudança – engajar o paciente na busca de alternativas – é o antídoto principal para o desamparo e a falta de esperança.

Os quatro primeiros capítulos – "Evocação de pensamentos", "Avaliação e teste de pensamentos", "Avaliação de pressupostos e regras" e "Exame do processamento de informações e erros de lógica" – apresentam uma visão geral das técnicas básicas usadas na terapia cognitiva. Esses capítulos devem ser lidos em sequência. O Capítulo 2 examina várias técnicas que ajudam o paciente a entender a diferença entre pensamentos, sentimentos e realidade e como reconhecer pensamentos automáticos que podem determinar seu humor e comportamento. Por exemplo, um pensamento pode ser uma descrição da realidade, e a descrição pode ser consistente ou inconsistente com os fatos da realidade. Esses pensamentos ou interpretações da realidade levam a sentimentos específicos. O objetivo, na terapia, é avaliar a correspondência entre os pensamentos e a realidade à qual se referem. O Capítulo 3 apresenta uma variedade de técnicas para avaliar e testar esses pensamentos, comparando-os com os fatos, e desenvolve formas mais adaptativas e flexíveis de interpretar a experiência. O Capítulo 4 trata das regras condicionais (afirmações do tipo "deveria", "se... então" e "regras sobre o que você precisa fazer") que com frequência levam a inferências errôneas, enfrentamento problemático e manutenção de esquemas negativos.

O Capítulo 5 examina o processamento da informação e erros lógicos típicos que levam ao viés de confirmação e à manutenção de crenças negativas mais gerais. O reconhecimento desses erros e sua correção é um componente essencial da terapia cognitiva. O Capítulo 6, "Mudança na tomada de decisão", examina inúmeras questões que estão subjacentes às abordagens problemáticas nas tomadas de decisão e fornece ao terapeuta conceitos, estratégias e técnicas para melhorá-las. Muitas pessoas estão deprimidas e ansiosas devido às decisões problemáticas que tomaram ou à sua tendência a ruminar e procrastinar em vez de aceitar um risco razoável. Afinal, mudança tem a ver com decisões. No Capítulo 7, examino técnicas a partir de uma variedade de modelos teóricos que se preocupam com o modo como o indivíduo experimenta, avalia e responde a pensamentos intrusivos indesejados. Recorrendo às abordagens metacognitiva, de aceitação, *mindfulness* e outras, o terapeuta pode desenvolver estratégias úteis para tratar esses entraves frequentes. No Capítulo 8, é examinada uma grande variedade de técnicas para abordar a preocupação (ou ruminação), trazendo ao clínico uma abordagem detalhada dessa vulnerabilidade. Também nesse caso as técnicas são aproveitadas de modelos cognitivos e modelos de abordagens da evitação emocional, treinamento da incerteza, teoria metacognitiva, aceitação e outras abordagens. Minha observação no tratamento da preocupação ao longo de muitos anos é que ter uma ampla variedade de técnicas pode ser muito útil, já que alguns pacientes se beneficiam com algumas abordagens, mas não com outras. O leitor vai precisar experimentar essas técnicas para determinar aquelas mais adequadas e quais não são adequadas para cada paciente específico. No Capítulo 9, é tratado um problema frequente na ansiedade, na depressão e na raiva: *colocar as coisas em perspectiva*. De fato, é preciso lembrar que a palavra "racional" é derivada do termo grego "*ratio*", que mais precisamente se refere a colocar as coisas em perspectiva. O Capítulo 10 trata das abordagens da terapia focada nos esquemas; examino algumas das questões envolvidas na evocação e na identificação dos esquemas; a busca de sua origem no desenvolvimento; o exame dos padrões de evitação, compensação e manutenção dos esquemas; e reversão da rigidez e penetração desses esquemas utilizando uma ampla gama de técnicas. No Capítulo 11, é examinada a regulação emocional utilizando técnicas extraídas das abordagens DBT, terapia dos esquemas emocionais, *mindfulness* e aceitação, além de outras. Em alguns casos, os clínicos podem considerar que a regulação emocional deva vir em primeiro lugar caso a desregulação emocional do paciente seja tão grave que dificulte a reflexão, a ativação comportamental e a exposição, e quando a segurança do paciente, ou a de outras pessoas, seja uma questão a ser considerada.

A Parte III, sobre aplicações específicas, é composta por quatro capítulos. No Capítulo 12, há uma lista de técnicas específicas para cada distorção cognitiva. Existem 10-15 técnicas com exemplos breves para exame, contestação e mudança da leitura mental, personalização, rotulação e outras categorias de pensamentos distorcidos. (Alguns terapeutas podem fazer objeção ao uso do termo "distorcido", mas o mantive porque acredito que boa parte da depressão, da ansiedade e da raiva pode ser devida a distorções no pensamento. O leitor pode substituir "distorções" por pensamentos "tendenciosos", "inúteis" ou "problemáticos", se isso lhe parecer menos pejorativo ou mais útil.) Este capítulo pode ser um guia prático de consulta para os terapeutas que estão procurando uma forma de estruturar uma sessão – ou séries de sessões – e eu os convido a acrescentar à lista outras técnicas para cada uma das distorções. No Capítulo 13, é apresentado um exemplo de caso acompanhado de diálogos sobre como se pode modificar a necessidade de aprovação. Mais uma vez lembramos que não há uma forma de abordagem estabelecida para uma determinada sessão, mas o leitor poderá ter uma ideia geral sobre como pode ser uma sessão e o que pode ser dito. No Capítulo 14, é apresentado um exemplo similar sobre como modificar o pensamento autocrítico. Mais uma vez, o leitor verá como é um diálogo e considerará como seu próprio estilo pode ser diferente.

Sempre acho útil observar terapeutas experientes realizando terapia. Mas a forma como você vai realizar a terapia reflete seu próprio estilo e as técnicas que pessoalmente acha úteis. No Capítulo 15, é descrito o tratamento de um homem com problemas com o manejo da raiva e a ameaça de divórcio que pairava sobre ele. Muitos pacientes com problemas com o manejo da raiva têm motivações mistas – alguns desejam mudar, enquanto outros querem continuar culpando as demais pessoas e minimizando seus problemas. Os diálogos descritos fornecem um exemplo de como abordar o manejo da raiva com um indivíduo particular. Estratégias de intervenção específicas para os transtornos – como pânico, fobia social e transtorno obsessivo-compulsivo – não são incluídas, mas podem ser consultadas em Leahy, Holland e McGinn (2012). Uma descrição detalhada de um caso específico, utilizando muitas técnicas da terapia cognitiva, está disponível no excelente livro de Judith Back (2011) *Terapia cognitivo-comportamental: teoria e prática*, segunda edição.

Os críticos talvez estejam ansiosos para salientar que a terapia cognitiva já está excessivamente orientada para técnicas e fórmulas. Concordo que ela pode tornar-se mecânica, invalidante, não conceitual, superficial ou simplesmente muito aborrecida. Foi por isso que escrevi um livro sobre resistência na terapia cognitiva, enfatizando temas como a validação, a aversão a riscos, os papéis de vítima, o processamento esquemático, a autolimitação e a autoconsistência (Leahy, 2016), e também por isso escrevi sobre a importância da emoção na TCC e como abordá-la (Leahy, Tirch, & Napolitano, 2011; Leahy, 2015). Há livros excelentes que descrevem conceitualização de caso em TCC (Persons & Tompkins, 1997; Beck, 2005; Kuyken, Padesky, & Dudley, 2009). Questões relativas à contratransferência podem ser conceitualizadas e abordadas dentro da estrutura da terapia cognitiva e auxiliar o terapeuta a utilizar sua própria resposta contratransferencial para entender o mundo interpessoal e as estratégias interpessoais do paciente (Leahy, 2001b; Bennett-Levy, Thwaites, Haarhoff, & Perry, 2015). Mas devemos ter em mente que há algo de essencial na utilização das técnicas que evocam, examinam, testam, contestam e modificam pensamentos e comportamentos. A terapia cognitiva, está baseada nessas abordagens estabelecidas – e comprovadas.

Muitos terapeutas preferem praticar seu próprio estilo de terapia e sua própria integração de modelos. Independência e inovação são louváveis, mas devem vir depois de se utilizar com o paciente os tratamentos comprovados empiricamente. Por exemplo, talvez faça sentido adiar o trabalho com esquemas até que tenham sido tentados vigorosamente os módulos de tratamento para depressão e transtornos de ansiedade – intervenções que já são comprovadamente efetivas. Será que não devemos aos nossos pacientes o emprego, como primeira linha de tratamento, das técnicas que sabemos que realmente funcionam (com base na literatura)? Recordo como uma de nossas terapeutas em formação (que era muito inteligente, mas achava que poderia fazer terapia cognitiva "do seu jeito") tinha uma taxa significativamente alta de términos prematuros com seus pacientes. Mas ela teve o mérito de modificar seu estilo eclético (que não incluía tarefas de casa) e passou a utilizar um modelo básico de terapia cognitiva, focado em técnicas, estrutura e tarefas de casa. Sua efetividade e o índice de términos prematuros melhoraram de modo considerável. Essencialmente, recomendo que os terapeutas primeiro dominem as técnicas e abordagens de tratamento que já se mostraram efetivas. Antes de desenvolver um grande esquema teórico sobre como a terapia cognitiva precisa ser modificada para um determinado paciente, convém utilizar as intervenções que já se revelaram empiricamente válidas.

Ao conduzir a terapia cognitiva, frequentemente uso várias técnicas com um paciente – mesmo depois que ele pareceu modificar um pensamento negativo. Sou partidário da *hiperprática* ou *hiperaprendizagem* – especialmente quando se trata de modificar hábitos de pensamento que persistiram por anos. A vantagem de utilizar uma variedade de técnicas para testar ou desafiar um pensamento negativo é que o paciente terá técnicas alternativas para uso futuro caso a contestação inicial não funcione. Essa abordagem calou profundamente em mim há anos quando estava aprendendo terapia cognitiva em supervisão individual com o mestre da técnica, David Burns. Quando eu apresentava um problema com um paciente, digamos um pensamento negativo resistente, David dizia: "Diga-me 10 técnicas que você poderia usar". Na prática, descobri que dispor de uma multiplicidade de técnicas é uma poderosa maneira de estruturar sessões capazes de ter grande impacto nos pacientes. Eles passavam a ter muitas ideias de como lidar com seus pensamentos negativos!

Também descobri que é essencial evocar com frequência o *feedback* dos clientes. Além disso, convém que constantemente paciente e terapeuta resumam as técnicas que utilizaram, escrevam essas técnicas e examinem quais foram úteis, quais não foram e por quê. Por exemplo, sempre é útil examinar por que o exame das evidências relacionadas a um pensamento automático não funciona. Talvez haja uma crença mais fundamental, uma regra condicional ou uma exigência de certeza absoluta que precise ser explorada. Quando as técnicas falham, o fracasso nos permite descobrir algo ainda mais fundamental, como os esquemas ou as regras absolutas. De fato, o clínico ambicioso e curioso deve ter expectativa em relação ao fracasso das técnicas, pois o fracasso (e a resistência) na terapia pode servir como janela para penetrar em problemas mais fundamentais, os quais, por sua vez, oferecem excelentes oportunidades para desenvolver conceitualizações de caso e mobilizar mais técnicas para examinar as crenças centrais dos pacientes.

Considero essenciais as técnicas comportamentais e incluí uma lista delas no Apêndice A de *Treatment Plans and Interventions for Depression and Anxiety Disorders* (Leahy,

Holland, et al., 2012). Os leitores interessados em uma revisão mais abrangente da terapia comportamental podem consultar *Contemporary Behavior Therapy, Sixth Edition*, editada por Michael D. Spiegler (2016). Como terapeuta cognitivo (ou terapeuta cognitivo-comportamental), vejo as técnicas comportamentais como servindo ao propósito de testar pensamentos negativos. Por exemplo, planejamento de atividades, tarefas de dificuldade crescente e previsão de prazer são intervenções comportamentais que permitem ao paciente testar crenças negativas, como "Não tenho prazer com nada" ou "Estou sempre deprimido". O treinamento da assertividade é usado para testar pensamentos como "Ninguém gosta de mim" ou "Sou muito tímido". A distração atencional é usada para testar a ideia de que "Não tenho nenhum controle sobre meus pensamentos" ou "Eu simplesmente me preocupo o tempo todo". As hierarquias de exposição podem modificar a crença de que um estímulo específico é perigoso e não pode ser tolerado. A exposição imaginária desafia a ideia de que até mesmo pensar sobre alguma coisa é intolerável. O treino de relaxamento pode atingir vários objetivos: (1) testar o pensamento de que, por exemplo, "Estou sempre nervoso"; (2) ajudar o paciente a induzir pensamentos ou estados de humor mais tranquilos; e (3) reduzir o nível geral de excitação, diminuindo, assim, a probabilidade de prontidão emocional para os pensamentos negativos. Por fim, o manejo da autorrecompensa e autocontingência pode ajudar a modificar crenças negativas sobre competência. Em cada caso, quando são usadas técnicas comportamentais, convém fazer com que o paciente identifique os pensamentos automáticos negativos e empregue experimentos comportamentais como forma de desafiar esses pensamentos.

Para cada técnica, foram incluídos exemplos de diálogos entre terapeuta e paciente. Sempre considero útil ver como um terapeuta fala com um paciente – para mim, isso constitui um bom exemplo do que se deve fazer. Embora eu espere que este livro seja útil, ele não substitui o treinamento direto e a supervisão. Felizmente, há excelentes oportunidades para educação continuada por meio de seminários via *web*, conferências promovidas pela Association for Behavioral and Cognitive Therapies, British Association for Behavioural and Cognitive Psychotherapies e Anxiety and Depression Association of America, além de *workshops* e conferências locais e regionais. A Academy of Cognitive Therapy é uma organização de credenciamento e afiliação com participação de terapeutas do mundo inteiro e oferece oportunidades sem precedentes para discussões sobre questões terapêuticas. E, é claro, a melhor fonte de conhecimento é ouvir nossos pacientes – com atenção – sobre o que funciona e por que outras coisas não funcionam. De certo modo, se ouvirmos e aprendermos com aqueles a quem ajudamos, teremos uma terapia que faça mais sentido para outros pacientes necessitados. A terapia não é uma empreitada abstrata e teórica. Ela é vivenciada em tempo real, com pessoas reais, lidando com problemas reais.

Este é um livro sobre técnicas, porém a técnica mais valiosa e a intervenção mais significativa serão tudo aquilo que você fizer para ajudar alguém a se sentir cuidado e ouvido. Lembro que, quando fechei meu consultório na Filadélfia para me mudar para a cidade de Nova York, há muitos anos, perguntei aos meus pacientes sobre o que gostaram e o que não gostaram no tratamento que lhes ofereci. Para minha surpresa, quase ninguém disse que era excessivamente estruturado e racional. Uma das mulheres captou o sentimento: "Eu sabia que você realmente se importava. Eu sabia que você sempre estaria lá se eu precisasse". E do que não gostou? "Você não me deixava lhe dar um abraço."

Quando usar este livro, tenha em mente que, por trás de cada técnica, deve haver uma pessoa genuína que se importa, que tem compaixão por quem está sofrendo. Talvez essa seja a melhor técnica. Podemos chamá-la de *compaixão*.

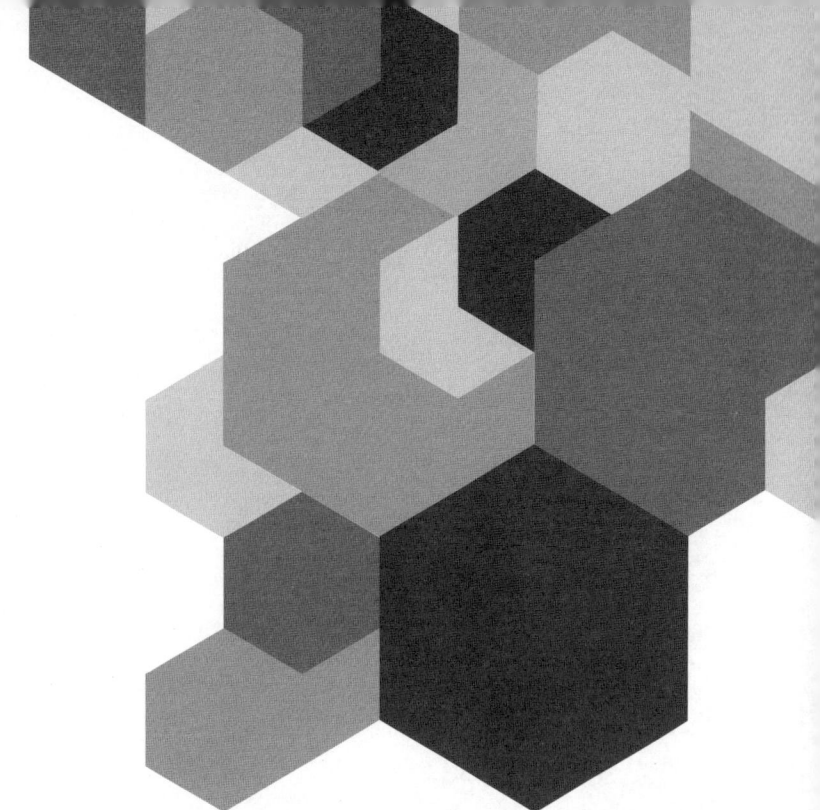

PARTE II
Técnicas

CAPÍTULO 2

Evocação de pensamentos

Vários modelos cognitivos de estresse, ansiedade e psicopatologia enfatizam o papel da avaliação, da atribuição de causa e da interpretação dos eventos na evocação e manutenção de enfrentamentos problemáticos. A terapia racional emotiva comportamental (TREC) de Ellis propõe que "distorções" ou "vieses", tais como "tornar terrível" ("Para mim é terrível receber uma nota baixa"), "exigências" ou "é preciso" ("Preciso ser perfeito" ou "Você deveria atender às minhas necessidades"), "pensamento global" ("Isso sempre está acontecendo comigo") e "baixa tolerância à frustração" ("Não suporto quando tenho que esperar por muito tempo"), estão com frequência na raiz das dificuldades psicológicas (Ellis & Harper, 1975; Ellis, 2001). Por exemplo, a estudante que acredita que é terrível receber um C em seu trabalho pensa que precisa ser perfeita em todo o seu trabalho e não consegue "suportar" a ideia de que não está à altura das suas expectativas. Como se acha um completo fracasso, ela provavelmente ficará deprimida e ansiosa.

Na mesma linha, o modelo cognitivo de psicopatologia proposto por Beck enfatiza o papel central do pensamento na evocação e manutenção da depressão, da ansiedade e da raiva (Beck, 1967, 1976; Beck, 2011; Beck, Emery, & Greenberg, 1985; Beck, 1979). Os vieses cognitivos aumentam a vulnerabilidade a eventos negativos de vida, de tal forma que uma perda ou impedimento terá mais probabilidade de ser interpretado de forma exagerada, personalizada e negativa (Beck & Alford, 2009). O modelo cognitivo de Beck sugere que existem vários níveis de avaliação cognitiva (Beck, 2011). No nível mais imediato estão os pensamentos automáticos que surgem espontaneamente, parecem válidos e estão associados a comportamentos problemáticos ou emoções perturbadoras. Esses pensamentos automáticos podem ser classificados de acordo com vieses ou distorções específicas – por exemplo, leitura da mente, personalização, rotulação, adivinhação do futuro, catastrofização ou pensamento dicotômico (do tipo tudo-ou-nada) (veja Beck, 1976; Beck, Emery, & Greenberg, 1985; Beck, 1995, 2011). Os pensamentos automáticos podem ser verdadeiros ou falsos; por exemplo, o pensamento automático "Ela não gosta de mim" pode estar baseado em leitura da mente (i. e., não tenho evidências suficientes para confirmar essa crença), mas também pode se revelar verdadeiro. A vulnerabilidade emocional a esse pensamento resultará de pressupostos, crenças condicionais ou regras subjacentes

(p. ex., "Preciso conseguir a aprovação de todos para ter valor") e dos esquemas pessoais subjacentes (p. ex., "Não sou digno de amor" ou "Não tenho valor") mantidos pelo indivíduo. Pressupostos ou regras subjacentes mal-adaptativos são tipicamente rígidos, hiperinclusivos, impossíveis de atingir e aumentam a vulnerabilidade a futuros episódios depressivos ou estados de ansiedade (veja Dozois & Dobson, 2001; Dykman, Abramson, Alloy, & Hartlage, 1989; Halberstadt et al., 2007; Ingram, Miranda, & Segal, 1998; Persons & Miranda, 1992; Everaert, Koster, & Derakshan, 2012). Em particular, indivíduos suicidas são caracterizados por vieses cognitivos negativos (Pinto & Whisman, 1996). Esquemas pessoais são crenças mais gerais sobre não merecer amor, impotência, *status* especial e outros traços pessoais do *self*, bem como crenças de que os outros são críticos, controladores, irresponsáveis e outras qualidades. Discutiremos os esquemas com maiores detalhes no capítulo sobre abordagens focadas nos esquemas (Capítulo 10), mas os indivíduos que têm o esquema pessoal de que são incompetentes geralmente irão prever seu fracasso (adivinhação do futuro), bem como concluirão que fracassar em alguma coisa é terrível (catastrofização) e indica sua incompetência geral (esquema). Do mesmo modo, aqueles que acreditam que precisam obter aprovação de todos são mais vulneráveis a depressão e ansiedade porque inevitavelmente não conseguirão corresponder a esses padrões. Sua leitura da mente e personalização os deixarão mais propensos a perceber rejeição onde não existe.

As informações que chegam são canalizadas através desses pensamentos automáticos (p. ex., "Será que ela me rejeitou?") e então avaliadas de acordo com os pressupostos subjacentes (p. ex., "Se não conseguir aprovação, não tenho nenhum valor"). Os pressupostos subjacentes estão vinculados ao esquema pessoal (p. ex., "Não sou digno de amor"), reforçando ainda mais a crença pessoal negativa e confirmando mais uma vez a desconfiança e o medo das outras pessoas. Esses esquemas pessoais negativos ("Não sou digno de amor", "Não tenho valor", "Sou defeituoso") criam atenção e memória seletivas – isto é, esses indivíduos estarão mais propensos a detectar ou interpretar e recordar informações consistentes com os esquemas, reforçando-os ainda mais. Assim, os estilos de pensamento depressivo e ansioso são "orientados pela teoria" e "baseados na pesquisa" na medida em que estão continuamente "procurando informações" que confirmem o esquema – ou seja, "viés de confirmação". Por exemplo, indivíduos deprimidos têm maior probabilidade de recordar experiências negativas e são mais hipergeneralizados em sua memória dos eventos (Kircanski, Joormann, & Gotlib, 2012; Rude, Wenzlaff, Gibbs, Vane, & Whitney, 2002; Williams et al., 2007), enquanto indivíduos ansiosos são mais atentos a informações ameaçadoras, porém não têm maior probabilidade do que indivíduos não ansiosos de recordar informações relevantes para a ameaça (Coles & Heimberg, 2002; Mogg, Bradley, Williams, & Mathews, 1993). O modelo cognitivo identifica vieses cognitivos específicos e estratégias de enfrentamento para cada transtorno psicológico, possibilitando uma conceitualização de caso mais detalhada (Beck & Haigh, 2014).

O modelo cognitivo atual, desenvolvido por Beck e colaboradores, destaca o aspecto do pensamento científico que procura a "desconfirmação" ou "falsificação" de uma crença – isto é, o exame de como uma crença pode se revelar errada ou inadequada, em vez de simplesmente procurar evidências confirmatórias (veja Popper, 1959). O indivíduo deprimido pode focar seletivamente em informações consistentes com o estado negativo de sentir-se deprimido, ignorando a relevância das evidências não confirmatórias. O modelo cognitivo procura examinar ambos os tipos de evidências.

Embora neste livro eu enfatize o modelo de terapia cognitiva desenvolvido por Beck, também reconheço a contribuição substancial feita por Albert Ellis e colaboradores (veja

Dryden & DiGiuseppe, 1990; Ellis, 1994; Tafrate, Kassinove, & Dunedin, 2002). O sistema de Ellis, desenvolvido na mesma época que o modelo de Beck, fornece uma abordagem mais geral da psicopatologia, enfatizando um grupo de vulnerabilidades cognitivas comuns. Estas incluem baixa tolerância à frustração, sentimento de obrigação ou "dever" e outras distorções cognitivas exigentes e irracionais (David, Lynn, & Ellis, 2010). A abordagem atual não entra em conflito com o modelo da TREC defendido por Ellis e pode ser utilmente integrada a ele.

Vieses de pensamento automático e pressupostos mal-adaptativos fazem parte de cada um dos transtornos do humor e de ansiedade. Por exemplo, o indivíduo com transtorno de ansiedade social se engaja em leitura da mente ("Ela consegue ver a minha ansiedade – estou transpirando") e catastrofização ("É terrível que as pessoas vejam que estou ansioso"). O indivíduo com transtorno obsessivo-compulsivo se engaja em previsão do futuro ("Vou ficar contaminado se tocar nisso!") e pensamento catastrófico ("Vou pegar ebola!"). O paciente com transtorno de pânico também se engaja em previsão do futuro ("Vou perder o controle") e pensamento catastrófico ("Vou ter um ataque cardíaco se minha ansiedade piorar"). E o paciente deprimido se engaja em uma ampla gama de vieses cognitivos – desqualificação dos aspectos positivos ("Qualquer pessoa consegue se formar na faculdade"), rotulação ("Sou um fracasso") e previsão do futuro ("Jamais vou ser feliz de novo") (Beck & Haigh, 2014).

Ao longo deste capítulo (e do livro), examina-se como os terapeutas podem auxiliar os pacientes na identificação e avaliação de pensamentos de vários tipos (veja Leahy, 2011a). O modelo cognitivo de psicopatologia reconhece semelhanças nas distorções e vieses de pensamento entre as categorias diagnósticas (p. ex., distorções de pensamento automático), mas também reconhece que há conceitualizações específicas para cada agrupamento diagnóstico. O objetivo aqui é ajudar os pacientes a adaptar a abordagem cognitiva ao seu problema, enfatizando a importância da identificação de padrões de pensamento para modificar pensamentos inúteis.

TÉCNICA: Distinção entre eventos, pensamentos e sentimentos

Descrição

Um "evento" pode ser uma situação específica ("Recebi um C na prova") capaz de ocorrer no passado, presente ou futuro ("Eu poderia receber um C). Também pode ser uma sensação ("Estou sentindo meu coração bater rapidamente") e ser factual ou antecipado. (No Capítulo 11, descrevo como uma "emoção" pode ser "um evento", na medida em que o indivíduo está consciente de que "se sente ansioso", e então pode ter uma gama de interpretações dessa ansiedade – por exemplo, "Sempre serei ansioso" ou "Minha ansiedade é um sinal da minha fraqueza".) Indivíduos frequentemente deprimidos, ansiosos ou com raiva podem alegar que a "razão" por terem se comportado ou se sentirem de uma maneira específica é que ocorreu um evento: "Eu me senti sem esperança porque perdi meu emprego" ou "Estou ansioso porque tenho um exame se aproximando". A implicação implícita é que um evento necessariamente leva a um sentimento. Do mesmo modo, o indivíduo pode atribuir a causa do seu comportamento ao evento: "Saí da festa porque não conhecia ninguém lá". Essas explicações podem parecer plausíveis e são muito comuns, mas o terapeuta cognitivo examinará melhor como a interpretação do evento levou ao comportamento ou à emoção. Por exemplo, é possível não se sentir sem esperança depois de perder o emprego ou não optar por sair de uma festa se você não conhece ninguém. O elemento principal é o pensamento sobre o evento e quais emoções e comportamentos são evocados por ele.

Perguntas a formular/intervenção

O terapeuta pode ajudar o paciente a distinguir entre eventos, pensamentos, sentimentos e comportamentos dizendo: "Estamos interessados em como você pensa e se sente acerca de eventos em sua vida. Digamos que vivencie o seguinte evento ou situação: seu chefe lhe diz que seu trabalho está atrasado e que precisa estar pronto hoje à tarde. Neste caso, o 'evento' é seu chefe falando com você e o que ele diz. Agora você poderia dizer: 'Isso me deixaria ansioso', o que não é incomum as pessoas sentirem. Mas pode ser que as pessoas tenham diferentes pensamentos e sentimentos sobre o evento. Algumas podem não se sentir ansiosas – podem se sentir motivadas para trabalhar com muita dedicação e ficarão focadas. Elas podem pensar: 'Tenho que realmente focar nisso agora e concluir o trabalho, portanto não posso deixar que nada me distraia'. Porém, outra pessoa poderia se sentir ansiosa porque pensa: 'Jamais vou concluir isso, e então meu chefe vai ficar muito zangado e posso ser demitido'. Assim, temos o mesmo evento, mas diferentes pensamentos e diferentes sentimentos.".

Exemplo

TERAPEUTA: Você pode me contar um pouco por que estava se sentindo ansioso no trabalho?

PACIENTE: Bem, meu chefe fez algumas correções em meu trabalho e me disse para lhe entregar quando estivesse concluído.

TERAPEUTA: Então você se sentiu ansioso porque seu chefe lhe passou as correções?

PACIENTE: Certo. É por isso que tive um dia péssimo ontem. É assim o tempo todo. Ele simplesmente não gosta de mim. Eu sei disso.

TERAPEUTA: OK, parece que tem muita coisa acontecendo aqui. Em nosso trabalho faremos uma distinção entre um evento – como seu chefe lhe dando um *feedback* – e seus pensamentos e sentimentos. Neste caso, seus sentimentos foram ansiedade e talvez algum ressentimento, e seu pensamento foi que ele não gosta de você.

PACIENTE: Bem, ele só critica o meu trabalho.

TERAPEUTA: OK, então o evento – ou a situação – é: *ele lhe deu um feedback*. Você consegue imaginar outra pessoa sendo solicitada a fazer mudanças em seu trabalho, mas não ficando tão ansiosa?

PACIENTE: Acho que sim.

TERAPEUTA: Então, neste caso, você estaria pensando nisso de uma forma muito particular – que isso é pessoal, você está adivinhando o que ele pensa e, então, fica preocupado por achar que isso está acontecendo o tempo todo. Esses pensamentos são seus, mas o evento é simplesmente seu chefe lhe dando um *feedback*. Agora, seus pensamentos podem estar corretos, podem ser extremos ou podem haver outros pensamentos que surgem, mas o mesmo evento pode levar a diferentes sentimentos porque temos diferentes pensamentos.

Tarefa de casa

O paciente pode utilizar o Formulário 2.1 para registrar eventos, pensamentos e sentimentos.[1] O terapeuta pode indicar que o objetivo é identificar os tipos de pensamentos e sentimentos que se originam quando ocorrem diferentes eventos e ver qual é a relação entre pensamentos e sentimentos.

Possíveis problemas

Alguns pacientes insistem que uma situação ou evento é uma explicação suficiente para seus sentimentos, pensamentos e comportamentos. Por exemplo, ele pode dizer: "Qualquer um poderia se sentir ansioso se recebes-

---

[1] Os formulários podem ser encontrados no fim de cada capítulo.

se correções do seu chefe" ou "É claro, eu me senti ansioso, foi isso que aconteceu".

De fato, no discurso cotidiano, com frequência tratamos um evento como explicação suficiente para um pensamento ou sentimento: "É claro que ela se sentiu sem esperança. Ela está desempregada". Um componente essencial da terapia cognitiva é ajudar o paciente a reconhecer que os mesmos eventos podem levar a diferentes pensamentos, sentimentos e comportamentos. Por exemplo, um homem que foi demitido do emprego explicou: "Eu me sinto muito sem esperança neste momento. Perdi meu emprego há duas semanas.". O terapeuta disse: "É difícil perder o emprego, mas as pessoas podem ter diferentes formas de pensar a respeito disso e de reagir à situação, por mais difícil que ela seja. Se você pensa que tem que se sentir sem esperança porque perdeu o emprego, você pode acabar se isolando, desistindo de tentar e se sentir triste. Mas se o seu pensamento for sobre coisas produtivas que poderia fazer enquanto se encontra entre esse emprego e o próximo, você poderá se sentir mais energizado, mais desafiado e se tornar mais ativo. Você conhece outras pessoas que perderam o emprego e tomaram atitudes, fizeram entrevistas, usaram o intervalo entre os empregos de forma produtiva?". O ponto importante aqui é ajudar o paciente a considerar a possibilidade de que os eventos não levam necessariamente a uma resposta, mas que podemos ser flexíveis, curiosos, imaginativos e adaptativos ao considerar uma variedade de pensamentos e comportamentos alternativos.

Referência cruzada com outras técnicas

A distinção entre eventos, pensamentos e sentimentos é com frequência o primeiro passo na utilização de uma ampla variedade de técnicas, como a explicação de como pensamentos criam sentimentos, a distinção entre pensamentos e fatos e o exame da variação no grau de crença nos pensamentos. Além disso, todas as técnicas relacionadas a interpretações alternativas, solução de problemas e aceitação são relevantes.

Formulário

Formulário 2.1 (Distinção entre eventos, pensamentos e sentimentos).

TÉCNICA: Explicação de como os pensamentos criam sentimentos

Descrição

O pressuposto fundamental que orienta a terapia cognitiva é que a interpretação que o indivíduo faz de um evento determina como ele se sente e se comporta. Muitas pessoas, de fato, se surpreendem ao saber que seus sentimentos são o resultado de como elas pensam sobre um evento e que, ao modificar sua interpretação, poderão ter sentimentos muito diferentes. Neste capítulo, examino uma variedade de técnicas que são úteis para ajudar os pacientes a aprender a reconhecer as maneiras pelas quais seus pensamentos e sentimentos interagem. Afinal de contas, as pessoas procuram terapia não porque se acham irracionais, mas porque seus sentimentos, comportamentos e relacionamentos são problemáticos. Vale a pena considerar dois pontos fundamentais:

1. *Pensamentos* e *sentimentos* são fenômenos distintos.
2. Pensamentos criam sentimentos (e comportamentos).

Pensamentos não são o mesmo que sentimentos (embora possamos ter pensamentos sobre nossos sentimentos). Sentimentos são experiências internas de emoções; por exemplo, posso me sentir ansioso, deprimido, zangado, com medo, desesperançado, feliz, exultante, indiferente, curioso, impotente, arrependido ou autocrítico. Dizer que tenho um determinado sentimento ou emoção é o mesmo que dizer: "Esse ferro quente queima" ou "Este bolinho tem um gosto bom".

Não contestamos sentimentos – não faria sentido dizer a um paciente: "Na verdade, você não está ansioso". Fazer isso seria equivalente a dizer, em essência, que o ferro quente na verdade não queimou o paciente quando ele exclamou *Ai!*. "Ai" é o relato de uma sensação – assim como as palavras "Estou feliz" ou "Estou triste" são relatos de sentimentos. Não questionamos os sentimentos: avaliamos os pensamentos que dão origem a eles. Os pensamentos podem ser confrontados com os fatos.

Os terapeutas podem explicar aos pacientes como seus pensamentos podem criar sentimentos ou intensificar ou diminuir um sentimento. Consideremos, por exemplo, os diferentes sentimentos que estas afirmações despertam: "Penso que não sou digna de amor e, portanto, sinto-me desesperançada"; ou "Penso que estou melhor sem ele e, portanto, sinto-me esperançosa e aliviada". A Figura 2.1 apresenta exemplos explicativos adicionais.

Perguntas a formular/intervenção

O terapeuta pode usar as seguintes palavras como modelo para explicar essas ideias ao paciente em linguagem simples e sem jargão: "Antes de avaliar e mudar pensamentos, você precisa compreender como eles afetam seus sentimentos. Quando estiver se sentindo triste ou ansioso, você pode ter certos pensamentos. Por exemplo, imagine que você está andando pela rua em uma parte desconhecida da cidade, tarde da noite, e escuta alguém caminhando atrás de você. Olhando por cima do ombro, você vê que são dois homens grandes. Seu pensamento poderia ser: 'Eles vão me assaltar'. Como você se sentiria? Com medo? Mas e se você pensasse: 'Eles são meus amigos do trabalho'? Como se sentiria? Aliviado? Quando você está se sentindo triste ou ansioso em sua vida cotidiana, diferentes pensamentos passam pela sua mente. Então lhe pergunto, quando você estava sentado em seu apartamento e percebeu que se sentia ansioso, em que estava pensando?".

Exemplo

Conforme indicado na Figura 2.1, os pensamentos podem criar tanto sentimentos positivos como negativos. Às vezes, o paciente pode ficar tão focado no que está sentindo que não reconhece que é um pensamento específico que está criando o sentimento. Consideremos o seguinte diálogo:

TERAPEUTA: O que está incomodando você?

PACIENTE: Só estou me sentindo triste.

TERAPEUTA: Você sabe me dizer por que se sente triste?

PACIENTE: Sinto-me simplesmente horrível, uma sensação de não ter saída. Eu choro muito.

TERAPEUTA: OK. Talvez você possa me ajudar a entender o que está dizendo a si mesmo que faz com que se sinta triste. Complete esta frase: "Sinto-me triste porque penso que..."

PACIENTE: Estou infeliz.

Pensamento: Penso que . . .	**Sentimento:** Portanto, sinto-me . . .
Vou fracassar.	Ansioso, frustrado
Eu fracassei.	Triste
Ele acha que eu sou chata.	Ansiosa, triste
Ele está me insultando.	Zangada, ansiosa

FIGURA 2.1 Como os pensamentos criam sentimentos.

TERAPEUTA: Infeliz é um *sentimento*. Mas o que você está dizendo a si mesmo que faz com que se sinta triste? Por exemplo, você está dizendo alguma coisa sobre si mesmo como pessoa, sobre o futuro ou sobre essa experiência?

PACIENTE: Acho que estou dizendo que penso que jamais serei feliz.

Neste exemplo, o terapeuta foi capaz de evocar a previsão de desesperança: "Jamais serei feliz". Essa previsão pode ser avaliada com o uso das seguintes técnicas: análise de custo-benefício, exame das evidências a favor e contra a validade da previsão e exame de erros de lógica (p. ex., "Sinto-me triste agora, portanto sempre me sentirei triste"). Todas essas técnicas são discutidas nas páginas a seguir.

Tarefa de casa

Pede-se ao paciente que mantenha um registro de seus sentimentos e de como eles estão relacionados aos seus pensamentos. O terapeuta pode dizer: "Quero que você registre seus sentimentos negativos durante a próxima semana usando o Formulário 2.2. Quando perceber que está tendo um sentimento ou uma emoção, escreva o sentimento na coluna da direita. Exemplos de sentimentos são: *triste, ansioso, com medo, desesperançado, zangado* e *confuso*. Agora, na coluna da esquerda, escreva o pensamento que acompanha esse sentimento. Por exemplo, o sentimento poderia ser 'ansioso', e o pensamento poderia ser: 'Estou com medo de me sair mal no trabalho'. Então, o pensamento completo é: 'Estou ansioso porque acho que vou me sair mal no trabalho'".

Possíveis problemas

Os pacientes comumente confundem pensamentos com sentimentos. Convém antecipar esse problema oferecendo um exemplo: "Às vezes as pessoas confundem um pensamento com um sentimento. Ou seja, alguém poderia dizer: 'Sinto-me ansioso porque estou nervoso'. Esse é, na verdade, um relato de dois sentimentos ou emoções – isto é, *ansioso* e *nervoso*. 'Sinto-me ansioso' é um sentimento e 'Estou nervoso' é outro. O pensamento poderia ser: 'Penso que não vou me sair bem' ou 'Acho que vou me sentir sempre ansioso'". Além disso, alguns pacientes equacionam um pensamento com um sentimento reportando dois pensamentos: "Sinto que jamais vou ser feliz novamente porque nunca vou encontrar alguém como ela". Esses são dois pensamentos – uma previsão sobre felicidade e uma previsão sobre encontrar um parceiro. O terapeuta pode assinalar que uma previsão poderia estar relacionada a sentimentos específicos como tristeza, solidão, desesperança e ansiedade. Mais uma vez, a observação importante a fazer é que pensamentos podem ser examinados pelo seu verdadeiro valor: por exemplo, "Vejamos se o seu estado de humor muda durante a próxima semana para vermos se é possível ser feliz ou não tão infeliz". Em contraste, afirmações sobre sentimentos são consideradas válidas (a não ser que a pessoa esteja mentindo): "Sinto-me sem esperança em relação ao futuro" não é uma afirmação que contestamos – mas poderíamos examinar a justificativa para pensar que as coisas são sem esperança.

Outro problema comum inicialmente é que os pacientes são incapazes de identificar os pensamentos associados a seus sentimentos.

Referência cruzada com outras técnicas

Conforme indicado, podemos utilizar outras técnicas deste capítulo, como "adivinhação do pensamento", ou podemos usar técnicas de indução da imaginação. Muitos pacientes são auxiliados na identificação de pensamentos automáticos por meio da leitura de livros sobre terapia cognitiva, como meus livros *Como lidar com as preocupações: sete passos para impedir que elas paralisem você* (Leahy, 2005), *Vença a depressão antes que ela vença você* (Leahy, 2010) *e Livre de ansiedade* (Leahy, 2009). Além disso, é bastante útil fornecer aos pacientes uma lista de distorções cognitivas comuns (Formulário 2.7).

Formulário

Formulário 2.2 (Como os pensamentos criam sentimentos).

TÉCNICA: Distinção entre pensamentos e fatos

Descrição

Muitas vezes, quando estamos zangados ou deprimidos, tratamos nossos pensamentos como se fossem fatos. Eu poderia dizer: "Ele acha que pode se aproveitar de mim" e pensar que estou absolutamente certo – mas também poderia estar errado. Quando estou ansioso, posso pensar: "Sei que vou me sair mal nessa apresentação" – mas posso estar certo ou errado. Posso acreditar ou pensar que sou uma girafa, mas isso não significa que eu o seja. Só porque acredito que algo é verdade, isso não significa que *seja* verdade. Pensamentos são interpretações, descrições, perspectivas e até mesmo adivinhações. Eles podem se revelar verdadeiros ou falsos. Ou podem ser parcialmente verdadeiros. Os pacientes precisam aprender a identificar seus pensamentos e depois examinar os fatos. Para distinguir entre pensamentos, sentimentos e fatos, os terapeutas podem usar a técnica A-B-C, em que os pacientes têm a oportunidade de reconhecer como o mesmo evento *a*tivador (*a*ctivating) pode levar a diferentes crenças (*b*eliefs) (pensamentos) e *c*onsequências (*c*onsequences) (sentimentos e comportamento). Se acredito que nunca poderei me sair bem na prova (meu pensamento), posso me sentir desesperançado e me comportar de acordo com isso – por exemplo, não me importando em estudar. No entanto, se acredito que tenho uma boa chance de me sair bem na prova, posso me sentir esperançoso e, em consequência, estudar para isso.

O que é interessante nesse exemplo é que meu pensamento inicial – "Não vou me sair bem na prova" – leva ao comportamento mal-adaptativo de não me preparar para ela, o que, por sua vez, leva à profecia autorrealizadora de me sair mal na prova.

Muitas pessoas que estão deprimidas, ansiosas ou zangadas tratam seus pensamentos como se fossem fatos – isto é: "É *verdade* que não vou me sair bem no exame" ou "Eu *sei* que ela vai me rejeitar". A Figura 2.2 contém vários exemplos de um mesmo evento ativador levando a diferentes pensamentos, sentimentos e comportamentos. A importância de distinguir um pensamento negativo de fatos possíveis é ilustrada na Figura 2.3. Aqui o paciente é convidado a imaginar que está tendo um pensamento negativo como: "Não estou preparado para meu exame". A coluna da direita leva o paciente a considerar quaisquer fatos que podem ser relevantes para uma avaliação válida da sua prontidão. O pensamento inicial é uma crença; os fatos possíveis podem *tornar-se* crenças uma vez que sejam considerados. Podemos perguntar ao paciente: "É possível que seus pensamentos não sejam a única coisa a considerar? Você não gostaria de examinar outros fatos possíveis?". Pensamentos e fatos não são equivalentes. Outra maneira de ilustrar a relação entre pensamentos e fatos é formular as seguintes perguntas:

- Alguma vez seus pensamentos sobre situações já demonstraram estar errados?
- Alguma vez você já previu que alguma coisa aconteceria, mas ela não aconteceu?
- Já percebeu que às vezes outras pessoas têm interpretações diferentes das suas sobre uma situação?
- É possível que neste momento você esteja olhando apenas para alguns fatos, mas que outros fatos possam se tornar aparentes com o passar do tempo?
- Às vezes as pessoas discordam sobre os fatos?

A = evento ativador	B = crença (*belief*) (pensamento)	C = consequência: sentimentos	C = consequência: comportamentos
Ouço a janela sacudindo.	Alguém está tentando entrar na minha casa.	Ansioso.	Tranco a porta. Chamo a polícia.
Ouço a janela sacudindo.	Está ventando lá fora, e a janela está velha e frouxa.	Um pouco irritado.	Tento firmar a janela, volto a dormir.
Um homem se aproxima de mim em uma rua escura e deserta.	Vou ser assaltado.	Apavorado.	Corro.
Um homem se aproxima de mim em uma rua escura e deserta.	Acho que pode ser meu amigo Steve.	Curioso, satisfeito.	Chamo o nome de Steve.
Meu marido está sentado, lendo o jornal.	Ele não se importa com meus sentimentos.	Zangada, ressentida.	Digo a ele que é muito egocêntrico.
Meu marido está sentado, lendo o jornal.	Ele está me evitando porque está zangado comigo.	Chateada, culpada.	Evito interagir com ele.
Sinto o coração batendo rápido.	Estou tendo um ataque cardíaco.	Ansiedade, pânico.	Vou ao pronto-socorro.
Sinto o coração batendo rápido.	Tenho tomado café demais.	Um pouco arrependida.	Tento diminuir a cafeína.

FIGURA 2.2 Técnica A-B-C. O mesmo evento origina diferentes pensamentos, que levam a diferentes sentimentos e comportamentos. Você pode determinar se o seu pensamento é verdade pelo exame dos fatos.

Pensamento negativo	Fatos positivos possíveis
Está chovendo lá fora e não vou conseguir chegar em casa na hora.	Talvez tenha parado de chover, pois cheguei aqui há uma hora. Posso sair à rua para verificar os fatos.
Não estou preparada para o meu exame.	Já li a matéria, fui às aulas e fiz parte do trabalho.
Vou ficar sozinha para sempre.	Não disponho de todos os fatos, já que não sei o que vai acontecer no futuro. Eu tenho amigos. Tenho muitas qualidades apreciadas pelas pessoas.

FIGURA 2.3 Pensamentos *versus* fatos possíveis.

Perguntas a formular/intervenção

"Pensamentos e fatos não são a mesma coisa. O simples fato de você achar que algo é verdade não significa, necessariamente, que o seja. Posso pensar que sou uma zebra –, mas meu pensamento não significa necessariamente que sou uma zebra. Temos que checar o pensamento e compará-lo com os fatos."

Exemplo

TERAPEUTA: Em que você está pensando que o deixa tão ansioso?

PACIENTE: Acho que vou ser demitido.

TERAPEUTA: Como você sabe que será demitido?

PACIENTE: Eu simplesmente sei. Posso sentir que vai acontecer.

TERAPEUTA: Você pode acreditar ou pensar que vai ser demitido, mas não é possível que esteja errado sobre isso?

PACIENTE: Tenho um sentimento muito forte. Simplesmente sei que vai acontecer.

TERAPEUTA: Embora isso possa ser verdade – pode acontecer de você ser demitido – também existe a possibilidade de que isso não aconteça. Existe uma diferença entre *crença* e *fato*. Acreditar que algo é verdade não torna aquilo verdade. Você consideraria a possibilidade de examinar as razões pelas quais poderia ser demitido e as razões pelas quais *não* seria demitido?

PACIENTE: Mas... não sei. Eu *realmente, realmente* penso que isso irá acontecer. Estou muito ansioso por causa disso.

TERAPEUTA: Algumas vezes pensamos que quanto mais intensa é nossa ansiedade, mais verdadeira é nossa crença. É como se estivéssemos raciocinando a partir da nossa emoção: "Sinto-me ansioso, portanto algo ruim irá acontecer". Mas isso faz sentido? Posso me sentir muito ansioso e acreditar fortemente que irei fracassar, mas isso não quer dizer que realmente fracassarei. Isso é simplesmente o que sinto e penso neste momento no tempo.

PACIENTE: Acho que eu faço muito isso – uso minha ansiedade como base para o que penso que irá acontecer.

TERAPEUTA: O que é interessante em verificar os fatos é que com frequência descobrimos que nossa ansiedade tem sido um mau guia para a verdade. Chamo isso de "raciocínio emocional" – usar minhas emoções como evidência dos fatos. Mesmo crenças fortemente mantidas com frequência não sobrevivem ao teste da realidade. Mas teremos que ver isso.

Neste exemplo, o terapeuta reconhece a firme crença do paciente e explica que *crença* não é igual a *verdade*. Ele então convida o cliente a examinar as evidências e o raciocínio que leva à crença de ser demitido. O reconhecimento de que os pensamentos não são fatos é o ponto de partida para ajudar o indivíduo a construir interpretações alternativas dos eventos.

Tarefa de casa

O terapeuta pode pedir ao paciente que mantenha um registro de eventos ativadores ou precedentes que levam a crenças e sentimentos específicos usando o Formulário 2.3. É de particular interesse observar se existe um padrão entre os eventos que desencadeiam sentimentos e pensamentos problemáticos. O paciente tem mais probabilidade de se sentir ansioso quando inicia um novo comportamento, interagindo com as pessoas, quando sozinho ou quando enfrenta uma tarefa nova e desafiadora? Ele fica mais ansioso quando está em companhia de outras pessoas ou em lugares que o fazem recordar experiências passadas que ainda são perturbadoras? Além disso, o cliente pode usar o Formulário 2.4 para examinar como um determinado pensamento nem sempre leva em conta todos os fatos possíveis. Por exemplo, o pensamento "Não estou preparado para a prova" não inclui os possíveis fatos de que sou inteligente, assisti às aulas e li a matéria. O terapeuta pode sugerir: "Quando em dúvida, reúna mais fatos". Essa diretiva reforça a distinção entre um pensamento e um fato.

Possíveis problemas

Algumas pessoas acreditam que seus pensamentos são a palavra final em se tratando da verdade. De fato, algumas vezes os pensamentos negativos *são* verdade. Não queremos que os pacientes tenham a impressão de que achamos que tudo em que acreditam é falso. Tampouco queremos transmitir a ideia de que a terapia tem a ver com pensamento positivo. Trata-se de pensamento *realista*. Essa distinção pode ser feita da seguinte forma: "Às vezes seus pensamentos descreverão os fatos com exatidão e, outras, não refletirão todos os fatos com precisão. Não seria uma boa ideia ter uma regra geral de checagem dos pensamentos negativos, confrontando-os com todos os fatos relevantes?". Ou, então, o pensamento do paciente pode apenas descrever "parte" da realidade – por exemplo, "Recebi conceito C naquele trabalho, mas recebi As e Bs em outros trabalhos e provas". De fato, se considerarmos nosso desempenho profissional ou escolar, poderá haver milhares de "fatos" que são possíveis candidatos ao exame, mas o paciente pode focar seletivamente em apenas alguns que confirmam suas crenças negativas.

Alguns clientes respondem dizendo que o exame dos fatos parece algo que invalida e critica seus sentimentos ou sua posição. Descrevi esse problema em *Overcoming Resistance in Cognitive Therapy* (Leahy, 2001b). O sentimento de invalidação pode ser explorado diretamente perguntando-se ao paciente se essas indagações sobre os fatos parecem "desvalorização" ou "rejeição". Além disso, o terapeuta pode sugerir que sempre que o indivíduo se sentir invalidado, trata-se de uma excelente oportunidade de compartilhar esses sentimentos com o profissional. Convém alertá-lo que algumas das técnicas podem muito bem parecer invalidantes, mas isso não significa que o terapeuta não respeite ou não se importe com os sentimentos dele. Na verdade, terapeuta e paciente estão trabalhando em conjunto para ajudar o cliente a sentir-se melhor. Imagine uma situação em que você vai ao médico acreditando que tem uma doença cardíaca, e o médico faz um exame detalhado, mas não encontra sinais de doença cardíaca. Você consideraria isso como invalidação? Mais uma vez, o ponto importante a deixar claro é que o exame dos fatos não significa necessariamente que o paciente esteja errado. É claro que se ele estiver correto ("Vou me sair mal na prova"), o terapeuta poderá examinar o que levou a esse resultado (p. ex., escolher um curso para o qual não estava preparado, maus hábitos de estudo, falta de recursos, não ser assíduo às aulas) e como os eventuais problemas podem ser tratados de uma maneira prática. Fatos verdadeiros que se revelam negativos podem levar à mudança positiva por meio do uso de estratégias de solução de problemas.

Referência cruzada com outras técnicas

Outras técnicas relevantes incluem o exame das evidências a favor e contra a validade de um pensamento, distinção entre pensamentos e sentimentos, categorização das distorções cognitivas e exame das variações na crença em um pensamento. Por exemplo, ao paciente que varia no quanto acredita em um pensamento como "Sou um fracasso" pode se perguntar se sua crença no pensamento depende dos fatos que ele está vivenciando.

Formulários

Formulário 2.3 (Técnica A-B-C); Formulário 2.4 (Outros fatos possíveis).

TÉCNICA: Avaliação do grau de emoção e do grau de crença no pensamento

Descrição

Podemos ter muitas emoções e crenças diferentes sobre um mesmo evento. O que realmente importa é a intensidade com que *sentimos* algo e quão firmemente mantemos uma *crença*. As emoções obviamente variam em grau. Posso me sentir um pouco triste, meio triste, muito triste, extremamente triste ou esmagadoramente triste. Uma vez que muitas pessoas que estão tristes, ansiosas ou zangadas não costumam fazer diferença entre seu pensamento e suas observações das próprias emoções, convém ensinar-lhes a distinguir os vários graus das suas emoções. Além disso, dado que a mudança em terapia geralmente é gradual, é importante que os pacientes sejam capazes de detectar os vários graus de mudança em seus sentimentos e emoções. Por exemplo, um paciente cujos sentimentos mudam de esmagadoramente triste para um pouco triste podem concluir realisticamente que fez um bom progresso. Em vez de ver a realidade em preto e branco ("Estou triste ou não triste"), o terapeuta pode incentivar o paciente a ver maiores graus de intensidade e diferenciação – "Estou 60% triste e acredito que não terei sucesso nisso mesmo em 50%". Além do mais, o terapeuta pode ajudar o paciente a expandir a gama de fatos que podem ser relevantes, examinando as informações negativas, neutras e positivas, bem como examinando como os fatos mudam com o tempo e as situações. Essas "fluidez", "flexibilidade" e "diferenciação" oferecem oportunidades de encarar os eventos em maior perspectiva e considerar como a mudança pode ser possível.

Perguntas a formular/intervenção

"Quão perturbado você se sente e quão firmemente acredita no que pensa? Avalie seu sentimento [emoção] de 0 a 100%, onde 0% corresponde a não ter nada desse sentimento e 100% corresponde à experiência mais intensa dessa emoção. O mesmo vale para suas crenças: 0% corresponde a não acreditar nem um pouco e 100% corresponde a acreditar totalmente em seu pensamento. Em que grau seus sentimentos e pensamentos mudam? Cite algumas das razões por que você se sente melhor em certos momentos do que em outros. Você está fazendo coisas diferentes quando se sente para baixo? Ou para cima?"

Exemplo

TERAPEUTA: Você disse que está se sentindo triste desde que você e John romperam. Pode descrever essa tristeza para mim?

PACIENTE: Oh, sinto-me muito triste. Às vezes choro quando penso em como ele me deixou.

TERAPEUTA: Seus sentimentos são importantes, portanto quero compreender realmente como você se sente quando está pensando sobre o rompimento. Se você fosse avaliar sua tristeza de 0 a 100%, onde 0% representa absolutamente nenhum sentimento de tristeza e 100% representa a maior tristeza imaginável, como você avaliaria sua tristeza?

PACIENTE: Acho que nunca pensei em como avaliaria meus sentimentos. Eu diria que cerca de 90% de tristeza.

Igualmente, a paciente pode ter uma crença absoluta – por exemplo: "Jamais serei feliz sem John" –, porém o seu grau de crença (i. e., a credibilidade ou força da crença) pode ser menos de 100%. Esse reconhecimento de que as crenças variam em força é um ponto de partida muito importante para se distanciar de crenças perturbadoras. Se tenho uma crença na qual invisto menos de 100% de veracidade, isso quer dizer que já tenho alguma dúvida sobre ela. Também significa que o grau em que acredito nessa crença pode variar – pode perder força. Em consequência, eu poderia, então, imaginar mais vividamente a mudança dessa crença. De certo modo, a terapia cognitiva é uma terapia sobre o "poder da dúvida" – se sou capaz duvidar de uma crença negativa, então estou dando o primeiro passo para a sua mudança.

TERAPEUTA: Você disse que se sente muito triste quando pensa em John lhe deixando. Complete esta frase com os primeiros pensamentos que vierem à sua mente. "Sinto-me muito triste quando penso em John me deixando porque penso que..."

PACIENTE: Jamais poderei ser feliz sem ele.

TERAPEUTA: OK. O pensamento automático é "Jamais poderei ser feliz sem ele". Por que você não escreve isso? [O terapeuta dá à paciente uma prancheta com papel e caneta para tomar notas durante a sessão.] Agora vejamos o quanto você acredita nesse pensamento: "Jamais poderei ser feliz sem ele". Se você fosse avaliar esse pensamento numa escala de 0 a 100%, onde 0% representa a completa ausência dessa crença e 100% representa sua certeza absoluta de que ela é verdade, como você a avaliaria?

PACIENTE: Acho que eu teria que dar uma nota bem alta. Eu realmente acredito nisso – a maior parte do tempo. Daria aproximadamente 90%.

Algumas pessoas têm dificuldade para usar esse tipo de escala. A ideia de avaliar as emoções e crenças é estranha ao seu modo de pensar. Nesse caso, o terapeuta talvez tenha que fornecer auxílio visual.

TERAPEUTA: Você disse que se sentia triste, mas tem dificuldade em usar a escala. Vamos definir o que é essa escala. (*Desenha a escala apresentada na Figura 2.4.*) Digamos que 0% represente absolutamente nenhuma tristeza e 100% a maior tristeza que alguém possa imaginar – você está absolutamente devastada pela tristeza, de modo que não consegue pensar em mais nada. Cinquenta por cento representa uma tristeza moderada, enquanto 90% representa uma tristeza extrema – muito perturbadora –, mas você ainda é capaz de funcionar em grande medida. Agora, quando pensa em John deixando você, em que ponto da escala colocaria sua tristeza?

PACIENTE: Eu diria que aproximadamente 90%. Estou extremamente triste, mais ainda sou capaz de funcionar em certa medida.

Tarefa de casa

O terapeuta pode pedir aos pacientes que mantenham um registro de como o grau de crença em seus pensamentos muda durante a semana seguinte. Pede-se que utilizem o Formulário 2.5 para avaliar as emoções e crenças, anotando os eventos que precedem os pensamentos e sentimentos e estimando o grau de crença e o grau da emoção associada a cada evento. Depois de concluir esse exercício, pode ser sugerido que reflitam sobre o que poderia explicar a variação nos pensamentos negativos e sentimentos experimentados.

Possíveis problemas

Os problemas que tipicamente ocorrem com esse exercício incluem a falta de motivação para escrever a mesma crença mais de uma

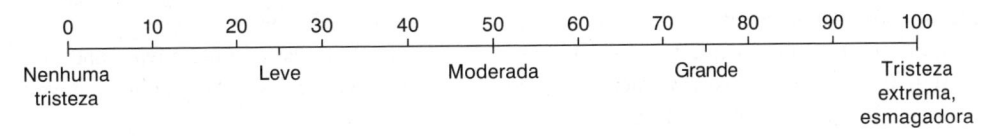

```
0      10     20     30     40     50     60     70     80     90     100
|------|------|------|------|------|------|------|------|------|------|
Nenhuma              Leve                 Moderada            Grande              Tristeza
tristeza                                                                          extrema,
                                                                                  esmagadora
```

FIGURA 2.4 Avaliação das emoções em uma escala de 0 a 100%.

vez durante a semana. Os pacientes podem pensar: "Já fiz isso". No entanto, o propósito do exercício é examinar com cuidado a variação na crença e no sentimento e o que explica essa mudança. Essa diferenciação também nos ajuda a identificar possíveis "momentos difíceis" para os pacientes – isto é, momentos em que é mais provável que se sintam deprimidos ou ansiosos. Esse conhecimento pode ajudar o terapeuta a focar o tratamento em torno desses momentos problemáticos.

Referência cruzada com outras técnicas

Outas técnicas relevantes incluem o exame de como os pensamentos levam a sentimentos, distinção entre pensamentos e fatos, técnica da seta descendente, categorização dos pensamentos negativos e busca de variações em um determinado pensamento.

Formulário

Formulário 2.5 (Avaliação das emoções e crenças).

TÉCNICA: Busca de variações em uma crença específica

Descrição

Pensamentos, sentimentos, comportamentos e fatos são fluidos e estão constantemente abertos à mudança. O indivíduo deprimido ou ansioso com frequência está fixado em um pensamento ou sentimento específico no momento presente, não percebendo o quanto essas experiências são variáveis ao longo do tempo. E, como indicado anteriormente, os fatos mudam à medida que obtemos mais informações – seja contradizendo os pensamentos (ou fatos) iniciais ou se somando ao contexto atenuante no qual os vivencia. Para que seja possível distanciar-se de uma crença, é importante reconhecer que mesmo nas circunstâncias presentes, nossas crenças podem mudar em força ou credibilidade. Consequentemente, o terapeuta avalia de forma direta a variabilidade da crença. Esta técnica está intimamente relacionada à técnica de avaliação do grau da emoção e da crença no pensamento descrito anteriormente. A ênfase, aqui, está em uma crença específica e em sua variação no tempo e nas situações.

Perguntas a formular/intervenção

"Há momentos em que você acredita nesse pensamento com menos convicção? O que acontece quando você acredita menos nesse pensamento negativo? Supondo que o pensamento seja inteiramente verdadeiro, como você pode acreditar menos nele em certos momentos?"

Exemplo

TERAPEUTA: Você disse que pensa que jamais poderá ser feliz sem John e acredita nisso 90%.

PACIENTE: É isso mesmo. Eu realmente acredito nisso, por isso estou tão infeliz.

TERAPEUTA: Agora, ao longo do dia, imagino que seu humor se modifica – algumas vezes você está mais infeliz do que em outras?

PACIENTE: Sim. Nem sempre estou chorando ou até mesmo pensando em John.

TERAPEUTA: No que você pensa quando não está pensando em John?

PACIENTE: Eu penso em mudar o apartamento – talvez comprar alguns móveis novos. Ou penso em almoçar com minhas amigas. Outras coisas.

TERAPEUTA: Obviamente, quando você não está pensando em John, a força da crença é 0% – já que naquele exato momento você não está se sentindo infeliz, apesar de John não estar com você.

PACIENTE: Bem, essa é uma nova maneira de pensar sobre isso. Mas acho que você está certo.

TERAPEUTA: Há momentos durante o dia em que você pensa em John, mas não está 90% infeliz?

PACIENTE: Sim. Às vezes penso: "Talvez eu esteja melhor sem ele".

TERAPEUTA: Então, se eu pudesse entrar na sua cabeça nesse momento e lhe perguntasse: "Diga-me – neste exato momento – o quanto você acredita em 'Jamais serei feliz sem John'?, como responderia?".

PACIENTE: Oh, bem, nesses momentos, minha crença seria muito baixa, talvez uns 10%.

TERAPEUTA: Estão essa crença que você tem neste exato momento *pode* mudar – até mesmo no decorrer de poucas horas. O que você acha disso?

PACIENTE: Acho que meus pensamentos sobre o rompimento poderiam mudar.

TERAPEUTA: Quando as pessoas passam por rompimentos, elas geralmente têm crenças muito fortes, negativas e poderosas. Tenho certeza de que você tem amigos que já passaram pela mesma experiência.

PACIENTE: Sim, minha amiga Alice se divorciou cinco anos atrás.

TERAPEUTA: Talvez ela tivesse exatamente a mesma crença que você tem neste momento. As crenças dela mudaram com o passar dos anos?

PACIENTE: Você está certo, mudaram! Agora ela não consegue nem imaginar estar na mesma sala que seu ex-marido.

TERAPEUTA: Bem, vamos manter isso em mente – que suas crenças mudam assim como as das outras pessoas.

Tarefa de casa

Usando o Formulário 2.6, o paciente pode fazer em casa o registro da crença em um pensamento específico durante vários dias. Possivelmente, o foco e a preocupação em relação à crença irão variar de acordo com o momento do dia, com os eventos e com outros pensamentos. Essa variação reforça ainda mais a ideia de que uma crença fortemente mantida pode ser modificada. Além disso, a crença fortemente mantida pelo indivíduo pode variar durante a sessão. Periodicamente durante a sessão, quando paciente e terapeuta se concentram em desafiar a crença e planejar o comportamento, o terapeuta pode perguntar a ele quão forte está a crença naqueles diferentes momentos. Não é raro que um paciente inicie a sessão acreditando 90% em uma crença e no final da mesma sessão acredite 40%.

Essa mudança na crença, então, está associada à mudança na emoção – por exemplo, a tristeza diminuiu à medida que a força na crença diminuiu –, reforçando ainda mais os pressupostos da terapia cognitiva e dando ao paciente a esperança de que crenças fortemente mantidas e emoções desagradáveis podem ser modificadas. O terapeuta pode aventar: "Se o seu grau de crença pode mudar em 20 minutos na nossa sessão, imagine o quanto poderá mudar no futuro".

TERAPEUTA: Sua crença mudou de 90 para 40% em 30 minutos, e sua tristeza diminuiu consideravelmente. O que você acha disso?

PACIENTE: Acho que meus pensamentos e sentimentos podem mudar com esse tipo de terapia.

TERAPEUTA: Se fomos capazes mudar seus pensamentos e sentimentos em apenas 30 minutos, o que você acha que aconteceria se você conseguisse usar essas técnicas sozinho?

PACIENTE: Bem, acho que eu me sentiria melhor.

TERAPEUTA: Por que não vemos o que acontece, então?

Possíveis problemas

Como já mencionado nas técnicas discutidas anteriormente neste capítulo, o paciente pode ficar menos motivado para escrever uma crença negativa quando estiver se sentindo melhor. O terapeuta deve deixar claro que há muitas informações úteis contidas nesses momentos em que o cliente se sente melhor. Por exemplo, se o paciente acredita: "Não tenho nada a oferecer porque sou um fracassado", mas percebe que seu grau de crédito neste pensamento é 0% quando está conversando com os amigos, ele terá obtido informações úteis que podem levar à seguinte intervenção/pergunta: "Se sua crença mudar, dê a si mesmo tarefas que estão associadas a crenças mais positivas. Se sua crença mudar, talvez ela não seja correta. Que informações você está considerando quando se sente menos negativo?".

Referência cruzada com outras técnicas

Conforme sugerido anteriormente, outras técnicas relevantes incluem a realização de tarefas com dificuldade crescente, exame de todas as informações ou fatos, contestação de crenças examinando as evidências a favor e contra sua validade, distinção entre fato e pensamento e distinção entre pensamento e sentimento.

Formulário

Formulário 2.6 (Registro do grau de crença em um pensamento).

TÉCNICA: Categorização das distorções no pensamento

Descrição

Distorcer continuamente os pensamentos da mesma maneira – por exemplo, concluir precipitadamente, personalizar eventos ruins ou rotular a si mesmo como um fracasso – é um padrão comum em pessoas que estão deprimidas ou ansiosas. O modelo cognitivo propõe que emoções desagradáveis estão muitas vezes associadas a esses vieses ou distorções no pensamento. Pensamentos automáticos (i. e., pensamentos que surgem espontaneamente) estão associados a afeto negativo ou a comportamento disfuncional e parecem plausíveis para o indivíduo. Exemplos de pensamentos automáticos são "Jamais serei feliz", "Eu sou burro", "Ninguém gosta de mim", "É tudo culpa minha" e "Ela me acha um chato". Pensamentos automáticos podem ser verdadeiros, falsos ou ter graus variados de validade. O mesmo pensamento pode conter mais de uma distorção – por exemplo: "Se eu for à festa, ela vai me achar um chato". Esse pensamento reflete tanto adivinhação do futuro quanto leitura da mente. Beck (1976; Beck et al., 1979) e outros autores (Leahy et al., 2012) identificaram vários tipos de pensamentos automáticos distorcidos. O Formulário 2.7 apresenta as distorções de pensamento mais comuns que estão associadas a depressão, ansiedade e raiva.

Perguntas a formular/intervenção

"Você distorce continuamente seu pensamento da mesma maneira? Veja a lista de distorções cognitivas. Você usa alguns desses tipos de distorções? Quais são eles?"

Exemplo

O terapeuta evoca os pensamentos automáticos, do paciente, perguntando "Em quê você estava pensando quando se sentiu triste?", ou apresenta uma frase para que o paciente a complete, como "Eu me senti ansioso porque pensei...". Os pensamentos automáticos são então categorizados. O terapeuta explica: "Escreva seu pensamento negativo ou perturbador na coluna da esquerda e categorize a distorção na coluna da direita". Veja a Figura 2.5 como exemplo.

Tarefa de casa

O paciente pode receber a tarefa de monitorar seus pensamentos automáticos negativos durante a semana seguinte e categorizá-los usando os Formulários 2.7 e 2.8. O valor des-

Pensamento automático	Distorção
Sou um fracasso.	Rótulo errôneo.
Ela me acha pouco atraente.	Leitura da mente.
Nada que eu faço funciona.	Pensamento do tipo tudo-ou-nada.
Qualquer um pode fazer esse trabalho – isso não significa nada.	Desqualificação dos aspectos positivos.

FIGURA 2.5 Exemplos de distorções de pensamentos automáticos.

se exercício é que ele vê como repete as mesmas categorias de pensamentos automáticos – por exemplo, prevendo o futuro: "Jamais serei feliz", "Nada vai dar certo", "Ninguém jamais vai me querer", "Sempre serei sozinho". Se houver repetição clara de uma categoria específica de pensamentos negativos, o terapeuta e o paciente podem criar alguns desafios específicos para utilização repetida a fim de reduzir a força dos pensamentos. Por exemplo, o paciente que continuamente lê mentes (p. ex., "Ele acha que sou um perdedor", "Eles não gostam de mim", "Devo parecer patético"), pode ser instruído a compor uma lista de objeções a esses pensamentos repetitivos. Essas objeções podem incluir: "Não tenho nenhuma evidência", "Estou concluindo precipitadamente", "Por que eles não gostariam de mim se nem mesmo me conhecem?", "Sou tão bom quanto qualquer um aqui", "Não preciso da aprovação deles", "Não preciso impressionar a todos" ou "Talvez eles estejam se perguntando se *eu* gosto *deles*".

Possíveis problemas

Conforme indicado anteriormente, alguns pacientes acreditam que a categorização de seus pensamentos como distorções implica que eles são burros ou loucos. É importante esclarecer que alguns pensamentos negativos são verdadeiros. Por exemplo, o pensamento poderia ser: "Ela não gosta de mim". Podemos categorizar esse pensamento como leitura da mente, mas ele também pode ser verdadeiro. Talvez ela de fato não goste de mim. Digo aos pacientes que usamos o formulário para "distorções cognitivas" porque é uma maneira prática de categorizar os pensamentos – mas que muitos pensamentos negativos têm um grau de verdade. Depois que conseguimos encontrar um padrão nos pensamentos – digamos, leitura da mente – que esteja associado ao sentimento de tristeza, então podemos desenvolver algumas intervenções específicas para esse padrão. Categorizar pensamentos não deve equivaler a refutar ou negar esses pensamentos. Precisamos examinar os fatos. Em alguns casos, o terapeuta pode referir-se a eles como "hábitos cognitivos" ou "vieses" ou "padrões" em vez de "distorções", já que alguns pacientes podem achar que o termo "distorções" parece ser excessivamente crítico.

Referência cruzada com outras técnicas

Outras técnicas relevantes incluem o monitoramento do pensamento descrito anteriormente, em que o paciente acompanha os pensamentos, fatos, sentimentos e variações no grau da crença em um pensamento. Além disso, o Formulário 2.7, Lista de verificação de distorções cognitivas, pode auxiliar o terapeuta no planejamento de intervenções ou perguntas, como o uso da seta descendente, identificação de pressupostos e esquemas subjacentes, avaliação de fantasias temidas, exame dos custos e dos benefícios e consideração das evidências a favor e contra a validade de determinados pensamentos.

Formulários

Formulário 2.7 (Lista de verificação de distorções cognitivas); Formulário 2.8 (Categorização das distorções do pensamento).

TÉCNICA: Seta descendente

Descrição

Algumas vezes, os pensamentos negativos se revelam verdadeiros. Digamos que um paciente prevê que será ignorado ou rejeitado em uma festa. Isso é adivinhação do futuro, mas pode acabar se revelando verdade. A exploração das crenças subjacentes ao medo desse desfecho ajuda a reduzir o impacto do pensamento. Com esta técnica, o terapeuta continua a perguntar a respeito do pensamento ou evento: "O que aconteceria, então, se isso fosse verdade?" ou "O que isso significaria para você se fosse verdade?". Referimo-nos a esse processo como *seta descendente* porque estamos tentando cavar até o fundo da crença. O terapeuta escreve o pensamento do paciente no topo da página e depois desenha uma seta descendente em direção à série de pensamentos ou eventos implicada pelo pensamento (ver Fig. 2.6).

Perguntas a formular/intervenção

"Se seu pensamento fosse verdadeiro, por que isso o incomodaria? O que você pensaria? O que aconteceria a seguir?" O terapeuta continua a cavar mais fundo na busca de pensamentos ou eventos que se seguiriam se o pensamento precedente fosse verdade ou se o evento precedente ocorresse. O objetivo é desvendar a implicação final do pensamento negativo ou do evento.

Exemplo

A seta descendente é uma maneira útil de chegar aos medos subjacentes dos quais os pacientes não estão conscientes. Utilizo essa técnica com frequência porque compreendi que não tenho como realmente saber quais são as crenças e os medos subjacentes do cliente. Por exemplo, a maioria de nós tem medo de morrer – mas o que é que cada um de nós realmente teme? Vejamos estes dois pacientes, ambos os quais tinham medo de morrer.

TERAPEUTA: Você disse que às vezes tem medo de estar com câncer. Embora o médico tenha garantido que sua saúde está bem, o que significaria para você estar com câncer?

PACIENTE: Eu teria medo de morrer.

TERAPEUTA: Quase todo mundo tem medo disso, é claro, mas deixe eu lhe perguntar sobre o seu medo de morrer. Complete esta frase: "Eu teria medo de morrer porque..."

PACIENTE: Eu teria medo de não estar realmente morta – de estar apenas em coma – e acordar do coma dentro do túmulo, enterrada viva.

O medo dessa paciente de ser enterrada viva é muito simbólico (para usar um termo não cognitivo). Muitos dos seus problemas giravam em torno de restrições em seu comportamento, como restrições alimentares, limites impostos pelo seu chefe e os limites em suas finanças. É conveniente escrever em uma folha de papel ou em um quadro, no consultório, a corrente de pensamentos que mostra a progressão descendente de seu medo nuclear. O exemplo dessa primeira paciente, com medo de ser enterrada viva, é apresentado na Figura 2.7.

Outro paciente, que eu descreveria como um cuidador compulsivo que tenta tomar con-

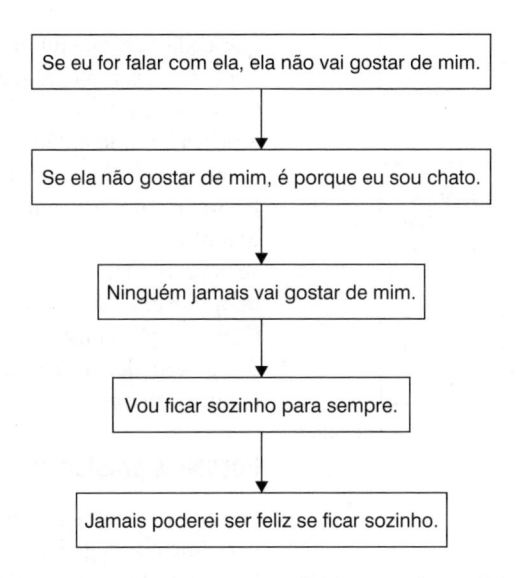

```
┌─────────────────────────────────────────────┐
│ Se eu for falar com ela, ela não vai gostar de mim. │
└─────────────────────────────────────────────┘
                        ▼
┌─────────────────────────────────────────────┐
│ Se ela não gostar de mim, é porque eu sou chato. │
└─────────────────────────────────────────────┘
                        ▼
┌─────────────────────────────────────────────┐
│       Ninguém jamais vai gostar de mim.     │
└─────────────────────────────────────────────┘
                        ▼
┌─────────────────────────────────────────────┐
│         Vou ficar sozinho para sempre.      │
└─────────────────────────────────────────────┘
                        ▼
┌─────────────────────────────────────────────┐
│    Jamais poderei ser feliz se ficar sozinho. │
└─────────────────────────────────────────────┘
```

Evento e pensamento	Implicação
Evento: Estou decidindo se vou à festa. **Pensamento:** "Vou ficar ansioso se me aproximar daquela mulher na festa."	
O que você acha que irá acontecer?	*Vou ser rejeitado.*
Se isso acontecer, então significa que . . .	*Devo ser um perdedor.*
Se eu for um perdedor, então significa que . . .	*Jamais encontrarei alguém para um relacionamento.*
Se eu jamais encontrar alguém, então . . .	*Estarei sempre sozinho.*
Se eu estiver sempre sozinho, isso me incomodaria porque . . .	*Não conseguirei ser feliz se estiver sozinho – eu sempre seria infeliz.*
Qual é meu pressuposto subjacente?	*Preciso de outras pessoas para me sentir feliz.*

FIGURA 2.6 Utilização da seta descendente até a implicação de um pensamento.

ta das necessidades de todas as pessoas, também tinha medo de morrer. Seu medo estava focado no bem-estar de sua esposa e filha, caso ele morresse.

TERAPEUTA: Em que aspecto o fato de morrer o incomoda mais?

PACIENTE: Não é a dor física. Eu na verdade não me preocupo com isso. E também já fiz coisas suficientes para umas cinco vidas. O que acontece é que, se eu morresse, ficaria preocupado de não ter cuidado de todos.

TERAPEUTA: De quem você teria que cuidar?

PACIENTE: Da minha esposa e minha filha. Eu poderia morrer se soubesse que elas ficariam bem.

TERAPEUTA: Então você está dizendo que poderia aceitar a morte se soubesse que as pessoas que ama estão sendo cuidadas?

```
┌─────────────────────────┐
│ Eu teria medo de morrer │
└─────────────────────────┘
             │
             ▼
┌─────────────────────────────┐
│ Eu teria medo de não estar  │
│ realmente morta, mas em coma.│
└─────────────────────────────┘
             │
             ▼
┌─────────────────────────────┐
│ Eu teria medo de acordar e ter│
│ sido enterrada viva.         │
└─────────────────────────────┘
```

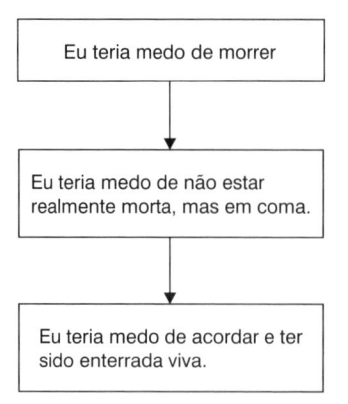

FIGURA 2.7 Utilização da seta descendente até a implicação de um pensamento.

PACIENTE: É isso mesmo.

TERAPEUTA: Você está pressupondo que elas ficariam desamparadas sem você?

PACIENTE: Acho que sim.

O terapeuta pode fazer várias perguntas sobre um evento ou pensamento. Por exemplo:

"Por que isso seria um problema para você?"

"O que aconteceria?"

"Por que isso o incomoda?"

"E daí?"

"O que isso significa para você?"

"O que você pensaria?"

"Qual é a pior coisa que você consegue imaginar acontecendo – caso isso ocorresse?"

Tarefa de casa

Pede-se ao paciente que chegue à implicação dos pensamentos negativos utilizando o formulário da seta descendente (Formulário 2.9). Esse formulário pede que ele identifique uma cadeia de implicações. O terapeuta pode dizer: "Seus pensamentos negativos estão conectados a outros pensamentos negativos. Estamos interessados em como você pensa e o que cada pensamento negativo significa para você. Por exemplo, alguém poderia ter o pensamento negativo 'Não estou preparado para a prova', o que então levaria ao pensamento 'Vou me sair mal na prova', que, por sua vez, levaria a outro pensamento 'Vou ter que abandonar a escola'. Tente identificar alguns dos seus pensamentos negativos e depois examine a corrente de pensamentos que se forma. Continue perguntando a si mesmo: 'E se isso fosse verdade, eu ficaria incomodado porque significaria que...'".

Possíveis problemas

Alguns pacientes param de identificar seus pensamentos negativos no meio da sequência. Por exemplo, o cliente pode parar com o pensamento "Vou ser reprovado na prova" e não seguir na seta descendente. Ele poderia dizer: "Ser reprovado parece ser muito ruim" ou "Realmente não acredito que vou ser reprovado". Convém pedir ao paciente que continue buscando pensamentos ainda "mais profundos" ou "piores" que se seguiriam aos primeiros. Frequentemente descobrimos que os pensamentos sobre a vivência de algum fracasso ou rejeição estão associados a fantasias de consequências terríveis ou catastróficas. Esses "piores medos" subjacentes alimentam a ansiedade em relação aos pensamentos iniciais.

Referência cruzada com outras técnicas

Técnicas relacionadas à seta descendente incluem a identificação de pensamentos e sentimentos, exame das evidências contra e a favor do pensamento, exame de custos e benefícios da validade do pensamento, avaliação das lacunas na lógica subjacente ao pensamento, cálculo das probabilidades sequenciais e contestação do pensamento.

Formulário

Formulário 2.9 (Uso da seta descendente).

TÉCNICA: Atribuição de probabilidades em sequência

Descrição

Pessoas com tendência à depressão e ansiedade geralmente pensam de forma dicotômica (tudo ou nada), e com frequência seu pensamento é hipergeneralizado e vago. Esses estilos de pensamento muitas vezes levam o indivíduo a externá-lo um pensamento – por exemplo, "Isso não vai funcionar" – sem especificar precisamente o que irá acontecer. Além do mais, por ser hipergeneralizado e vago, é difícil determinar a probabilidade de um evento – e provocar "dúvida". O exame das probabilidades é uma técnica excelente para avaliar a possibilidade de que o evento temido não ocorra e para determinar o quanto o paciente exagerou o risco.

Utilizando o procedimento da seta descendente descrito, o paciente agora é capaz de estimar a probabilidade de ocorrência de cada evento na sequência, uma vez que o evento precedente seja verdadeiro. Estamos interessados não só nos pensamentos que estão implicados na seta descendente, mas também nas estimativas subjetivas das probabilidades. Essas estimativas subjetivas em geral vão muito além do que esperaríamos ser verdadeiro, dado nosso conhecimento das informações básicas na população geral.

Perguntas a formular/intervenção

"Qual é a probabilidade de *X* acontecer? Qual é a probabilidade, de 0 a 100%?"

Exemplo

O terapeuta pode introduzir a ideia de probabilidade da seguinte maneira:

TERAPEUTA: A chance de algo acontecer é chamada *probabilidade*. As probabilidades podem variar entre 0 e 100% – provavelmente muito poucas coisas têm uma probabilidade de 0 ou 100%. Por exemplo, a probabilidade de eu obter cara quando jogo uma moeda é de 50%. A pergunta que vou lhe fazer é: "Qual é a probabilidade de cada um de seus pensamentos ser verdadeiro?". Vamos tomar o primeiro pensamento: "Não estou preparado para a prova". Qual é a probabilidade de este pensamento ser verdadeiro?

PACIENTE: Eu diria que uns 90%.

TERAPEUTA: Seu pensamento seguinte foi que você seria reprovado no exame. Qual é a probabilidade de você ser reprovado no exame, já que não está preparado?

PACIENTE: Oh, eu diria que uns 30%. Na verdade eu sei algumas das coisas que vão cair na prova.

TERAPEUTA: OK. Mas se você *fosse* reprovado no exame, qual é a probabilidade de ter que sair da escola?

PACIENTE: Provavelmente uns 2%. Já fiz muitos cursos e me saí bem neles.

TERAPEUTA: OK, mas e se você realmente tivesse que *sair* da escola, qual é a probabilidade de jamais conseguir um emprego?

PACIENTE: Menos de 1%.

TERAPEUTA: Então estaríamos olhando para uma sequência de eventos cada vez menos prováveis – ser reprovado no exame é 30%, sair da escola é 2%, jamais conseguir um emprego é 1%. E cada um deles teria que ocorrer – um após o outro.

PACIENTE: Parece um evento bem improvável.

Tarefa de casa

O terapeuta pode pedir que o paciente utilize o Formulário 2.10 para fazer o acompanhamento das probabilidades estimadas dos vários eventos que são motivo de preocupação. O objetivo aqui é identificar os tipos de probabilidades que os indivíduos podem atribuir a eventos negativos. Em vez disso, em alguns casos, pode ser conveniente fazer com que o paciente classifique as probabilidades de eventos positivos.

Possíveis problemas

Como no exercício anterior da seta descendente, o paciente pode interromper prematuramente a sequência, alegando que realmente não acredita no pensamento seguinte. Ou então ele pode alegar que os pensamentos iniciais já foram suficientemente ruins. Mais uma vez, o terapeuta deve enfatizar que, mesmo que outros pensamentos não pareçam verossímeis ou prováveis, ainda assim devem ser identificados, pois podem ilustrar medos subjacentes que precisam ser examinados. Outro tipo de problema surge quando o paciente afirma, em essência: "Bom, eu sei que é improvável, mas e se *eu* for a pessoa com quem isso vai acontecer? Você não pode dizer que isso é impossível". Aos pacientes que exigem "certeza", podemos perguntar: "Quais são os custos e os benefícios de exigir certeza?", "Existem coisas em sua vida das quais você não tenha certeza?", "Por que você tolera essa incerteza?".

Além disso, as pessoas geralmente tendem a ter "aversão à perda" – isto é, elas temem perdas – e, quando os eventos são "estruturados" como perdas, tendem a ser mais avessas ao risco ou negativas (Kahneman, 1979, 2011). Assim, uma alternativa a solicitar as probabilidades sequenciais de eventos negativos é estruturar a pergunta como possibilidades sequenciais de eventos positivos. No exemplo anterior, o terapeuta pode perguntar: "Qual é a probabilidade de você ser aprovado no exame?", "Qual é a probabilidade de você se formar na universidade?" e "Qual é a probabilidade de você conseguir um emprego?". Estruturando essas perguntas em termos de desfechos positivos, o paciente tem mais chances de interpretar a situação como tendo mais implicações positivas.

Referência cruzada com outras técnicas

Outras técnicas relevantes incluem todas aquelas identificadas no Capítulo 8 relativas à modificação da preocupação e ruminação.

Formulário

Formulário 2.10 (Exame da sequência de probabilidades).

TÉCNICA: Adivinhação do pensamento

Descrição

Nem sempre é possível para o paciente identificar o pensamento negativo; algumas vezes, a intensidade da emoção é tanta que ele tem dificuldade para refletir sobre os pensamentos que acompanham os sentimentos. Beck (1995) recomenda que o terapeuta sugira pensamentos possíveis para determinar se alguns deles parecem compatíveis com a forma como o cliente está pensando e se sentindo. O profissional deve ser cuidadoso para não sugerir que o paciente tem uma crença "inconsciente" que apenas o clínico consegue identificar. Tanto o terapeuta quanto o paciente podem tentar especular quanto à natureza do pensamento subjacente.

Perguntas a formular/intervenção

"Você não consegue dizer exatamente qual é o seu pensamento. Que tipo de pensamento acompanharia esses sentimentos negativos? É possível que você estivesse dizendo essas coisas a si mesmo?" (O terapeuta sugere alguns pensamentos possíveis.)

Exemplo

A paciente se sente devastada pela tristeza e desesperança depois do rompimento de seu noivado. Ela se concentra em suas queixas físicas: "Não consigo comer e me sinto tão cansada". Ela repete para o terapeuta: "Eu me sinto péssima desde que rompemos o noivado. Não consigo nem pensar direito". O profissional tenta extrair pensamentos negativos específicos.

TERAPEUTA: Você disse que se sente péssima desde o rompimento. Poderia me dizer que tipo de pensamento está tendo?

PACIENTE: Sinto-me simplesmente horrível. Não consigo dormir.

TERAPEUTA: Sim, isso que você está descrevendo agora são sentimentos. Mas você poderia completar a frase: "Eu me sinto péssima desde o rompimento porque penso que..."

PACIENTE: Eu não penso nada. Só tenho vontade de morrer.

TERAPEUTA: Você consegue identificar algum pensamento que acompanha esse sentimento de desesperança?

PACIENTE: Não, o sentimento é intenso demais.

TERAPEUTA: Será que poderíamos tentar adivinhar quais são esses pensamentos negativos? Não sei quais são eles, portanto só vou fazer algumas sugestões e você me dirá se alguma delas soa verdadeira.

PACIENTE: OK.

TERAPEUTA: Você poderia estar dizendo a si mesma: "Jamais vou ser feliz de novo"?

PACIENTE: Sim, isso faz sentido. Isso é o que estou pensando.

TERAPEUTA: Você está dizendo, então: "Jamais vou ser feliz de novo, a menos que eu tenha [Roger] na minha vida"?

PACIENTE: Com certeza. É isso o que estou sentindo.

Tarefa de casa

O terapeuta pode pedir à paciente que faça uma lista dos estados de humor desagradáveis e identifique ou "adivinhe" o pensamento subjacente.

Possíveis problemas

O clínico pode ter tentado fazer a paciente examinar as diferenças entre um pensamento e um sentimento, mas às vezes a cliente é incapaz de obter suficiente distância emocional para identificar o pensamento. Depois que os pensamentos negativos são identificados, o terapeuta continua com o procedimento da seta descendente: "Jamais vou ser feliz sem Roger porque...Roger era único...Jamais amarei alguém como o amei...Nunca serei feliz se não tiver um homem em minha vida". Algumas vezes, a paciente insiste em dizer que não tem nenhum pensamento, só sentimentos. O profissional pode pedir que ela feche os olhos (neste caso) e tente induzir o sentimento negativo o mais intensamente que puder. Ela é instruída a imaginar a situação que provocou esse sentimento – por exemplo, "em casa sozinha, sentada, pensando em [Roger]". O terapeuta orienta a paciente na identificação dos pensamentos negativos enquanto o sentimento ou emoção está sendo vivenciado intensamente: "Enquanto você está se sentindo muito triste, consegue imaginar o que está pensando? Você poderia estar pensando 'Jamais vou ser feliz sem Roger'?".

O Formulário 2.11 permite que paciente e terapeuta escrevam suas "adivinhações" sobre esses possíveis pensamentos negativos. Esses palpites precisam ser examinados com muito cuidado, já que muitas pessoas podem acreditar que tudo é movido por misteriosos pensamentos e motivações inconscientes. O profissional examina com o cliente se é plausível que estes sejam os pensamentos reais subjacentes ao sentimento. Além disso, os pacientes podem verificar as adivinhações ficando atentos aos pensamentos problemáticos da próxima vez que se sentirem tristes ou sem esperança.

Referência cruzada com outras técnicas

Técnicas relacionadas a esta incluem o uso da seta descendente; monitoramento das emoções, pensamentos e situações; exame da lista de distorções cognitivas para determinar se há sugestões que evoquem no paciente o pensamento subjacente; técnicas de imaginação; evocação emocional; ponto-contraponto; contestação do pensamento; e dramatização dos pensamentos negativos e positivos com o terapeuta.

Formulário

Formulário 2.11 (Adivinhação do pensamento negativo).

FORMULÁRIO 2.1
Distinção entre eventos, pensamentos e sentimentos

Exemplos de eventos, pensamentos e sentimentos estão listados no formulário a seguir. Veja se você consegue identificar de forma correta cada afirmação na coluna da esquerda como um evento, um pensamento ou um sentimento. Marque um "X" no quadro apropriado. Por exemplo: "Meu chefe criticou meu trabalho" é um evento.

	Evento	Pensamento	Sentimento
Meu chefe criticou meu trabalho.			
Vou perder meu emprego.			
Estou ansioso.			
Jamais tenho uma pausa.			
Estou triste.			
Estou preso no trânsito.			
Está chovendo.			
Acho que ela não gosta de mim.			
Sinto-me embaraçado.			

Técnicas de terapia cognitiva: manual do terapeuta, segunda edição, Robert L. Leahy. Copyright © 2018 Artmed Editora Ltda.
É autorizada a reprodução deste material aos compradores deste livro para uso pessoal ou para uso com clientes individuais.

FORMULÁRIO 2.2
Como os pensamentos criam sentimentos

Nossos pensamentos estão com frequência relacionados a como nos sentimos. Por exemplo, o pensamento "Vou me sair mal na prova" pode levar aos sentimentos de ansiedade e tristeza. Já o pensamento "Vou me sair bem na prova" pode levar aos sentimentos de tranquilidade e confiança. No formulário a seguir, identifique seus pensamentos na coluna da esquerda e os sentimentos que esses pensamentos originam na coluna da direita.

Pensamento: Penso que . . .	**Sentimento:** Portanto, sinto-me . . .

Técnicas de terapia cognitiva: manual do terapeuta, segunda edição, Robert L. Leahy. *Copyright* © 2018 Artmed Editora Ltda. É autorizada a reprodução deste material aos compradores deste livro para uso pessoal ou para uso com clientes individuais.

FORMULÁRIO 2.3
Técnica A-B-C

"Evento ativador" refere-se a um evento que precede seu pensamento ou crença. Por exemplo, convém reconhecer que "A prova é amanhã" é o evento ativador que precede o pensamento "Não estou preparado", que poderia levar à "consequência: sentimento" de ansiedade e preocupação e à "consequência: comportamento" de estudar com empenho para a prova.

O mesmo evento ativador pode levar a diferentes pensamentos, sentimentos e comportamentos. Digamos que seu chefe faz uma crítica ao seu trabalho (evento ativador). Em uma situação, você poderia pensar "Ele está tendo um mau dia e isso já aconteceu com todos aqui". Assim, você se sentiria um pouco frustrado (sentimento), mas não particularmente ansioso, e simplesmente continuaria seu trabalho (comportamento). Ou então, você pode pensar "Ele vai me demitir!". Esse pensamento poderia levar a intensa ansiedade (sentimentos) e à sua decisão de ficar em casa no dia seguinte, pois está muito perturbado (comportamento). Assim, o mesmo evento ativador pode levar a diferentes pensamentos, sentimentos e comportamentos.

Na Coluna A, escreva um evento que tenha acontecido recentemente e provocado fortes sentimentos em você. Na Coluna B, expresse brevemente a crença ou pensamento que surgiu quando o evento ocorreu. Na terceira coluna, anote os sentimentos que você teve em consequência desse pensamento ou crença e, na última coluna, indique qual foi seu comportamento em consequência desses pensamentos e sentimentos.

A = evento ativador	B = crença (*belief*) (pensamento)	C = consequência: sentimentos	C = consequência: comportamentos

Técnicas de terapia cognitiva: manual do terapeuta, segunda edição, Robert L. Leahy. Copyright © 2018 Artmed Editora Ltda. É autorizada a reprodução deste material aos compradores deste livro para uso pessoal ou para uso com clientes individuais.

FORMULÁRIO 2.4
Outros fatos possíveis

Algumas vezes, temos um pensamento negativo, mas não levamos em consideração outros efeitos possíveis. Por exemplo, você pode pensar que não está preparado para uma prova, mas pode haver outros fatos possíveis que poderiam ser positivos – tais como: você é inteligente, fez uma parte da leitura e estudou parte do material. No formulário a seguir, identifique seus pensamentos negativos na coluna da esquerda e, na coluna da direita, escreva outros fatos possíveis que seriam positivos.

Pensamento negativo	Fatos positivos possíveis

Técnicas de terapia cognitiva: manual do terapeuta, segunda edição, Robert L. Leahy. *Copyright* © 2018 Artmed Editora Ltda. É autorizada a reprodução deste material aos compradores deste livro para uso pessoal ou para uso com clientes individuais.

FORMULÁRIO 2.5
Avaliação das emoções e crenças

O grau em que você acredita em seus pensamentos negativos pode mudar com diferentes eventos e em momentos diferentes. Escreva o evento ou situação em que você se encontra quando tem um pensamento negativo. Por exemplo, eventos e situações repetidos podem incluir: "estar sentado sozinho", "pensar em ir a uma festa" ou "tentar trabalhar um pouco". Depois, escreva seus pensamentos negativos, o quanto você acredita neles, suas emoções e o grau de suas emoções.

Evento/situação	Pensamento negativo e grau de crença (0-100%)	Emoção e grau da emoção (0-100%)

Técnicas de terapia cognitiva: manual do terapeuta, segunda edição, Robert L. Leahy. *Copyright* © 2018 Artmed Editora Ltda.
É autorizada a reprodução deste material aos compradores deste livro para uso pessoal ou para uso com clientes individuais.

FORMULÁRIO 2.6
Registro do grau de crença em um pensamento

O grau em que você concorda com sua crença negativa específica pode mudar durante o dia. Por exemplo, a crença "Não sou capaz de fazer nada" pode ser muito forte quando você ainda está na cama pela manhã. Você pode acreditar nisso 95%. Mas, quando está no trabalho, pode acreditar nesse pensamento apenas 10%. Mantenha um registro de uma crença negativa por alguns dias e tente observar se ocorre uma mudança ou variação no grau em que você acredita nela. O que você está fazendo quando essa variação ocorre? Você está com alguém? A força da crença varia com a hora do dia?

Crença negativa:			
Hora/atividade	% de crença	Hora/atividade	% de crença
6h		16h	
7h		17h	
8h		18h	
9h		19h	
10h		20h	
11h		21h	
12h Meio-dia		22h	
13h		23h	
14h		24h Meia-noite	
15h		1h	

Técnicas de terapia cognitiva: manual do terapeuta, segunda edição, Robert L. Leahy. *Copyright* © 2018 Artmed Editora Ltda. É autorizada a reprodução deste material aos compradores deste livro para uso pessoal ou para uso com clientes individuais.

FORMULÁRIO 2.7
Lista de verificação de distorções cognitivas

1. **Leitura mental:** Você imagina que sabe o que as pessoas pensam sem ter evidências suficientes dos seus pensamentos. Por exemplo: "Ele acha que eu sou um perdedor".
2. **Adivinhação do futuro:** Você prevê o futuro – que as coisas vão piorar ou que há perigos pela frente. Por exemplo, "Vou ser reprovado no exame" ou "Não vou conseguir o emprego".
3. **Catastrofização:** Você acredita que o que aconteceu ou vai acontecer é tão terrível e insuportável que não conseguirá aguentar. Por exemplo: "Seria terrível se eu fracassasse".
4. **Rotulação:** Você atribui traços negativos globais a si mesmo e aos outros. Por exemplo: "Sou indesejável" ou "Ele é uma pessoa imprestável".
5. **Desqualificação dos aspectos positivos:** Você alega que as realizações positivas, suas ou alheias, são triviais. Por exemplo: "Isso é o que se espera que as esposas façam – portanto, não conta quando ela é gentil comigo" ou "Esses sucessos foram fáceis, portanto não têm importância".
6. **Filtro negativo:** Você foca quase que exclusivamente nos aspectos negativos e raramente nota os positivos. Por exemplo: "Veja só todas as pessoas que não gostam de mim".
7. **Supergeneralização:** Você percebe um padrão global de aspectos negativos com base em um único incidente. Por exemplo: "Isso geralmente acontece comigo. Parece que eu fracasso em muitas coisas".
8. **Pensamento dicotômico:** Você vê eventos, ou pessoas, em termos de tudo-ou-nada. Por exemplo: "Sou rejeitado por todos" ou "Isso foi uma perda de tempo".
9. **Afirmações do tipo "deveria":** Você interpreta os eventos em termos de como as coisas deveriam ser, em vez de simplesmente se concentrar no que elas são. Por exemplo: "Eu deveria me sair bem. Caso contrário, sou um fracasso".
10. **Personalização:** Você atribui a si mesmo uma culpa desproporcional por eventos negativos e não consegue ver que determinados eventos também são provocados por outros. Por exemplo: "Meu casamento acabou porque eu falhei".
11. **Atribuição de culpa:** Você se concentra na outra pessoa como fonte de seus sentimentos negativos e se recusa a assumir a responsabilidade pela mudança. Por exemplo: "Ela é culpada por como estou me sentindo agora" ou "Meus pais são os causadores de todos os meus problemas".
12. **Comparações injustas:** Você interpreta os eventos em termos de padrões irrealistas, comparando-se com outras pessoas que se saem melhor do que você, e então se considera inferior a elas. Por exemplo: "Ela é mais bem-sucedida do que eu" ou "Os outros se saíram melhor do que eu na prova".
13. **Orientação para o remorso:** Você se concentra na ideia de que poderia ter se saído melhor no passado, em vez do que poderia fazer melhor agora. Por exemplo: "Eu poderia ter conseguido um emprego melhor se tivesse tentado" ou "Eu não deveria ter dito aquilo".
14. **E se...?:** Você faz uma série de perguntas do tipo "e se" alguma coisa acontecer, e nunca fica satisfeito com as respostas. Por exemplo: "Sim, mas e se eu ficar ansioso?" ou "E se eu não conseguir respirar?".
15. **Raciocínio emocional:** Você deixa os sentimentos guiarem sua interpretação da realidade. Por exemplo: "Sinto-me deprimida; consequentemente, meu casamento não está dando certo".
16. **Incapacidade de refutar:** Você rejeita qualquer evidência ou argumento que possa contradizer seus pensamentos negativos. Por exemplo, quando você pensa: "Não sou digna de amor", rejeita como irrelevante qualquer evidência de que as pessoas gostam de você. Consequentemente, seu pensamento não pode ser refutado. Outro exemplo: "Esse não é o problema real. Há problemas mais profundos. Existem outros fatores".
17. **Foco no julgamento:** Você avalia a si próprio, os outros e os eventos em termos de preto-ou-branco (bom-mau, superior-inferior), em vez de simplesmente descrever, aceitar ou compreender. Você está continuamente se avaliando e avaliando os outros segundo padrões arbitrários e achando que você e os outros deixam a desejar. Você está focado no julgamento dos outros e de si mesmo. Por exemplo: "Não tive um bom desempenho na faculdade" ou "Se eu for aprender tênis, não vou me sair bem" ou "Olhe como ela tem sucesso. Eu não tenho sucesso".

Extraído de Leahy (1996). Copyright ©1996 Jason Aronson, Inc. Reproduzido com permissão.

Técnicas de terapia cognitiva: manual do terapeuta, segunda edição, Robert L. Leahy. *Copyright* © 2018 Artmed Editora Ltda. É autorizada a reprodução deste material aos compradores deste livro para uso pessoal ou para uso com clientes individuais.

FORMULÁRIO 2.8
Categorização das suas distorções do pensamento

Na coluna da esquerda, escreva um pensamento automático que você tem. Depois identifique na coluna da direita a categoria (ou categorias) de distorção do pensamento em que ele se enquadra. Use estas categorias de distorções do pensamento: leitura da mente, adivinhação do futuro, catastrofização, rotulação, desqualificação dos aspectos positivos, filtro negativo, supergeneralização, pensamento dicotômico, afirmações do tipo "deveria", personalização, atribuição de culpa, comparações injustas, orientação para o remorso, pensamento do tipo "e se...", raciocínio emocional, incapacidade de refutar, foco no julgamento.

Pensamento automático	Distorção

Técnicas de terapia cognitiva: manual do terapeuta, segunda edição, Robert L. Leahy. *Copyright* © 2018 Artmed Editora Ltda.
É autorizada a reprodução deste material aos compradores deste livro para uso pessoal ou para uso com clientes individuais.

FORMULÁRIO 2.9

Uso da seta descendente
(Por que isso me incomodaria se meu pensamento fosse verdade?)

Uma maneira de avaliar o significado que um evento tem para nós é examinar a corrente de pensamentos que temos a respeito desse evento. Por exemplo, o evento pode ser que eu esteja sozinho. O primeiro pensamento poderia ser: "Nunca vou estar com ninguém". Se esse pensamento fosse verdade, eu poderia concluir: "...porque não sou digno de ser amado"; e se esse último pensamento fosse verdade, poderia pensar: "Não posso ser feliz sozinho". Chamamos isso "seta descendente" porque examinamos os pensamentos que estão por trás de cada pensamento. No formulário a seguir, identifique o evento e a corrente de pensamentos que decorrem do evento e de cada pensamento ao longo do caminho.

Evento: _____

Pensamento [   ]

Isso me incomodaria porque me faria pensar que . . . ↓

Pensamento [   ]

↓

Isso significaria [   ]

↓

Isso significaria [   ]

↓

Isso significaria [   ]

↓

Isso significaria [   ]

Técnicas de terapia cognitiva: manual do terapeuta, segunda edição, Robert L. Leahy. *Copyright* © 2018 Artmed Editora Ltda.
É autorizada a reprodução deste material aos compradores deste livro para uso pessoal ou para uso com clientes individuais.

FORMULÁRIO 2.10
Exame da sequência de probabilidades

Frequentemente ficamos incomodados acerca de uma corrente de eventos em que cada evento na sequência tem probabilidade cada vez menor de ocorrer. Por exemplo, alguém pode pensar: "Meu chefe está descontente" e atribuir a isso uma probabilidade de 50%. Em seguida, a pessoa pode pensar: "Se ele ficar descontente, posso ser demitido" e atribuir a isso uma probabilidade de 10%.

Evento: _____

Isso me incomodaria porque me faria pensar que . . .

Pensamento [ ]

Isso significaria [ ]

[Probabilidade]

Isso significaria [ ]

[Probabilidade]

Isso significaria [ ]

[Probabilidade]

Isso significaria [ ]

[Probabilidade]

Comentário: Quais poderiam ser algumas das razões pelas quais cada um destes eventos não ocorreria?

FORMULÁRIO 2.11
Adivinhação do pensamento negativo

"Emoções" se referem a sentimentos como tristeza, ansiedade, raiva, impotência ou desesperança. A coluna do meio, "Possíveis pensamentos negativos", refere-se aos pensamentos que você acredita que acompanham esses sentimentos. Na coluna da direita, avalie o grau de crença que você tem em cada pensamento negativo, usando uma escala que varia de 0 a 100%.

Emoções	Possíveis pensamentos negativos	Crença (0-100%)

Técnicas de terapia cognitiva: manual do terapeuta, segunda edição, Robert L. Leahy. *Copyright* © 2018 Artmed Editora Ltda.
É autorizada a reprodução deste material aos compradores deste livro para uso pessoal ou para uso com clientes individuais.

CAPÍTULO 3

Avaliação e teste de pensamentos

Depois que o paciente e o terapeuta identificaram e categorizaram os vários pensamentos negativos e examinaram como estão relacionados a depressão, ansiedade e raiva, o cenário está preparado para avaliar, testar e contestar esses pensamentos. A terapia cognitiva envolve a identificação dos pensamentos associados a depressão, ansiedade e raiva, bem como a avaliação da validade desses pensamentos em termos de uma descrição realista ou equilibrada da realidade. Não basta que o indivíduo simplesmente reconheça que tem pensamentos negativos. Ele pode focar na credibilidade desses pensamentos, examinando se estão baseados em fatos, se são úteis, se estão baseados na lógica e se são pensamentos que podem ser aplicados de forma universal – ou apenas a si próprio. Dessa forma, em terapia cognitiva, o exame dos pensamentos associados a humor disfórico está baseado no pressuposto de que a credibilidade ou a validade percebida desses pensamentos é o que mantém as dificuldades do paciente.

O terapeuta trabalha com o paciente para evocar e identificar os pensamentos problemáticos, mas também foca na avaliação da credibilidade ou do impacto desses pensamentos no paciente. Por exemplo, é possível pensar: "Sou um perdedor", mas atribuir muito pouca credibilidade a isso porque você acredita que as evidências contestam esse rótulo de forma contundente. Além disso, o terapeuta cognitivo-comportamental pode ajudar o paciente a testar a crença de que a ocorrência de pensamentos negativos necessariamente implica que ele deve agir de forma compatível com esses pensamentos. Assim, se o paciente acredita que é chato, isso não significa, logicamente, que ele nunca deva expressar sua opinião. É possível agir em oposição ao pensamento – como se não acreditasse nele. Costumo examinar isso dissociando os pensamentos da ação quando descrevo experimentos e técnicas comportamentais, e apresentando um panorama de como a terapia metacognitiva pode auxiliar o paciente a reconhecer que a ocorrência de um pensamento – e até mesmo sua credibilidade atual – não precisa governar suas escolhas comportamentais.

Um pressuposto central do modelo cognitivo é que dúvida e ceticismo têm um papel fortalecedor. De fato, o paciente que inicia a terapia expressando suas dúvidas – por exemplo: "Não sei se isso irá me ajudar" – pode ser incentivado a desenvolver um respeito pelo ceticismo saudável. O terapeuta pode *se associar à dúvida:* "Nós acreditamos que o ceticismo honesto pode ser uma das ferramentas mais poderosas no uso deste tipo de terapia. Recomendo que você aplique essa força da dúvida tanto ao trabalho que realizaremos quanto aos seus pensamentos negativos. Quanto mais dúvida, maior a honestidade que você poderá aplicar à avaliação dos pensamentos e atitudes que toma. A dúvida nos permite examinar com liberdade o que estamos fazendo e pensando. Você não precisa ficar limitado por velhos hábitos ou até mesmo pela forma como se sente. Pode escolher qualquer pensamento e dizer: 'Deixe-me ver o que aconteceria se eu questionasse isso, se tivesse alguma dúvida a respeito'. E podemos ir ainda mais longe e sugerir: 'Talvez seja possível agir, mesmo tendo dúvidas'. Por exemplo, você pode ter a dúvida: 'Acho que não vou me divertir se sair com meus amigos', mas pode escolher agir apesar da dúvida – você pode *separar a dúvida da escolha de agir.*"

Podemos ter um pensamento negativo, mas não acreditar nele. Essa questão da "credibilidade" é uma parte central da ênfase no exame, teste e desafio de pensamentos no modelo cognitivo. Podemos ter um pensamento sem acreditar nele integralmente e sem permitir que o pensamento controle nossas escolhas. A terapia cognitiva não é uma terapia para supressão dos pensamentos.

Neste capítulo examinaremos uma variedade de técnicas usadas para testar a validade de pensamentos negativos, tendo em mente que os pensamentos negativos às vezes são verdadeiros. A terapia cognitiva não defende o "poder do pensamento positivo", mas o poder da identificação do *que quer que esteja sendo pensado* e do exame de sua validade. Alguns indivíduos subestimam as implicações negativas de seus comportamentos – por exemplo, aqueles que abusam de álcool e drogas ou que apresentam tendências maníacas

(Leahy, 1999, 2002a, 2002b). Tecnicamente, os terapeutas cognitivos avaliam ou testam pensamentos, examinando suas implicações, contemplando as evidências e considerando intepretações alternativas. Algumas vezes, no entanto, o profissional pode pedir que o paciente adote uma postura mais vigorosa de contestação, esperando ativar interpretações novas e mais adaptativas por meio de um questionamento ativo. Em certo sentido, essas contestações ou questionamentos são uma forma de testar a validade de um pensamento negativo. Se ele for válido, deverá ser capaz de suportar uma contestação vigorosa. Entretanto, o terapeuta deve reconhecer que debates e questionamentos excessivos com o paciente podem fazer com que ele se sinta invalidado, dominado, humilhado ou mal interpretado. Tendo essas ressalvas em mente, vejamos agora algumas técnicas que ajudam os pacientes a examinar a validade dos pensamentos em questão.

TÉCNICA: Definição dos termos

Descrição

O terapeuta pode explicar este passo seguinte ao paciente desta maneira: "Para que possamos examinar e desafiar seus pensamentos, temos que saber do você está falando. Se você se rotula como um 'fracasso', precisamos saber o que *fracasso* significa para você. Como definiria *fracasso*? Você está usando termos e conceitos que nunca definiu para si ou para os outros? Esta técnica – definição dos termos – é conhecida como a 'técnica semântica' pois lhe pede para definir o significado dos termos que está empregando. Imagine que você seja um cientista (ou um psicólogo) fazendo pesquisa. Alguém diz: 'Bill é um fracasso', e você quer determinar se essa afirmação reflete uma percepção precisa de Bill. A primeira coisa que precisamos fazer é definir *fracasso*. Por exemplo, você poderia definir como:

- 'Não ter sucesso'
- 'Não ser capaz de obter recompensas'
- 'Ser inferior a quase todos em tudo'

Ou, se você for propenso à autocrítica e à depressão, pode ter uma maneira própria de definir fracasso para si mesmo. Pode defini-lo de uma maneira que quase ninguém além de você concordaria que constitui um fracasso. Por exemplo, poderia se definir como um fracasso de acordo com os seguintes critérios:

- 'Não me sair tão bem quanto gostaria'
- 'Dar de mim menos do que 100%'
- 'Não me sair tão bem quanto outra pessoa'
- 'Realizar mal uma tarefa'

Então hoje vamos descobrir nossa definição de fracasso."

Perguntas a formular/intervenção

"Como você define as coisas que estão lhe incomodando? Por exemplo, como saberíamos se alguém não tem valor, é bem-sucedido, um fracasso, e assim por diante? Como saberemos se alguém não é uma coisa dessas? Dê uma definição detalhada. O que podemos observar na realidade que seja um exemplo do que você está falando? Se estivesse ensinando alguém a ver o que você vê, o que apontaria como exemplo? Essa pessoa poderia concordar imediatamente com a sua definição? Por que sim ou por que não?"

Exemplo

TERAPEUTA: Você disse que se sente um fracasso desde que Bill a deixou. Como você definiria *fracasso*?

PACIENTE: Bem, o casamento não deu certo.

TERAPEUTA: Então você acredita que o casamento não deu certo porque você, como pessoa, é um fracasso?

PACIENTE: Se eu tivesse sido bem-sucedida, ele ainda estaria comigo.

TERAPIA: Então podemos concluir que as pessoas cujo casamento não dá certo são todas um fracasso?

PACIENTE: Não, acho que eu não iria tão longe assim.

TERAPEUTA: Por que não? Deveríamos ter uma definição de fracasso para você e outra para todas as outras pessoas?

Neste exemplo, o terapeuta ajudou a paciente a identificar como ela estava usando o termo "fracasso" e depois identificou uma implicação da generalização dessa definição para outras pessoas. Um elemento importante de uma definição é que ela deve ter aplicação universal. As definições precisam ser claras, universais e internamente consistentes – por exemplo, não podemos dizer com lógica que sou um fracasso se meu relacionamento não dá certo, mas que isso não se aplicaria a outras pessoas. Não nos é "permitido" usar uma "linguagem privada" que apenas se aplica a nós mesmos. Os indivíduos que definem fracasso como menos do que "sucesso extraordinário" podem ver que a sua definição é polarizada e utiliza termos do tipo tudo-ou-nada – isto é, "sucesso completo" *versus* "fracasso completo". Você aplicaria isso a todas as pessoas? Uma variação na técnica semântica é perguntar ao paciente como outras pessoas definiriam "sucesso" ou "fracasso". Minha preferência é fazer o cliente se concentrar na extremidade positiva do espectro, pedindo que defina termos como "sucesso" ou "o que vale a pena". Ao também incluir a extremidade positiva do espectro, os pacientes podem examinar evidências de que possuem traços positivos, não simplesmente o oposto de uma qualidade negativa extrema.

TERAPEUTA: Você pode ver que sua definição de fracasso é bem diferente da forma como outras pessoas poderiam defini-lo. Poucas pessoas diriam que uma pessoa divorciada é um fracasso. Vamos nos concentrar agora na extremidade positiva. Como a maioria das pessoas definiria sucesso em relação a alguém?

PACIENTE: Bem, elas poderiam dizer que as pessoas têm sucesso quando atingem alguns dos seus objetivos.

TERAPEUTA: OK. Então poderíamos dizer que se uma pessoa atinge alguns objetivos, ela é bem-sucedida?

PACIENTE: Certo.

TERAPEUTA: Também poderíamos dizer que as pessoas têm diferentes graus de sucesso? Que algumas pessoas atingem mais objetivos do que outras?

PACIENTE: Acho que sim.

TERAPEUTA: Então, se aplicássemos essas ideias a você, poderíamos dizer que atingiu alguns dos seus objetivos na vida?

PACIENTE: Sim, terminei a faculdade e estou trabalhando há 6 anos. Crio meu filho Ted e ele teve alguns problemas médicos há alguns anos, mas consegui ótimos médicos para ele.

TERAPEUTA: Então podemos dizer que você teve comportamentos de sucesso?

PACIENTE: Certo. Eu tive alguns sucessos.

TERAPEUTA: Então não existe uma contradição em seu pensamento – chamar a si mesma de fracassada, mas dizer que teve vários sucessos?

PACIENTE: É verdade, não faz sentido, não é?

Tarefa de casa

Usando o Formulário 3.1, os pacientes podem praticar a definição dos termos de seus pensamentos negativos. A Figura 3.1 é o exemplo de um cliente do sexo masculino articulando suas definições a fim de testar a possibilidade de seu pensamento ser idiossincrático. Pode-se pedir que o paciente dê sua melhor definição dos termos que está usando.

Possíveis problemas

Para alguns pacientes, o sentimento é a definição – "Sinto que sou um fracasso". Esse "raciocínio emocional" é a evidência que o indivíduo invoca para apoiar sua noção de ser um fracasso. Sugiro aos pacientes que examinem a forma como o dicionário chega às definições. O dicionário examina o uso comum de uma palavra – isto é, como a maioria das pessoas define *fracasso*? Sugiro que estamos tentando encontrar definições que poderíamos usar em um estudo científico – isto é, definições que outras pessoas poderiam usar e que lhes permitissem olhar para os mesmos fatos e chegar às mesmas conclusões. Por exem-

---

Pensamento negativo: *"Nenhum dos meus relacionamentos dá certo."*

Termos	Definições	Problemas nas minhas definições
Nenhum.	Nem um único sequer.	Pensamento do tipo tudo-ou-nada. Tenho muitos tipos diferentes de relacionamentos, com vários graus de aspectos positivos e negativos.
Relacionamentos.	Relacionamentos românticos.	Tenho muitos tipos de amizades, relacionamentos românticos e relacionamentos de curta duração.
Dar certo.	Terminar em casamento permanente e feliz.	"Dar certo" não tem que significar "casamento permanente e feliz". As coisas podem ser relativamente mais positivas do que negativas em diferentes momentos.

FIGURA 3.1 Exemplo de definição dos termos.

plo, se definimos "frio" como "menos de 1 °C", então as pessoas poderão determinar facilmente se está frio lá fora. Se eu defino comportamento bem-sucedido como fazer progresso em direção a um objetivo, então poderei avaliar se uma pessoa está fazendo progresso em direção ao seu objetivo e, assim, determinar se está atingindo algum sucesso como consequência desse comportamento.

Outros problemas que com frequência ocorrem com as definições dos pacientes são que elas são excessivamente globais, vagas, idiossincráticas e/ou inconsistentes. As definições podem mudar de acordo com as mudanças nos estados de humor. É útil mostrar aos pacientes que a definição pode não ser suficientemente clara e precisa. Uma maneira de transmitir isso é perguntar: "Se outras pessoas usassem sua definição de 'perdedor', elas poderiam sair por aí e identificar aqueles que são perdedores?". É importante salientar que as definições dos pacientes podem ser tão idiossincráticas que possuem pouca semelhança com a forma como os outros definem os mesmos termos. O terapeuta deve perguntar: "É assim que outras pessoas definiriam esse termo? Como as outras pessoas usam este termo?". Pode ser introduzido um pouco de humor: "Seu médico poderia fazer um exame e localizar o fracasso em você?" ou "Existe um teste para fracasso que possamos fazer com todas as pessoas?".

Além disso, o termo pode ser tão carregado de valor e subjetivamente determinado que não é passível de definição. Por exemplo, para nossos propósitos, o termo "pessoa que tem valor" é sem sentido, já que não podemos sair por aí determinando quais pessoas têm valor e quais não têm. Podemos lidar um pouco melhor com o termo "ações que valem a pena" – ou seja, ações que têm valor para a pessoa e para os outros – mas, mesmo nesse caso, estamos numa situação delicada, uma vez que a ação poderá valer a pena somente para este indivíduo, neste contexto e neste momento. Outro desafio à definição apresentada é perguntar se há uma forma mais simples de descrever o que aconteceu – sem usar o termo com avaliação negativa. Por exemplo: "Seria mais preciso dizer: 'Este comportamento não deu certo para mim desta vez'?". Com a substituição de um termo global e idiossincrático por um termo descritivo neutro – um termo mais específico sobre o que realmente aconteceu –, o impacto negativo é reduzido. Retornarei a essa questão da indefinição, pensamento hipergeneralizado e avaliação negativa durante a discussão de outras técnicas. É comum que os indivíduos percebam que estão perturbados quando usam esses tipos de termos sem significado, como "pessoa que vale a pena", "perdedor" ou "fracasso total". Ajudá-los a focar em comportamentos mais ou menos desejáveis para eles prepara o cenário para avaliar como é possível aumentar ou reduzir a frequência desses comportamentos. De fato, poderíamos dizer que as definições mais úteis são aquelas que são publicamente verificáveis, claras, replicáveis e que proporcionam oportunidades de flexibilidade e liberdade de ação.

Referência cruzada com outras técnicas

As técnicas relacionadas a esta incluem evocação de pensamentos automáticos, categorização dos pensamentos em distorções cognitivas, exame das evidências a favor e contra a validade dos pensamentos e avaliação da qualidade das evidências.

Formulário

Formulário 3.1 (Definição dos termos).

TÉCNICA: Tornar as definições claras e justas

Descrição

Como acabou de ser observado, não é incomum que as pessoas definam termos que levam a depressão, ansiedade e raiva de uma maneira vaga e prejudicial aos seus interesses. Quando conduzimos pesquisa ou nos engajamos numa discussão inteligente, queremos concordar com os termos que estamos usando para que possamos avançar dentro de um campo comum. Muitas pessoas propensas à depressão usam linguagem hipergeneralizada de forma que os detalhes específicos frequentemente ficam pouco claros (Williams, Teasdale, Segal, & Soulsby, 2000). Por exemplo, o indivíduo que afirma que "fracasso" é definido como "as coisas não estando muito certas" está sendo guiado por uma afirmação vaga, hipergeneralizada e difícil de ser avaliada. Como avaliamos – como podemos falsificar – "as coisas não estando muito certas"? Além do mais, algumas definições ou termos são extremamente injustas para o indivíduo – por exemplo, afirmar que "fracasso" é equivalente a "Não fazer as coisas funcionarem da forma como você quer que elas funcionem". Essa definição idiossincrática é prejudicial para o indivíduo, já que quase todos poderíamos dizer em algum momento que as coisas não estão funcionando exatamente da forma como queríamos. Veríamos uma definição como "injusta" se ela for tendenciosa em relação a um resultado negativo para a maioria das pessoas que a utilizam. A técnica a ser usada é avaliar a clareza e justiça de uma definição.

Perguntas a formular/intervenção

"Você sugeriu uma definição, mas o que eu quero avaliar primeiro é se essa definição do termo que você está empregando está bem clara. Por exemplo, qualquer pessoa que a ouvisse seria capaz de entender exatamente o que você quer dizer? Como essa pessoa saberia se o que está observando é o que você quer dizer? Um exemplo de uma definição fácil e clara de ser vista na vida real é dizer que 'uma cadeira é uma peça de mobília que tem pernas e sobre a qual há um assento no qual você pode se sentar'. As pessoas não iriam confundir uma cadeira com um cachorro, poderiam facilmente ver a diferença. Mas talvez a forma como você define as coisas possa ser vaga ou pouco clara. Por exemplo, se você define 'fracasso' como não obter o que deseja, qualquer um que ouvisse essa definição saberia exatamente o que isso significa?" Além disso, o terapeuta pode investigar acerca da "justiça" da definição. Por exemplo, "Se definirmos 'fracasso' como não obter o que você deseja, então todo aquele que não obtiver o que deseja é um 'fracasso'? Se a resposta for negativa, então a definição que você está empregando pode ser vista como injusta para você. Nosso objetivo é obter termos e definições que sejam claros e justos".

Exemplo

TERAPEUTA: É importante que, quando estiver empregando termos relacionados ao que lhe perturba, você seja claro acerca do que está pensando. Um pensamento é, em alguns aspectos, como uma ferramenta e um alvo. É uma ferramenta na medida em que faz com que as coisas aconteçam. Por exemplo, o pensamento "Sou um fracasso" é uma ferramenta com a qual critico a mim mesmo. Mas também é o alvo da nossa avaliação. Podemos iniciar nos concentrando nesse pensamento para ver se os termos do que você está empregando fazem sentido. Eles são claros? São justos?

PACIENTE: Não entendi bem o que você quer dizer com "claro".

TERAPEUTA: Bem, esse é exatamente o ponto. Como podemos avaliar ideias se elas forem tão imprecisas que um de nós, ou ambos, não saibamos do que estamos falando? Então tomemos o pensamento "Sou um fracasso", que você definiu como "Não obtendo o que você deseja". Como alguém que estivesse observando seu comportamento seria capaz de dizer que você "não está obtendo o que deseja"? Se essa pessoa lhe observasse desde a hora em que você acorda pela manhã até a hora em que vai para a cama, isso ficaria claro para ela?

PACIENTE: (*fazendo uma pausa*) Nunca pensei dessa forma. É apenas como eu me sinto quando penso que sou um fracasso.

TERAPEUTA: Essa é uma observação interessante – "como eu me sinto" – é mais emocional do que verdadeiramente factual. Geralmente consideramos que pensamentos muito emocionais são muito vagos. O pensamento "Isto é uma cadeira" é claro; podemos concordar – ou discordar – que isto é uma cadeira. Porém, "Sou um fracasso" não tem esse tipo de clareza, não é?

PACIENTE: Não, parece forte, mas é difícil de especificar.

TERAPEUTA: Então pense na ironia disso. Se eu realmente não posso definir o que isso significa, se outros não sabem o que isto significa, então estou me sentindo mal sobre algo que é muito vago, tão difícil de indicar, que estou me punindo com um termo vago e impreciso?

PACIENTE: Acho que sim.

TERAPEUTA: E se é tão vago, fica mais difícil descobrir se está certo ou errado, e isso pode fazer você se sentir desamparado e desesperançado.

PACIENTE: É assim que me sinto.

TERAPEUTA: Então, parte do que precisamos fazer é ser mais claros, mais precisos quanto aos termos que estamos empregando, de modo que possamos descobrir se a verdade é realmente o que pensamos que ela seja. Uma forma de ser claro é empregar termos que você define para comportamentos ou coisas que todos podemos observar. Por exemplo, todos nós podemos observar que isso é uma cadeira e isso é um relógio. Todos podem observar que ergui meu braço direito e depois o abaixei. Boas definições se prestam a observações fáceis com as quais podemos concordar. Você acha que qualquer pessoa poderia observar seu comportamento e concluir que você é um fracasso?

PACIENTE: Não, elas não se sentem da mesma forma que eu me sinto.

TERAPEUTA: Então, que tal se começássemos a pensar em comportamentos e coisas observáveis em vez desses termos vagos como "fracasso" ou "sem valor"? Imagine que está tentando fazer alguém entender exatamente o que você quer dizer com "fracasso". E imagine se essa pessoa ficaria em dúvida se você está empregando o termo da mesma maneira que os outros o empregam.

Tarefa de casa

O terapeuta pode pedir que o paciente liste vários termos que ele emprega quando se sente triste – por exemplo, "fracasso", "perdedor" ou "chato". O cliente pode então definir o que quer dizer com esses termos. Além disso, ele pode perguntar a si mesmo: (1) "Esta definição é tão clara que qualquer pessoa saberia exatamente do que estou falando?"; (2) "E se eu aplicasse esta definição a todas as pessoas, ela achariam que é justo?"; e (3) "Quais seriam alguns exemplos de comportamentos que representam o termo geral que estou usando?". Por exemplo, se o paciente define fracasso como "não obter o que desejo", então pode ser que outra pessoa teria poucas condições de observar isso nos outros. Além disso, se essa definição fosse aplicada a outros, concluiríamos que todos são um fracasso, o que torna o termo sem sentido. E, finalmente, poderíamos fazer a observação de que comportamentos específicos não levaram aos resultados desejados – e poderíamos listar esses comportamentos. Esses seriam exemplos de comportamentos que não valem a pena "nesta situação" e poderiam ser usados para substituir o termo mais geral e vago, "fracasso". O paciente pode usar o Formulário 3.2 para explorar suas definições; veja a Figura 3.2 para um exemplo de como um paciente utilizou esse formulário.

Possíveis problemas

Conseguir que o paciente delimite e esclareça suas definições é com frequência uma tarefa difícil, pois muitas pessoas estão tão acostumadas à sua "linguagem privada" de termos que não conseguem imaginar que outros teriam dificuldade para entendê-lo. Porém, mudar termos vagos, não observáveis e não verificáveis para termos claros, específicos, comportamentais e observáveis pode ser "revolucionário". O paciente que insiste: "Mas eu *me sinto* um fracasso" está confundindo uma afirmação sobre uma emoção (p. ex., sentir-se desamparado, desmoralizado, derrotado) com uma afirmação sobre uma realidade pública, como: "Ele é um fracasso, e todos concordariam com isso". O terapeuta pode pedir que o paciente experimente substituir termos vagos e excessivamente gerais por comportamentos específicos: "O que mudaria para você se abandonasse esses termos vagos e começasse a usar comportamentos simples para descrever as coisas? Por exemplo, o que mudaria se você substituísse o termo autocrítico 'fracasso' pela afirmação mais precisa: 'Nesta situação específica, este comportamento não dá certo'?". Com frequência os pacientes reconhecem que termos comportamentais específicos são menos difamadores e mais fáceis de tolerar. De fato, termos comportamentais são em geral observados com facilidade e usados para o indivíduo e para outras pessoas sem muita bagagem emocional. E termos comportamentais se prestam a mudança comportamental.

Referência cruzada com outras técnicas

Outras técnicas relevantes incluem técnica semântica, exame das evidências a favor e contra, técnica do duplo padrão e exame de distorções cognitivas, como o raciocínio emocional, a hipergeneralização e o pensamento dicotômico.

Formulário

Formulário 3.2 (Tornando as definições claras).

TÉCNICA: Análise do custo-benefício de um pensamento

Descrição

Depois que o paciente identificou um pensamento que provoca sentimentos perturbadores, a questão é: "Você está motivado a modificar seu pensamento?" Estamos interessados em levar o paciente a examinar as

Termo que uso quando estou perturbado	Como defino esse termo	Outras pessoas saberiam de que estou falando? O termo é vago, idiossincrático ou difícil de determinar? Por quê?
Nada que eu faço dá certo.	"Nada" – nem uma única coisa.	As pessoas pensariam que esse termo é vago e hipergeneralizado e achariam que não estou vendo as coisas racionalmente.

FIGURA 3.2 Tornando as definições claras.

consequências – positivas e negativas – de manter determinada crença. Depois que as consequências estão claras, ele pode escolher entre manter a crença ou substituí-la por outra diferente. Ao se concentrar nos custos e benefícios de um pensamento ou comportamento, o terapeuta pode ajudar o paciente a examinar se esses custos e benefícios são de longo ou curto prazos e se os pensamentos ou comportamentos são consistentes com objetivos e valores de mais longo prazo. Por exemplo, um estudante pode pensar que estudar à noite em vez de sair com seus amigos teria um custo mais alto nesta noite e que o benefício imediato seria ir à festa. Porém, os objetivos e valores de mais longo prazo de ser um bom aluno e ingressar na pós-graduação significam que seria mais inteligente ter uma perda no curto prazo para obter ganhos em mais longo prazo. Custos e benefícios precisam ser avaliados em termos dos valores e metas mais importantes para o paciente.

Perguntas a formular/intervenção

"Quais são os custos e benefícios da sua crença? Quais são as vantagens e desvantagens do seu pensamento? Faça uma lista. O que mudaria se você acreditasse menos nisso? Se acreditasse mais? Se você tivesse que dividir proporcionalmente 100% entre os custos e os benefícios, seria uma divisão igual de 50/50? Talvez 60/40? 40/60? Como dividiria os 100% entre esses custos e benefícios? Alternativamente, vamos examinar um pensamento mais positivo ou menos crítico. Quais são os custos e benefícios desse pensamento? Qual a diferença entre essa análise dos custos e benefícios e a análise do seu pensamento original?" A Figura 3.3 representa uma análise de custo-benefício para uma paciente que está decidindo se fica em casa em vez de ir a uma festa. O terapeuta pode pedir-lhe que use o Formulário 3.3 para registrar os custos e benefícios da crença e depois colocá-los na balança.

Exemplo

TERAPEUTA: Vamos examinar seu pensamento "Serei rejeitada se for à festa". Eu gostaria que você escrevesse isso e traçasse uma linha de cima a baixo no meio da página. Do lado esquerdo, ao alto, escreva "Vantagens" e, no direito, "Desvantagens" (como na Fig. 3.3). Agora vamos examinar todas as vantagens de acreditar que você seria rejeitada na festa.

PACIENTE: Não consigo pensar em nenhuma vantagem.

TERAPEUTA: Sempre há razões ou vantagens que levam as pessoas a acreditar em algo. Será que esse pensamento protege você de alguma forma?

Pensamento negativo: *"Devo ficar em casa em vez de ir à festa."*
Vantagens e desvantagens do pensamento: *"Serei rejeitada se for à festa."*

Vantagens	Desvantagens
Não vou ficar surpresa.	Fico ansiosa.
Evito a rejeição.	Minha autoestima naufraga.
	Evito as pessoas.
	Fico menos assertiva.
	Não consigo o que quero – me contento com menos.
	Sinto-me inferior aos outros.
	Não encontro pessoas que eu gostaria de conhecer.

FIGURA 3.3 Exame das vantagens e desvantagens.

PACIENTE: Bem, acho que se eu acredito que serei rejeitada, não vou ficar surpresa – estarei preparada para isso.

TERAPEUTA: OK. Alguma outra vantagem?

PACIENTE: Eu poderia evitar a rejeição não indo à festa. (*O terapeuta e a paciente examinam, então, as desvantagens.*) Se eu acho que serei rejeitada, isso me deixa ansiosa e diminui minha autoestima. Isso faz com que eu evite as pessoas. (*O terapeuta e a paciente continuam a examinar se há outras vantagens ou desvantagens e preenchem o Formulário 3.3. Depois, dividem 100 pontos entre as vantagens e desvantagens.*) As desvantagens superam as vantagens. Se eu fosse dividir 100 pontos, diria que as vantagens ficam com 10% e as desvantagens com 90%.

TERAPEUTA: Então as desvantagens superam as vantagens em 80 pontos.

O terapeuta ainda não concluiu com esta paciente. Examinam um pressuposto ou pensamento alternativo: "Eu deveria me importar menos com o que as pessoas pensam de mim". Ambos analisam os custos e os benefícios desse novo pensamento e avaliam as porcentagens (usando o Formulário 3.3). A paciente conclui que as vantagens são 95%, e as desvantagens, 5% – um resultado de 90% a favor das vantagens. Fica claro que a paciente está melhor acreditando que deveria se preocupar menos com o que os outros pensam dela.

E se o paciente achar que as vantagens de um pressuposto mal-adaptativo superam as desvantagens? O que fazer? Como exemplo, vejamos a seguinte crença de Bill: "Devo sempre corresponder às expectativas do meu chefe, por menos razoáveis que possam ser". Bill alega que as vantagens dessa crença são que isso o estimula a trabalhar mais e a ficar empolgado, que "todos lá no trabalho são assim" e ele não pode ser diferente. As desvantagens incluem ansiedade, autocrítica, excesso de trabalho e subserviência às exigências irracionais do seu chefe. Quando pesa as vantagens, ele lhes atribui 70%; as desvantagens recebem 30%. Em consequência, ele acredita que as vantagens superam as desvantagens – isto é, colocando na balança, esse pensamento "funciona" para ele. Mesmo quando o terapeuta examina as evidências de que o paciente acredita que tem que corresponder a *todas* as expectativas irracionais do chefe para se motivar, ele ainda conclui que precisa desse pensamento para que possa ser produtivo no trabalho.

TERAPEUTA: Você concluiu que esse pensamento funciona para você?

BILL: Sim. Se eu não pensasse assim, não poderia trabalhar lá.

TERAPEUTA: OK. Bem, você tem o direito de acreditar no que quiser. Se você está comprometido com esse pensamento e escolhe acreditar nele, então suponho que está disposto a absorver os custos desse pensamento.

BILL: O que você quer dizer?

TERAPEUTA: Presumo que você está disposto a arcar com o custo da ansiedade, trabalho em excesso, autocrítica e ter seu estado de humor dependente dos caprichos do seu chefe.

BILL: Não *quero* me sentir ansioso e autocrítico.

TERAPEUTA: Sim, eu sei que você não gosta dos custos desse pressuposto. Mas se você acredita precisar desse pensamento, não há como contornar seus custos. *Esses são os custos desse pensamento.*

Esse trecho ilustra como os pacientes precisam ser confrontados com suas escolhas – ou um pensamento problemático precisa ser modificado ou eles terão que arcar com os custos. Nessa sessão específica, Bill decidiu manter sua crença. Esta técnica libera os pacientes para examinar as consequências de suas crenças – eles podem escolher mantê-las, desde que reconheçam seus custos.

O terapeuta pode reconhecer que as vantagens do paciente podem fazer sentido no curto prazo, mas que os objetivos de mais longo prazo são sacrificados. Por exemplo, o paciente que quer perder 9 kg pode estar "correto" ao pensar que esta manhã faz mais sentido ficar à toa do que fazer exercícios, já que os benefícios de exercitar-se hoje são mínimos. O terapeuta poderia, então, perguntar-lhe: "Você está focando essencialmente no ganho de curto prazo do que nos objetivos de mais longo prazo? Quais são os custos e benefícios desta maneira de pensar?".

Tarefa de casa

A análise dos custos e benefícios é útil na confrontação da procrastinação, evitação ou pressupostos subjacentes dos pacientes. Consideremos o exemplo de um paciente que está decidindo se entra em uma academia de ginástica. Pede-se a ele que liste os custos e benefícios de ficar em casa assistindo à televisão *versus* ir à academia (usando o Formulário 3.3). Da mesma maneira, paciente e terapeuta podem ter identificado uma crença subjacente de que "Preciso ter certeza antes de fazer qualquer coisa". Essa crença pode ser submetida a uma análise de custo-benefício e comparada a outro pensamento: "Posso assumir riscos razoáveis". O propósito da análise de custo-benefício é confrontar os pacientes com a questão de escolher entre as alternativas e se concentrar na motivação para mudar.

A tarefa de casa consiste na utilização do Formulário 3.3, no qual paciente e terapeuta identificam pensamentos ou escolhas e pesam as vantagens e desvantagens. O profissional pode dizer: "Já identificamos vários pensamentos [ou comportamentos] problemáticos para você. Gostaria que você os listasse e depois escrevesse os custos e os benefícios de cada um e avaliasse o que representam para você.".

Possíveis problemas

Um problema comum é a negação de que existe algum benefício em um pensamento negativo: "Oh, eu sei que isso é irracional. Não existe nenhum benefício. Não sei por que continuo fazendo isso". Aqui, o terapeuta deve insistir no exame dos possíveis benefícios "silenciosos" para o paciente: "Há pouquíssimas coisas que fazemos nas quais não vemos nenhum benefício. Por exemplo, mesmo que as pessoas afirmem que fumar tem custos muito altos e nenhum benefício real, os fumantes na verdade obtêm algum benefício com o cigarro em curto prazo. Ele as ajuda a se sentirem melhor e afasta a fissura pelo cigarro.". O terapeuta pode pedir ao paciente que tente *não* ser racional: "Tente ser neurótico quando pensar no possível benefício de seu pensamento negativo". Os possíveis benefícios de pensamentos negativos incluem evitar a frustração, comportamentos de desamparo, fracasso, risco e desconforto. Os possíveis benefícios de preocupar-se incluem estar preparado, evitar surpresas e sentir-se motivado. Às vezes, é recomendável pedir que o paciente feche os olhos, imagine que está diante de uma escolha (p. ex., ir à academia *versus* assistir à TV) e pense em todas as razões e sentimentos que estão interferindo.

Outro problema é que alguns dos benefícios de um pensamento ou comportamento negativo, embora de curta duração, têm efeitos altamente reforçadores em seu imediatismo e intensidade. Por exemplo, fumar, beber, comer em excesso e comportamento passivo podem proporcionar benefícios imediatos de alta intensidade. Assim sendo, os pacientes precisam examinar as consequências negativas, em mais longo prazo, desses pensamentos e comportamentos. Os custos da mudança são "mais imediatos" ou rápidos – usar uma analogia com investimentos pode ser útil –, com as recompensas se acumulando com o tempo (ver Leahy, 2001a). Assim, as vantagens do comportamento adaptativo podem levar tempo para se acumular – como também pode levar tempo para que sejam vistos os efeitos positivos dos exercícios na academia.

Referência cruzada com outras técnicas

As técnicas relacionadas incluem evocação de pensamentos automáticos, seta descendente, dramatização dos argumentos contra o pensamento e adivinhação do pensamento. Técnicas de imaginação podem ser úteis na evocação de razões para não experimentar comportamentos ou pensamentos positivos.

Formulário

Formulário 3.3 (Análise de custo-benefício de um pensamento).

TÉCNICA: Exame da validade dos custos e benefícios em curto prazo e longo prazo

Descrição

O indivíduo que prevê que os custos de fazer ou de pensar algo serão excessivamente altos está fazendo uma previsão sobre o que realmente irá acontecer e como ele se sentirá a respeito. Por exemplo, o pensamento "Vou me sentir exausto e com muitas dores se fizer uma caminhada longa" é uma previsão sobre um custo (como a pessoa irá se sentir). Igualmente, pensar "Não vou sentir muito prazer ou orgulho se fizer exercícios" é outra previsão sobre como a pessoa irá se sentir. No entanto, pesquisas indicam que as previsões sobre como nos sentiremos no futuro têm notoriamente pouca precisão (Wilson & Gilbert, 2003, 2005). As pessoas tendem a acreditar que a ocorrência de um evento negativo provocará sentimentos negativos duradouros e muito extremos, subestimando os efeitos de equilíbrio ou atenuação de outros eventos positivos. Pessoas deprimidas e ansiosas têm uma visão mais extrema sobre a negatividade das consequências de suas escolhas e subestimam os aspectos positivos do que poderia acontecer. Assim, os custos e os benefícios previstos podem ser exagerados em sua negatividade.

Além desse viés de previsão afetiva hedônica, muitos benefícios são cumulativos e levam algum tempo para ser construídos e para produzir impacto positivo. Por exemplo, fazer exercícios com o objetivo de perder peso pode ser um processo de longo prazo, frequentemente sendo necessários meses para que o objetivo desejado seja atingido. O terapeuta pode ajudar a avaliar se o único benefício que importa para o paciente é o "objetivo final" e a considerar a possibilidade de "fazer progresso" ou "envolver-se em autoajuda" como um objetivo positivo intermediário (e diário). A "amostra" de "benefícios admissíveis" pode, com frequência, ser limitada na mente do paciente, dessa forma fazendo os custos parecerem muito mais evidentes.

Por fim, muitos indivíduos deprimidos e ansiosos têm uma busca limitada dos custos e benefícios e, se rapidamente lhes ocorrer um custo de fazer algo, eles "param" ou desistem. Examinarei esse comportamento mais tarde (ver Capítulo 5); por enquanto, é importante ter em mente que gerar mais pontos na matriz motivacional de recompensas pode ajudar os pacientes a serem mais flexíveis na busca do comportamento adaptativo.

Perguntas a formular/intervenção

"Você já identificou os custos e benefícios de seu pensamento, mas me pergunto se não estaria se concentrando nos benefícios e custos no curto prazo em vez de considerar as recompensas no longo prazo. Se você tivesse que pensar no longo prazo, quais poderiam ser as recompensas? Algumas vezes o benefício de fazer algo requer repetição até que esse benefício se acumule. Não se trata de uma coisa do tipo tudo-ou-nada ou imediata. Se você se engajasse em [o comportamento positivo] repetidamente por algum tempo, acredita que os benefícios mudariam?"

"Além disso, frequentemente achamos que não somos tão bons assim na previsão de como iremos nos sentir pelo caminho. Fico pensando se você, quando prevê os custos e os benefícios, percebeu que, no passado, com frequência previa que alguma coisa seria negativa, mas acabava sendo neutra ou positiva. É possível que você tenha um viés negativo em relação a seus sentimentos futuros?"

Exemplo

TERAPEUTA: Quando descreveu os custos e os benefícios de reunir-se com seus amigos, você parecia se concentrar muito no desconforto que poderia sentir ao pensar em vê-los e na ideia de que se sentiria desconfortável enquanto estivesse com eles. Então você está inclinado a não vê-los. Mas fico me perguntando se não estará focando muito nos custos e benefícios imediatos e não pensando nas recompensas de mais longo prazo. Por exemplo, se você ficasse mais ativo – vendo os amigos, fazendo exercícios, saindo e fazendo as coisas –, os benefícios poderiam se acumular com o passar do tempo.

PACIENTE: Bem, acho que eu penso que me sentiria muito estranho vendo meus amigos quando me sinto tão deprimido.

TERAPEUTA: Sim, consigo perceber que isso pode parecer desconfortável. Mas, às vezes, quando pensamos sobre os custos de alguma coisa, focamos na experiência imediata. Por exemplo, você já teve o pensamento "Se eu me exercitar na academia, me sentirei exausto", mas depois disso vai a algum lugar e descobre que à medida que se exercita você se sente melhor?

PACIENTE: Sim, isso realmente acontece.

TERAPEUTA: Talvez, quando você pensa nos custos de fazer algo, pense primeiro nos aspectos negativos; você encontra um, acha que será a única coisa que importa, e então decide não fazê-lo. O custo de ver seus amigos poderia ser o sentimento inicial de estranheza, porém o benefício – se acontecer – poderá vir mais tarde. Você já notou isso?

PACIENTE: Talvez você tenha razão, não sei. Acho que depois que eu e meus amigos começarmos a conversar sobre as coisas, isso vai tirar a minha mente da depressão.

TERAPEUTA: Então os benefícios poderiam vir com o tempo. Vamos aproveitar a ideia da perda de peso. Se alguém fizesse exercícios apenas uma vez, isso poderia não ajudar, mas se essa pessoa se exercitasse cinco vezes por semana durante um ano, ela provavelmente apresentaria algum benefício significativo. Será que os benefícios são cumulativos?

PACIENTE: Sim, eu sei. Eu mesmo firmei o compromisso de fazer exercícios na academia 2 anos atrás e realmente perdi muito peso – mas foi preciso muito tempo.

TERAPETA: O que fez com que você tivesse disciplina?

PACIENTE: Porque eu queria ter uma vida social melhor, e achei que só teria que me comprometer com ela. E me sentia bem cada vez que ia à academia porque eu estava me cuidando.

TERAPEUTA: Talvez pensar nos benefícios como cumulativos, pensar no orgulho experimentado ao fazer progressos e dar-se um crédito por agir de acordo com seus interesses de mais longo prazo tenha muita força.

PACIENTE: Acho que tenho sido muito limitado ao pensar prioritariamente em como me sinto mal no curto prazo.

TERAPEUTA: É importante expandir sua consciência dos custos e benefícios – torná-los de mais longo prazo, cumulativos, menos focados no desconforto imediato e ter orgulho de fazer o melhor que puder para evoluir. Algumas vezes simplesmente desistimos porque prevemos que nada de bom decorrerá de nossos esforços ou que os custos e o desconforto serão grandes demais, porém às vezes podemos fazer previsões apressadas sobre como nos sentimos.

Tarefa de casa

O terapeuta pode pedir que o paciente pense a respeito das previsões e pensamentos atuais e leve em conta a gama de possibilidades do que poderia ocorrer: negativas, positivas e neutras. Depois, considerando as previsões passadas, ele pode formular uma ou mais perguntas: "Alguma dessas previsões não se tornou verdade?", "Podemos identificar uma tendência a fazer previsões extremamente negativas ou a pensar que a forma como você se sente no momento atual será como irá se sentir para sempre?", "Qual a consequência desses vieses de previsão? Eles contribuem para sentimentos de desamparo, desesperança, depressão e ansiedade?". O terapeuta pode ajudar o paciente a dirigir o foco para o exame dos custos e benefícios de um pensamento e um comportamento no curto e no longo prazo. Usando o Formulário 3.4, o paciente pode avaliar se está continuando a tomar decisões de curto prazo que sacrificam ganhos mais benéficos no longo prazo. A Figura 3.4 fornece um exemplo de como um paciente usou esse formulário.

Possíveis problemas

Muitos pacientes que fazem previsões negativas podem experimentar qualquer questionamento da validade dessas previsões como depreciativo, condescendente e/ou invalidante. O terapeuta pode reconhecer que o exame de pensamentos pode parecer invalidante para a pessoa que mantém o pensamento em questão, mas que um pensamento válido deve ser capaz de resistir a alguns questionamentos, e não há problema em examinar interpretações ou previsões negativas. Alguns pacientes dirão que têm certeza de quais serão os resultados – e essas certezas poderão então ser examinadas em termos das evidências disponíveis. O terapeuta pode dizer: "Parece que essa é uma crença muito forte, então talvez possamos identificá-la, anotá-la e coletar alguns fatos que se seguirão para ver como as coisas evoluem".

Referência cruzada com outras técnicas

Outras técnicas relevantes incluem o exame das evidências, exame de previsões passadas,

Pensamento	Custos e benefícios no curto prazo	Custos e benefícios no longo prazo
Serei rejeitado por todos se sair para jantar com meus amigos.	**Custos:** isolamento, autocrítica, solidão, depressão, prender-me aos aspectos negativos, preocupação com as coisas. **Benefícios:** Evitarei a rejeição.	**Custos:** mais depressão e isolamento e o sentimento de ser menos efetivo em minha vida e nada de bom acontecer. **Benefícios:** nenhum.

FIGURA 3.4 Exame da validade dos custos e benefícios, no curto e no longo prazo.

experimentos comportamentais, exame da "heurística" ou "regras de ouro" que o paciente usa e ponto-contraponto.

Formulário

Formulário 3.4 (Exame da validade dos custos e benefícios, no curto e no longo prazo).

TÉCNICA: Exame das evidências

Descrição

Ao descrever essa técnica de exame das evidências, o terapeuta pode dizer: "Agora que você já definiu os termos e indicou o que seria um teste do seu pensamento, incluindo as previsões que você faz com base nele, deve examinar as evidências *a favor* e *contra* a validade de suas crenças negativas. Vamos tomar o pensamento negativo 'Sou um fracasso'. Você definiu fracasso como 'não atingir os objetivos' e sucesso como 'atingir os objetivos'. Traçando uma linha vertical no centro da página, com 'Sou um fracasso' no alto, liste todas as evidências na coluna da esquerda que são consistentes com sua crença e todas as evidências que a contradizem na coluna da direita (ver Fig. 3.5).

Além de contar os itens a favor e contra a validade do pensamento, é importante avaliá-los em termos psicológicos – isto é, o quanto essas evidências o convencem para um lado ou para outro? Ao pesar as evidências, você irá perceber que quase sempre existe alguma que apoia as crenças; o ponto importante é examinar todas as evidências em *ambos* os lados da balança.

Ao testar uma crença, é essencial colocá-la na forma de uma proposição sobre os fatos – isto é, uma afirmação sobre o que você acredita ser verdade. Evite afirmações que simplesmente se referem a sentimentos – tais como 'Eu me sinto deprimido, zangado, etc.' – porque não são pensamentos ou crenças que podemos testar. Não faria sentido argumentar que você não se sente triste se você diz que

Pensamento negativo: *"Sou um fracasso."*

Evidências a favor . . .	Evidências contra . . .
Sou solteira.	*Eu tenho amigos.*
Não ganho muito dinheiro.	*Sou uma boa pessoa – tenho bons valores.*
As pessoas não gostam tanto de mim quanto de outros.	*Estou realizando um bom trabalho no meu emprego.*
Sinto-me deprimida.	*Sou gentil e tenho consideração com minha família.*
Evidências mais importantes a favor do pensamento: *Não ganho muito dinheiro.*	*Evidências mais importantes contra o pensamento:* *Sou uma boa pessoa.*
% de evidências a favor do pensamento: 10	*% de evidências contra o pensamento:* 90
Evidências a favor – evidências contra = –80	
Conclusão: *Muitas pessoas boas ficam deprimidas, e ganhar muito dinheiro não torna ninguém melhor ou pior do que qualquer outra pessoa. Todos estão solteiros em algum momento da vida. Preciso parar de me colocar para baixo e parar de usar palavras como "fracasso".*	

FIGURA 3.5   Exame das evidências.

se sente triste. Igualmente, precisamos evitar examinar afirmações retóricas, como 'A vida não é terrível?' ou 'Não posso acreditar que isso está acontecendo'. Mais uma vez, esses não são pensamentos testáveis. Você pode reformulá-los como proposições – isto é, afirmações sobre fatos, como 'A vida é terrível' ou 'É terrível que isso esteja acontecendo', de modo que possamos, então, coletar evidências a favor e contra a validade desses pensamentos.

Examine as afirmações que você está testando para ver se elas são inexpressivas por serem verdade para quase todos. Por exemplo, 'É *possível* que eu tenha um ataque de pânico' é inexpressivo porque pode valer para qualquer um. O que realmente o preocupa – e que *podemos* testar na comparação com os fatos – são crenças implícitas, como 'Provavelmente terei um ataque de pânico' ou 'Seria terrível se eu tivesse um ataque de pânico' ou 'Vou enlouquecer se tiver um ataque de pânico.' Finalmente, não podemos coletar evidências em relação a afirmações do tipo 'E se' porque não são afirmações claras sobre a realidade. Consequentemente, você precisa transformar as afirmações do tipo 'E se...' em proposições – previsões ou afirmações acerca de fatos. Por exemplo, "E se eu tiver um ataque de pânico' poderia se transformar em 'Vou ter um ataque de pânico' ou 'Seria terrível ter um ataque de pânico' ou 'Vou morrer se tiver um ataque de pânico'."

Perguntas a formular/intervenção

"Compare as evidências a favor e contra seu pensamento. São de 50/50? 60/40? 40/60? Se subtraísse os custos dos benefícios, qual seria o resultado? Além disso, você poderia considerar um pensamento alternativo mais positivo. Faça uma análise semelhante de custo-benefício e compare os resultados. Quais são os custos mais importantes? Quais são os benefícios mais importantes? Por que esses são os custos ou benefícios mais importantes?"

Exemplo

TERAPEUTA: Você disse que é um "fracasso" porque você e Roger se divorciaram. Já definimos o que é ser um perdedor – alguém que não realiza nada.

PACIENTE: Certo. Isso soa realmente extremo.

TERAPEUTA: OK. Vamos examinar as evidências a favor e contra a validade desse pensamento de que você não realizou nada. Desenhe uma linha vertical no meio da página. No alto, eu gostaria que você escrevesse: "Eu atingi alguns objetivos".

PACIENTE: (*Desenha a linha e escreve a frase.*)

TERAPEUTA: Quais são as evidências de que você atingiu alguns objetivos?

PACIENTE: Eu concluí a faculdade, criei meu filho, trabalhei no escritório, tenho alguns amigos e me exercito. Sou uma boa pessoa – sou confiável e me importo com meus amigos.

TERAPEUTA: OK. Vamos escrever tudo isso na coluna da esquerda. Agora, na coluna da direita, vamos escrever as evidências contra a validade do pensamento de que você atingiu alguns objetivos.

PACIENTE: Bem, talvez seja irracional, mas eu teria que escrever que me divorciei.

TERAPEUTA: OK. Agora, examinado as evidências a favor e contra a validade de seu pensamento de que você atingiu alguns objetivos, qual o resultado? 50/50? Alguma outra proporção?

PACIENTE: Eu diria que é de 95% a favor do pensamento positivo.

TERAPEUTA: Então, quanto você acredita agora que atingiu alguns objetivos?

PACIENTE: 100%.

TERAPEUTA: E quanto você acredita que é um fracasso porque se divorciou?

PACIENTE: Talvez *eu não* seja um fracasso, mas o casamento fracassou. Eu daria a mim mesma uns 10%.

Tarefa de casa

Dê ao paciente o Formulário 3.5 e peça-lhe que escreva um pensamento negativo todos os dias (ou escreva pensamentos negativos identificados na sessão) e compare as evidências a favor e contra sua validade. Prefiro fazer o paciente também comparar as evidências a favor e contra a validade de um pensamento positivo, já que é mais provável que isso melhore seu humor.

Possíveis problemas

Como em outros desafios cognitivos de pensamentos negativos, o paciente pode dizer: "Sei que isso é irracional, mas sinto que é verdade". Conforme observado, essa categoria de resposta é chamada de "raciocínio emocional" e pode ser tratada por meio de uma variedade de técnicas, incluindo duplo padrão, análise de custo-benefício, ponto-contraponto, indução da imaginação, reestruturação da imaginação, fantasia temida e dramatização. Outros pacientes podem considerar essas avaliações de pensamentos negativos como algo que os invalida, menospreza, critica ou minimiza. O terapeuta pode explicar que o propósito do exercício é simplesmente examinar as evidências, conforme o paciente as vê, em relação a seus pensamentos. Na verdade, alguns pensamentos negativos são verdadeiros, e essa validade pode de imediato levar ao exame de pressupostos subjacentes que reforçam o impacto emocional do pensamento, ou a estratégias de solução de problemas capazes de mudar a realidade externa à qual o paciente responde de forma problemática.

Referência cruzada com outras técnicas

Técnicas relacionadas incluem evocação e identificação de pensamentos automáticos, análise de custo-benefício, categorização das distorções cognitivas, definição dos termos, técnica do duplo padrão, exame das buscas limitadas de informação e exame dos esquemas.

Formulário

Formulário 3.5 (Exame das evidências).

TÉCNICA: Exame da qualidade das evidências

Descrição

Ao descrever esta técnica de exame da qualidade das evidências, o terapeuta pode dizer: "Você listou as evidências a favor e contra a validade da sua crença negativa – uma crença com a qual pode estar julgando e punindo a si mesmo. Talvez você já tenha concluído que ficaria melhor sem ela, mas quando examina as evidências que apoiam sua crença, descobre que pode ter muitas razões para se apegar ao seu pensamento negativo. Então, a pergunta que pode fazer a si mesmo é: "Quão boas são essas evidências?". Colocando em termos bem diretos, você seria capaz de convencer outras pessoas da sua crença negativa? Um júri aceitaria suas evidências como válidas? Por exemplo, tome a crença negativa "Sou um fracasso". Você talvez tenha oferecido as seguintes evidências em apoio à sua crença:

"Sinto-me um fracasso."

"Dan acha que não sou tão bom quanto ele."

"Não me saí bem no exame."

"Perdi no jogo de tênis."

"Imagine que você está apresentando esses itens a um júri como evidências do caso que criou contra si mesmo. Você diz: 'Sinto-me um fracasso – isso prova que sou um fracasso'. Os jurados aceitam sentimentos como evidência do valor de alguém? Não.

"Ou quem sabe diz ao júri: 'Sou um fracasso porque Dan acha que não sou assim tão legal'? O júri aceitaria rumores sobre a avaliação de Dan a seu respeito como evidências? Mais uma vez, não. Se você indicasse que não se saiu bem no exame, o júri concluiria que você é um fracasso como pessoa? Mais uma vez, definitivamente não. Seus sentimentos, sua necessidade de aprovação ou seus maus resultados no exame não seriam considerados como evidências de qualidade de suas falhas como pessoa.

O ponto importante a destacar é que você pode estar usando como evidência informações que são emocionais, pessoais, discutíveis e irrelevantes. Só porque você reuniu uma série de razões para apoiar sua crença negativa, isso não significa que as evidências são conclusivas ou mesmo relevantes. Por exemplo, você pode ter concluído que é um fracasso porque está empregando raciocínio emocional, personalizando um evento, hipergeneralizando, usando padrões perfeccionistas, desqualificando seus aspectos positivos, filtrando seus aspectos negativos, lendo mentes, concluindo precipitadamente sobre o futuro, referindo-se a material irrelevante ou tirando conclusões ilógicas."

Perguntas a formular/intervenção

"Quão boas são as evidências que apoiam e refutam a sua crença? Você acha que outras pessoas considerariam suas evidências conviventes? Irracionais? Extremas? Outras pessoas achariam que você conseguiria convencer um júri da veracidade da sua afirmação? Ou achariam que é exagerada? Por quê? Cite alguns erros em sua forma de pensar."

Exemplo

TERAPEUTA: Você disse que as evidências de que é pouco atraente são você se sentir feia e Roger ter rompido com você.

PACIENTE: Eu simplesmente não me sinto atraente.

TERAPEUTA: Certo. Você também disse que as mulheres das revistas são mais atraentes do que você.

PACIENTE: É isso mesmo. Elas parecem perfeitas.

TERAPEUTA: O que você pensa sobre a qualidade das suas evidências em relação ao pensamento "Sou feia"? Você seria capaz de convencer um júri que uma pessoa *é* feia porque ela *se sente feia*?

PACIENTE: Não. Acho que elas exigiriam outro tipo de informações.

TERAPEUTA: Você quer dizer, algum tipo de informação independente – algo além de como você se sente?

PACIENTE: Sim, como o que outras pessoas pensam a respeito dessa pessoa.

TERAPEUTA: Algum homem a acha atraente?

PACIENTE: Bem, alguns homens me acham atraente. Mas não estou interessada neles.

TERAPEUTA: Como evidência de que não é atraente, você cita o fato de Roger ter rompido com você. Quais foram as razões do rompimento?

PACIENTE: Não estávamos nos dando bem. Ele não consegue se comprometer com ninguém. Além disso, ele mente.

TERAPEUTA: Então você personalizou as deficiências *dele* e concluiu que *você* não é atraente?

PACIENTE: É verdade.

TERAPEUTA: Será que poderíamos examinar as evidências que você usa para apoiar suas crenças negativas e ver se são relevantes e convincentes ou se são caracterizadas por esse tipo de distorção?

Usando o Formulário 3.6, o paciente pode listar as evidências que apoiam as crenças negativas e avaliar sua qualidade, deixando claras quaisquer distorções. Muitos pacientes acham útil reconhecer que suas crenças são apoiadas por evidências que não são convincentes ou são irrelevantes.

Tarefa de casa

O paciente pode registrar vários pensamentos durante a semana, identificando cada pensamento negativo e as evidências a favor e contra a sua validade. Ou ele pode revisar tarefas de casa ou notas anteriores das sessões de terapia nas quais listou evidências de seus pensamentos negativos. A tarefa é examinar os possíveis problemas com as evidências, focando na existência de distorções cognitivas, vieses ou raciocínio ilógico. O terapeuta diz: "Depois de listar as evidências a favor de seus pensamentos negativos, volte e use o formulário [Formulário 3.6] para examinar sua qualidade. Agora pergunte a si mesmo se as evidências contêm alguma distorção. Você pode, ainda, atribuir um conceito à qualidade de cada evidência, como A, B, C, D e E. Você pode também dar notas à qualidade das evidências contra a validade de seus pensamentos negativos.".

Possíveis problemas

Conforme observado anteriormente, muitos pacientes aderem aos seus sentimentos como evidências: "Sinto que é verdade, mesmo sabendo que isso é irracional. Sei que as evidências não apoiam essa visão". Várias perguntas podem ser formuladas para esse tipo de resposta. Primeiro, o terapeuta pode utilizar a técnica do ponto-contraponto, descrita mais adiante neste livro. Segundo, ele pode assinalar que os sentimentos são importantes, embora não sejam evidências, e que precisamos distinguir entre sentimentos e fatos. Terceiro, o terapeuta pode explicar que *sentir* a validade ou ausência de validade de uma crença é um nível de experiência diferente do conhecimento *mental* ou *cognitivo*. Quando os pacientes realmente *sentirem* que uma determinada crença é verdadeiramente inválida, sua crença desadaptada será ainda mais modificada. Além do mais, o terapeuta pode observar que sentir que uma crença antiga e habitual *não é* de fato verdadeira pode vir mais tarde, depois que o paciente examinar algumas vezes os fatos e a lógica da sua maneira de pensar.

Referência cruzada com outras técnicas

Conforme indicado, convém utilizar a técnica do ponto-contraponto, a técnica do duplo padrão, dramatizações, seta descendente, bem como o exame das distorções cognitivas e da lógica ou das inferências feitas.

Formulário

Formulário 3.6 (Exame da qualidade das evidências).

TÉCNICA: Advogado de defesa

Descrição

Ao descrever esta técnica do advogado de defesa, o terapeuta pode dizer: "Ao contestar seus pensamentos, você se imagina em um julgamento no qual a acusação (representada por seus pensamentos automáticos) vem atacando há vários dias, rotulando-o de perdedor preguiçoso, incompetente e culpado de um modo geral. Você então recebe a tarefa de desempenhar o papel do advogado de defesa, que deve atacar as evidências, a credibilidade das testemunhas contra você (o acusado) e a lógica dos argumentos da acusação. Depois de ser acusado por vários dias, você não poderia esperar que a defesa se levantasse e simplesmente dissesse 'Meu cliente é inocente' e depois se sentasse, encerrando os argumentos. Você esperaria uma defesa vigorosa, em que seriam apresentadas evidências e testemunhas a seu favor. Como advogado, você não precisa acreditar na inocência do seu cliente (i. e., você mesmo). Só tem que levar seu trabalho a sério.". (Para essa analogia, ver Freeman, Pretzer, Fleming, & Simon, 1990; Reinecke, Dattilio, & Freeman, 1996; de Oliveira, 2014.)

Perguntas a formular/intervenção

"Se você estivesse tentando agir como seu próprio advogado de defesa, cuja tarefa era defender-se, o que diria em seu favor? Tente ser o melhor advogado possível ao se defender. Pense nos erros de lógica que o pensamento negativo representa. Ele está personalizando, rotulando, culpando, desqualificando aspectos positivos, supergeneralizando, usando afirmações exigentes do tipo 'deveria', focando somente nos aspectos negativos ou catastrofizando? Os pensamentos negativos seriam justos em um sistema de justiça e decência? Poderíamos aplicá-los a todos?"

Exemplo

TERAPEUTA: Você vem se criticando na maior parte da sua vida adulta, chamando-se de perdedor, pessoa sem valor, preguiçoso. Agora quero que você imagine que foi contratado como "advogado de Tom" e tem que defendê-lo contra esses ataques caluniosos. Não é necessário que você acredite em sua inocência, nem que goste do seu cliente. Quero apenas que você seja um advogado competente em sua defesa. Farei o papel do promotor e lhe direi o quanto Tom é mau. Você o defende.

PACIENTE: OK.

TERAPEUTA: [como advogado de acusação] Tom é um perdedor preguiçoso e jamais realizou nada.

PACIENTE: [como advogado de defesa] Isso não é verdade. Ele concluiu a faculdade. Ele tem um bom emprego, apoia sua família e seu chefe acha que ele está se saindo bem.

TERAPEUTA: [como promotor] Bem, Tom me parece um perdedor.

PACIENTE: [como advogado de defesa] Sentimentos não contam como evidência no tribunal. Os fatos não sustentam a ideia de que ele é um perdedor.

TERAPEUTA: [como promotor] Bem, ele não é perfeito, portanto é um perdedor.

PACIENTE: [como advogado de defesa] Se isso fosse verdade, então todo mundo seria um perdedor.

A vantagem desse exercício do advogado de defesa é que muitas pessoas acham mais fácil imaginar ser um advogado defendendo outra pessoa que não elas mesmas. Assumindo o "papel profissional" de advogado, os pacientes podem se colocar no papel de exigir provas, questionar evidências, contestar o promotor – ou seja, todas as coisas que esperamos dos advogados.

Tarefa de casa

O terapeuta pode instruir o paciente a se imaginar como seu próprio advogado de defesa, formulando as perguntas listadas no Formulário 3.7 (ver o exemplo em um formulário preenchido na Fig. 3.6).

Possíveis problemas

Como em muitas técnicas que contestam ativamente pensamentos negativos, o paciente pode ver esse exercício como uma tentativa ingênua de mentir para si mesmo para se

Qual lei "foi" infringida? Qual o crime do qual você está se acusando? Existem evidências incontestáveis?	
Estou deprimida e não devo ficar deprimida porque tenho um bom emprego e bom relacionamento com meu parceiro.	
De que crime você está sendo acusado?	*Estou deprimida sem razão.*
Existem evidências incontestáveis contra o acusado?	*Há fortes evidências de que estou deprimida. Já tive problemas de depressão no passado.*
Há outras explicações para o comportamento do acusado?	*Parece que a depressão faz parte da minha família. Minha mãe era deprimida e frequentemente era muito crítica comigo.*
O acusado agiu de má-fé?	*Não, simplesmente parece acontecer comigo.*
O acusado estava agindo da forma que uma pessoa razoável agiria?	*Não sei como responder a isso. Acho que, se você está deprimido, age como alguém que está deprimido.*
Existe mais algum culpado – ou mais alguém compartilha parte da responsabilidade?	*Eu diria que a minha genética e minha experiência crescendo com uma mãe deprimida e crítica e um pai distante causaram isso.*
Dado que o promotor consiga realmente provar seu caso, isso significa que o acusado é culpado de alguma coisa terrível?	
Não, é mais razoável dizer que sou uma vítima inocente.	
Essas regras se aplicariam a todos?	*Acho que não deveríamos culpar as pessoas por estarem deprimidas.*
O júri o condenaria?	*Não.*
Como você se defenderia?	*Não escolhi estar deprimida. Foi falta de sorte.*
Há outras explicações para o seu comportamento?	*Simplesmente estar deprimido. Genética, criação problemática. As coisas não dando certo às vezes, reagindo exageradamente porque estou deprimida.*
Você agiu com malícia ou crueldade?	*Não.*
Como uma pessoa responsável agiria?	*Uma pessoa responsável procuraria tratamento, que é o que estou tentando fazer.*
Qual é a qualidade do caso a favor e contra você?	*A qualidade das evidências contra mim não é boa. Não culpamos as pessoas pela depressão, nós as ajudamos. As evidências a meu favor são boas.*
Como um júri avaliaria essas evidências?	*Os jurados teriam simpatia por mim. Eles rejeitariam as evidências.*
Um júri lhe puniria tão severamente quanto você se pune?	*Nunca.*

FIGURA 3.6 Desempenho do papel de seu próprio advogado de defesa.

sentir melhor. Em alguns casos, o indivíduo pode acreditar que merece criticar a si mesmo e não deveria se defender porque está totalmente abaixo da crítica. Esses pensamentos sabotadores devem ser evocados: "Diga-me se você considera difícil a ideia de agir como seu próprio advogado de defesa". Alguns pacientes acham que não vão conseguir argumentar contra os pensamentos negativos, a menos que acreditem totalmente no lado positivo. O terapeuta pode salientar que o papel de um bom advogado é considerar ambos os lados, o que permite ao júri a oportunidade de considerar todos os pontos de vista.

Referência cruzada com outras técnicas

Outras técnicas relevantes incluem exame das evidências, ponto-contraponto, avaliação das inferências lógicas, dramatização e categorização das distorções cognitivas.

Formulário

Formulário 3.7 (Desempenho do papel de seu próprio advogado de defesa).

TÉCNICA: A resposta racional é relevante para o pensamento automático?

Descrição

Muitas vezes, o paciente pode listar "respostas racionais" para contestar um pensamento negativo, mas o pensamento racional é simplesmente uma afirmação positiva (p. ex., "Sou uma boa pessoa"), em vez de um argumento ou evidência que contradiz ou desafia o pensamento negativo. Como resultado dessa "irrelevância" da resposta racional, o cliente conclui que as técnicas não funcionam, já que ele ainda acredita firmemente no pensamento negativo. Um exemplo típico disso é quando o paciente usa um formulário de coluna dupla ou tripla, listando os pensamentos automáticos e as respostas racionais, com a lista na coluna da esquerda registrando uma corrente de pensamentos negativos e, na coluna da direita, a "coluna racional", uma corrente de pensamentos positivos. O ponto-chave aqui é focar no pensamento automático mais significativo e, então, usar as técnicas da terapia cognitiva para testar, examinar e desafiar esse pensamento. Simplesmente listar afirmações positivas não comprova que seu pensamento está errado. Encontrar as lacunas lógicas, a falta de evidências, as contradições internas e a injustiça do pensamento será muito mais efetivo do que apenas listar atributos positivos ou realizações a respeito de si mesmo. A resposta racional do paciente deve ser relevante para desafiar, derrotar e reduzir a força dos pensamentos negativos.

Perguntas a formular/intervenção

"Muitas vezes, quando as pessoas desafiam ou examinam seus pensamentos negativos, elas simplesmente listam afirmações positivas. Por vezes essas afirmações lhe ajudarão a se sentir melhor, mas elas podem não ser relevantes para os pensamentos exatos que estão lhe perturbando. Por exemplo, o pensamento 'Sou um fracasso' pode levá-lo a escrever 'contestações' como 'Minha esposa gosta de mim', mas o fato de sua esposa gostar de você pode não ser uma contestação relevante para o pensamento de que você é um fracasso. Ou então seu pensamento 'Vou fracassar na escola' poderá levá-lo a contrapor com 'Estou me esforçando para fazer um bom trabalho', o que é útil, mas na verdade não contesta o pensamento de que você irá fracassar na escola. Assim sendo, queremos ver se suas respostas racionais são realmente relevantes para os pensamentos automáticos que estão lhe incomodando."

Exemplo

TERAPEUTA: Uma parte importante da contestação de seus pensamentos negativos é se concentrar em um pensamento de cada vez e então direcionar seus argumentos ou evidências para esse pensamento específico. Em outras palavras, queremos saber qual pensamento você está examinando num determinado momento e quais são seus argumentos contra ele. Por exemplo, tomemos seu pensamento "Sou um fracasso". Esse é um pensamento muito negativo e geral, e deve ser difícil ter esse pensamento e acreditar nele. Estou vendo nos registros da sua tarefa de casa que você listou alguns pensamentos negativos na coluna da esquerda e alguns positivos na coluna da direita. Mas não está claro qual pensamento positivo está realmente dirigido a qual pensamento negativo. Por exemplo, o pensamento "Sou um fracasso" está na coluna da esquerda, enquanto na coluna da direita você tem "Eu vou para o trabalho" e "Estou tentando fazer o melhor que posso". Será que esses pensamentos positivos estão realmente fazendo um bom trabalho em relação ao pensamento negativo?

PACIENTE: Bem, estou tentando pensar de maneira positiva. Não é disso que trata essa terapia?

TERAPEUTA: Sei que é fácil ter essa impressão, mas a terapia cognitiva não tem a ver com pensamento positivo; tem a ver com pensamento realista, racional e útil. Então, ao examinar o pensamento "Sou um fracasso", me faz pensar que precisamos encontrar alguns argumentos relevantes para desafiá-lo. Quais as evidências relevantes que poderiam desafiar a ideia de que você é um fracasso?

PACIENTE: OK, estou vendo aonde você quer chegar. Sim, tornar relevantes meus pensamentos positivos. Nunca pensei dessa maneira.

TERAPEUTA: Isso não é raro, sabe, porque os pensamentos automáticos são tão emocionais que nem sempre eles nos conduzem a pensar de forma lógica e factual. Mas a terapia cognitiva trata da realidade. Portanto, pense em algumas evidências de que você não é um fracasso.

PACIENTE: Bem, eu tenho um emprego, tenho amigos, concluí a faculdade e já paguei boa parte do meu crédito estudantil.

TERAPEUTA: Acho que agora, sim, estamos avançando com evidências contra esse pensamento. Consegue pensar em mais alguma coisa que seja relevante para a ideia de que você é um fracasso?

PACIENTE: Bem, acho que o termo "fracasso", como você assinalou, é um tanto vago e geral, e parece injusto dizer que uma pessoa é totalmente um fracasso.

TERAPEUTA: Então, o argumento relevante é que não é lógico, justo ou preciso rotular uma pessoa com base em alguns comportamentos negativos.

PACIENTE: Sim. Não faz sentido.

TERAPEUTA: Então, pensando na lógica e nas evidências relevantes, isso pode ajudá-lo a se sentir mais confiante em desafiar esse pensamento negativo de que você é um fracasso?

PACIENTE: Sim, isso me parece mais focado agora.

Tarefa de casa

O terapeuta pode pedir que o paciente escreva alguns pensamentos automáticos típicos durante a semana seguinte, escreva as respostas racionais a esses pensamentos e depois descreva como cada resposta é relevante para desafiar ou refutar aquele pensamento automático (usar o Formulário 3.8). Com frequência, o paciente escreve um "pensamento negativo" (p. ex., "Sou um fracasso") e depois um "pensamento positivo" (p. ex., "Tenho alguns amigos"), sem identificar como o pensamento racional ou positivo é relevante para o pensamento automático ou negativo. Respostas racionais irrelevantes não diminuirão efetivamente a credibilidade de um pensamento automático.

Possíveis problemas

Em alguns casos, o paciente pode alegar que as respostas racionais ou úteis fazem com que se sinta melhor e que, portanto, não há necessidade de examinar sua relevância ou lógica. "Por que, se eu me sinto melhor?" Isso pode parecer plausível – até mesmo útil –, mas o terapeuta pode sugerir que provar que o pensamento negativo não está baseado em fatos ou que é ilógico ou injusto terá mais força no longo prazo. Ele pode indicar que não é suficiente sentir-se melhor neste momento; é mais importante livrar-se do pensamento negativo em mais longo prazo. A maneira mais efetiva de fazer isso é provar que ele não é racional ou verdadeiro. "Imagine uma criança que acredita em fantasmas, e então eu a distraísse com um sorvete e ela dissesse: 'Eu me sinto melhor agora. Não estou assustada. Você está comigo e tenho meu sorvete'. Isso seria suficiente para que ela perdesse seu medo de fantasmas? Ou seria mais efetivo no longo prazo se ela entendesse que fantasmas são somente parte da imaginação e não têm base na realidade?".

Referência cruzada com outras técnicas

Técnicas relacionadas a esta incluem identificação de custos e benefícios de um pensamento, exame das evidências, exame da qualidade das evidências, dramatização contra o pensamento e uso da técnica do advogado de defesa.

Formulário

Formulário 3.8 (Minhas contestações são relevantes para meus pensamentos negativos?).

TÉCNICA: Dramatização de ambos os lados do pensamento

Descrição

A fim de modificar o pensamento negativo, paciente e terapeuta podem alternar-se entre ambos os lados dele. Por exemplo, o profissional pode assumir inicialmente a posição positiva ou racional, enquanto o cliente assume a posição negativa. Depois que ambos dramatizaram essas posições, eles podem trocar de lados, com o terapeuta apoiando o pensamento negativo, e o paciente, o positivo. Uma vantagem dessa inversão de papéis é que o paciente pode observar algumas contestações extremamente úteis, conforme apresentadas pelo terapeuta, e este determinar quais respostas racionais funcionam para o indivíduo e quais pensamentos automáticos são difíceis para ele. Essa inversão de papéis pode continuar por várias rodadas com paciente e terapeuta trocando os papéis.

Perguntas a formular/intervenção

"Vamos tomar seu pensamento negativo e fazer uma dramatização. Eu farei o papel do pensamento positivo – isto é, vou responder de maneira positiva e racional. Você faz o papel do pensamento negativo – tentará me convencer que seus pensamentos negativos são realmente verdadeiros." Durante a dramatização, o terapeuta pergunta quais respostas racionais funcionaram melhor, quais não funcionaram e quais pensamentos negativos foram os mais difíceis de manejar. Além disso, ele pode investigar se há outros pensamentos negativos que não foram mencionados.

Exemplo

TERAPEUTA: Vamos fazer uma dramatização. Você pode fazer seu papel com pensamentos negativos de fracasso, e eu farei o seu papel como racional e positivo.

PACIENTE: [como negativo] Você e Jane romperam, portanto você é um fracasso.

TERAPEUTA: [como positivo] Bem, esse é um pensamento do tipo tudo-ou-nada. Você está dizendo que absolutamente tudo em mim é um fracasso?

PACIENTE: [como negativo] Não, mas você fracassou.

TERAPEUTA: [como positivo] Você quer dizer que um dos meus comportamentos não deu certo?

PACIENTE: [como negativo] Não, estou dizendo que *você* é um fracasso como pessoa.

TERAPEUTA: [como positivo] Não sei bem o que significa ser um fracasso como pessoa. Como poderíamos me observar em ação sendo "um fracasso como pessoa"?

PACIENTE: [como negativo] Observaríamos como você estragou tudo no relacionamento.

TERAPEUTA: [como positivo] Você quer dizer que observaria alguns dos meus comportamentos?

PACIENTE: [como negativo] Sim, isso mesmo.

TERAPEUTA: [como positivo] Que comportamento específico você citaria?

PACIENTE: [como negativo] Bem, você era muito crítico com ela.

TERAPEUTA: [como positivo] OK, então você acha que esse comportamento não deu certo? E alguns comportamentos meus foram positivos ou neutros?

PACIENTE: [como negativo] Você até fez algumas coisas positivas. Foi generoso, comprou presentes, preparou jantares para ela.

TERAPEUTA: [como positivo] Então alguns dos meus comportamentos foram positivos e alguns foram negativos? Como posso ser um fracasso como pessoa se também fiz algumas coisas positivas?

PACIENTE: [como negativo] Acho que você tem aspectos negativos *e* positivos.

TERAPEUTA: [como positivo] Você quer dizer, como qualquer outro ser humano?

PACIENTE: [como negativo] Acho que sim.

Depois que paciente e terapeuta fizeram essa dramatização, o profissional pode perguntar qual resposta racional não funcionou bem com qual pensamento automático. No exemplo anterior, o paciente indicou que teve dificuldade em aceitar que havia sido crítico com sua namorada. Ele achava que jamais deveria ser crítico, nem cometer erros. Essa discussão levou ao exame do seu perfeccionismo e autocrítica e a um pressuposto alternativo: "Posso aprender com meus erros e tentar corrigi-los".

Tarefa de casa

Usando o Formulário 3.9, o terapeuta pode pedir ao paciente que escreva argumentos positivos ou racionais em resposta a seus pensamentos negativos e, depois, uma série de respostas negativas a esses argumentos racionais. Além disso, o paciente deve indicar quais pensamentos automáticos ainda são difíceis de manejar e quais respostas racionais não funcionam bem. Na sessão seguinte, isso pode ser examinado quanto aos seus pressupostos subjacentes, tais como "Devo ser sempre perfeito" ou "Jamais devo cometer um erro".

Possíveis problemas

Alguns pacientes concordam com o pensamento negativo e têm dificuldade em argumentar contra alguma coisa em que acreditam. A instrução é que ele apresente os tipos de argumentos que o terapeuta ou um amigo poderiam apresentar – por exemplo: "Você não precisa acreditar em nada neste momento, só estamos tentando ter uma ideia dos diferentes modos de pensar". Da mesma forma, os pacientes podem dizer que têm pensamentos negativos diferentes dos apresentados pelo terapeuta. O clínico pode responder: "Você pode não ter esses pensamentos agora, mas eu gostaria de ver como lidaria com eles se os tivesse". Outro problema na dramatização é que alguns pacientes podem pensar que o terapeuta está ridicularizando ou rindo deles. O profissional pode responder: "Não estou tentando ridicularizá-lo – o que eu quero é ajudá-lo a encontrar novas formas de pensar e sentir. Algumas vezes, a dramatização pode ser perturbadora; avise-me quando você se sentir assim e podemos interromper e pensar em outras coisas para fazer".

Referência cruzada com outras técnicas

Outras técnicas relevantes incluem categorização das distorções cognitivas, exame dos custos e benefícios, exame das evidências, técnica semântica, duplo padrão e ponto-contraponto.

Formulário

Formulário 3.9 (Dramatização de ambos os lados do pensamento).

TÉCNICA: Distinção entre comportamentos e pessoas

Descrição

Um dos erros comuns de pensamento é equiparar um único comportamento à pessoa por inteiro. Assim, se eu fracasso em um comportamento, então sou um fracasso completo. Esta técnica ajuda o indivíduo a isolar os enganos ou erros e separá-los de um julgamento global de si mesmo. Além disso, facilita a modificação de determinadas categorias de distorções cognitivas: em especial, rotulação, personalização, pensamento do tipo tudo-ou-nada e supergeneralização.

Distinguindo comportamentos de pessoas, o paciente pode identificar *comportamentos* que devem ser mudados. É difícil imaginar mudar "pessoas".

Perguntas a formular/intervenção

"É importante distinguir entre um comportamento e uma pessoa por inteiro. Algumas vezes, podemos dizer 'Sou um fracasso', mas a verdade se aproxima mais de: 'Não me saí bem naquele teste' ou 'Fui demitido'. Vamos examinar alguns pensamentos autocríticos e ver se você não deveria realmente estar se referindo a alguns comportamentos seus em vez de se rotular em termos globais. Se você encara um determinado comportamento como um problema, talvez possa imaginar maneiras de mudar esse comportamento ou de melhorar as coisas."

Exemplo

TERAPEUTA: Você disse que depois do exame pensou que era um fracasso. Vamos examinar se podemos diferenciar entre errar algumas questões em um exame e ser um fracasso como pessoa.

PACIENTE: Mas eu me sinto um fracasso.

TERAPEUTA: Bem, esse é um raciocínio emocional, não é? Você está dizendo que suas emoções são evidências do seu fracasso como pessoa?

PACIENTE: Eu sei que isso não é racional.

TERAPEUTA: OK, mas vamos examinar essa ideia: "Sou um fracasso". Há coisas que você tenha feito bem em sua vida?

PACIENTE: Já fiz muitos cursos e passei em todos eles. Eu tenho amigos. Tenho um namorado.

TERAPEUTA: OK. Então esses são alguns comportamentos bem-sucedidos. Mesmo nesse exame de 40 questões, você acha que acertou alguma delas?

PACIENTE: Provavelmente a maioria delas. Mas eu realmente me dei mal em umas cinco.

TERAPEUTA: Então não seria mais justo dizer que você se saiu bem na maioria delas e se saiu mal em algumas?

PACIENTE: Sim, isso é mais exato.

TERAPEUTA: Então essa avaliação de não ter se saído bem em poucas questões do teste é consistente com o pensamento de que você é um fracasso como pessoa ou que cometeu alguns erros?

PACIENTE: Que cometi alguns erros.

Tarefa de casa

A tarefa de casa está focada na distinção entre rótulos globais e comportamentos específicos. Os pacientes são incentivados a usar o Formulário 3.10, no qual listam rótulos pessoais negativos – por exemplo, "perdedor", "fracasso", "sem valor" –, avaliam o grau da sua crença nos rótulos e depois listam os comportamentos negativos que são evidências do traço negativo e comportamentos positivos que sugerem que nem sempre eles são tão negativos assim. Além disso, pede-se que os pacientes listem os comportamentos negativos e positivos que preveem que possam ocorrer no futuro – desta forma ajudando-os a contestar os rótulos globais –, bem como articulem suas conclusões e reavaliem sua crença no rótulo negativo após o exame das evidências. Há uma maneira mais equilibrada de olhar para si mesmos e para a situação?

Possíveis problemas

Alguns indivíduos tendem a fazer julgamentos morais sobre muitos comportamentos próprios ou alheios. Talvez achem que esses julgamentos são conscienciosos, éticos ou morais. Eu me referi a esse padrão como "resistência moral" e sugeri algumas perguntas a serem formuladas para contestar esse tipo de pensamento (Leahy, 2001b). Por exemplo, se o paciente diz: "Bem, se eu fiz essa coisa ruim, isso significa que sou uma pessoa má", podemos perguntar se essa regra é aplicável a todos – isto é, se qualquer pessoa que faça algo ruim é uma pessoa má. Podemos perguntar se essa regra promove a dignidade humana – uma pergunta feita pelo filósofo Immanuel Kant. Outro problema típico que os pacientes demonstram são os erros ao afirmar, por exemplo, que "pessoas más fazem coisas más". Na verdade, podemos argumentar que todas as pessoas fazem coisas ruins; pessoas boas fazem coisas boas; e pessoas más fazem coisas boas. Finalmente, também podemos sugerir que termos como "boa pessoa" ou "sem valor" não são particularmente significativos. Poderíamos substituir esses rótulos globais e carregados de valor por padrões de pensamento com mais base empírica, como: "O que posso prever sobre o comportamento dessa pessoa?". Por exemplo, a funcionária que rotula seu chefe como "cretino" pode supor que tudo o que ele fizer será negativo. No entanto, substituindo o rótulo global por previsões pragmáticas com base empírica, ela verá que seu chefe "cretino" na verdade faz muitas coisas positivas – uma constatação importante. Pode-se, então, perguntar à paciente como ela pode tirar proveito das coisas positivas e evitar as negativas.

Referência cruzada com outras técnicas

Outras técnicas relevantes incluem categorização dos pensamentos negativos, técnica da seta descendente, exame dos custos e benefícios e exame das evidências.

Formulário

Formulário 3.10 (Avaliação dos rótulos negativos).

TÉCNICA: Exame das variações no comportamento em diferentes situações

Descrição

Um erro frequente de pensamento é focar em um único exemplo de comportamento e generalizá-lo para a pessoa por inteiro. Muitos descritores da nossa linguagem comum implicam disposições, traços ou temperamentos. Por exemplo, dizemos "Ele foi hostil", em vez de dizer "Eu o observei em 50 situações diferentes e nesta situação específica ele foi 20% hostil, conforme indicado pelo uso da linguagem crítica". Além disso, quando dizemos "Ele foi hostil", estamos atribuindo qualidade do comportamento à pessoa, e não aos fatores na situação. Retomando o foco para fatores situacionais – como o que levou a esse comportamento (ou o que o provocou), o que aconteceu depois ou a história do seu relacionamento com a outra pessoa –, seremos capazes de compreender o comportamento dentro do contexto. Ampliar nosso foco para além de um determinado momento no tempo permite vermos a variabilidade na frequência e a intensidade do comportamento, bem como nas situações em que ele ocorre. Esse foco com ângulo mais amplo diminui a probabilidade de rotular a pessoa em termos unidimensionais e aumenta a capacidade de compreendermos fatores – como uma provocação ou consequências possíveis – que poderiam apoiar ou reduzir o comportamento em questão.

Perguntas a formular/intervenção

"Quando rotulamos alguém, geralmente estamos pensando em termos de tudo-ou-nada. Se você se rotula como um 'fracasso' ou 'burro' (ou algum outro rótulo negativo), provavelmente estará ignorando muitas evidências. Considere o rótulo negativo que você está usando contra si mesmo (ou alguma outra pessoa). Agora, vamos pensar no quanto seu comportamento muda em diferentes situações. Procure vários graus do seu comportamento. Por exemplo, se você se rotula como 'preguiçoso', tente avaliar seu comportamento em diferentes momentos, em termos de *quão* preguiçoso você é, numa escala de 0 a 100%. Existem situações em que você é menos preguiçoso? Algumas situações em que tem muita energia? O que explica essa variabilidade em seu comportamento? De que maneira essa variação é inconsistente com pensar em si mesmo somente em termos do rótulo de *preguiçoso*?"

Exemplo

TERAPEUTA: Você disse que a razão de não fazer exercícios é que você é "preguiçoso". Quão preguiçoso você acha que é, numa escala de 0 a 100%, onde 100% representa imobilidade total?

PACIENTE: Acho que quando se trata de exercício, eu me daria 95%.

TERAPEUTA: Houve momentos em que você se exercitou?

PACIENTE: Sim, fui à academia na semana passada, mas não ia há duas semanas.

TERAPEUTA: Então, quão preguiçoso você foi quando se exercitou na academia?

PACIENTE: Acho que 0%.

TERAPEUTA: OK. Você trabalha em tempo integral como executivo. A que horas você começa a trabalhar e a que horas termina?

PACIENTE: Chego ao trabalho às 8h e termino por volta das 18h. Depois volto para casa de carro, o que leva cerca de uma hora – e, é claro, também levo uma hora para ir ao trabalho pela manhã.

TERAPEUTA: Então, quão preguiçoso você é quando está cumprindo esse cronograma?

PACIENTE: Nem um pouco preguiçoso. Estou trabalhando o tempo todo.

TERAPEUTA: E você ajuda em casa com as crianças. Você levou seu filho para praticar beisebol. Quão preguiçoso você foi quando fez isso?

PACIENTE: Nem um pouco.

TERAPEUTA: Se você não foi preguiçoso em todas essas áreas, então por que dizer que a razão por não se exercitar é porque você é preguiçoso?

PACIENTE: Talvez eu só estivesse cansado.

TERAPEUTA: De que maneira isso é diferente de dizer que você é preguiçoso?

PACIENTE: Assim não é tão autocrítico.

Tarefa de casa

Usando o Formulário 3.11, os pacientes devem listar a cada dia um rótulo negativo que aplicam a si mesmos ou a outra pessoa. Depois disso, são solicitados a examinar como esse comportamento ou qualidade varia em diferentes momentos e em diferentes situações. Pede-se que examinem por que seu comportamento varia em diferentes situações e o que essa variação diz sobre se rotularem em termos de tudo-ou-nada. Não seria mais preciso dizer que as pessoas são flexíveis e variáveis? Se o comportamento delas pode mudar dependendo da situação, o que isso diz sobre o uso de rótulos globais?

Possíveis problemas

Alguns indivíduos se apegam a seus rótulos negativos porque acreditam que criticar-se é realista e motivador. Geralmente, acreditam que precisam dizer a si mesmos o quanto são burros ou inferiores para que não se tornem complacentes. O terapeuta pode pedir que esses pacientes examinem os custos e os benefícios da rotulação e da crítica e considerem o valor de aumentar as autorrecompensas pelos comportamentos positivos. Alguns pacientes acreditam que esse exercício "os livrará de situações embaraçosas", ao passo que eles não se permitiriam tantas facilidades. Convém que o terapeuta saliente que as variações no comportamento dos pacientes poderá lhes dizer alguma coisa sobre os fatores que encorajam o comportamento positivo para que *esse* comportamento possa ter sua frequência aumentada. Pode ser desenvolvido um experimento comportamental, por um período de duas semanas, que ajude os pacientes a examinar as vantagens e desvantagens da autorrecompensa, para ver se as qualidades negativas aumentam ou diminuem. Esse exercício é especialmente útil com casais que acreditam que agarrar-se a rótulos negativos sobre seu parceiro irá motivá-lo a ceder.

Referência cruzada com outras técnicas

Técnicas adicionais relevantes incluem categorização das distorções cognitivas, técnica do *continuum*, duplo padrão, seta descendente, análise de custo-benefício e exame das evidências.

Formulário

Formulário 3.11 (Busca de variações).

TÉCNICA: Uso do comportamento para resolver o pensamento negativo

Descrição

Muitas vezes, o pensamento automático é verdadeiro e o paciente não está distorcendo a realidade. Assim, contestar o pensamento pode ser insuficiente para ajudar o cliente a se sentir mais esperançoso. Entretanto, um pensamento automático não distorcido pode, de fato, aumentar a esperança e fazer com que o paciente se sinta menos impotente porque o foco, então, muda para a solução do problema ou sua aceitação. Essa mudança permite que o cliente use uma ação para iniciar a mudança adquirindo as habilidades necessárias, sejam elas sociais, de comunicação, relacionadas ao trabalho ou alguma outra. Se houver um comportamento negativo, então o paciente pode focar em sua mudança.

Perguntas a formular/intervenção

"Pergunte a si mesmo: 'Se [o pensamento negativo] for verdadeiro, o que posso fazer para melhorar as coisas? Como posso melhorar minhas habilidades, resolver o problema ou mudar a situação?'."

Exemplo

TERAPEUTA: Você pareceu muito desanimado com a entrevista de emprego.

PACIENTE: Sim. Eu já lhe disse muitas vezes que ninguém quer me contratar. Eu simplesmente estrago as entrevistas.

TERAPEUTA: OK. Bem, vamos tentar criar um cenário. Eu farei o papel da pessoa que o entrevista, e você pode representar a si mesmo. (*Paciente e terapeuta interagem, e o paciente demonstra que age de maneira grandiosa e culpa seus empregadores anteriores.*)

PACIENTE: Então, como me saí?

TERAPEUTA: Você está certo. Acontece que o que você pensa sobre estragar as entrevistas está correto. Você realmente não foi tão bem assim na entrevista.

PACIENTE: Oh, maravilha! Agora eu *realmente* não tenho jeito.

TERAPEUTA: Não. Não é isso. Na verdade, essa é uma informação muito boa. Agora temos que começar a treiná-lo nas habilidades necessárias para as entrevistas. Vamos começar pelo exame do que esse entrevistador está procurando na pessoa que quer contratar.

PACIENTE: Então você está dizendo que meus pensamentos negativos são verdadeiros?

TERAPEUTA: Neste caso, é ótimo descobrir que podemos limitar as coisas a este problema. Você poderá melhorar suas habilidades nas entrevistas. Imaginemos que você estivesse jogando tênis e seu treinador tenha notado que você sempre bate a bola na rede porque está segurando a raquete da maneira errada. Agora ele lhe mostra como segurá-la da maneira correta. Então, seu pensamento "Bati com a bola na rede" é verdadeiro, mas agora você pode mudar seu comportamento e se tornar um tenista melhor.

O paciente e o terapeuta trabalharam para melhorar suas habilidades na entrevista, fazendo uma lista do que *fazer* e *não fazer* nas entrevistas e gravando as dramatizações feitas na terapia. Posteriormente, o paciente recebeu uma oferta de emprego.

Tarefa de casa

O terapeuta pode explicar: "Às vezes, nossos pensamentos negativos são verdadeiros. Às vezes alguém pode não gostar de nós ou alguma coisa não dá certo. No entanto, essa realidade nos leva a outras perguntas mais positivas: 'O que posso fazer para resolver o problema?' ou 'Que alternativas estão disponíveis para mim?'. Se o pensamento negativo for verdadeiro, você pode perguntar: 'Como posso mudar meu comportamento para melhorar?'

"Use o Formulário 3.12 para fazer uma lista de várias coisas que o estão incomodando, e depois faça uma lista das coisas que poderia fazer para que as coisas melhorem para você.".

Possíveis problemas

Alguns pacientes acreditam que, se os seus pensamentos automáticos forem verdadeiros, as coisas não têm jeito mesmo. Consequentemente, é essencial destacar que a terapia cognitiva é uma forma de testagem da realidade, ou terapia da realidade, em que examinamos ou avaliamos pensamentos negativos. Assim, continuamos abertos à possibilidade de que sejam verdadeiros. Alguns pacientes acreditam que, se o terapeuta reconhece que um pensamento negativo é verdadeiro, ele os está criticando. Pelo contrário: o profissional pode explicar que o reconhecimento da verdade de um pensamento negativo possibilita que os clientes encontrem maneiras de fazer as mudanças necessárias. Entretanto, os pacientes podem ser tão autocríticos que acreditam não ser capazes de fazer essas mudanças. Essas autoafirmações negativas podem ser testadas com tarefas comportamentais: "Vamos fazer uma lista de comportamentos positivos simples, e você vai me dizer quais deles acha que é capaz de colocar em prática e quais não. Vamos examinar os custos e os benefícios de fazer cada um deles".

Referência cruzada com outras técnicas

Outras técnicas relevantes incluem tarefas de dificuldade crescente, treinamento de assertividade, solução de problemas, seta descendente, análise de custo-benefício e exame das evidências.

Formulário

Formulário 3.12 (Modificação dos pensamentos negativos com a modificação do comportamento).

FORMULÁRIO 3.1
Definição dos termos

Algumas vezes, usamos termos muito vagos. Talvez outras pessoas não entendam do que estamos falando, ou talvez elas usem os termos de forma diferente. No formulário abaixo, identifique no alto da tabela o pensamento negativo que está lhe incomodando. Na coluna da esquerda, liste cada termo que você está usando. Na coluna do meio, escreva como definiria cada termo. Na coluna da direita, identifique o tipo de problema com esses termos e com a maneira como você os define.

Pensamento negativo: _____

Termos	Definições	Problemas nas minhas definições

Técnicas de terapia cognitiva: manual do terapeuta, segunda edição, Robert L. Leahy. *Copyright* © 2018 Artmed Editora Ltda.
É autorizada a reprodução deste material aos compradores deste livro para uso pessoal ou para uso com clientes individuais.

FORMULÁRIO 3.2
Tornando as definições claras

Uma boa definição de uma qualidade seria aquela com a qual quase todas as pessoas concordariam e conseguiriam determinar com facilidade que é verdadeira. Por exemplo, a maioria das pessoas poderia concordar com a afirmação de que está chovendo na rua, mas nem todas saberiam o que significa quando dizemos: "Isso é terrível" ou "Ele é um ignorante". Os termos ou a linguagem que você está usando são claros e precisos? Se não forem claros, então você está se perturbando com coisas que são vagas, difíceis de determinar ou até mesmo sem sentido? No formulário abaixo, na coluna da esquerda, escreva um termo ou expressão que você utiliza para descrever alguma coisa que o perturba. Na coluna do meio, escreva como você define esse termo atualmente. Na coluna da direita, anote como supõe que outas pessoas interpretariam essa expressão e se você imagina que seria fácil para elas compreendê-la.

Termo que uso quando estou perturbado	Como defino esse termo	Outras pessoas saberiam do que estou falando? É vago, idiossincrático ou difícil de determinar? Por quê?

Técnicas de terapia cognitiva: manual do terapeuta, segunda edição, Robert L. Leahy. Copyright © 2018 Artmed Editora Ltda. É autorizada a reprodução deste material aos compradores deste livro para uso pessoal ou para uso com clientes individuais.

FORMULÁRIO 3.3
Análise de custo-benefício de um pensamento

Às vezes, temos pensamentos que fazem nos sentirmos pior, mas também podemos acreditar que esses pensamentos negativos são úteis. É possível acreditar que um pensamento nos motivará ou que simplesmente estamos sendo realistas. Escreva um pensamento negativo que o incomoda e depois liste os custos (coluna da esquerda) e os benefícios (coluna da direita) de mantê-lo.

Exame das vantagens e desvantagens

Pensamento negativo: _____

Vantagens	Desvantagens

Depois de listar os custos e benefícios da sua crença, circule os mais significativos. Por que esses custos ou benefícios são importantes? Você poderia desafiar sua visão de que esses custos e benefícios são importantes? Qual seria uma crença alternativa – que seja mais adaptativa? Como você faria uma análise do custo-benefício dessa crença?

Crença: _____

Custos	Benefícios

Resultado: Custos =   Benefícios =

Custos – benefícios =

Conclusões:

Técnicas de terapia cognitiva: manual do terapeuta, segunda edição, Robert L. Leahy. Copyright © 2018 Artmed Editora Ltda.
É autorizada a reprodução deste material aos compradores deste livro para uso pessoal ou para uso com clientes individuais.

FORMULÁRIO 3.4
Exame da validade dos custos e benefícios, no curto e no longo prazo

Frequentemente temos pensamentos e previsões que parecem muito reais – quase certos – para nós, porém nossos pensamentos e previsões podem se revelar extremos e imprecisos quando examinamos as evidências. É importante pensar quais são suas vantagens para nós no curto e no longo prazo. Por exemplo, você pode refletir nas próximas horas que há pouco benefício em exercitar-se, mas, se pensasse no longo prazo – e na possibilidade de se exercitar regularmente –, pode haver benefícios de longo prazo. Observe alguns de seus pensamentos, decisões e previsões e examine suas vantagens de curto e no longo prazo.

Pensamento	Custos e benefícios no curto prazo	Custos e benefícios no longo prazo
	Custos: Benefícios:	Custos: Benefícios:
	Custos: Benefícios:	Custos: Benefícios:
	Custos: Benefícios:	Custos: Benefícios:
	Custos: Benefícios:	Custos: Benefícios:

Técnicas de terapia cognitiva: manual do terapeuta, segunda edição, Robert L. Leahy. *Copyright* © 2018 Artmed Editora Ltda. É autorizada a reprodução deste material aos compradores deste livro para uso pessoal ou para uso com clientes individuais.

FORMULÁRIO 3.5
Exame das evidências

Frequentemente temos pensamentos negativos para os quais podemos ter apenas evidências limitadas. No formulário a seguir você poderá examinar as evidências a favor e contra seus pensamentos negativos. Responda às perguntas no final para avaliar se as evidências de fato apoiam fortemente seu pensamento.

Pensamento negativo: _____

Evidências a favor . . .	Evidências contra . . .
Evidências mais importantes a favor do pensamento:	Evidências mais importantes contra o pensamento:
% de evidências a favor do pensamento:	% de evidências contra o pensamento:
Evidências a favor – evidências contra =	
Conclusão:	

Técnicas de terapia cognitiva: manual do terapeuta, segunda edição, Robert L. Leahy. Copyright © 2018 Artmed Editora Ltda.
É autorizada a reprodução deste material aos compradores deste livro para uso pessoal ou para uso com clientes individuais.

FORMULÁRIO 3.6
Exame da qualidade das evidências

Identifique um pensamento automático que você deseja avaliar. Depois, liste as evidências que o apoiam. Por fim, avalie cada evidência, buscando sinais de distorções cognitivas, como raciocínio emocional, personalização de um evento, supergeneralização, uso de padrões perfeccionistas, desqualificação dos aspectos positivos, filtragem das informações, leitura da mente, conclusões precipitadas sobre o futuro, referência a material irrelevante ou conclusões ilógicas. Por fim, atribua um conceito de A a F às evidências, dando à evidência mais forte um "A" e à evidência mais fraca um "F". Por fim, escreva as conclusões a que chegou com base nesta análise.

Evidências	Possíveis problemas em sua qualidade ou relevância	Nota da evidência

Conclusões:

Técnicas de terapia cognitiva: manual do terapeuta, segunda edição, Robert L. Leahy. Copyright © 2018 Artmed Editora Ltda. É autorizada a reprodução deste material aos compradores deste livro para uso pessoal ou para uso com clientes individuais.

FORMULÁRIO 3.7
Desempenho do papel de seu próprio advogado de defesa

Muitas vezes criticamos a nós mesmos, mas não nos damos ao trabalho de nos defender contra nossos pensamentos negativos. Neste exercício, você desempenhará o papel de um advogado que está lhe defendendo contra "acusações" negativas ou críticas que estão sendo feitas contra sua pessoa. Responda a cada pergunta deste formulário e examine se está sendo muito duro consigo mesmo.

Qual "lei" foi infringida? Qual o crime do qual você está se acusando? Existem evidências incontestáveis?
De que crime você está sendo acusado?
Existem evidências incontestáveis contra o acusado?
Há outras explicações para o comportamento do acusado?
O acusado agiu de má-fé?
O acusado estava agindo da forma que uma pessoa razoável agiria?
Existe mais algum culpado – ou mais alguém compartilha parte da responsabilidade?
Dado que o promotor consiga realmente provar seu caso, isso significa que o acusado é culpado de alguma coisa terrível?

(continua)

Técnicas de terapia cognitiva: manual do terapeuta, segunda edição, Robert L. Leahy. Copyright © 2018 Artmed Editora Ltda.
É autorizada a reprodução deste material aos compradores deste livro para uso pessoal ou para uso com clientes individuais.

Desempenho do papel de seu próprio advogado de defesa (página 2 de 2)

Essas regras se aplicariam a todos?
O júri o condenaria?
Como você se defenderia?
Há outras explicações para o seu comportamento?
Você agiu com malícia ou crueldade?
Como uma pessoa responsável agiria?
Qual é a qualidade do caso a favor e contra você?
Como um júri avaliaria essas evidências?
Um júri lhe puniria tão severamente quanto você se pune?

FORMULÁRIO 3.8

Minhas contestações são relevantes para meus pensamentos negativos?

Muitas vezes, conseguimos identificar um pensamento negativo que está nos incomodando, e então podemos elaborar um pensamento positivo que faria nos sentirmos melhor temporariamente. No entanto, o que acharemos mais útil é elaborar pensamentos alternativos que desafiam nosso pensamento negativo ou colocam as coisas em uma perspectiva mais realista. Escreva seus pensamentos negativos na coluna da esquerda, seus pensamentos úteis na coluna do meio e, depois, descreva na coluna da direita o quanto seus pensamentos úteis são relevantes para os pensamentos negativos. Você pode criar argumentos ou examinar as evidências relevantes para demonstrar que seus pensamentos negativos são irrealistas, ilógicos ou não estão baseados em fatos.

Pensamento automático	Pensamento útil alternativo	O quanto ele é relevante ou não para o pensamento automático?

Técnicas de terapia cognitiva: manual do terapeuta, segunda edição, Robert L. Leahy. *Copyright* © 2018 Artmed Editora Ltda. É autorizada a reprodução deste material aos compradores deste livro para uso pessoal ou para uso com clientes individuais.

FORMULÁRIO 3.9
Dramatização de ambos os lados do pensamento

Use ambas as partes deste formulário. Na primeira, comece com o pensamento negativo e contra-argumente com os positivos. Na segunda, inicie com o pensamento positivo e contra-argumente com os negativos. Examine suas respostas e depois circule aquelas que não o ajudam e os pensamentos negativos que ainda são fortes.

Negativo	Positivo

(continua)

Técnicas de terapia cognitiva: manual do terapeuta, segunda edição, Robert L. Leahy. *Copyright* © 2018 Artmed Editora Ltda. É autorizada a reprodução deste material aos compradores deste livro para uso pessoal ou para uso com clientes individuais.

Dramatização de ambos os lados do pensamento (página 2 de 2)

Positivo	Negativo

Quais respostas ajudam?

Por quê?

Quais respostas não ajudam?

Por quê?

FORMULÁRIO 3.10
Avaliação dos rótulos negativos

Frequentemente empregamos termos muito gerais sobre nós mesmos e os outros. Por exemplo, se somos negativos, podemos nos rotular como fracassados, perdedores, sem atrativos ou chatos. Esses rótulos negativos nos desencorajam e nos fazem ignorar o quanto talvez somos capazes de muitos comportamentos diferentes. Na parte superior esquerda do formulário, escreva um rótulo negativo que você aplica a si mesmo (ou a alguém) e avalie o grau em que acredita que esse rótulo seja verdadeiro. Em seguida, escreva os comportamentos negativos que são evidência desse traço negativo e os comportamentos positivos que sugerem que você ou a outra pessoa nem sempre são assim tão negativos. Além disso, liste os comportamentos negativos e positivos que você pode prever no futuro. Quais conclusões você tiraria dessas informações? Ainda acredita que esse rótulo negativo é tão verdadeiro quanto pensava inicialmente?

Rótulo negativo: _____

Crença (%): _____

Comportamentos negativos relevantes	Comportamentos positivos relevantes
Quais são alguns comportamentos negativos que eu posso prever no futuro?	Quais são alguns comportamentos positivos que eu posso prever no futuro?
Conclusão:	

Reavalie o rótulo negativo (%): _____

(continua)

Técnicas de terapia cognitiva: manual do terapeuta, segunda edição, Robert L. Leahy. Copyright © 2018 Artmed Editora Ltda. É autorizada a reprodução deste material aos compradores deste livro para uso pessoal ou para uso com clientes individuais.

Capítulo 3   Avaliação e teste de pensamentos   **93**

Avaliação dos rótulos negativos (página 2 de 2)

Algumas razões pelas quais meu comportamento ou o de outra pessoa poderia ser diferente em diferentes momentos:

Negativo	Positivo

Dramatização de ambos os lados do pensamento

Positivo	Negativo

Quais respostas ajudam?

Por quê?

Quais respostas não ajudam?

Por quê?

FORMULÁRIO 3.11
Busca de variações

Às vezes, rotulamos a nós mesmos ou outras pessoas com termos do tipo tudo-ou-nada, como preguiçosos, chatos, cruéis, etc. É como se estivéssemos pensando que a pessoa é sempre assim. Escreva o rótulo negativo que você está aplicando a si mesmo ou a outra pessoa. Agora, pense que rótulo você usaria para descrever a extremidade mais negativa dessa escala – por exemplo, "cruel" – e, então, pense na extremidade mais positiva da escala – por exemplo, "gentil". Escreva essas extremidades da escala no canto superior esquerdo da tabela. Agora, escreva as variações nesse tipo de comportamento na coluna da esquerda. Na coluna da direita, descreva as situações nas quais esses comportamentos diferentes ocorrem. Por exemplo, digamos que você rotule a si mesmo como "preguiçoso". A outra extremidade da escala é "motivado" ou "cheio de energia". Escreva exemplos dos vários graus de comportamentos como "preguiçoso" e "motivado ou cheio de energia" em seu comportamento. Descreva as situações. Que conclusões você tira?

Rótulo negativo:	Extremidade negativa da escala:
	Extremidade positiva da escala:
Exemplos de comportamento positivo:	Descreva a situação:
Exemplos de comportamento negativo:	Descreva a situação:
Algumas razões por que seu comportamento muda com essas situações:	
Conclusão:	Quais situações são as mais positivas?
	As mais negativas?

Técnicas de terapia cognitiva: manual do terapeuta, segunda edição, Robert L. Leahy. *Copyright* © 2018 Artmed Editora Ltda. É autorizada a reprodução deste material aos compradores deste livro para uso pessoal ou para uso com clientes individuais.

FORMULÁRIO 3.12

Modificação dos pensamentos negativos com a modificação do comportamento

Muitas vezes, nossos pensamentos negativos são verdadeiros – ou, pelo menos, contêm algum grau de verdade. Quando isso ocorre, é uma grande oportunidade de pensar em como você pode modificar seu comportamento para melhorar as coisas ou imaginar algumas alternativas que poderiam ser melhores para você. Por exemplo, um homem que pensa que não é bom em entrevistas de emprego descobre que esse pensamento negativo é verdadeiro. As mudanças de comportamento que ele pode experimentar incluem aprender a desenvolver habilidades para essas entrevistas. Uma mulher que se lamenta "Sou completamente sozinha" pode estar certa grande parte do tempo. Ela pode aprender a ser mais assertiva, mais ativa e também fazer coisas mais gratificantes quando está sozinha. Neste formulário, liste alguns pensamentos negativos na coluna da esquerda e, depois, liste alguns comportamentos positivos que você pode realizar para melhorar as coisas para si mesmo.

Pensamento negativo	Possíveis mudanças no comportamento ou maneiras de resolver o problema

Conclusão:

Lista do que fazer:

Comportamentos	Quando farei isso?

Técnicas de terapia cognitiva: manual do terapeuta, segunda edição, Robert L. Leahy. *Copyright* © 2018 Artmed Editora Ltda. É autorizada a reprodução deste material aos compradores deste livro para uso pessoal ou para uso com clientes individuais.

CAPÍTULO 4

Avaliação de pressupostos e regras

Algumas vezes, os pensamentos automáticos negativos são verdadeiros. Por exemplo, o paciente pode estar empenhado em leitura mental e pensar: "Susan não gosta de mim", e de fato pode ser verdade que Susan não goste dele. Ou o paciente pode estar engajado em previsão do futuro e prever: "Vou me sair mal na prova" e, de fato, ele se sai mal. É importante perceber que a terapia cognitiva não é equivalente ao "poder do pensamento positivo" ou simplesmente "pensamento otimista". Ao contrário, é o poder do *pensamento realista*, que inclui o reconhecimento de que coisas negativas acontecem, pessoas cometem erros, problemas podem ser colocados em perspectiva e, algumas vezes, soluções podem ser encontradas.

Mesmo que os pensamentos automáticos sejam verdadeiros, às vezes podem ser formuladas perguntas proveitosas: "Por que isso seria um problema?". Utilizando o exercício da seta descendente, examinamos as implicações da rejeição para o paciente, perguntando: "Por que o fato de alguém não gostar de você o incomoda?"; e o paciente responde: "Porque isso significa que não tenho valor". Assim, um único pensamento negativo pode estar associado a uma regra rígida mais geral e difusa: "Se você falha em alguma coisa, então você não tem valor".

Problemas recorrentes de depressão, ansiedade e conflitos conjugais com frequência são o resultado de regras e pressupostos rígidos, afirmações do tipo "deveria", imperativos e crenças do tipo "se... então". Pesquisas sobre a vulnerabilidade à recaída depressiva indicam que pressupostos subjacentes sobre a importância do perfeccionismo e a necessidade de aprovação são ativados em estados de humor negativos e por eventos de vida negativos (Dozois & Beck, 2008; Miranda & Persons, 1988; Miranda, Persons, & Byers, 1990; Segal & Ingram, 1994), e o estilo atributivo negativo e atitudes disfuncionais na Escala de Atitudes Disfuncionais (EAD) contribuem para a vulnerabilidade à depressão (Haeffel et al., 2005).

Esses pressupostos subjacentes podem não parecer problemáticos quando tudo vai bem – por exemplo, o homem que acredita ser digno de amor quando tem uma parceira amorosa pode se sentir bem enquanto durar o relacionamento. No entanto, a ameaça ou o término real do relacionamento pode precipitar um episódio depressivo maior porque o pressuposto subjacente (p. ex., "Não posso ser feliz se estiver sozinho") e o esquema pessoal negativo ("Não mereço ser amado") são ativados.

Durante períodos relativamente estáveis, esses pressupostos subjacentes podem não ser aparentes. O terapeuta pode examinar episódios passados de depressão ou conflito (p. ex., "Conte-me sobre alguma época em que você se sentiu muito mal – o que provocou isso?"). Isso poderá revelar que um evento desagradável (p. ex., receber críticas, terminar um relacionamento, falhar em uma tarefa) evocou pensamentos automáticos negativos (p. ex., "Estou sempre falhando") que por sua vez levaram a um pressuposto mal-adaptativo mais geral (p. ex., "Se você falhar em alguma coisa, então é um fracasso").

Como alternativa, o terapeuta pode pedir ao paciente que imagine o que poderia acontecer que o perturbaria (p. ex., o paciente responde: "Se eu me saísse mal em uma prova"). Quais pensamentos e pressupostos negativos seriam ativados? Usando os exemplos acima, eles poderiam incluir: "Quando nós rompemos, aquilo me fez pensar que jamais serei feliz porque ficarei sozinho"; ou "Se eu fosse mal na prova, é porque não dei o melhor de mim, o que significaria que sou um fracasso". Neste capítulo, examinamos como o terapeuta pode auxiliar o paciente a identificar e testar os pressupostos e regras subjacentes que persistem mesmo quando eles estão se sentindo bem.

TÉCNICA: Identificação do pressuposto ou regra subjacente

Descrição

O procedimento da seta descendente em geral conduz aos pressupostos subjacentes. Esses pressupostos são afirmações do tipo "se... então", regras, afirmações do tipo "deveria" ou "tenho que" que são rígidas, imperativas e associadas a vulnerabilidade à depressão, raiva e ansiedade. Por exemplo, a seta descendente pode levar aos seguintes pressupostos e regras (ou padrões):

"Se fico sozinho, devo ser infeliz [ou indesejável]".
    Ou "Se fico sozinho, estarei sempre sozinho".
    Ou "As pessoas solteiras são perdedoras".
    Ou "Preciso ter um parceiro para ser feliz".
    Ou "Não posso ser feliz por mim mesmo – a felicidade só é possível com outras pessoas".

"Se eu não fizer bem alguma coisa, então devo ser um fracasso."
    Ou "Devo sempre me sair bem em tudo o que fizer".
    Ou "Devo fazer melhor do que os outros".
    Ou "É terrível fracassar em alguma coisa".
    Ou "Se eu cometer um erro, então devo me criticar".

Depressão, ansiedade e raiva estão associadas a uma variedade de pressupostos e regras; um mesmo indivíduo pode ter várias crenças ativadas por um único evento. Imagine uma funcionária cujo supervisor não gosta dela, mesmo que seja uma empregada eficiente há muitos anos. Está claro, segundo a perspectiva do terapeuta, que essa situação resulta de um conflito de personalidades. A paciente é despedida do emprego, mas consegue encontrar trabalho produtivo em outro lugar. No entanto, esse evento isolado leva à ativação de vários pressupostos:

"Se fui demitida, isso significa que fracassei."

↓

"Se fracassei nesse emprego, então sou um fracasso como pessoa."

Ou

"Fui demitida do emprego uma vez, então ninguém vai querer me contratar [precedendo sua primeira entrevista após sua demissão]."

↓

"Se meu chefe não gostava de mim, é porque devo estar afastando as pessoas."

"Se as pessoas não gostam de mim, então é porque não tenho valor."

"Se não tenho valor, então não posso ser feliz."

"Se não tenho valor, então a vida não tem sentido."

Na verdade, muitas vezes o evento da demissão pode levar a compensações financeiras generosas, à oportunidade de se afastar de um ambiente de trabalho estressante e à chance de buscar um novo emprego ou treinamento em outro lugar. É claro que também pode levar a perda de renda, maior estresse pela incerteza de encontrar um novo emprego e perda de recompensas no local de trabalho. Contudo, os pressupostos do indivíduo, conforme indicado anteriormente, colocam o paciente em maior risco de depressão, pois são absolutos, rígidos e autocondenatórios. Há muito pouco de proativo ou prático nesses pressupostos.

Perguntas a formular/intervenção

"Vamos examinar alguns pressupostos e regras que você acabou de identificar. Muitas vezes, temos regras para nós mesmos ou para os outros. Essas regras frequentemente seguem esta linha: 'Tenho que ter sucesso' ou 'Preciso receber a aprovação das outras pessoas'. Às vezes, supomos que 'Se [tal e tal coisa] acontecer, então [tal e tal coisa] é verdade'. Por exemplo, podemos ter o pressuposto 'Se não tenho sucesso, então não tenho tanto valor assim' ou 'Se alguém não gosta de mim, então não devo ser digno de amor'."

O terapeuta pode usar a forma curta da EAD para avaliar esses pressupostos subjacentes (Beevers, Wells, & Miller, 2007). A EAD mais abrangente desenvolvida por Weissman e Beck (1978), que produz um escore para várias dimensões de interesse, também pode ser administrada. Terapeuta e paciente podem então examinar as respostas extremas na EAD para determinar a vulnerabilidade a uma futura depressão, ansiedade ou raiva.

Exemplo

TERAPEUTA: Você disse que está perturbado porque perdeu o emprego. Eu gostaria de saber quais foram seus pensamentos. Por favor, tente completar a seguinte frase: "Perder o emprego me incomoda porque...".

PACIENTE: Vai parecer que sou um fracasso.

TERAPEUTA: E se parecer que sou um fracasso, então isso significaria que...

PACIENTE: Eu *sou* um fracasso.

No caso de outro paciente que rompeu com sua parceira amorosa, o terapeuta perguntou sobre o significado desse evento para ele.

TERAPEUTA: Sei que você está chateado porque você e Ellen romperam. Mas vejamos o que você está pensando que pode aumentar seu sofrimento. Complete esta frase: "Quando penso no fato de Ellen e eu termos rompido, isso me incomoda porque significa que...".

PACIENTE: Nunca vou encontrar alguém.

TERAPEUTA: E se eu não tiver ninguém, isso significaria que...

PACIENTE: Serei infeliz.

TERAPEUTA: Parece que você pensa que precisa estar em um relacionamento de compromisso para ser feliz.

PACIENTE: Acho que é isso que eu penso.

Tarefa de casa

Afirmações específicas do tipo "deveria" ou "regras" que o paciente mantém também podem ser identificadas e monitoradas com o uso do Formulário 4.1. O terapeuta pode dizer: "Veja se consegue identificar e registrar as regras e pressupostos subjacentes a esses pensamentos durante a próxima semana". Ele pode também apontar que "regras" geralmente têm uma qualidade do tipo "se... então" ou "deveria", como: "Se eu for rejeitado por alguém, então devo ser um perdedor". Ou "Eu devia ter sucesso em tudo que experimento". A Figura 4.1 apresenta um exemplo de como um paciente usou o Formulário 4.1.

Possíveis problemas

Observei que alguns terapeutas tratam um pensamento automático negativo como razão suficiente para estar deprimido ou ansioso. Por exemplo, eles podem concordar tacitamente com o paciente que "é terrível ser rejeitado", frequentemente tentando convencê-lo de que não será rejeitado. O valor terapêutico de focar no pressuposto mal-adaptativo mais geral é que, na vida real, as pessoas realmente falham, são rejeitadas e são tratadas injustamente. Assim, é muito mais importante ir além dos pensamentos automáticos para chegar até as crenças subjacentes que acrescentam negatividade mais difusa. É possível uma pessoa ser rejeitada, falhar ou ser demitida sem que desenvolva depressão maior.

Alguns pacientes acreditam que suas regras, expectativas, pressupostos e julgamentos são simplesmente fatos – isto é, eles acreditam que, por exemplo: "Se você não ganhar muito dinheiro, então é um fracasso" ou "Se você não for atraente, então é feio". Tais pacientes tratam suas expectativas, regras e valores pessoais como se fossem dados científicos ou objetivos. Quando essas regras ou expectativas são compartilhadas culturalmente – como aquelas, bastante difundidas, de que devemos nos casar ou ter sucesso –, o apego a elas como fatos reais é especialmente forte. Nesse estágio de identificação das regras e pressupostos, o terapeuta pode deixar claro que a questão não é contestá-los, mas simplesmente *registrá-los*.

Exemplos de meus pressupostos, regras e padrões típicos	Endosso da crença (0-100%)
Se eu não fizer um trabalho perfeito, então fracassei.	90%
Devo sempre fazer o melhor que posso.	90%
As pessoas vão fazer pouco de mim, a menos que eu seja excepcional em meu trabalho.	85%
Devo criticar a mim mesmo pelos meus fracassos.	80%
Problemas dos meus pressupostos:	
Essas crenças pioram minha ansiedade e estresse e dificultam que eu aproveite qualquer coisa. Preocupo-me com o fracasso e não me dou crédito pelo trabalho que realizo. Não posso relaxar. Essas ideias dificultam que eu assuma um novo emprego. Tenho medo de correr riscos.	

FIGURA 4.1 Monitoramento de pressupostos, regras e padrões.

Referência cruzada com outras técnicas

Outras técnicas de relevância incluem identificação de pensamentos automáticos, seta descendente, técnicas de imaginação, dramatização racional e exame de custos e benefícios.

Formulário

Formulário 4.1 (Monitoramento de pressupostos, regras e padrões).

TÉCNICA: Desafio às afirmações do tipo "deveria"

Descrição

Muitas regras ou padrões globais são vivenciadas como imperativos morais, tais como "Devo ser perfeito sempre" ou "Devo ter sucesso sempre". Por serem afirmados como imperativos morais, frequentemente implicam um julgamento sobre o valor da pessoa ou do outro. Por exemplo, "Devo ser perfeito sempre" poderia implicar o contrário – "Não tenho valor" ou "Sou inferior" e "Não mereço ser feliz" se a regra ou o padrão não forem atingidos. Autocrítica, culpa e vergonha são efeitos colaterais comuns dessas afirmações moralistas do tipo "deveria". Ellis (1994) observou que muitas dessas afirmações do tipo "deveria" são constituídas de ideias ilógicas, hipergeneralizadas e disfuncionais. Diversas contestações podem ser empregadas contra a lógica desse tipo de afirmação:

> "Qual é a justificativa, lógica ou evidência de que devemos fazer tal coisa?"
>
> "Qual é a origem desta regra?"
>
> "Esta regra seria aplicável a todos?"
>
> "Esta regra poderia ser uma *preferência* em vez de um princípio?"

A terapia cognitiva e a terapia racional-emotiva procuram desconstruir muitas dessas afirmações do tipo "deveria" para revelar sua natureza ilógica, injusta e pejorativa.

Perguntas a formular/intervenção

Conforme indicado acima, o terapeuta pode apresentar alguns desafios cognitivos. Por exemplo, considere a afirmação "Devo ser perfeito". As perguntas a ser feitas incluem:

> "Quais são as evidências de que você deve ser perfeito [e quais são as evidências de que não pode ser perfeito]?"
>
> "De onde veio essa regra? Quem ou que autoridade decretou que você deve ser perfeito?"
>
> "*Todos* deveriam ser perfeitos? Por que você teria para os outros um padrão diferente do que tem para si mesmo?"
>
> "Não seria mais realista dizer que você preferiria fazer um trabalho melhor, em vez de insistir na necessidade fútil de ser perfeito?"
>
> "Quando usa afirmações do tipo 'deveria', você está tratando eventos cotidianos como questões morais. Há alguma questão moral envolvida no que você está considerando? É antiética? Ou é simplesmente a afirmação de uma preferência?"
>
> "Se você encara eventos do cotidiano como questões morais – como 'deveria' e 'tenho que' –, estabelece para si mesmo autocrítica e autocondenação. Isso realmente o(a) ajuda?"

Exemplo

TERAPEUTA: Você disse que deveria ter se saído melhor na prova. Por quê?

PACIENTE: Porque sou inteligente e devo fazer o melhor possível.

TERAPEUTA: Qual é o melhor que você pode fazer?

PACIENTE: Eu poderia tirar vários As se me esforçasse de verdade.

TERAPEUTA: Mas como você nem sempre tira A, parece que não é perfeito. Você deveria fazer coisas das quais não é capaz?

PACIENTE: Talvez se eu me esforçasse mais, tirasse sempre A.

TERAPEUTA: Quais são os custos e os benefícios de exigir perfeição?

PACIENTE: Os custos são que me sinto pressionado e desapontado. Os benefícios – talvez eu me esforce mais.

TERAPEUTA: Então, como isso está funcionando?

PACIENTE: Estou muito infeliz.

TERAPEUTA: E se você tivesse um padrão que dissesse: "Vou tentar fazer um bom trabalho". Quais seriam os benefícios dessa ideia comparados à exigência de perfeição?

PACIENTE: Talvez eu não me sentisse sobrecarregado.

TERAPEUTA: Todos os seus amigos tiram notas perfeitas?

PACIENTE: Não. Alguns deles mal atingem a média e alguns tiram notas boas. Ninguém que eu conheça tira sempre A.

TERAPEUTA: O que você pensa deles?

PACIENTE: Eles estão indo bem. Talvez eu seja mais duro comigo mesmo.

TERAPEUTA: E se você aplicasse as mesmas expectativas a si mesmo?

PACIENTE: Eu me sentiria muito melhor.

Tarefa de casa

"Escolha uma das suas afirmações do tipo 'deveria'. Escreva-a no Formulário 4.2. Anote o quanto acredita nela, a emoção que ela desencadeia e o grau em que o aflige, seus custos e benefícios, e depois conteste a afirmação, respondendo às perguntas." A Figura 4.2 apresenta um exemplo de como um paciente preencheu esse formulário.

Possíveis problemas

Algumas pessoas acreditam que contestar as próprias afirmações do tipo "deveria" fará com que se comportem de forma irresponsável ou imoral (ver Leahy, 2001b). Eu classifico essas afirmações em boas e ruins. As afirmações boas são regras que aplicaríamos a todos – por exemplo: "Você não deve estuprar ninguém". Entretanto, a maioria das afirmações do tipo "deveria" que governam os pacientes não consiste em sentenças morais válidas, já que não as aplicaríamos a todos. Os pacientes que relutam em contestar afirmações do tipo "deveria" podem considerar o que constitui uma regra moral razoável; por exemplo, uma regra moral razoável é aquela aplicável a todos e que realça a dignidade humana (ver Leahy, 2001b). Dizer que alguém deve ser perfeito para ter valor implica que ninguém tem valor, já que ninguém é perfeito. A maioria das pessoas rejeitaria essa regra tão absoluta e pejorativa.

Alguns pacientes acreditam que suas afirmações do tipo "deveria" os estimulam a se esforçar mais e a realizar coisas. O terapeuta pode investigar se essas regras rígidas os levaram à procrastinação, evitação, ineficiência, distração e incapacidade de se concentrar. Na verdade, como essas regras estão associadas a ansiedade e depressão, elas frequentemente levam a um prejuízo no desempenho.

Além do mais, a ideia de que um comportamento irresponsável seria a consequência de descartar noções arbitrárias e extremas de "dever" pode ser contestada com a evidência: "Você tem padrões perfeccionistas para tudo e sempre pensa nos termos mais extremos?". Já que é improvável que uma pessoa seja perfeccionista em tudo, as evidências indicarão

Afirmação do tipo "deveria":	Devo sempre fazer um trabalho excelente.

Grau de crença (0-100%) 90%

Emoção (e grau: 0-100%) ansiedade 90%; frustração 90%; raiva 80%

Custos e benefícios: Custos: Estou em constante estresse. Não consigo relaxar. Eu me preocupo sobre como vou fazer as coisas. Não me dou o devido crédito, a menos que seja perfeito, mas nunca é. Eu me critico.

Benefícios: Talvez eu fique motivado e me esforce mais.

Quem estabeleceu esta regra? Essa é a minha regra. Meu pai tinha muitas exigências comigo.

Você aplica esta regra a todos? Por que não? Na verdade, não. Tenho tendência a ser mais tolerante com as outras pessoas do que comigo mesmo. Algumas vezes, no entanto, fico frustrado com os outros, especialmente se estão atrapalhando o meu trabalho.

Reexpresse esta regra como preferência em vez de "dever". Eu prefiro fazer um trabalho excelente, mas isso não é necessário.

Qual seria uma expectativa mais razoável? Para mim seria mais razoável tentar fazer um trabalho excelente, mas também é aceitável fazer um trabalho muito bom ou bom.

Reavalie a crença e a emoção: Crença: 60%

Emoção: ansiedade 60%; frustração 60%; raiva 40%

FIGURA 4.2 Exame e contestação de afirmações do tipo "deveria".

que ela não se torna irresponsável quando são empregadas expectativas mais razoáveis. O duplo padrão também é útil: "Se as outras pessoas não são perfeccionistas, então o que explica o fato de não terem se tornado irresponsáveis?"

Referência cruzada com outras técnicas

Muitas técnicas são usadas para contestar afirmações do tipo "deveria". Conforme indicado, usamos análise de custo-benefício, técnica do duplo padrão e exame da lógica e das evidências. Além disso, o terapeuta pode usar as técnicas da seta descendente, exame das regras em um *continuum*, dramatização e atuação contra a crença.

Formulário

Formulário 4.2 (Exame e contestação de afirmações do tipo "deveria").

TÉCNICA: Identificação das regras condicionais

Descrição

Vemos assumir que o pressuposto subjacente do paciente é: "Se alguém não gosta de mim, isso significa que não tenho valor". Para evitar rejeição ou avaliação negativa por parte dos outros, ele desenvolve "regras condicionais" – diretrizes e estratégias – que servem para protegê-lo da rejeição. Podem ser regras como: "Se eu der a todas as pessoas que conheço o que elas desejam, não serei rejeitado" ou "Se eu sacrificar minhas necessidades para atender às necessidades alheias, não serei rejeitado". Regras condicionais em torno do tema do perfeccionismo incluem: "Se eu trabalhar o tempo todo, poderei fazer um trabalho perfeito" ou "Se eu tentar algo difícil, provavelmente irei fracassar – portanto, devo evitar desafios". As regras condicionais permitem que o paciente lide com inadequações e medos por meio de compensações – isto é, tentando superar os sentimentos de inferioridade com o emprego de esforço extra – ou esquivando-se de situações que tenham o risco de rejeição ou fracasso – isto é, evitando as pessoas para evitar a possibilidade de rejeição, ou fugindo de desafios para evitar derrota ou fracasso. Essas ideias foram originalmente desenvolvidas por Alfred Adler (1964a, 1964b) e mais tarde aplicadas ao modelo cognitivo por Guidano e Liotti (1983) e Beck, Davis e Freeman (2014).

Dois problemas decorrem de basear-se nessas regras condicionais: primeiro, é quase impossível estar à altura delas e, em segundo lugar, elas não levam à desconfirmação do pressuposto subjacente. Por exemplo, a regra: "Se me submeter aos outros, eles vão gostar de mim e então não serei uma pessoa sem valor" não permite que a pessoa teste e desafie o pressuposto mais profundo ou a crença nuclear de que "Não tenho valor se alguém não gosta de mim". Por exemplo, o paciente alcoolista pode acreditar: "Não vou sobreviver, a menos que beba", mas ele não testa esse pressuposto porque não para de beber.

Perguntas a formular/intervenção

"Algumas vezes tentamos evitar as piores coisas que podem acontecer vivendo de acordo com determinadas regras. Já identificamos seu pressuposto ou crença nuclear – 'Se alguém me rejeita, então não tenho valor'. Agora, a questão que podemos considerar é que diretriz ou regra você usa para evitar ser rejeitado? Por exemplo: 'Para não ser rejeitado, tendo a...' (Ou: 'Se eu fizer [tal e tal coisa], então não serei rejeitado' ou 'Se eu fizer [tal e tal coisa], então não fracassarei'.)"

"Igualmente, algumas vezes temos regras sobre o que devemos evitar para que coisas ruins não aconteçam. Por exemplo, dada sua crença nuclear de não ter valor, se alguém o rejeitar, você terá certas regras ou estratégias para evitar a rejeição. Como você completaria a seguinte afirmação: 'Para não ser rejeitado, tendo a evitar (que tipo de coisas ou que tipo de pessoas).'? (Alternativamente: 'Para evitar fracassos, tendo a evitar [que tipo de comportamentos ou tarefas].')"

Exemplo

Neste caso, a paciente era uma mulher extremamente inteligente com padrões perfeccionistas que se sentia paralisada trabalhando em um cargo no serviço público, em vez de trabalhar no setor privado, onde haveria mais demandas e mais riscos de fracasso.

TERAPEUTA: Você se queixa do emprego atual, mas reluta em procurar um emprego diferente, seja no setor privado ou na prefeitura. Você reluta em procurar algo mais desafiador. Por que o desafio a deixa desconfortável?

PACIENTE: Tenho medo de fracassar.

TERAPEUTA: E o que isso significaria para você?

PACIENTE: Que sou burra.

TERAPEUTA: Há outras coisas que você evita fazer ou tentar porque tem medo de fracassar?

PACIENTE: Sim. Não cursei Direito – mesmo tendo sido aceita na faculdade.

TERAPEUTA: Então sua regra é evitar fazer coisas em que poderia fracassar?

PACIENTE: Certo. Acho que isso é verdade. Não quero descobrir que sou burra.

TERAPEUTA: E se houver outra maneira de testar se você é burra? Por exemplo, como você se saiu no vestibular ou ENEM?

PACIENTE: Eu me saí bem. Fiquei entre as 5% melhores notas.

TERAPEUTA: Com você se saiu na faculdade?

PACIENTE: Bem, mas não tão bem quanto gostaria. Não tirava sempre A.

TERAPEUTA: Que notas você tirava?

PACIENTE: Principalmente A, mas também tirava alguns B.

TERAPEUTA: Se você considerar as evidências, elas indicam que você é burra ou que não é?

PACIENTE: Bem, que não sou. Mas também não sou a mais inteligente.

TERAPEUTA: O seu pressuposto é que você precisa ser a mais inteligente para não ser burra?

PACIENTE: Pode ser.

TERAPEUTA: E qual é a consequência dessa crença?

Tarefa de casa

O terapeuta pode explicar esta ideia básica e dar uma tarefa de casa da seguinte maneira: "Muitas vezes nos baseamos em determinadas regras na esperança de evitar que algo ruim aconteça. Por exemplo, algumas pessoas mantêm a crença ou regra de que 'Se eu me preocupar, não serei pego de surpresa'. Chamamos isso de 'crença condicional' – que é uma crença que pensamos que nos protege ou nos prepara. Outras crenças condicionais comuns incluem: 'Se eu atingir 100%, então não serei um fracasso' ou 'Se eu impressionar a todos, então serei aceito'. Vamos examinar esse tipo de crença empregada para lidar com as situações. Use o Formulário 4.3 para ajudá-lo a identificar as crenças condicionais que você emprega regularmente."

Possíveis problemas

Como ocorre com os pressupostos subjacentes (discutidos anteriormente), alguns pacientes acreditam que suas crenças condicionais são objetivas e úteis. Enfatizamos, nesta altura, que estamos apenas colhendo informações. Mais tarde poderemos avaliar a utilidade dessas crenças condicionais.

Referência cruzada com outras técnicas

Outras técnicas relevantes incluem identificação dos pressupostos, seta descendente, análise do custo-benefício, exame das evidências e duplo padrão.

Formulário

Formulário 4.3 (Identificação de crenças condicionais).

TÉCNICA: Avaliação de pressupostos secundários

Descrição

Na maioria dos casos, os pacientes têm um conjunto de pressupostos secundários que acrescentam vulnerabilidade ainda maior ao seu risco de depressão e ansiedade. O pressuposto mal-adaptativo de primeiro nível pode ser algo como: "Se eu fracassar em alguma coisa, então devo ser um fracasso". Assim, a pessoa parte de um único comportamento para um rótulo sobre si mesma como um todo. No entanto, o pressuposto secundário foca em como a pessoa deve responder à conclusão do pressuposto primário. Eis alguns exemplos:

"Se eu for um fracasso, então devo me criticar."

"Se eu for um fracasso, então não mereço ter qualquer prazer ou felicidade."

"Se eu for chato, então não posso ter um relacionamento."

"Se eu cometer um erro, devo desistir."

Esses pressupostos secundários levam a autocrítica, evitação e autocondenação disseminada. Ao os avaliarmos, podemos mostrar aos pacientes que, mesmo que concluam que são um "fracasso", ainda podem responder a essa crença com pensamento e comportamentos que não sejam autocondenatórios. Por exemplo: "Mesmo que eu pense que sou um fracasso, ainda posso encontrar felicidade e amor"; ou "Mesmo que eu pense que sou chato, ainda posso encontrar pessoas que irão gostar da minha companhia"; ou "Mesmo que eu pense que sou um fracasso, ainda posso sentir compaixão e benevolência por mim mesmo".

Perguntas a formular/intervenção

"Pode ser que você tenha um conjunto de crenças que se seguem aos seus pressupostos mal-adaptativos. Por exemplo, vamos examinar seu pensamento automático – 'Vou ser reprovado' – e depois seu pressuposto: 'Se eu rodar na prova, então sou um fracasso'. Mas você pode ter outro conjunto de crenças: 'Se eu for um fracasso, então devo me criticar', ou 'Jamais serei feliz – pois não o mereço'. Talvez possamos examinar esses 'pressupostos secundários' – isto é, o que você pensa que deveria fazer depois de julgar a si mesmo com afirmações negativas globais."

Exemplo

TERAPEUTA: Então você diz "Vou ser reprovado", e seu pressuposto aparece instantaneamente: "Se eu for reprovado, então sou um fracasso." Vamos dizer que esse pressuposto de que você será um fracasso se for reprovado, que é uma crença muito forte, seja o primeiro nível de seu pressuposto mal-adaptativo. Tente responder a essa pergunta: "Se eu me achar um fracasso, então o que deveria pensar ou fazer?"

PACIENTE: (*pausa*) Hum. Acho que eu deveria me sentir mal – provavelmente porque vou me criticar.

TERAPEUTA: Então a crença é de que se você falhar, deveria ficar deprimido e autocrítico?

PACIENTE: Sim.

TERAPEUTA: OK, vamos examinar isso. Qual é a vantagem de criticar a si mesmo se você falhar?

PACIENTE: Não sei...talvez eu me esforce mais na próxima vez.

TERAPEUTA: É isso que você faz depois de ficar deprimido por criticar a si mesmo? Você se esforça mais?

PACIENTE: Não, eu desisto e me isolo. Simplesmente não faço nada, na verdade.

TERAPEUTA: Então você seria capaz de imaginar como se sentiria se tivesse um pressuposto diferente? Que tal: "Se eu pensar que sou um fracasso, poderei tentar ter compaixão comigo mesmo"?

PACIENTE: Não consigo me imaginar fazendo isso.

TERAPEUTA: Bem, vamos imaginar que houvesse alguém em sua vida a quem você amasse muito e com quem se preocupasse. Alguém especial. E essa pessoa falhasse e pensasse que ela era um fracasso. Você teria compaixão por ela?

PACIENTE: Creio que sim, é claro que teria.

TERAPEUTA: E se você conseguisse fazer isso consigo mesmo?

PACIENTE: Eu me sentiria muito melhor.

Tarefa de casa

O paciente pode identificar inúmeras afirmações do tipo "deveria" mal-adaptativas. Depois de listá-las, ele identifica os pressupostos secundários – "Se a primeira afirmação for verdade, então o que você acha que deveria pensar ou fazer?" O paciente pode usar o Formulário 4.4 para avaliar esses pressupostos secundários.

A Figura 4.3 apresenta um exemplo de como um cliente preencheu esse formulário. Depois que os pacientes identificam os pressupostos secundários, podem submetê-los a uma análise de custo-benefício. Além disso, e se eles fizessem o contrário do pressuposto secundário? Por exemplo, e se afirmasse: "Se eu pensar que sou um fracasso, então em vez de me criticar posso ter compaixão e aceitação por mim mesmo"? Quais são os custos e benefícios disso?

Possíveis problemas

Alguns pacientes acreditam que seu pressuposto secundário decorre "logicamente" ou "necessariamente" do primeiro pressuposto. Assim sendo, "as pessoas que fracassam devem criticar a si mesmas" ou "pessoas chatas nunca podem ter relacionamentos". A análise empírica pode nos levar a perguntar: "Existem pessoas que falharam muito ou que são frequentemente chatas em sua opinião, mas que não são particularmente autocríticas ou têm amigos? Elas são felizes? Elas sorriem?" Alguns pacientes também acreditam que "É assim que eu penso – não posso mudar". Essa postura pode ser trabalhada levando o paciente a tentar fazer o contrário consigo mesmo para ver o que acontece: "Como você se sente quando tem compaixão consigo mesmo?". O terapeuta pode fazer uma dramatização em que ele desempenha o papel de uma pessoa que diz: "Eu sou um fracasso", e o paciente expressa compaixão e gentileza com ele.

Referência cruzada com outras técnicas

Outras técnicas relevantes incluem seta descendente, exame das probabilidades em uma

Se isto acontecer	Então penso que eu deveria	E se isso for verdade, então eu deveria
Não me saio tão bem quanto gostaria.	Me preocupar com isso.	Criticar a mim mesmo.
Alguém parece não gostar de mim.	Achar que fiz alguma coisa errada.	Preocupar-me com o que as outras pessoas irão pensar de mim.
Não sei toda a matéria antes da prova e não estou totalmente preparado.	Me preocupar em ser reprovado.	Continuar preocupado com isso para ficar mais motivado para estudar.

FIGURA 4.3 Avaliação dos pressupostos secundários.

sequência, técnica da irrelevância e técnica da indiferença.

Formulário

Formulário 4.4 (Avaliação de pressupostos secundários).

TÉCNICA: Exame do sistema de valores

Descrição

Muitos pressupostos referem-se a uma dimensão do indivíduo – por exemplo, um pressuposto sobre a necessidade de sucesso profissional pode incluir apenas os ganhos financeiros. Quando o paciente fica ansioso ou deprimido em função dessa única dimensão, outros valores são eclipsados. O exame e o esclarecimento sobre o sistema de valores pode ajudar a colocar certos julgamentos autodepreciativos na perspectiva de outros valores, superiores. Assim, o paciente que se concentra excessivamente no próprio valor, medido pelas suas realizações, pode ser solicitado a considerar outros valores, como amor, perdão, bondade, curiosidade, crescimento pessoal, diversão e lazer. Podemos, então, introduzir escolhas forçadas: "Se eu tivesse que escolher entre realizar mais e amar mais, qual escolheria?". A primeira tarefa é desenvolver uma lista de valores de vida, tais como os recém-mencionados. Também podem ser introduzidos outros valores que o paciente consiga expressar, como bem-estar físico, amizade e valores religiosos. O cliente pode, então, comparar as escolhas e determinar quais valores vêm em primeiro lugar na sua hierarquia e quais vêm em seguida. Uma alternativa é pedir que o paciente expresse quais valores ele gostaria que seu filho ou parceiro tivesse (variação da técnica do duplo padrão) ou quais valores gostaria de ver adotados pelas pessoas em geral.

Perguntas a formular/intervenção

"Vamos examinar alguns valores que você considera importantes. Considere os seguintes valores: amor, perdão, bondade, curiosidade, crescimento pessoal, diversão, lazer, autoestima, religião, realizações culturais/financeiras/profissionais, atratividade física e aprovação das pessoas. Vamos tomar a questão que o perturba agora: realizar mais profissionalmente. Se você tivesse que escolher entre realizar mais profissionalmente e receber e dar mais amor [ou então perdão, bondade, curiosidade, crescimento pessoal, etc.], o que escolheria?"

Exemplo

TERAPEUTA: Você disse que era importante se sair muito bem nesse projeto e que agora está se criticando pelo seu desempenho, que considera inadequado. Às vezes, damos muito valor a alguma coisa – neste caso, você está valorizando a realização profissional. Mas deve haver outras coisas que você também valorize. Por exemplo, considere amor, perdão, bondade, curiosidade, crescimento pessoal, diversão, lazer, autoestima, religião, realizações culturais/financeiras, atratividade física e aprovação das outras pessoas. (*Escreva todos eles.*) Se você tivesse que escolher entre realização profissional e esses outros valores, algum deles seria mais importante para você?

PACIENTE: Quase todos eles. Talvez não o lazer – embora eu precise muito tirar um tempo para descansar.

TERAPEUTA: OK. Então todas essas áreas são, na verdade, mais importantes para você? Que tal tentar amor, bondade e perdão em relação a si mesmo neste momento?

PACIENTE: Como?

TERAPEUTA: Sendo bondoso e amoroso consigo mesmo e se perdoando por não se sair tão bem quanto gostaria.

PACIENTE: Acho que se eu fizesse isso, me sentiria melhor.

TERAPEUTA: Você não acabou de dizer que esses são seus valores mais importantes?

Tarefa de casa

O paciente recebe o Formulário 4.5, no qual deve identificar o valor que o está perturbando – por exemplo, realização profissional – e então considerar e classificar outros 16 valores. Esse formulário permite ao cliente identificar a importância relativa de diferentes valores e as ações específicas que podem ser empregadas em relação a eles.

Possíveis problemas

Às vezes, o que perturba o paciente é o valor mais importante para ele – por exemplo, realização profissional. O terapeuta pode tratar essa circunstância formulando as seguintes perguntas:

> "Se você busca todos esses outros valores, ou algum deles, isso não tem certa importância?"
>
> "Você aplicaria o mesmo sistema de valores a alguém que ama? Por que não?"
>
> "O que a maioria das pessoas consideraria um sistema de valores mais desejável?"
>
> "Por que elas classificariam os valores de forma diferente da sua?"

Referência cruzada com outras técnicas

Outras técnicas relevantes incluem análise de custo-benefício, duplo padrão e seta descendente.

Formulário

Formulário 4.5 (Clarificação de valores).

TÉCNICA: Distinção entre progresso e perfeição

Descrição

Perfeccionismo pode ser adaptativo ou mal-adaptativo. Ter altos padrões saudáveis pode ser útil se eles fornecerem direção e aumentarem a motivação sem os efeitos debilitantes da autocrítica. Entretanto, o perfeccionismo mal-adaptativo é caracterizado por padrões que continuam sendo exigentes mesmo quando se atinge o objetivo estabelecido, e a falha em atingir os mais altos padrões resulta em autocrítica e possivelmente depressão e/ou ansiedade (Egan, Wade, Shafran, & Antony, 2014; Di Schiena, Luminet, Philippot, & Douilliez, 2012; Cox, Enns, & Clara, 2002).

Uma característica do perfeccionismo mal-adaptativo é a escalada contínua de um padrão, ou seja, o "ponto de referência regressivo". Independentemente do quanto o indivíduo se sai bem, nunca está bom o bastante porque "Sempre posso fazer melhor". O perfeccionista não tem prazer com o que é atingido ou com o progresso que faz. O terapeuta orienta o paciente para que considere se os seus padrões de desempenho estão em constante mudança e se são cada vez mais exigentes; se a falha em corresponder a um padrão exigente leva à autocrítica; se o indivíduo desqualifica qualquer progresso em direção ao objetivo como "não sendo suficientemente bom"; e se esses padrões de perfeição são de autovalorização ou autodestrutivos. O paciente pode completar o Inventário de perfeccionismo (Hill et al., 2004), que tem oito subescalas: preocupação com erros, padrões elevados para os outros, necessidade de aprovação, organização, pressão parental, planejamento, ruminação e esforço por excelência (ver Formulário 4.6). Aplicando essa técnica que visa progresso e não perfeccionismo, o indivíduo pode se concentrar em como melhorar algum aspecto do desempenho passado, em vez de se esforçar para atingir um padrão impossível.

O progresso pode ser avaliado de várias formas. Por exemplo, uma paciente que atingiu escore 36 em seu primeiro Inventário de Depressão de Beck (BDI) queixou-se que a terapia não estava funcionando quando o escore passou para 22 depois de seis semanas – e ela ainda estava deprimida. Em vez de avaliar o tratamento em termos da ausência total de sintomas depressivos, sugeri que ela reconhecesse o progresso que havia feito, conforme evidenciado pela redução de 14 pontos em seu escore no BDI. Sugeri que examinássemos o que levou a esse progresso para podermos continuar trabalhando nisso e progredindo ainda mais.

Perguntas a formular/intervenção

"Examine as vantagens de tentar *melhorar*, em vez de tentar ser *perfeita*. Se você tentar ser perfeita, inevitavelmente acabará ficando frustrada. No entanto, se tentar fazer progressos, poderá se sentir mais no controle da situação e mais esperançosa. Quais são as áreas em que você já fez progressos? Você se dá crédito pelo progresso ou apenas pela perfeição? Qual seria a consequência de se dar o crédito pelo progresso em vez de esperar a perfeição?"

Exemplo

TERAPEUTA: Você está incomodada agora porque tirou na prova uma nota mais baixa do que esperava. Qual foi sua nota?

PACIENTE: Tirei um C. Eu não esperava me sair bem porque não havia estudado muito. Mas essa nota é uma decepção.

TERAPEUTA: Que pensamentos você está tendo?

PACIENTE: Sou mesmo uma perdedora. Provavelmente não vou me sair bem no mundo "real".

TERAPEUTA: Você pensa que poderia se sair melhor em sua próxima prova?

PACIENTE: Não consigo imaginar ir pior!

TERAPEUTA: O que você aprendeu sobre a importância de se preparar para a prova?

PACIENTE: Acho que tenho que estudar. Imagino que vou me sair melhor na próxima vez.

TERAPEUTA: Então, se você focar no progresso e na aprendizagem, terá aprendido alguma coisa com isso?

PACIENTE: Sim.

TERAPEUTA: Esta experiência pode ser uma lição de baixo custo sobre algo realmente importante – como a importância de estudar e se preparar sem considerar como garantido seu bom desempenho. Essa é uma lição que poderia ser útil por toda a sua vida?

PACIENTE: Acho que sim.

TERAPEUTA: Então vamos nos concentrar no que você aprendeu e como essa dificuldade temporária pode motivá-la a progredir no futuro. Isso é melhor do que pensar que você é uma perdedora por não ser perfeita.

PACIENTE: Essa seria uma maneira melhor de encarar as coisas.

Tarefa de casa

O terapeuta fornece ao paciente o Formulário 4.6, que avalia o perfeccionismo em

Comportamento em que exijo perfeição: *Como eu reajo a pessoas que encontro pela primeira vez.*

	Aceitação do progresso	Exigência de perfeição
Custos:	*Talvez eu abaixe a guarda e pareça ser burro. Talvez eu não me esforce muito.*	*Sinto-me ansioso. Não vou me aproximar das pessoas. Vou ficar inseguro constantemente. Vou me preocupar. Vou olhar para trás e lamentar.*
Benefícios:	*Poderei me sentir mais relaxado. Poderei ser mais autêntico. Vou me preocupar menos com o que as pessoas pensam.*	*Talvez eu possa tentar dar o máximo e isso irá me motivar.*
Conclusões: *Estou muito melhor visando o progresso em vez da perfeição. Ainda posso me esforçar e causar uma boa impressão sem ter que ser perfeito. Ninguém é perfeito. Não espero que as outras pessoas sejam perfeitas comigo.*		

O que critico em mim mesmo	Como posso progredir
Como eu reajo quando conheço novas pessoas.	*Posso focar mais em conhecê-las. Posso deixar a conversa fluir mais naturalmente. Não preciso tentar impressioná-las o tempo inteiro.*
Por que progredir seria melhor do que buscar a perfeição? *Não preciso ser tão inseguro. Sempre posso ter o objetivo de progredir e melhorar, e ainda assim me dar o crédito por tentar. Jamais serei perfeito, mas posso fazer coisas para melhorar.*	

FIGURA 4.4   Custos e benefícios do progresso e da perfeição.

diferentes áreas da vida. Os critérios de pontuação também são fornecidos. Além disso, ele pode preencher o Formulário 4.7A para explorar os custos e benefícios do perfeccionismo *versus* progresso, e o Formulário 4.7B, no qual listará as diferentes áreas que desencadeiam autocrítica – por exemplo, desempenho profissional ou escolar, relacionamentos, saúde, finanças, etc. Em seguida, anota as várias formas pelas quais pode progredir nessas áreas – por exemplo, trabalhar bastante, estudar mais, comunicar-se melhor, fazer exercícios e dieta e economizar dinheiro. A Figura 4.4 apresenta um exemplo de como um paciente preencheu os Formulários 4.7A e 4.7B.

Possíveis problemas

Algumas pessoas acreditam que a autocrítica as motiva a trabalhar mais. Na terapia cognitiva, procuramos nos concentrar na solução de problemas em vez de na autocrítica, e salientamos para os pacientes que diagnosticar um problema não é o mesmo que resolvê-lo. Por exemplo, diagnosticar a mim mesmo como tendo 5 kg de sobrepeso não é o mesmo que resolver o problema fazendo exercícios e dieta.

Referência cruzada com outras técnicas

Outras técnicas relevantes incluem identificação de pressupostos, tarefas comportamentais como as de dificuldade crescente, planejamento de atividades, solução de problemas e análise de custo-benefício.

Formulários

Formulário 4.6 (Inventário de perfeccionismo); Formulário 4.7A (Custos e benefícios do progresso e da perfeição); Formulário 4.7B (Progredir em vez de tentar a perfeição).

TÉCNICA: Uso da recaída como aprendizado

Descrição

Uma maneira de contestar os pressupostos perfeccionistas é reenquadrar a recaída como um experimento de aprendizagem. O indivíduo com pressupostos do tipo tudo-ou-nada em relação ao fracasso e à aceitação (ou qualquer outro padrão ou valor) verá a recaída de um problema como uma indicação de que as coisas não têm jeito. Por exemplo, uma paciente que havia reduzido seu consumo de álcool para um drinque por noite teve uma recaída na qual consumiu cinco drinques. Ela se criticou muito e começou a pensar que não tinha mais jeito. No entanto, propus que encarássemos isso como um experimento de aprendizado – ou como um "experimento natural" – em que ela poderia refletir sobre como se sentia quando não seguia as orientações de autoajuda (Leahy & Beck, 1988). Ela aprendeu com essa recaída que nossa análise estava correta: (1) Ela se sentia pior no dia seguinte a um episódio de bebedeira; (2) tentar agradar seus amigos de bar bebendo com eles não era bom para ela; e (3), em suma, beber mais do que um drinque alcoólico por noite não valia a pena. Outra maneira de ver essa recaída é reenquadrá-la como um tipo útil de sofrimento: "Faça do sofrimento seu amigo, reconhecendo que às vezes ele é um aspecto essencial da aprendizagem, e que o sofrimento está tentando ajudá-lo a reconhecer o que não funciona para você".

Perguntas a formular/intervenção

"Embora você esteja se sentindo mal por ter tido uma recaída, pode ser útil usar esse revés como uma experiência de aprendizagem importante. Primeiramente, é importante ter em mente que uma recaída significa que você teve melhoras. Você pode pensar nisso como avançar dois passos e recuar um. Também podemos aprender sobre o que provoca uma recaída, para que possamos estar preparados no futuro e usar algumas técnicas e habilidades. O que aprendeu sobre si mesmo? O que você aprendeu sobre o que funciona e o que não funciona para você? Como você pode usar o sofrimento e o desapontamento para orientá-lo no futuro?" O terapeuta pode usar uma "análise em cadeia", identificando os detalhes dos pensamentos, emoções e sensações na situação que precedeu a recaída.

Exemplo

Uma paciente que havia melhorado sua compulsão alimentar relatou que teve uma crise na noite anterior à sua sessão de terapia. Estava muito autocrítica agora e pensava estar sem esperança.

TERAPEUTA: Posso ver que você está muito desanimada por causa da crise que teve. Você disse que isso a fez querer desistir.

PACIENTE: Sim, nada dá certo.

TERAPEUTA: Essa é uma afirmação forte que com certeza faz você se sentir ainda pior. Mas vamos ter em mente que você não poderia ter uma recaída a menos que já tivesse melhorado. Se você tivesse viajado 15 km, mas depois pegasse um desvio, ainda poderia ver que fez progressos.

O quanto você progrediu nos últimos três meses?

PACIENTE: Bem, acho que tenho tido muito menos compulsão, e agora entendo que posso usar algumas habilidades para lidar com as minhas emoções para não ter compulsão.

TERAPEUTA: Então você fez progressos em muitos aspectos, mas isso não é perfeito, e a recaída faz com que você desqualifique tudo o que já conseguiu com seu trabalho árduo.

PACIENTE: É assim que eu sou às vezes. Fico devastada quando as coisas não dão certo e então desisto.

TERAPEUTA: Deve ser difícil para você – não receber o crédito pelo progresso. OK, então vamos ver o que você estava pensando e sentindo logo antes da crise.

PACIENTE: Eu estava sozinha em casa e me senti vazia e triste. Senti que "nunca vou encontrar alguém", e simplesmente fiquei devastada com esses sentimentos tristes. E depois fiquei mais ansiosa e disse a mim mesma: "Por que não?" e me ataquei no sorvete. E então eu meio que fiquei um pouco desorientada.

TERAPEUTA: Então, se examinarmos isso, você poderia pensar em cada passo ao longo do caminho como uma oportunidade de aprendizado. Por exemplo, o pensamento de que você sempre ficará sozinha. Como você poderia contestar esse pensamento?

PACIENTE: Eu tenho amigos e sei que já tive relacionamentos antes. E não posso realmente prever o futuro, mas sei que tenho o que oferecer.

TERAPEUTA: OK, então tenha isso em mente na próxima vez que se sentir assim. Você pode contestar os pensamentos. Que tal usar *mindfulness*? Como você poderia usar na próxima vez?

PACIENTE: Eu poderia me distanciar e observar os pensamentos e os sentimentos e aceitá-los como algo que está acontecendo neste momento e que passará.

TERAPEUTA: Sim, momentos vêm e vão. E, portanto, *mindfulness* é uma ferramenta a ser usada no futuro. Que tal melhorar o momento? Como você pode usar isso na próxima vez?

PACIENTE: Eu poderia ter tomado um bom banho, colocado algumas velas e escutado música. Poderia ter simplesmente relaxado e ter feito um pouco de ioga, também.

TERAPEUTA: Então essa recaída é uma ótima oportunidade de pensar sobre quais ferramentas usar na próxima vez que você sentir compulsão e tristeza.

PACIENTE: Sim. Eu poderia aprender alguma coisa.

TERAPEUTA: Aprender algo é diferente de desistir e se criticar.

PACIENTE: Sim, eu sei. Eu sei.

Tarefa de casa

"Quando temos uma recaída do progresso que já fizemos, essa é uma boa oportunidade de aprender alguma coisa. Por exemplo, se você está fazendo dieta e então come em excesso e se sente empanturrada, talvez comece a se criticar. Mas o ponto realmente valioso dessa experiência é aprender o que funciona e o que não funciona para *você*. Usando esta tabela [Formulário 4.8; ver a Fig. 4.5, que exemplifica como um paciente preencheu esse formulário], pense sobre alguma área que estava funcionando – por exemplo, dieta, exercício, melhor comunicação, autodisciplina – e depois pense em como você "perdeu o rumo". Em vez de se criticar, tente identificar

O comportamento que me preocupa é: *beber demais – bebi seis drinques*

O que estava dando certo antes	O que me fez recair	O que aprendi para melhorar as coisas no futuro
Contar meus drinques e me limitar a dois.	*Eu estava me sentindo ansiosa e quis me igualar aos meus amigos que estavam bebendo muito.*	*Eu me senti pior quando bebi demais. Disse coisas idiotas no passado quando estava alta.*

Quais são as vantagens de usar os lapsos ou erros como experiências de aprendizagem?
Sempre posso usar os erros como experiências de aprendizagem. Com minha experiência recente, posso entender que tentar me igualar a outras pessoas não valeu a pena. Não preciso da ressaca.

Quais são as desvantagens?
Para ser honesta, eu gostaria de poder beber tanto quanto quisesse. Então tenho que enfrentar o fato de que desistir de fazer alguma coisa que gosto não vale a pena no longo prazo. Não quero enfrentar isso. Não quero desistir.

FIGURA 4.5 Aprendizado a partir dos lapsos.

o que funcionou e o que não funcionou para você".

Possíveis problemas

A recaída pode ativar sentimentos de desesperança e autocrítica. Pensamentos comuns incluem: "Isso não deu certo; então é melhor eu desistir" e "Sou um fracasso". Essas respostas críticas são especialmente prováveis para pessoas que têm transtornos por uso de substância, como bebida, tabagismo e compulsão alimentar. Convém salientar que não podemos ter uma recaída a menos que tenha ocorrido melhora em uma área. Pressupostos perfeccionistas sobre desempenho frequentemente fazem a pessoa desqualificar os aspectos positivos e hipergeneralizar a recaída. Intervenções úteis incluem encarar a recaída em um contexto temporal, talvez usando um auxílio visual como o desenho de um *continuum* ou uma técnica do gráfico em forma de torta, perguntando: "Em que proporção do mês as coisas estiveram melhores?" ou "Onde (no *continuum*) você colocaria o seu desempenho geral no último mês, comparado a um ano atrás?".

Referência cruzada com outras técnicas

Técnicas relevantes incluem identificação das distorções cognitivas (p. ex., pensamento do tipo tudo-ou-nada, previsão do futuro, desqualificação dos aspectos positivos, hipergeneralização e rotulação negativa), foco no progresso e não na perfeição, identificação dos custos e benefícios de modificar pressupostos, duplo padrão, definição de um ponto de referência como comparação e dramatização racional.

Formulário

Formulário 4.8 (Aprendizado a partir dos lapsos).

TÉCNICA: Uso da conceitualização de caso

Descrição

Identificar os pressupostos e as regras condicionais subjacentes dos pacientes ajuda no desenvolvimento de uma formulação ou conceitualização do caso (ver Beck, 1995; Kuyken et al., 2009; Needleman, 1999; Persons & Miranda, 1992; Tompkins, 1996), em que relacionamos a avaliação cognitiva atual de pensamentos automáticos, crenças nucleares e esquemas pessoais a problemas no desenvolvimento e estilos de enfrentamento atuais e passados. Por exemplo, o indivíduo que tem um esquema pessoal de não ser digno de amor e de que os outros irão criticá-lo e rejeitá-lo pode ter os seguintes pensamentos automáticos:

> "Ela acha que sou um perdedor."
>
> "Sou um perdedor."
>
> "Quando eu convidá-la para sair, ela vai dizer que não."
>
> "É horrível ser rejeitado."
>
> "Nada jamais dá certo."
>
> "Vou acabar sozinho."

Além disso, ele pode ter os seguintes pressupostos mal-adaptativos:

> "Você jamais deve deixar que alguém saiba o que realmente pensa."
>
> "Se você contar com as pessoas, elas o abandonarão."
>
> "Se as pessoas realmente soubessem como sou, não gostariam de mim."
>
> "Você precisa da aprovação dos outros para ser feliz."

As crenças condicionais podem incluir:

> "Se eu for muito agradável e ceder, então as pessoas gostarão de mim."
>
> "Se eu atender às necessidades de todos, então eles não me deixarão."

Esse indivíduo pode tentar lidar com o medo de rejeição por meio da esquiva (p. ex., não se aproximar das pessoas, não se abrir, não convidar ninguém para sair) ou pela compensação (p. ex., sorrir para tudo o que alguém diz, comportar-se de maneira submissa e se autossacrificar). Sua crença nuclear sobre si mesmo é que ele é uma pessoa com defeitos e indigno de amor. O exame da história do seu desenvolvimento anterior pode revelar que era constantemente criticado pelo pai e que sua mãe ameaçava abandonar a família. Além disso, os amigos caçoavam dele por ser menor. A conceitualização do caso poderia ser diagramada como no Formulário 4.9.

Perguntas a formular/intervenção

O terapeuta oferece a conceitualização do caso na sessão: "É útil identificar como seus pensamentos e pressupostos estão relacionados entre si. Vou ajudá-lo a entender em um diagrama de conceitualização como seus pensamentos, sentimentos e comportamento estão relacionados".

Exemplo

TERAPEUTA: Você disse que se achou um perdedor porque a mulher da festa não parecia interessada em você. Esse é um pensamento automático: "Sou um perdedor". Depois, você também disse que pensou que jamais vai encontrar alguém porque não tem muito a oferecer. Vamos colocar isso em um diagrama [utilizando o esquema do Formulário 4.6].

PACIENTE: Sim, parece que é isso que estou dizendo.

TERAPEUTA: OK. Mas isso vai mais além. O que significa para você o pensamento "ela não gostou de mim"?

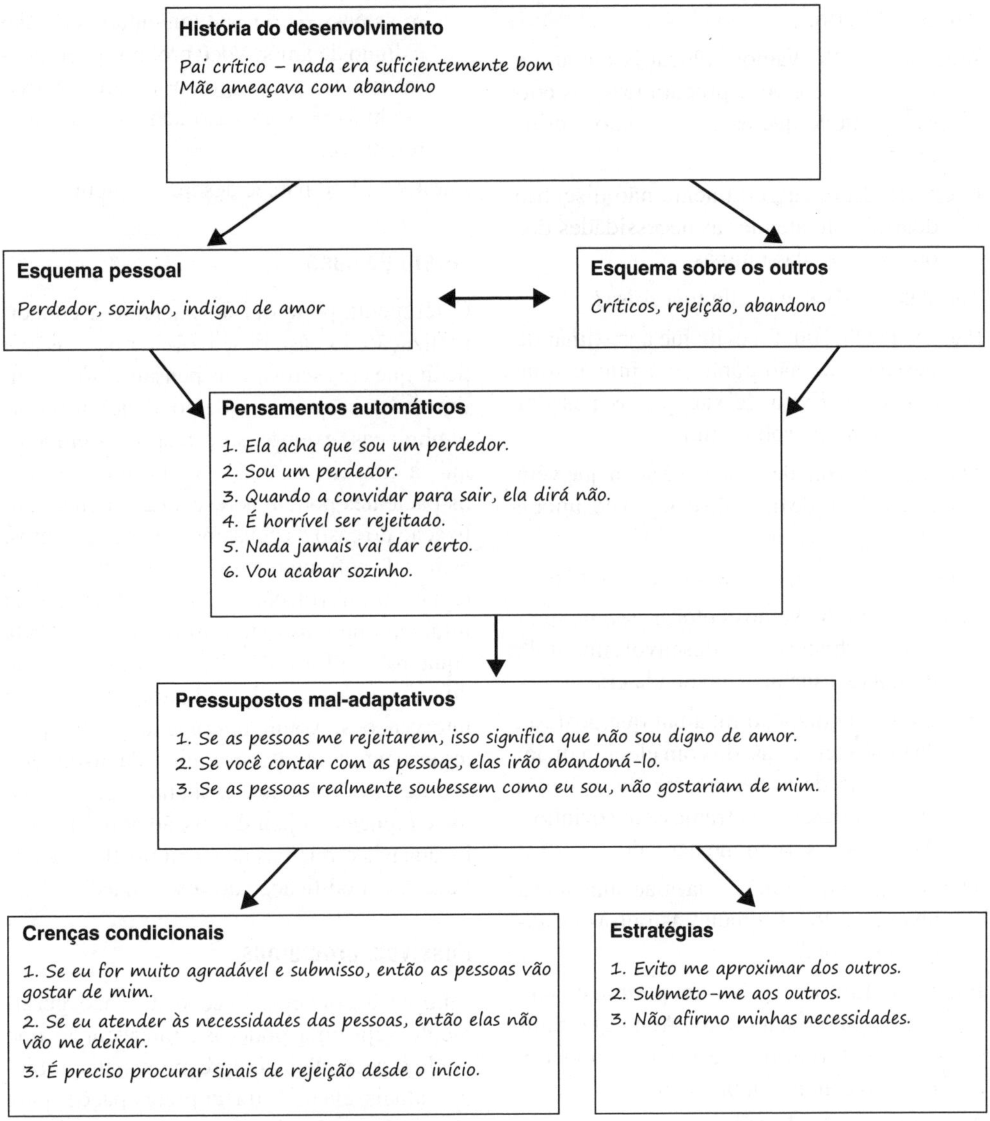

História do desenvolvimento

Pai crítico – nada era suficientemente bom
Mãe ameaçava com abandono

Esquema pessoal

Perdedor, sozinho, indigno de amor

Esquema sobre os outros

Críticos, rejeição, abandono

Pensamentos automáticos

1. Ela acha que sou um perdedor.
2. Sou um perdedor.
3. Quando a convidar para sair, ela dirá não.
4. É horrível ser rejeitado.
5. Nada jamais vai dar certo.
6. Vou acabar sozinho.

Pressupostos mal-adaptativos

1. Se as pessoas me rejeitarem, isso significa que não sou digno de amor.
2. Se você contar com as pessoas, elas irão abandoná-lo.
3. Se as pessoas realmente soubessem como eu sou, não gostariam de mim.

Crenças condicionais

1. Se eu for muito agradável e submisso, então as pessoas vão gostar de mim.
2. Se eu atender às necessidades das pessoas, então elas não vão me deixar.
3. É preciso procurar sinais de rejeição desde o início.

Estratégias

1. Evito me aproximar dos outros.
2. Submeto-me aos outros.
3. Não afirmo minhas necessidades.

FIGURA 4.6 Diagrama da conceitualização do caso.

PACIENTE: Acho que não sou digno de amor.

TERAPEUTA: Você já teve outros pensamentos desse tipo antes? Não seria importante perguntar a si mesmo: "Se eu permitir que as pessoas me conheçam, do que tenho medo?".

PACIENTE: Oh, quanto mais elas me conhecerem, menos gostarão de mim. Então me deixarão. Elas vão descobrir quem realmente sou.

TERAPEUTA: Então você parece sentir que as pessoas são automaticamente críticas e irão rejeitá-lo e abandoná-lo.

PACIENTE: Certo.

TERAPEUTA: OK. Vamos colocar isso aqui no nosso gráfico. Você procura fazer as coisas de modo que as pessoas não o critiquem?

PACIENTE: Sim, eu geralmente não discordo delas. Tento atender às necessidades dos outros antes das minhas.

TERAPEUTA: Você evita alguma coisa?

PACIENTE: Oh, sim. Eu evito me aproximar de pessoas que não conheço e iniciar uma conversa. Evito deixar que as pessoas saibam muito sobre mim.

TERAPEUTA: Bem, de onde você acha que vêm essas ideias de que não é digno de amor e que as pessoas irão criticá-lo?

PACIENTE: Meu pai era muito crítico e frio.

TERAPEUTA: OK. Vamos colocar isso no quadro da "história do desenvolvimento". E quanto à sua mãe, como ela era?

PACIENTE: Ela dizia ao meu pai que gostaria de nunca ter se casado com ele. Ela dizia: "Gostaria de poder ir embora e deixar que vocês todos se arranjassem sozinhos. Aí sim vocês iriam me dar valor".

TERAPEUTA: OK. Então sua mãe ameaçava abandoná-los. E quanto às outras crianças da escola?

PACIENTE: Elas me criticavam porque eu não era tão alto quanto elas. Acho que também gostavam de me ver incomodado. Eu ficava muito incomodado.

TERAPEUTA: OK. Então, se examinarmos o diagrama sobre o seu esquema, você poderá ver que teve um pai crítico, uma mãe que o ameaçava de abandono e que você interagia com crianças que lhe provocavam. Esse tratamento fez você pensar que era um perdedor, totalmente sozinho e que não seria digno de amor. Isso alimentou pensamentos automáticos sobre ser um perdedor, ser rejeitado e acabar sozinho. Seu pressuposto é que, se as pessoas o rejeitam, então você não é digno de amor. Você procurou compensar isso tentando agradar a todos ou evitando as pessoas caso achasse que seria rejeitado.

PACIENTE: Isso parece descrever quem sou.

Tarefa de casa

O terapeuta pode dar ao paciente a conceitualização do caso desenvolvida na sessão e pedir que ele escreva seus pensamentos e sentimentos a respeito, o que pode incluir outras lembranças, exemplos ou respostas emocionais à conceitualização. No Formulário 4.9, os pacientes podem acrescentar à conceitualização do caso os pensamentos, sentimentos, estilos de enfrentamento, pressupostos, estratégias ou informações sobre experiências na infância que considerarem relevantes. Cada "quadro" no formulário da conceitualização do caso pode ser utilizado para estratégias e intervenções. Assim, o terapeuta poderá posteriormente examinar os efeitos da história do seu desenvolvimento, esquemas, pressupostos e crenças. Veja a discussão sobre terapia focada nos esquemas no Capítulo 10, "Identificação e modificação dos esquemas".

Possíveis problemas

Embora a conceitualização de caso geralmente seja uma poderosa intervenção que ajuda o paciente a compreender seus problemas atuais, ela pode trazer preocupações para alguns. Por exemplo, alguns pacientes podem acreditar que são um caso sem solução porque foram "arruinados" pelas suas experiências infantis. Essas preocupações quanto aos defeitos "fundamentais" podem ser desafiadas, perguntando-se ao cliente se ele já nutriu alguma crença que posteriormente mudou e se já aprendeu novos comportamentos. Uma vez que estamos aprendendo e mudando diariamente, saber que antigos hábitos e crenças foram estabelecidos no passado pode ser o primeiro passo para sua modificação. Uma boa pergunta a ser feita é: "Já que algumas crenças que o incomodam hoje foram estabelecidas quando você tinha 6 anos, você quer continuar acreditando nas coisas que aprendeu quando criança?". Outro ponto a acrescentar: "Ao aprender essa crença quando criança, você não tinha a capacidade de pensar como adulto. Agora você é capaz de contestar essas ideias com todos os benefícios de ser mais velho e mais sábio".

Referência cruzada com outras técnicas

Todas as técnicas desenvolvidas neste livro podem ser úteis nesta tarefa. Começo formulando a conceitualização do caso desde o início e continuo a elaborá-la com o paciente durante todo o tratamento. Esse procedimento tira o mistério da terapia e ajuda os clientes a entender que seus problemas são compreensíveis e potencialmente manejáveis.

Formulário

Formulário 4.9 (Diagrama de conceitualização do caso).

TÉCNICA: Exame das implicações do perfeccionismo

Descrição

Muitas pessoas que endossam o perfeccionismo como uma regra rígida para si mesmas presumem que atingir a perfeição terá consequências duradouras e benéficas. Já discutimos a técnica da seta descendente, que examina as implicações de não atingir um objetivo – por exemplo: "Se eu não for perfeito, então sou um fracasso. Se for um fracasso, então a vida não vale a pena". No entanto, também podemos examinar as implicações de atingir o objetivo da perfeição – ou de atingir qualquer objetivo (p. ex., obter a aprovação de todos).

Perguntas a formular/intervenção

"Você parece acreditar que é importante atingir a perfeição [ou obter a aprovação de todos, ou ter certezas, etc.]. Mas vamos pensar sobre isso e examinar o que significaria atingir um objetivo. Por favor, complete a seguinte frase: 'Se eu atingir a perfeição, isso significa que...' ou 'Depois que eu atingir a perfeição, então o seguinte irá acontecer...'"

Exemplo

TERAPEUTA: Você já focou no seu medo de fracassar no trabalho e também já examinamos algumas das implicações negativas do fracasso. Parece que você pensa que, se falhar em alguma coisa, isso significa que você é um fracasso; por sua vez, se for um fracasso, então não poderá ser feliz – na verdade, é exatamente o contrário: Você seria infeliz por toda a sua vida. Mas vamos examinar o que significaria se você fosse bem-sucedido e atingisse essa perfeição que tanto deseja. Complete a seguinte frase: "Se eu for bem-sucedido e finalmente atingir a perfeição, então..."

PACIENTE: Mas na realidade não é possível ser perfeito.

TERAPEUTA: Talvez, mas vamos refletir. E se você realmente atingisse a perfeição?

PACIENTE: Acho que eu seria feliz.

TERAPEUTA: OK, imaginemos que este é o dia seguinte ao que você atingiu a perfeição. E daí?

PACIENTE: Acho que eu ficaria preocupado em regredir.

TERAPEUTA: Então quanto tempo duraria sua felicidade depois que você atingisse a perfeição?

PACIENTE: Nunca pensei nisso. Não sei.

TERAPEUTA: Você então seria feliz com tudo na sua vida depois que atingisse a perfeição?

PACIENTE: É difícil imaginar isso. A vida é tão complicada!

TERAPEUTA: Então, com uma vida complicada, atingir a perfeição poderia lhe proporcionar um prazer momentâneo, mas isso não duraria. Agora pense na pessoa mais bem-sucedida que você consegue lembrar e pondere se ela é completamente feliz e satisfeita.

PACIENTE: Não, a vida é difícil para todos às vezes. A satisfação dura pouco.

TERAPEUTA: Então, desejar algo que dura pouco tempo – a perfeição – é algo que traria a preocupação com a perda e não afetaria outras áreas da sua vida. Isso parece ser desejar alguma coisa que vem e logo se vai.

PACIENTE: Nunca pensei dessa maneira.

Tarefa de casa

O paciente usa o Formulário 4.10 para examinar as implicações de alcançar as metas rígidas e exigentes que o preocupam. Por exemplo: "Depois que eu conseguir a aprovação de todos, o que vai acontecer?", "Depois que eu atingir a perfeição, o que vai acontecer?" ou "Depois que eu tiver certeza, o que vai acontecer?". O cliente pode levar em consideração quanto tempo o prazer ou satisfação irá durar. Afetará todos os aspectos da sua vida ou seu impacto será de curta duração, restrito a uma questão particular, e depois irá passar? O terapeuta pode perguntar: "Vale a pena sacrificar sua felicidade para atingir alguma coisa que dura pouco?". A Figura 4.7 mostra como um paciente preencheu esse formulário.

Possíveis problemas

Alguns pacientes acreditam que abrir mão do perfeccionismo os levará à perda da motivação, a padrões mais baixos, à mediocridade e, por fim, ao fracasso. Eles podem acreditar que seu ideal de perfeccionismo os mantém em prontidão, que precisam dele para estimu-

Se eu atingir a perfeição nesta atividade	Então o seguinte será verdade
Tirar uma nota perfeita na prova.	Vou tirar um A no curso.
	Minha média irá aumentar.
	Conseguirei ingressar na faculdade de Direito.
	Conseguirei um emprego incrível e ganharei muito dinheiro.
	Serei um sucesso na vida.
Qual a probabilidade de que a busca da perfeição levará aos desfechos que você deseja? Descreva os problemas desta abordagem.	
Esta é apenas uma das minhas provas em muitos cursos. Tenho um histórico escolar com altos e baixos. Quem sabe em qual faculdade irei ingressar? E não tenho como saber como será minha vida com base unicamente nesta prova.	
Com que frequência você realmente já atingiu a perfeição? Por que isso foi tão difícil?	
Nunca atingi a perfeição. Então não é provável que eu consiga desta vez. Isso é uma ilusão. É impossível ser perfeito.	

FIGURA 4.7 Exame das implicações do perfeccionismo.

lar seu desempenho ideal. O terapeuta pode reconhecer que ter padrões elevados saudáveis pode ser útil, mas que o perfeccionismo pode levar a procrastinação e desamparo, já que é impossível atingi-los. O terapeuta deve perguntar se houve realizações das quais o paciente possa se orgulhar e que foram menos do que perfeitas. Além disso, quais são as evidências de que atingir os padrões mais elevados de desempenho leva à satisfação duradoura?

Referência cruzada com outras técnicas

Outras técnicas relevantes incluem seta descendente, custos e benefícios, exame das evidências, ação contrária, aceitação, abordagens focadas na compaixão e a aplicação universal de uma regra.

Formulário

Formulário 4.10 (Exame das implicações do perfeccionismo).

TÉCNICA: Fortalecimento da curiosidade, uma experiência positiva de desafio e crescimento para o paciente, em vez de ideias de perfeição

Descrição

Muitos pressupostos são excessivamente exigentes e inflexíveis em suas posições. O indivíduo acredita que deve ser aceito e apreciado por todos ou destacar-se pela excelência em todas as tarefas que realizar. Em consequência, quando os eventos são menos que perfeitos, ele pode se sentir inútil ou criticar-se. Dweck e colaboradores (Dweck, Davidson, Nelson, & Enna, 1978; Dweck, 2000, 2006) descobriram que as pessoas persistem de forma mais efetiva quando se deparam com tarefas desafiadoras, se a encararem como uma experiência de aprendizagem ou se tiverem curiosidade, em vez de vê-la como uma avaliação ou um teste. Na verdade, Dweck indica que os indivíduos diferem em sua teoria sobre as habilidades e a mente; alguns deles acreditam que as habilidades são fixas, enquanto outros acreditam que elas podem ser modificadas. Essa diferença entre mentalidade fixa *versus* mentalidade de crescimento reflete a diferença entre os indivíduos que desistem diante de uma frustração (mentalidade fixa) e aqueles que se esforçam e persistem (mentalidade de crescimento). Expectativas perfeccionistas podem minar a persistência, já que o indivíduo se sente desestimulado diante da primeira experiência de "fracasso" ou "frustração" e vê a falha e a incapacidade como imutáveis.

Perguntas a formular/intervenção

O terapeuta pode fazer uma das seguintes perguntas: "O que você aprendeu?", "O que essa experiência teve de interessante?", "De que maneira essa experiência é um desafio?" e "Como você se sentiria se saindo melhor na próxima vez?". Mais especificamente: "Se você se sair mal em uma prova, em vez de se concentrar em sua nota como medida final do seu valor, pense em como poderia desenvolver curiosidade a respeito do assunto ou se sentir desafiado a ter um melhor desempenho no futuro"; "Qual seria a vantagem de pensar que esta é uma oportunidade de se esforçar mais? Que tal se você pensasse em suas habilidades como algo que se desenvolve com experiência e aprendizagem?"; "Você pensa em suas habilidades como algo que pode mudar e se desenvolver? Ou pensa nelas como fixas e imutáveis? Que competências e habilidades você tem que já desenvolveu? Como isso aconteceu? O que você aprendeu com os contratempos, erros e fracassos?".

Exemplo

TERAPEUTA: Parece que você ficou desanimado porque não se saiu tão bem no teste quanto esperava.

PACIENTE: Sim, eu esperava tirar A, mas tirei B-.

TERAPEUTA: Em que partes do teste de História você foi bem e em quais não foi bem?

PACIENTE: Fui bem na parte da dissertação – sou muito bom em organizar as coisas. Mas a parte sobre datas e nomes – eu simplesmente não sabia.

TERAPEUTA: OK. Vamos tentar despertar sua curiosidade sobre por que as datas seriam importantes em História.

PACIENTE: Nunca pensei dessa maneira. Obviamente, você tem que saber o que acontece depois do quê.

TERAPEUTA: Como você poderia transformar em desafio essa tarefa de lembrar datas e nomes?

PACIENTE: Talvez eu possa confeccionar uns cartões e ver se consigo começar a aprender um pouco.

TERAPEUTA: Como você se sentiria se tivesse um melhor desempenho nesse aspecto na próxima vez?

PACIENTE: Eu aprenderia algo que deveria saber.

TERAPEUTA: Vamos pensar nisso como o próximo passo em seu desafio para se sair melhor e aprender com essa experiência.

Além disso, o terapeuta pode perguntar: "Qual é seu objetivo na situação? Seu objetivo é ser bem-sucedido em tudo? Ser aceito por todos? Será que consegue modificar o objetivo para 'saber o quanto posso me sair bem' ou 'conhecer novas pessoas'?". Com frequência os objetivos das pessoas giram em torno de padrões irrealistas. Ao refletir sobre novos objetivos, o paciente se sente livre para pensar em mais de uma maneira de abordar um desafio.

O terapeuta pode usar o formulário "Transformação do trabalho em diversão" (Formulário 4.11) para transformar pensamentos críticos em pensamentos sobre desafio e curiosidade.

Tarefa de casa

O clínico pode pedir ao paciente que utilize o Formulário 4.11 para avaliar as experiências que o frustraram ou foram sentidas como fracassos. Podem ser escritas narrativas curtas, descrevendo os eventos que ocorreram e os pensamentos ou comportamentos negativos resultantes. O cliente escreve o que aprendeu, o que poderia ser feito de forma diferente no futuro e como poderia desenvolver sua curiosidade sobre os problemas a serem enfrentados. Veja a Figura 4.8 para um exemplo de como um paciente usou esse formulário.

Possíveis problemas

Como na técnica de focar no progresso em vez de buscar a perfeição, às vezes os pacientes acreditam que padrões exigentes e autocrítica são essenciais para atingir seus objetivos. O terapeuta pode identificar esse pressuposto perfeccionista e mostrar que precisa ser avaliado. Por exemplo, ele pode perguntar: "Quais são os custos e os benefícios de uma atitude de perfeccionismo *versus* uma de curiosidade e desafio?" e "Você já

Comportamento em que penso em termos de avaliação: *Ter bom desempenho no próximo teste*

Pensamentos críticos	Pensamentos de curiosidade e desafio
Haverá questões a que não vou conseguir responder. Outras pessoas estão mais bem preparadas do que eu. Não vou me sair bem. Fui burro por não ter estudado antes. Na hora vai me dar um branco.	*Na verdade estou interessado no assunto. Psicologia é a minha matéria principal, então estudar significa que irei aprender sobre coisas que são interessantes para mim. Se eu quiser ser psicólogo, essas coisas poderão ser úteis algum dia. Posso crescer e ser desafiado a aprender coisas novas. É divertido aprender coisas novas.*

Qual seria a vantagem de ter pensamentos sobre curiosidade e desafio?

Eu estaria muito melhor porque curiosidade é um sentimento positivo, e isso significa que um novo material é interessante e excitante. Aprendo muito melhor quando me interesso pelo material. Também diminui a probabilidade de eu criticar a mim mesmo. A curiosidade pode me motivar.

FIGURA 4.8 Transformação do trabalho em diversão: transformação de crítica e desapontamento em curiosidade.

desenvolveu curiosidade sobre outros comportamentos?". Se o paciente examinar experiências de sucesso passadas irá notar que elas foram parcialmente o resultado de persistência, esforço e desenvolvimento de uma noção de desafio.

Quais as evidências, a favor e contra, de que a experiência de curiosidade pode motivar uma pessoa para a ação? Os pacientes também podem ser convidados a identificar comportamentos em que se engajam simplesmente porque gostam e pelos quais estão interessados. A curiosidade pode ser diminuída pela autocrítica excessiva, e eles acabam considerando a tarefa simplesmente como uma obrigação ou exigência – por exemplo: "Não tenho interesse em história – só faço essa matéria porque é obrigatória". O terapeuta pode estimular a curiosidade nesse paciente pedindo que especule por que outras pessoas se interessam por História – ou seja, o que a torna interessante para elas? Ou, no passado, algum comportamento era intrinsecamente interessante, mas se tornou desinteressante devido a avaliações excessivamente críticas?

Referência cruzada com outras técnicas

Outras técnicas relevantes incluem análise de custo-benefício, exame das evidências, técnica do duplo padrão, seta descendente, exame do filtro negativo e dramatização.

Formulário

Formulário 4.11 (Transformação do trabalho em diversão: transformação de crítica e desapontamento em curiosidade).

TÉCNICA: Desenvolvimento de regras, padrões e pressupostos novos e adaptativos

Descrição

Geralmente relutamos em abandonar uma crença, a menos que encontremos outra que funcione melhor. Depois de contestar e rejeitar padrões, valores ou pressupostos mal-adaptativos, o terapeuta pode ajudar o paciente a desenvolver outros mais flexíveis e realistas. Com frequência, essas novas afirmações são expressas como preferências, e não como regras rígidas. Por exemplo, o paciente pode substituir "Devo realizar todas as tarefas com perfeição" por um padrão mais adaptativo como "É bom ter padrões elevados, mas também é bom ser capaz de me aceitar independentemente do meu desempenho". Ou "Gostaria de me destacar, mas nem sempre é possível, de modo que posso me satisfazer com o que consigo realizar". Os padrões mal-adaptativos normalmente envolvem implicações do tipo tudo-ou-nada – por exemplo, "Devo ter sucesso sempre" – e são seguidos por autocrítica ou julgamento dos outros. (As palavras *sempre* e *nunca* são pistas claras desse tipo de afirmação). Novos padrões/regras, valores e pressupostos podem ser flexíveis, diferenciados e orientados para a ação, enfatizando a aprendizagem, o crescimento e a aceitação, em vez de julgamento, rejeição e desistência; por exemplo: "Quando eu encontrar um obstáculo poderei agir de maneira produtiva para superá-lo". Essas novas crenças podem ser examinadas em termos dos seus custos e benefícios, evidências que apoiam sua utilidade e aplicabilidade aos outros (p. ex., "Como você se sentiria se aplicássemos esta regra [em contraste com antigos pressupostos rígidos] aos outros?").

Perguntas a formular/intervenção

"Boa parte do tempo, nutrimos pressupostos e nos apegamos a regras que não conseguimos cumprir – regras como: 'Devo ter sucesso sempre' ou 'Preciso receber a aprovação de todos'. Já examinamos como essas regras rígidas dificultam sua vida. Agora vamos desenvolver algumas regras e pressupostos novos que sejam mais realistas, mais flexíveis e mais orientados para o crescimento. Vamos tomar suas antigas regras e pressupostos e encontrar outras novas. Por exemplo, vamos substituir a sua regra 'Devo sempre me sair extremamente bem' por um novo padrão ou valor, como este: 'Gosto de me sair bem, mas também posso aprender com meus erros e assumir o crédito por aquilo que realizo, em vez de me comparar com padrões irrealistas'."

Exemplo

TERAPEUTA: Você se sentiu muito mal depois da prova de História por não ter tirado uma nota boa. Sua regra era: "Devo tirar notas altas o tempo todo". Vamos encontrar uma nova regra que possa torná-lo mais capaz, estimulando sua curiosidade e senso de crescimento e aceitação.

PACIENTE: Acho que poderia dizer que posso aprender com meus erros. Também posso me dar o crédito pelas partes em que me saí bem.

TERAPEUTA: OK. Quais são os custos e os benefícios de aprender com os erros?

PACIENTE: Os custos são que posso acabar me tornando complacente; posso ficar preguiçoso e nem mesmo tentar tirar boas notas. E os benefícios seriam me manter motivado mesmo quando as coisas não fossem bem. Eu não seria tão autocrítico.

TERAPEUTA: O que isso lhe parece?

PACIENTE: Seria melhor eu aprender com os erros e ser desafiado.

TERAPEUTA: Quais comportamentos concretos decorrem dessa nova formulação? O que você poderia fazer durante a próxima semana para colocar em ação esse novo padrão ou valor?

PACIENTE: Eu poderia examinar o que fiz bem e o que ainda preciso melhorar e poderia planejar meu estudo. Eu poderia estabelecer como um desafio memorizar algumas dessas datas e nomes.

TERAPEUTA: Então você poderia tentar fazer progresso em vez de exigir perfeição?

PACIENTE: Certo.

Trabalhando com outro paciente que estava excessivamente focado em obter aprovação de todos, o terapeuta pediu que avaliasse os custos e os benefícios de um novo pressuposto. Ele fez a seguinte lista:

> *Novo pressuposto:* "Eu tenho valor, independentemente do que os outros pensam de mim".
>
> *Custos:* Ficar presunçoso e afastar as pessoas.
>
> *Benefícios:* Autoconfiança, assumir riscos, não ficar envergonhado, não depender dos outros, ser mais assertivo.
>
> *Custos:* 5%, *Benefícios:* 95% *Custos − Benefícios* = -90%
>
> *Conclusão:* Este pressuposto é melhor que aquele de que tenho de fazer com que as pessoas gostem de mim para que eu também goste.

Outro ponto a destacar na avaliação do pressuposto é pedir ao paciente que pense o seguinte: "Em vez de ficar aprisionado na sua maneira de reagir, tente identificar alguém que você considera altamente bem adaptado. Como essa pessoa pensaria e agiria se este evento acontecesse com ela?" Frequentemente, outras pessoas podem servir como modelos de pensamento adaptado. Por exemplo, um homem solteiro temia ser rejeitado se convidasse uma mulher para sair. O terapeuta pediu que ele identificasse alguém que achava confiante com as mulheres e refletisse sobre como esse amigo pensaria na situação. Ele foi capaz de identificar o pressuposto adaptado do amigo: "É melhor tentar a sorte do que ficar na zona de segurança".

Finalmente, o paciente pode refletir sobre os benefícios de desenvolver flexibilidade adaptativa: "Examine os benefícios de ser flexível em seus padrões e comportamentos. O que aconteceria se você desse a si mesmo espaço para erros ou enganos?".

Tarefa de casa

Instrua o paciente a identificar regras e pressupostos mal-adaptativos, e depois a criar alternativas mais razoáveis (utilizar o Formulário 4.12). As orientações para as novas formulações são as seguintes: "A nova regra ou pressuposto deve ser mais adaptativa, mais flexível, mais justa, mais realista e mais positiva. Deve estar focada em justiça, crescimento, aceitação e objetivos positivos. Deve ser o tipo de regra que você usaria para alguém que ama e com quem se importa muito". Além disso, o cliente deve avaliar a nova regra ou pressuposto e propor comportamentos que decorreriam deles. Ver a Figura 4.9 para um exemplo de como um paciente preencheu parte deste formulário.

Possíveis problemas

Como em qualquer questionamento ao perfeccionismo, o paciente pode acreditar que regras mais razoáveis são tolerantes demais e

Critérios	Antigo pressuposto	Critérios de avaliação	Novo pressuposto adaptativo	Critérios de avaliação
Flexível	Devo fazer tudo como manda o figurino e ficar completamente focado o tempo todo.	Nunca me distrair – 0. Sempre me sair extremamente bem – 2. Não tolerar erros – 1.	Devo me permitir algum espaço para respirar e aceitar que não tenho como saber tudo.	Tentar me concentrar, mas ter em mente que é humano se distrair – 8. Perceber minha distração e então retomar à tarefa que estou fazendo – 7.*
Justo	O mundo deve ser justo, e as pessoas devem reconhecer o quanto meu trabalho é bom.	As pessoas me elogiarem por tudo o que faço – 5. Todos serem justos, bons e razoáveis comigo – 5.	As pessoas nem sempre são justas e eu também nem sempre sou justo. Eu me sentiria melhor aceitando as variações nas respostas das pessoas. O mundo não está organizado para me tratar de forma justa.	Aceitar alguma injustiça – 8. Aceitar que às vezes as pessoas não notam meu trabalho – 7. Aprender a criar estratégias para lidar com as pessoas na minha vida – 6.

Avaliação e ação com base em regras/pressupostos mais adaptativos

Nova regra ou pressuposto: Aceitar alguma injustiça como parte da natureza humana.

Custos	Benefícios	Comportamentos a serem executados
Terei que tolerar coisas que não gosto. É como dizer que não tem problema em ser tratado mal.	Isso é muito mais razoável e realista. Não ficarei ressentido. Não vou tomar as coisas pelo lado pessoal.	Tentar fazer o melhor que eu puder, ao mesmo tempo aceitando o fato de que nem tudo é percebido e nem tudo é recompensado. Não tomar as coisas pelo lado pessoal. Não sou o centro do universo.

O que é mais provável que eu faria se acreditasse neste novo pressuposto?

É mais provável que eu me relacionasse bem com meus colegas. Seria menos resistente ao feedback.

O que é menos provável que eu faria se acreditasse neste novo pressuposto?

É menos provável que eu me envolva em discussões. Menos provável que me detenha nas injustiças.

FIGURA 4.9 Transformação de antigas regras/pressupostos em novas regras/pressupostos.

---

*N. do R. T.: Isto é o que ocorre em exercícios de *mindfulness*: prestar atenção no pensamento (ou no que nos distrai) e gentilmente voltar ao foco, por exemplo, na respiração ou na tarefa.

que ele corre o risco de se tornar indulgente, preguiçoso e irresponsável. Essas ideias perfeccionistas podem ser contestadas, como indicado anteriormente, por meio do exame das evidências a favor e contra, do duplo padrão ou implementando um experimento com as novas regras.

Referência cruzada com outras técnicas

Outras técnicas relevantes incluem análise de custo-benefício, seta descendente, avaliação das evidências contra e a favor, duplo padrão e experimentos comportamentais.

Formulário

Formulário 4.12 (Transformação de antigas regras/pressupostos em novas regras/pressupostos).

TÉCNICA: Declaração de direitos

Descrição

O paciente pode ser incentivado a ler a Declaração da Independência, focando especialmente na seção referente ao direito à vida, à liberdade e à busca da felicidade. Todos os novos e antigos pressupostos podem ser avaliados em comparação com esses direitos básicos. A ideia é que nossos direitos provêm de um pressuposto de que uma boa regra é aquela que realça a dignidade humana. Dignidade humana é definida como as qualidades que refletem respeito, compaixão e cuidado com os seres humanos e reconhecem uma responsabilidade de zelar por aqueles que estão em desvantagem. A dignidade humana pode ser operacionalizada em termos das regras ou comportamentos que você direcionaria com compaixão e respeito para alguém que você ama.

O terapeuta pode então explicar: "Faça uma lista dos seus direitos como pessoa e de como poderia exercê-los. Novas regras e pressupostos mais adaptativos podem ser derivados de um senso humano abrangente de direitos pessoais. Esses direitos podem incluir: o direito de estar livre de depressão, ansiedade e raiva; o direito de aceitar a si mesmo; o direito de experimentar crescimento, curiosidade e desafio; o direito de aprender com os erros; e o direito de aceitar que nem todas as pessoas irão gostar de você".

Perguntas a formular/intervenção

"Como ser humano, você concorda que tem certos direitos. Como afirma a Declaração da Independência, eles incluem o direito à vida, à liberdade e à busca da felicidade. Vamos criar a sua própria Declaração de Direitos. Imaginemos que vamos aplicar esses direitos não apenas a você, mas a cada bebê nascido este ano. Estes seriam direitos *humanos*."

Exemplo

TERAPEUTA: Você anda incomodada porque seu marido tem bebido, como de costume, e a tem criticado, chamando-a de burra. Como você se sente com isso?

PACIENTE: Sinto-me encurralada, como se estivesse pronta para explodir.

TERAPEUTA: E se criássemos uma Declaração de Direitos para você? Imagine que apliquemos esses direitos não apenas a você, mas a cada bebê nascido este ano. Estes seriam direitos *humanos*. Que direitos você daria a si mesma?

PACIENTE: Eu começaria com o direito de não ser maltratada, não ser criticada, não ter que viver com um alcoolista. Tenho o direito de ser feliz.

TERAPEUTA: E se as coisas ficassem ruins, muito ruins e você não conseguisse aguentar mais?

PACIENTE: O direito de ir embora.

TERAPEUTA: Você tem uma sobrinha de 2 anos. Gostaria que ela tivesse esses direitos?

PACIENTE: Com certeza.

Tarefa de casa

O paciente pode examinar alguns dos problemas, regras ou pressupostos que têm causado estresse e depois criar uma lista dos seus direitos básicos. Convém usar a frase: "Tenho o direito de..." para cada direito que ele identificar (ver Formulário 4.13). A ênfase deve ser nos direitos que partem do pressuposto da dignidade humana e que o paciente deseje aplicar a alguém que ama e respeita. Por exemplo: "Você mostraria compaixão, aceitação, generosidade e bondade por alguém que ama, mas não dirigiria crítica, exclusão, privação e ódio para alguém que ama". A Figura 4.10 apresenta um exemplo de como um paciente pode preencher o Formulário 4.13.

Possíveis problemas

As pessoas com padrões elevados e exigentes ou com esquemas de autossacrifício acreditam que precisam suportar as dificuldades para serem éticas. Convém chamar atenção para o duplo padrão que elas provavelmente aplicam. Isso pode ser feito examinando-se como um bebê recém-nascido viveria em um mundo com essas regras exigentes e de autossacrifício. Os pacientes também podem examinar as consequências que têm sofrido por não exigirem ou exercerem seus direitos.

Referência cruzada com outras técnicas

Outras técnicas relevantes incluem o duplo padrão, perguntar aos outros sobre suas ideias relativas aos direitos humanos (pesquisando opiniões), análise de custo-benefício, seta descendente e dramatização racional.

Formulário

Formulário 4.13 (Minha nova declaração de direitos).

Tenho o direito de . . .	Portanto, eu posso . . .
ser humano e cometer erros	realizar um trabalho menos que perfeito e me sentir satisfeito. Posso me dar o crédito por fazer progressos. Posso me libertar da autocrítica.
Como você se sentiria com esta nova declaração de direitos?	
Menos autocrítica, menos preocupada, menos insatisfeita e menos estressada.	
Se você tivesse um filho ou filha, que declaração de direitos gostaria que ele ou ela tivesse? Por quê?	
Eu gostaria que minha filha tivesse menos estresse e se aceitasse como um ser humano que não precisa ser perfeito. Eu gostaria que ela se sentisse amada independentemente do que realizasse.	

FIGURA 4.10 Minha nova declaração de direitos.

FORMULÁRIO 4.1
Monitoramento de pressupostos, regras e padrões

É importante examinar seus pressupostos, regras e padrões típicos. Quando registrar seus pensamentos negativos durante as próximas semanas, identifique afirmações do tipo "deveria", "se... então", "preciso" ou regras. Escreva-as no formulário abaixo, junto com um valor representando o quanto você acredita em cada uma delas (com 100% significando que acredita completamente). Qual é sua afirmação subjacente do tipo "deveria"? Você tem um pressuposto subjacente como "Se tal coisa acontecer, então tal coisa é verdade"? Na parte inferior da página, liste os possíveis problemas desses pressupostos.

Exemplos de pressupostos típicos	Endosso da crença (0-100%)
Devo ser perfeito em tudo o que faço.	55%
Se eu falhar em alguma coisa, então sou um fracasso.	75%
O fracasso é intolerável.	90%
Para gostar de mim mesmo, preciso receber a aprovação de todos.	40%
Meus pressupostos, regras e padrões típicos:	**Endosso da crença (0-100%)**

Problemas dos meus pressupostos:

Técnicas de terapia cognitiva: manual do terapeuta, segunda edição, Robert L. Leahy. *Copyright* © 2018 Artmed Editora Ltda.
É autorizada a reprodução deste material aos compradores deste livro para uso pessoal ou para uso com clientes individuais.

FORMULÁRIO 4.2
Exame e contestação de afirmações do tipo "deveria"

Pense sobre uma de suas afirmações típicas do tipo "deveria", como: "Eu deveria ter feito melhor" ou "Devo ser perfeito" ou "Devo ser linda". Responda a todas as perguntas deste formulário. Pense como você poderia transformar sua afirmação do tipo "deveria" em preferência – por exemplo: "Eu *preferiria* ter feito melhor" em vez de "Eu *deveria* ter feito melhor".

Afirmação do tipo "deveria":

Grau de crença (0-100%)

Emoção (e grau 0-100%)

Custos e benefícios: Custos:

                              Benefícios:

Quem estabeleceu esta regra?

Você aplica esta regra a todos? Por que não?

Reexpresse esta regra como preferência em vez de "dever".

Qual seria uma expectativa mais razoável?

Reavalie a crença e a emoção: Crença:

                                  Emoção:

Técnicas de terapia cognitiva: manual do terapeuta, segunda edição, Robert L. Leahy. *Copyright* © 2018 Artmed Editora Ltda.
É autorizada a reprodução deste material aos compradores deste livro para uso pessoal ou para uso com clientes individuais.

FORMULÁRIO 4.3
Identificação de crenças condicionais

Área de preocupação	O quanto isso me preocupa? (0-100%)	Como tento lidar com isso . . .
Exemplo: Sou esperto? (inteligência)	95%	Para ser competente, preciso fazer melhor do que todos. Ou Se eu evitar tarefas muito desafiadoras, não fracassarei.
Inteligência		
Atratividade		
Proximidade dos outros		
Confiança em si mesmo ou nos outros		
Preguiça em si mesmo ou nos outros		
Rejeição por parte dos outros		
Ser controlado pelos outros		
Ser humilhado		
Saber as coisas com certeza		
Ser interessante		
Ficar sozinho		
Outras:		

Exemplos de crenças ou enfrentamentos condicionais:
Para ser competente, preciso fazer melhor do que todos.
Para ser atraente, preciso ter a aparência perfeita.
Preciso controlar todas as minhas emoções ou perderei completamente o controle.
Se for cauteloso, poderei evitar rejeição.
Se me submeter aos outros, eles gostarão de mim.

Técnicas de terapia cognitiva: manual do terapeuta, segunda edição, Robert L. Leahy. Copyright © 2018 Artmed Editora Ltda.
É autorizada a reprodução deste material aos compradores deste livro para uso pessoal ou para uso com clientes individuais.

FORMULÁRIO 4.4
Avaliação de pressupostos secundários

Algumas vezes temos uma crença ou pressuposto que vem acompanhado de outro pressuposto. Por exemplo, algumas pessoas pensam: "Não posso cometer um erro" e, então, prosseguem com: "E se eu cometer um erro, então devo criticar a mim mesmo". Ou: "Se alguma coisa ruim pode acontecer, então devo me preocupar antecipadamente" e seguem com: "Devo continuar pensando nisso e não baixar a guarda". Utilize o formulário abaixo para identificar regras ou pressupostos que se seguem a outros.

Se isto acontecer	Então penso que eu deveria	E se isso for verdade, então eu deveria

Técnicas de terapia cognitiva: manual do terapeuta, segunda edição, Robert L. Leahy. *Copyright* © 2018 Artmed Editora Ltda. É autorizada a reprodução deste material aos compradores deste livro para uso pessoal ou para uso com clientes individuais.

FORMULÁRIO 4.5
Clarificação de valores

Pense em um valor atual que parece estar lhe preocupando – por exemplo, ser bem-sucedido financeiramente. Compare esse valor com cada um dos valores na coluna da esquerda. Na coluna do meio, classifique todos esses valores, de 1 a 17, sendo que 1 é o mais importante. Use um número diferente para cada valor. Na coluna da direita, liste algumas das formas como você poderia perseguir esses valores.

Valor atual sobre o qual estou preocupado: _____

Valor	Classificação (1-17)	Como posso buscar esse valor:
Amor		
Perdão		
Família/relacionamento íntimo		
Realização profissional		
Amizade		
Sucesso financeiro		
Autoestima		
Crescimento pessoal		
Beleza física ou atratividade		
Saúde física		
Aprovação dos outros		
Bondade		
Diversão		
Aprendizagem		
Religião		
Atividades culturais		
Liberdade pessoal		
Outros:		

Técnicas de terapia cognitiva: manual do terapeuta, segunda edição, Robert L. Leahy. *Copyright* © 2018 Artmed Editora Ltda. É autorizada a reprodução deste material aos compradores deste livro para uso pessoal ou para uso com clientes individuais.

FORMULÁRIO 4.6
Inventário de perfeccionismo

Por favor, use as opções a seguir para avaliar o quanto você concorda em geral com cada afirmação.

1	2	3	4	5
Discordo plenamente	Discordo em parte	Nem concordo nem discordo	Concordo em parte	Concordo plenamente

1. Meu trabalho precisa ser perfeito para que eu fique satisfeito. (se1) _____
2. Sou extremamente sensível aos comentários dos outros. (na1) _____
3. Geralmente digo às pessoas quando seu trabalho não está à altura dos meus padrões. (hso1) _____
4. Sou bem organizado. (o1) _____
5. Reflito cuidadosamente sobre minhas opções antes de tomar uma decisão. (p1) _____
6. Se eu cometer erros, as pessoas irão fazer pouco de mim. (cm1) _____
7. Sempre senti pressão do(s) meu(s) pai(s) para ser o melhor. (pp1) _____
8. Se eu fizer alguma coisa menos do que perfeita, terei dificuldade em superar isso. (r1) _____
9. Toda minha energia é empregada na obtenção de um sucesso impecável. (se2) _____
10. Comparo meu trabalho com o de outros e frequentemente me sinto inadequado. (na2) _____
11. Fico incomodado quando as outras pessoas não mantêm os mesmos padrões que eu. (hso2) _____
12. Penso que as coisas devem ser guardadas em seus lugares. (o2) _____
13. Eu me pego planejando muitas das minhas decisões. (p2) _____
14. Fico particularmente constrangido com um fracasso. (cm2) _____
15. Meus pais me exigiam padrões elevados. (pp2) _____
16. Passo muito tempo me preocupando com coisas que fiz ou com coisas que preciso fazer. (r2) _____
17. Não tolero fazer as coisas pela metade. (se3) _____
18. Sou sensível ao modo como os outros respondem ao meu trabalho. (na3) _____
19. Não sou muito paciente com as desculpas das pessoas por um trabalho medíocre. (hso3) _____
20. Eu me caracterizaria como uma pessoa organizada. (o3) _____
21. A maioria das minhas decisões é tomada depois que tive tempo para pensar a respeito. (p3) _____
22. Reajo de forma exagerada quando cometo erros. (cm3) _____
23. Meu(minha) pai(mãe) é(são) difícil(eis) de agradar. (pp3) _____
24. Se cometo um erro, meu dia inteiro está arruinado. (r3) _____
25. Tenho que ser o melhor em todas as tarefas que realizo. (se4) _____

(continua)

Copyright © Robert W. Hill, PhD. Todos os direitos reservados. A utilização e reprodução deste inventário são permitidas para fins acadêmicos e de pesquisa mediante solicitação por escrito para: Robert W. Hill, Departament of Psychology, Appalachian State University, Boone, NC 28608; *hillrw@appstate.edu*.

*N. de R. T.: AVE = média; as informações entre parênteses correspondem a cada uma das oito subescalas do inventário (se = esforço por excelência; na = necessidade de aprovação; hso = padrões elevados para os outros. o = organização; p = planejamento; cm = preocupação com erros; pp = pressão parental; r = ruminação.

Técnicas de terapia cognitiva: manual do terapeuta, segunda edição, Robert L. Leahy. *Copyright* © 2018 Artmed Editora Ltda. É autorizada a reprodução deste material aos compradores deste livro para uso pessoal ou para uso com clientes individuais.

Inventário de perfeccionismo (página 2 de 4)

26. Preocupo-me se outras pessoas irão aprovar minhas ações. (na4) _____
27. Geralmente sou crítico com as outras pessoas. (hso4) _____
28. Gosto de ser sempre organizado e disciplinado. (o4) _____
29. Geralmente preciso refletir sobre as coisas antes de saber o que quero. (p4) _____
30. Se alguém aponta um erro que cometi, sinto que de certa forma perdi o respeito dessa pessoa. (cm4) _____
31. Meu(minha) pai(mãe) te(ê)m altas expectativas quanto ao desempenho. (pp4) _____
32. Se digo ou faço alguma coisa idiota tendo a ficar pensando nisso o resto do dia. (r4) _____
33. Oriento minhas ações com rigor para atingir padrões elevados. (se5) _____
34. Frequentemente não falo nada porque temo dizer a coisa errada. (na5) _____
35. Frequentemente fico irritado com o trabalho preguiçoso ou desleixado de outras pessoas. (hso5) _____
36. Limpo minha casa com frequência. (o5) _____
37. Preciso de tempo para montar um plano e agir. (p5) _____
38. Se eu estragar alguma coisa, as pessoas podem começar a questionar tudo o que faço. (cm5) _____
39. Durante meu crescimento, senti muita pressão para fazer tudo certo. (pp5) _____
40. Quando cometo um erro, geralmente não consigo parar de pensar nisso. (r5) _____
41. Preciso atingir a excelência em tudo o que faço. (se6) _____
42. Sou inseguro sobre o que os outros pensam de mim. (na6) _____
43. Tenho pouca tolerância com os erros de pessoas negligentes. (hso6) _____
44. Não deixo de guardar as coisas assim que termino de usá-las. (o6) _____
45. Tendo a deliberar antes de tomar minha decisão. (p6) _____
46. Para mim, um erro é igual a fracasso. (cm6) _____
47. Meu(minha) pai(mãe) me pressiona(m) muito para que tenha sucesso. (pp6) _____
48. Com frequência fico obcecado com alguma coisa que fiz. (r6) _____
49. Frequentemente me preocupo que as pessoas possam entender errado o que eu digo. (na7) _____
50. Frequentemente fico frustrado com os erros das outras pessoas. (hso7) _____
51. Meu guarda-roupa é limpo e organizado. (o7) _____
52. Geralmente não tomo decisões na hora. (p7) _____
53. Cometer erros é um sinal de burrice. (cm7) _____
54. Sempre achei que meu(s) pai(mãe) queria(m) que eu fosse perfeito. (pp7) _____
55. Depois que entrego um projeto, não consigo parar de pensar em como poderia ter feito melhor. (r7) _____
56. Meu espaço de trabalho é organizado em geral. (o8) _____
57. Se cometo um erro grave, sinto-me uma pessoa sem importância. (cm8) _____
58. Meu(s) pai(mãe) esperava(m) de mim nada menos que o melhor. (pp8) _____
59. Passo boa parte do tempo preocupado com a opinião que outras pessoas têm de mim. (na8) _____

(continua)

Inventário de perfeccionismo (página 3 de 4)

Instruções para pontuação no inventário de perfeccionismo

1. Preocupação com erros (8 itens) Itens AVE: 6 14 22 30 38 46 53 57
2. Padrões elevados para os outros (7) Itens AVE: 3 11 19 27 35 43 50
3. Necessidade de aprovação (8) Itens AVE: 2 10 18 26 34 42 49 59
4. Organização (8) Itens AVE: 4 12 20 28 36 44 51 56
5. Percepção de pressão parental (8) Itens AVE: 7 15 23 31 39 47 54 58
6. Planejamento (7) Itens AVE: 5 13 21 29 37 45 52
7. Ruminação (7) Itens AVE: 8 16 24 32 40 48 55
8. Esforço por excelência (6) Itens AVE 1 9 17 25 33 41

9. Soma das escalas de perfeccionismo consciencioso: hso, o, p, se
10. Soma das escalas de perfeccionismo autoavaliativo: cm, na, pp, r
11. IP Composto: soma de todas as 8 escalas do IP

Interpretação: Dados normativos descritos em *https://www.researchgate.net/publication/8685906_A_New_Measure_of_Perfectionism_The_Perfectionism_Inventory* (em inglês). Geralmente, escores com 1 DP acima da média representam escores mais elevados, enquanto 1DP abaixo da média refletem escores mais baixos. Médias da Escala IP?; amostra com estudantes de graduação ($N = 366$):

Escala	Itens	Média	DP
Preocupação com erros (cm)	8	2,46	0,75
Padrões elevados para os outros (hso)	7	2,83	0,78
Necessidade de aprovação (na)	8	3,22	0,77
Organização (o)	8	3,5	0,86
Percepção de pressão parental (pp)	8	3,17	0,89
Planejamento (p)	7	3,4	0,76
Ruminação (r)	7	2,83	0,82
Esforço por excelência (se)	6	3,1	0,80
Perfeccionismo consciencioso		12,83	2,41
Perfeccionismo autoavaliativo		11,68	2,61
IP Composto	59	24,51	4,40

(continua)

Inventário de perfeccionismo (página 4 de 4)

Escalas do inventário de perfeccionismo, definições dos construtos, exemplos e relações esperadas com as escalas MPS

Escala indicadora de perfeccionismo	Definição do construto	Exemplo
Preocupação com erros	Tendência a experimentar sofrimento ou ansiedade devido a um erro.	"Fico particularmente constrangido com um fracasso."
Padrões elevados para os outros	Tendência a exigir dos outros seus próprios ideais perfeccionistas.	"Fico incomodado quando outras pessoas não mantêm os mesmos padrões que eu."
Necessidade de aprovação	Tendência a procurar validação dos outros e a ser sensível a críticas.	"Comparo meu trabalho com o dos outros e frequentemente me sinto inadequado."
Organização	Tendência a ser limpo e organizado.	"Gosto de ser sempre organizado e disciplinado."
Percepção de pressão parental	Tendência a sentir necessidade de ter um desempenho perfeito para obter a aprovação parental.	"Meus pais me exigem padrões elevados."
Planejamento	Tendência a planejar com antecedência e a deliberar sobre as decisões.	"Tenho tendência a deliberar antes de tomar minha decisão."
Ruminação	Tendência a se preocupar com erros passados, com desempenho menos do que perfeito ou com erros futuros.	"Passo muito tempo me preocupando com coisas que fiz ou que preciso fazer."
Esforço por excelência	Tendência a perseguir resultados perfeitos e padrões elevados.	"Oriento minhas ações com rigor para atingir padrões elevados."

FORMULÁRIO 4.7A
Custos e benefícios do progresso e da perfeição

Às vezes dificultamos a vida porque exigimos perfeccionismo de nós mesmos e das outras pessoas. Pense em alguma coisa que você faz que pareça ser perfeccionista e depois compare os custos e os benefícios de aceitar o progresso *versus* exigir perfeição.

Comportamento em que exijo perfeição: _____

	Aceitação do progresso	Exigência de perfeição
Custos:		
Benefícios:		
Conclusões:		

Técnicas de terapia cognitiva: manual do terapeuta, segunda edição, Robert L. Leahy. *Copyright* © 2018 Artmed Editora Ltda. É autorizada a reprodução deste material aos compradores deste livro para uso pessoal ou para uso com clientes individuais.

FORMULÁRIO 4.7B

Progredir em vez de tentar a perfeição

Identifique algumas áreas da sua vida em que você se critica – por exemplo, seu desempenho escolar ou profissional. Depois liste algumas ações que poderia executar para melhorar nessa área – por exemplo, estudar mais, preparar-se melhor, trabalhar mais, aprender algumas habilidades. Liste algumas das áreas em que você se critica e algumas ações específicas que pode executar para melhorar essas áreas.

O que critico em mim mesmo	Como posso progredir

Por que progredir seria melhor do que buscar a perfeição?

Técnicas de terapia cognitiva: manual do terapeuta, segunda edição, Robert L. Leahy. Copyright © 2018 Artmed Editora Ltda. É autorizada a reprodução deste material aos compradores deste livro para uso pessoal ou para uso com clientes individuais.

FORMULÁRIO 4.8
Aprendizado a partir dos lapsos

Considere um comportamento no qual você vem fazendo progressos – por exemplo, exercitar-se, fazer dieta, beber menos, fumar menos, etc. Escreva-o na primeira coluna (p. ex., "Fazer exercícios três vezes por semana"). Na coluna do meio, escreva o que provocou alguma recaída no comportamento desejado (p. ex., "Estava cansado demais para me exercitar"). Na coluna da direita, escreva o que aprendeu para melhorar as coisas (p. ex., "Posso me exercitar mesmo quando estou cansado" ou "Posso retomar minha rotina de exercícios amanhã"). Lapsos ou recaídas são experiências de aprendizagem.

O comportamento que me preocupa é: _____

O que estava dando certo antes	O que me fez recair	O que aprendi para melhorar as coisas no futuro

Quais são as vantagens de usar os lapsos ou erros como experiências de aprendizagem?

Quais são as desvantagens?

Técnicas de terapia cognitiva: manual do terapeuta, segunda edição, Robert L. Leahy. *Copyright* © 2018 Artmed Editora Ltda. É autorizada a reprodução deste material aos compradores deste livro para uso pessoal ou para uso com clientes individuais.

FORMULÁRIO 4.9
Diagrama de conceitualização do caso

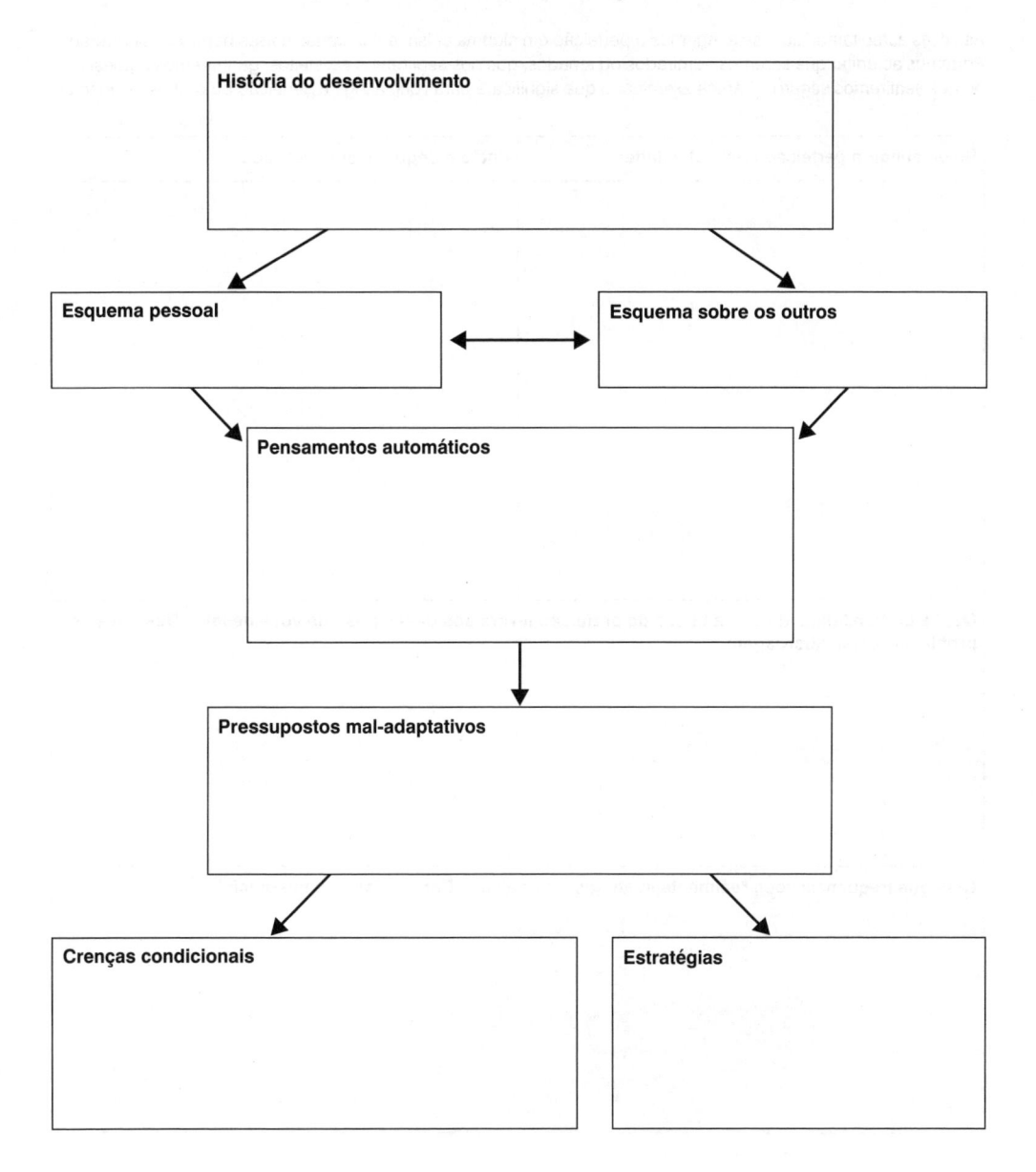

História do desenvolvimento

Esquema pessoal ⟷ **Esquema sobre os outros**

Pensamentos automáticos

Pressupostos mal-adaptativos

Crenças condicionais   **Estratégias**

Técnicas de terapia cognitiva: manual do terapeuta, segunda edição, Robert L. Leahy. *Copyright* © 2018 Artmed Editora Ltda.
É autorizada a reprodução deste material aos compradores deste livro para uso pessoal ou para uso com clientes individuais.

FORMULÁRIO 4.10
Exame das implicações do perfeccionismo

Às vezes acreditamos que, se atingirmos a perfeição em alguma coisa, então certas coisas benéficas ocorrerão. Podemos acreditar que seremos admirados ou amados, que nos sentiremos satisfeitos, ganharemos autoestima ou nos sentiremos seguros. Vamos examinar o que significará para você atingir a perfeição ou padrões exigentes.

Se eu atingir a perfeição nesta atividade	Então o seguinte será verdade

Qual a probabilidade de que a busca da perfeição levará aos desfechos que você deseja? Descreva os problemas desta abordagem.

Com que frequência você realmente já atingiu a perfeição? Por que isso foi tão difícil?

Técnicas de terapia cognitiva: manual do terapeuta, segunda edição, Robert L. Leahy. *Copyright* © 2018 Artmed Editora Ltda. É autorizada a reprodução deste material aos compradores deste livro para uso pessoal ou para uso com clientes individuais.

FORMULÁRIO 4.11

Transformação do trabalho em diversão: transformação de crítica e desapontamento em curiosidade

Na coluna da esquerda, escreva alguns exemplos de julgamentos negativos e de críticas que você faz sobre si mesmo e sobre outras pessoas. Na da direita, escreva como você poderia desenvolver curiosidade sobre os problemas da outra coluna. Por exemplo: "Meu chefe é cruel. Ele não é nada amistoso" é um pensamento que envolve julgamento. Pensamentos que refletem curiosidade poderiam ser: "Por que será que isso me incomoda?" e "Será que às vezes ele é mais amistoso? Em caso afirmativo, qual seria a razão?".

Comportamento em que penso em termos de avaliação: _____

Pensamentos críticos	Pensamentos de curiosidade e desafio

Qual seria a vantagem de ter pensamentos de curiosidade e desafio?

Técnicas de terapia cognitiva: manual do terapeuta, segunda edição, Robert L. Leahy. *Copyright* © 2018 Artmed Editora Ltda.
É autorizada a reprodução deste material aos compradores deste livro para uso pessoal ou para uso com clientes individuais.

FORMULÁRIO 4.12

Transformação de antigas regras/pressupostos em novas regras/pressupostos

Às vezes, as regras que temos para nós mesmos são inflexíveis, injustas, irrealistas e difíceis de cumprir. No formulário abaixo, examine os critérios para avaliar uma de suas regras. Por exemplo, ela é flexível? É justa? Na segunda coluna, liste alguns dos seus pressupostos. Avalie cada pressuposto com base nos critérios de 0 a 10, onde 10 representa a melhor avaliação possível. Escreva um novo pressuposto na quarta coluna e classifique-o de 0 a 10, da mesma forma como fez com o antigo. Depois que terminar, pense nesta pergunta: o que mudaria se você tivesse este novo pressuposto adaptativo?

Critérios	Antigo pressuposto	Critérios de avaliação	Novo pressuposto adaptativo	Critérios de avaliação
Flexível				
Justo				
Realista				

(continua)

Técnicas de terapia cognitiva: manual do terapeuta, segunda edição, Robert L. Leahy. Copyright © 2018 Artmed Editora Ltda. É autorizada a reprodução deste material aos compradores deste livro para uso pessoal ou para uso com clientes individuais.

Transformação de antigas regras/pressupostos em novas regras/pressupostos (página 2 de 3)

Critérios	Antigo pressuposto	Critérios de avaliação	Novo pressuposto adaptativo	Critérios de avaliação
Positivo				
Orientado para o crescimento				
Ajuda a atingir objetivos positivos				
Melhora a autoestima				
Regra que eu aplicaria a todos				

(continua)

Transformação de antigas regras/pressupostos em novas regras/pressupostos (página 3 de 3)

Avaliação e ação com base em regras/pressupostos mais adaptativos

Nova regra ou pressuposto: _____

Custos	Benefícios	Comportamentos a serem executados

O que é mais provável que eu faria se acreditasse neste novo pressuposto?

O que é menos provável que eu faria se acreditasse neste novo pressuposto?

FORMULÁRIO 4.13
Minha nova declaração de direitos

É importante conhecer e exercer seus direitos. Na coluna da esquerda, liste os direitos que você acredita que deveria ter. Na coluna da direita, liste como você pode lutar por esses direitos. Pense em "planos de ação" para si mesmo – ações que você pode ter no futuro para assegurar que seus direitos e necessidades sejam atendidos.

Tenho o direito de . . .	Portanto, eu posso . . .

Como você se sentiria com esta nova declaração de direitos?

Se você tivesse um filho ou filha, que declaração de direitos gostaria que ele ou ela tivesse? Por quê?

Técnicas de terapia cognitiva: manual do terapeuta, segunda edição, Robert L. Leahy. *Copyright* © 2018 Artmed Editora Ltda. É autorizada a reprodução deste material aos compradores deste livro para uso pessoal ou para uso com clientes individuais.

CAPÍTULO 5

Exame do processamento de informações e erros de lógica

A terapia cognitiva propõe que a ansiedade e a depressão são mantidas e aumentadas por vieses e distorções no processamento de informações. Como discutirei no Capítulo 10, sobre identificação e modificação de esquemas, o modelo cognitivo sugere que os indivíduos seletivamente prestam atenção e recordam informações consistentes com crenças preexistentes. Neste capítulo, trato dos erros no processamento de informações que resultam em uma confirmação seletiva das crenças negativas e examino erros de lógica típicos que levam os indivíduos além das informações atuais para tirar conclusões negativas.

TÉCNICA: Viés de confirmação

Descrição

A natureza do processamento esquemático é que tendemos a procurar informações que são consistentes com nossa crença ou esquema. Assim, se penso que sou um perdedor, automaticamente prestarei atenção, focarei e valorizarei informações que sejam consistentes com essa crença. Esse não é um processo intencional, nem do qual estamos conscientes, mas um processo automático que ocorre rapidamente e serve para reforçar a crença preexistente (Gotlib & Neubauer, 2000; Bargh & Morsella, 2008; Beck & Haigh, 2014). O viés de confirmação pode afetar a atenção, a quantidade de tempo focado na informação, a memória, o grau em que a informação é fortemente considerada na formação de uma impressão e a centralidade da informação na formação de conceitos de traços ou características gerais. Esse viés constante na atenção e memória continua como "pano de fundo", abaixo do nível de consciência do viés, ampliando, assim, a crença preexistente. Os psicólogos cognitivos se referem a esse padrão particular como "viés de confirmação". Em termos leigos, significa buscar somente informações que são consistentes com nossas crenças. Assim, se acreditamos que pessoas com olhos azuis são desagradáveis, iremos perceber alguma informação que confirme essa crença e, então, pararemos de prestar atenção. No processo de busca, podemos ignorar informações que não são consistentes com a crença em questão (ver Simon, 1983).

Perguntas a formular/intervenção

"Frequentemente temos crenças preexistentes que são negativas quando estamos deprimidos ou ansiosos. Por exemplo, você poderia ter a crença: 'Sou um fracasso'. Por ter essa crença subjacente, poderá ser tendencioso ao prestar atenção ou ao recordar informações que são consistentes com ela. Você pode achar mais fácil recordar erros passados que cometeu ou, no momento atual, pode focar em coisas que não estão dando certo ou, ainda, prever que o futuro será ruim. Essa tendência a sermos parciais na maneira como direcionamos o foco é conhecida como 'viés de confirmação' ou 'viés negativo'. Por vezes, é denominado 'viés do meu lado', porque automaticamente focamos em informações que são consistentes com o 'meu ponto de vista'. Não é que você esteja fazendo isso intencionalmente ou que queira se sentir mal: é simplesmente uma forma automática e muito imediata de pensar. Podemos examinar se você parece ser principalmente focado em uma coisa – isto é, em algo negativo – e se isso pode continuar a reforçar suas crenças preexistentes. Afinal, se você focar somente no negativo, irá perceber apenas o negativo. Mas talvez haja outras coisas acontecendo."

Exemplo

TERAPEUTA: Às vezes, as pessoas têm um modo habitualmente negativo de olhar para as coisas, e podem, então, recordar-se de coisa negativas e prestar atenção aos aspectos negativos em sua vida atual. É como um hábito de pensamento. Isso em algum momento caracteriza seu modo de pensar?

PACIENTE: Sim, minha esposa diz que tenho a tendência a ser muito negativo em boa parte do tempo.

TERAPEUTA: Bem, isso é como um filtro negativo, como quando você está olhando para o mundo através de óculos escuros – neste caso, os óculos podem ser muito escuros e você pode se perceber recordando coisas negativas e vendo coisas negativas hoje. De fato, por causa desse filtro, você pode até prever eventos negativos. Parece ser isso o que está acontecendo?

PACIENTE: Às vezes parece ser uma incessante corrente de eventos negativos para mim.

TERAPEUTA: Então, se você tiver essa crença preexistente de "Sou um fracasso", e seu filtro for somente negativo, ele continuará confirmando essa crença negativa e a tornará ainda mais forte, não é?

PACIENTE: Sim, parece que é isso o que está acontecendo. Mas essas coisas realmente são verdade. Eu não me saí muito bem naquele projeto. Não estou simplesmente inventando, você sabe.

TERAPEUTA: Não, não quer dizer que você esteja inventando. Essas lembranças podem muito bem ter alguma veracidade, mas também pode ser que você esteja olhando principalmente para os aspectos negativos em detrimento de outras coisas. E isso confirma sua crença mais geral de que você é um fracasso. Chamamos essa tendência de "viés de confirmação" porque você está seletivamente focado na confirmação de suas crenças negativas. Isso não é consciente ou intencional – é simplesmente um viés automático ou hábito.

PACIENTE: Não estou tentando fazer isso para me sentir mal, estou?

TERAPEUTA: Não, absolutamente, é apenas um hábito de pensamento que algumas pessoas têm. Então o que temos que descobrir é se isso pode estar acontecendo e, se estiver, então poderemos ver se existem algumas formas de tornar seu pensamento mais preciso e equilibrado.

PACIENTE: Você não está me dizendo para só pensar positivamente, está?

TERAPEUTA: Não. Até entendo que as pessoas possam pensar assim. Mas não, o que estou sugerindo é que tentemos ver se você está olhando para apenas um lado das coisas, em detrimento de outras coisas que podem estar acontecendo. Estou sugerindo que você tem esse hábito de pensar e focar no negativo, e essa pode não ser a forma mais realista de pensar. Então o que quero dizer e estou sugerindo é que, em vez de pensar positivamente, podemos ver se há uma forma mais realista e equilibrada de pensar.

PACIENTE: Acho que faz sentido. Talvez eu tenha estado muito focado no negativo.

Tarefa de casa

O terapeuta sugere que o paciente mantenha um registro, durante a semana, das vezes em que se sentir triste, ansioso ou zangado e escreva o que estiver pensando naquele momento. Então, é possível examinar se essas emoções estão relacionadas a uma corrente de pensamentos negativos. Além disso, o terapeuta pode pedir-lhe que descreva os primeiros pensamentos ou imagens que vêm à mente ao pensar sobre si mesmo, seja em termos da experiência atual ou futura. É mais fácil trazer pensamentos negativos do que positivos ou até mesmo neutros? O paciente deve listar as vantagens e desvantagens de ter um viés negativo. O Formulário 5.1 pode ser usado para monitorar o viés de confirmação em direção ao negativo.

Possíveis problemas

Como mencionado anteriormente, alguns pacientes podem alegar que seus pensamentos são realistas, porque podem estar recordando eventos reais. Talvez o indivíduo tenha mesmo fracassado na prova ou tenha sido rejeitado por alguém. O terapeuta sugere que eventos reais podem, é claro, ser negativos, mas que também é possível que as experiências negativas sejam o que o paciente principalmente recorda e no que foca, talvez com a exclusão de outros eventos neutros ou mesmo positivos. Uma forma de ilustrar esse ponto é perguntar se ele acredita que outras pessoas veem os eventos/experiências que ocorreram de uma forma menos negativa, ou se elas tentam melhorar o humor do paciente apontando os aspectos positivos. Se elas fazem isso, então talvez as outras pessoas estejam olhando para os eventos de uma maneira mais equilibrada porque não possuem os esquemas negativos e o viés de confirmação que estão tornando as coisas difíceis para o cliente.

Referência cruzada com outras técnicas

Outras técnicas relevantes incluem categorização de pensamentos automáticos, exame das evidências a favor e contra, dramatização contra o pensamento, criação de narrativas positivas sobre resultados positivos, ver o evento/experiência negativa percebida segundo a perspectiva de outra pessoa e indução do humor para modificar o estado de humor que afeta o viés.

Formulário

Formulário 5.1 (Exame do viés de confirmação).

TÉCNICA: Busca limitada

Descrição

Quando as pessoas estão deprimidas ou ansiosas, é muito provável que automaticamente busquem evidências negativas e, depois que confirmaram sua crença negativa, deixem de procurar informações adicionais. Similar ao viés de confirmação descrito anteriormente, esse hábito de busca limitada impede a possibilidade de encontrar evidências que contrariam a crença negativa original.

O terapeuta pode explicar este conceito da seguinte forma: "Iremos explorar algo chamado 'busca limitada', que é uma qualidade de processamento de informações que limita a consciência e o foco na tentativa de provar que seu pensamento depressivo ou ansioso é verdadeiro. Por exemplo, suponhamos que seu pensamento negativo seja 'Sou um fracasso'. Visando confirmar esse pensamento, você pode focar apenas nas informações que mostram seus fracassos. Depois que obtém evidências de que fracassou, *você para de procurar* outras informações – especialmente aquelas que demonstram que teve sucesso. Consequentemente, você diz a si mesmo: 'Veja só, eu fracassei' – como se tivesse provado, acima de qualquer dúvida, que é um fracasso. Conforme descrevi anteriormente, isso é o que chamamos de 'viés de confirmação'. Mas tão importante quanto seu viés ao focar no negativo é o fato de parar de buscar informações que poderiam provar que sua crença é falsa ou pelo menos em desequilíbrio. Você simplesmente não olha para todas as informações que podem estar disponíveis".

"Compare esse processo altamente seletivo com a função de busca em seu computador. Imagine que eu pedisse na pesquisa que encontrasse qualquer menção à palavra 'fracasso'. Seriam então encontrados incontáveis pontos nos milhões de *sites* em que a palavra 'fracasso' aparece. Se possuo um esquema de busca limitada, posso concluir que tudo o que estou escrevendo é sobre fracasso. (A propósito, no momento em que elaboro este material, existem 10.095 palavras no capítulo, mas a palavra 'fracasso' é mencionada apenas 24 vezes, o que significa que 10.070 delas são palavras diferentes.)

O pensamento depressivo e ansioso, guiado pelo processamento tendencioso da informação, é quase sempre caracterizado por uma busca limitada. Quando você está ansioso, talvez se pergunte: 'É possível que eu cometa um erro?' Como sempre é possível cometer um erro, a resposta seria 'sim', o que o levaria a parar de buscar mais informações consistentes e a desistir naquele exato momento! A busca limitada leva a um comportamento limitado. O viés de confirmação leva você a focar na informação consistente com a crença negativa, e a busca limitada o leva a desistir de buscar informações que contrariem sua crença. Não é que você queira estar deprimido ou ansioso, é apenas uma 'regra' automática sua – 'Depois de encontrar o negativo, paro de buscar outras informações'."

Utilizo a seguinte explicação para os profissionais: "Considere o seguinte exemplo, retirado de um curso elementar de estatística no qual examinamos o qui-quadrado. Digamos que você nota que há 15 exemplos de pessoas loiras que são inteligentes e então conclui que os loiros são inteligentes. No entanto, você poderia fazer outras perguntas: 'Existem loiros que não são inteligentes? Existem morenos que são inteligentes? Existem morenos que não são inteligentes? E quanto às outras pessoas?'". Então você monta a seguinte tabela:

	Loiros	Morenos	Carecas
Inteligentes	15	30	10
Não inteligentes	15	30	2

"Para sua surpresa, você descobre que, nessa amostra, metade das pessoas loiras é inteligente, assim como metade das morenas. De fato, há duas vezes mais morenos que são inteligentes, mas somente porque há duas vezes mais morenos do que loiros na amostra. O que é mais interessante, para aqueles que não são carecas, um número esmagador de indivíduos carecas é inteligente, mesmo que estejam em menor número na amostra."

A maioria das pessoas não examina todas as possibilidades do qui-quadrado ou do viés de amostragem. Por exemplo, se você está deprimido, pode enfatizar o fato de ter falhado em alguma coisa e concluir que é um fracasso, muito embora convenha examinar a tabela a seguir, que argumenta contra a sua conclusão:

	Eu	Outros
Insucessos	3	30
Sucessos	57	70
Total	60	100

"Ao examinar a tabela, você pode observar que realmente falhou em 3/60 tarefas (5%), ao passo que outros falharam em 30/100 (30%). A busca de informações pode ser tão limitada que você só vê o número que assinala as três falhas e conclui que é um fracasso. No entanto, uma busca mais completa e acurada pode levá-lo a examinar a possibilidade de também ter tido sucesso em 60 tarefas e que a 'norma' é 30% de falhas (muito acima do seu índice de 5%). Vamos imaginar que você tem a crença de que todos os cisnes são brancos e, ao sair do parque, tenha observado cinco cisnes brancos. Você rapidamente conclui: 'Veja, todos os cisnes são brancos'. Mas essa única experiência limitada não prova que você está correto. Pode ser que existam cisnes negros, e se você continuasse a olhar em outros lugares, certamente os encontraria.

Considere o seguinte exemplo e imagine que tenha acontecido na sua prática profissional. Digamos que você tenha acabado de ficar sabendo que um paciente seu está abandonando a terapia. Seu primeiro pensamento é: 'Não ajudei esse cliente'. Você então se sente muito mal. Entretanto, o que aconteceria se você examinasse todos os casos no último ano e descobrisse que 80% dos pacientes não abandonaram a terapia prematuramente? Você se sentiria melhor. E se descobrisse que, na experiência de outros terapeutas, somente 40% não abandonaram a terapia prematuramente? Você sentiria pena de seus colegas, mas se sentiria melhor. (É claro, os números poderiam funcionar contra você se os resultados fossem diferentes.)"

Os elementos-chave no reconhecimento desse hábito de busca limitada são os seguintes: (1) você pode estar desistindo de buscar informações uma vez que já tenha "confirmado" o negativo; (2) o resultado disso é que você reduz a oportunidade de pesar e levar em conta todas as informações; (3) você inadvertidamente reforça a crença negativa; e (4) você reduz a chance de refutar a crença. De fato, a boa ciência busca oportunidades de provar que uma afirmação é *falsa* – ela procura desmentir uma afirmação montando um experimento para tentar provar que a afirmação não é verdadeira (Popper, 1959).

Perguntas a formular/intervenção

"Para determinar se está empregando um padrão de busca limitada, você pode se fazer as seguintes perguntas: 'Como eu faço para buscar informações que não são consistentes com minha crença negativa? Que informações são inconsistentes com minha visão negativa?'. Além disso, considere os custos e os benefícios de limitar sua busca aos aspectos negativos. Por fim, já que você está prevendo um resultado negativo, que resultados positivos ou neutros você também poderia prever?"

Exemplo

TERAPEUTA: Você disse que está se sentindo muito mal neste momento porque se saiu mal na prova de química. Que nota você tirou?

PACIENTE: Acertei 75% da prova. Isso é fracasso para mim. Também acertei 70% na outra prova dessa cadeira.

TERAPEUTA: O que você conclui a partir dessas notas?

PACIENTE: Que sou realmente burro.

TERAPEUTA: Qual é a sua média até o momento?

PACIENTE: Tenho média A– em umas 25 cadeiras.

TERAPEUTA: Então você estava focando somente nas notas dessas duas provas?

PACIENTE: Sim.

TERAPEUTA: Qual é a média na sua escola?

PACIENTE: Em torno de B. Meu desempenho é acima da média.

TERAPEUTA: Quando você faz uma busca muito limitada e foca somente nessas duas provas nas quais não se saiu bem, ignora todas as outras informações. Você percebe isso?

PACIENTE: Eu só estava considerando essas provas.

TERAPEUTA: E se considerasse todas as provas que você e seus colegas fizeram, qual seria sua conclusão?

PACIENTE: Que estou me saindo razoavelmente bem.

TERAPEUTA: Algumas vezes, quando estamos deprimidos, nosso pensamento é tão tendencioso que focamos somente nos aspectos negativos e não procuramos nenhuma informação positiva. Talvez o copo esteja metade vazio *e* metade cheio.

Tarefa de casa

Uma vez que os pacientes podem estar limitando sua busca de informações ao polo negativo, o objetivo da tarefa de casa é ver se podem encontrar evidências que equilibrem ou "desmintam" o lado negativo. O terapeuta pode pedir aos clientes que examinem as possíveis vantagens e desvantagens de expandir a pesquisa a fim de incluir mais informações que possam contradizer a crença negativa. Pode solicitar que listem desapontamentos e pensamentos negativos sobre seu próprio desempenho em alguma tarefa ou problema. Então, eles são instruídos a buscar evidências adicionais que refutem tais pensamentos e evidências a favor e contra a ideia de que os outros se saem bem ou mal em relação a essas tarefas. Além disso, o terapeuta pode perguntar sobre outros pensamentos negativos que o paciente tem a respeito de si mesmo, sobre experiências passadas ou atuais, e então gerar possíveis informações positivas ou neutras a fim de contrabalançar o polo negativo. Os clientes podem usar o Formulário 5.2 para examinar informações alternativas positivas e avaliar se são propensos a uma busca limitada de informações alternativas positivas e avaliar se são propensos a uma busca limitada de informações consistentes apenas com pensamentos negativos. A Figura 5.1 traz um exemplo de como um paciente usou esse formulário.

Crença ou previsão negativa	Exemplos a favor da crença	Exemplos contra a crença
Jamais vou conseguir terminar este trabalho.	Ainda não o terminei e o prazo é amanhã à tarde.	Geralmente consigo terminar as coisas na última hora.
	Sinto-me confuso e acho que não vou conseguir me concentrar.	Já fiz esse tipo de projeto antes e me saí bem.

FIGURA 5.1 Utilização de todas as informações.

Possíveis problemas

Alguns pacientes argumentam que sua busca mais exaustiva por informações é apenas uma racionalização do comportamento negativo que é real. Por exemplo: "Afinal de contas, é um fato que não me saí bem". O terapeuta pode indicar que também é um fato que existem outros fatos – e que um quadro mais acurado pode ser elaborado apenas se forem usadas todas as informações. Pacientes perfeccionistas podem protestar que seu "fracasso" em uma única tarefa é intolerável. Em resposta, podem ser usadas contestações ao perfeccionismo, tais como: "Exatamente o que vai acontecer se você não tiver um bom desempenho?" e "O que continuará igual?".

Referência cruzada com outras técnicas

Outras intervenções úteis incluem contestação do pensamento dicotômico, pensamento ao longo de um *continuum*, duplo padrão e técnicas semânticas.

Formulário

Formulário 5.2 (Utilização de todas as informações).

TÉCNICA: Desconsideração das taxas de base

Descrição

Para estimar o risco em uma determinada ação, em geral perguntamos a nós mesmos: "Quais são as chances de isso não dar certo?". Mas como obtemos as informações para avaliar as chances? Kahneman (1995) e Tversky e Kahneman (1974, 1979) indicaram que a maioria de nós enfatiza indevidamente informações recentes, salientes e pessoalmente relevantes. Ignoramos informações abstratas sobre as "taxas de base" – isto é, a distribuição da frequência dos eventos em toda a amostra que está sendo considerada. Por exemplo, ao considerar o quanto é perigoso voar, viajantes ansiosos, ao saber que um avião caiu naquele dia e ao assistir na televisão os destroços do avião em chamas, imediatamente concluem que o avião em que embarcarão no dia seguinte provavelmente cairá. Eles ignoram a taxa de base – isto é, que a viagem aérea é consideravelmente mais segura do que outros meios de fazer o mesmo percurso. Como as informações no noticiário são recentes, salientes (destroços em chamas) e pessoalmente relevantes (viagem aérea no dia seguinte), seu impacto é maior do que as informações abstratas transmitidas em tabelas estatísticas.

Nós ignoramos as taxas de base o tempo todo. Por exemplo, as mulheres norte-americanas provavelmente superestimam seu peso quando se comparam às outras, e quase todos os norte-americanos acreditam que pertencem à classe média, independentemente da sua posição econômica. Tversky e Kahneman (1974) identificaram que a maioria das pessoas utiliza informações irrelevantes para "melhorar" suas estimativas da probabilidade de um evento. Igualmente, os viajantes ansiosos darão grande ênfase a qualquer barulho a bordo do avião quando estimarem o perigo existente na situação.

Muitas pessoas deprimidas ou ansiosas acreditam que seus problemas psiquiátricos são incomuns, mesmo que levantamentos nacionais revelem que metade da população tenha apresentado alguma condição psiquiátrica. Ao analisar a capacidade do indivíduo de avaliar o desempenho ou julgar o risco representado por determinados comportamentos, convém examinar primeiro as taxas de base que ele está empregando – consciente ou inconscientemente.

Perguntas a formular/intervenção

"Quando acontece algo desagradável, muitas vezes focamos apenas os aspectos negativos do momento e ignoramos a frequência com que isso acontece com os outros. Por exemplo, a pessoa pode temer que uma dor de cabeça atual signifique que tem um tumor cerebral – mas é preciso saber, em geral, qual porcentagem de pessoas com dor de cabeça também tem tumores cerebrais. Chamamos essas informações de 'taxas de base'. Elas nos informam com que frequência determinada coisa é de um modo geral verdadeira. Tomemos a área que está lhe preocupando. Considere o quanto as taxas de base são relevantes para o seu medo de voar. Com que frequência os aviões caem? Em que porcentagem do tempo ocorre uma queda de avião no mundo real?"

Exemplo

PACIENTE: Estou com muito medo de voar na semana que vem. Acabei de ver que quase houve um acidente no aeroporto.

TERAPEUTA: Acidentes que quase acontecem são assustadores, mas o que isso o faz pensar?

PACIENTE: Que voar é perigoso. Teve aquele avião que explodiu no ano passado em Long Island.

TERAPEUTA: Parece que você está focando em duas histórias que chamaram atenção no noticiário. Você está concluindo que esses eventos indicam que voar agora é perigoso?

PACIENTE: Acho que sim.

TERAPEUTA: Se quiséssemos saber se voar é perigoso, não deveríamos examinar o número de pessoas mortas por milhas percorridas? Ou talvez devêssemos examinar o número de voos que decolam e acabam em acidente.

PACIENTE: Acho que seria a coisa lógica a fazer.

TERAPEUTA: Bem, primeiramente, sabemos que voar é muito mais seguro, por milha percorrida, do que qualquer outro meio de transporte.

PACIENTE: Sim, já ouvi falar. Mas ainda é assustador para mim.

TERAPEUTA: Você sabia que no ano passado, 65 milhões de passageiros embarcaram e desembarcaram no aeroporto O'Hare, de Chicago, e nenhum deles morreu?

PACIENTE: Isso é interessante.

TERAPEUTA: Ou que você poderia voar, ida e volta todos os dias, por 45.000 anos em uma linha comercial antes que chegasse a "sua vez"?

PACIENTE: Isso parece mais seguro do que eu pensei. Mas e aquele acidente em Long Island?

TERAPEUTA: O que fez com que fosse notícia foi o fato de um avião ter caído. Você acha que eles iriam querer entrevistar os 65 milhões de passageiros que pousaram em segurança no O'Hare e perguntar-lhes como se sentiram por não ter acontecido nada no voo?

Tarefa de casa

O terapeuta pode evocar as estimativas dos pacientes sobre as taxas de base perguntando: "Em que porcentagem do tempo X ocorre?" ou "Que porcentagem da população apresenta X?". Esses números podem ser extrapolados em conclusões que o cliente tenha dificuldade de defender. Por exemplo, a paciente mencionada anteriormente afirmou que as chances de um avião cair eram de 1%. Como várias centenas de aviões decolam e aterrissam em Nova York todos os dias, concluiríamos, então, dadas as taxas de base "adivinhadas" por ela, que vários aviões cairiam diariamente em Nova York. Essa porcentagem mostrou-se insustentável para ela.

Os pacientes podem utilizar o Formulário 5.3 para examinar as estimativas e taxas de base. (Ver Fig. 5.2 para um exemplo ilustrativo.) Os pacientes escrevem sua previsão – por exemplo: "O avião vai cair" – e depois estimam a porcentagem de vezes em que o resultado temido ocorre em geral – por exemplo, 1%. Igualmente, o formulário pode ser utilizado para se fazer uma comparação necessária. Por exemplo, o paciente que acredita ser pobre escreve essa afirmação na coluna da esquerda (i. e., "Sou pobre"), e na coluna da direita anota sua estimativa da renda média na população. O terapeuta pode usar uma curva de distribuição normal para ilustrar onde o cliente acredita que se situa em comparação com os outros.

Possíveis problemas

Os problemas incluem demanda de certeza – "Poderia ser comigo!". Esse tipo de demanda leva o terapeuta a examinar os custos e benefícios de exigir certeza *versus* o valor da aceitação, e a praticar a técnica da inundação. Outro problema envolve a impressão do paciente de que essa intervenção seja invalidante. O terapeuta pode explicar que o propósito desse exercício é examinar todas as informa-

Previsão ou crença negativa	Qual é a probabilidade de isso ser verdade na população? (0-100%)
O avião vai cair.	20%

Que fontes de informação você pode usar para descobrir a probabilidade de alguma coisa ser verdade?
Posso verificar o número de aviões que caíram no ano passado e o número de voos.
Você não está superestimando a probabilidade de alguma coisa ser ou vir a ser verdade?
Sim. São dezenas de milhares de voos e não ocorreu nenhuma morte em voos comerciais nos Estados Unidos neste último ano.
E se você visse os eventos em termos das probabilidades que realmente existem?
Eu me sentiria muito menos ansioso. Acho que eu estava ficando ansioso por causa do avião russo que explodiu no Egito.

FIGURA 5.2 Estimativas da probabilidade dos eventos.

ções com o objetivo de obter uma interpretação válida dos eventos.

Referência cruzada com outras técnicas

Outras técnicas relevantes incluem exame dos custos e dos benefícios, evidências, hipergeneralização, catastrofização, duplo padrão e realização de busca exaustiva.

Formulário

Formulário 5.3 (Estimativas de probabilidade dos eventos).

TÉCNICA: Exame da lógica

Descrição

Grande parte do pensamento depressivo e ansioso é caracterizada por conclusões ilógicas. Considere o seguinte:

- "Sou solteira, portanto não sou digna de amor."
- "Falhei na prova, portanto sou um fracasso."
- "Já que coisas ruins *podem* acontecer, elas *vão* acontecer."
- "Se Bill não gosta de mim, então não tenho valor."
- "Se coisas boas acontecem comigo, então alguma coisa ruim provavelmente vai acontecer depois."

Conclusões ilógicas frequentemente são antecedidas por "porque" ou "portanto". Boa parte do pensamento depressivo começa com a observação de um fato e depois leva a uma conclusão negativa que não decorre logicamente do ocorrido. Erros de lógica incluem:

- Extrapolação de um único exemplo para generalização universal.
- Identificação de um único comportamento com a pessoa inteira.
- Confusão entre possibilidade e necessidade ou probabilidade.
- Acreditar que todos os eventos são interdependentes (i. e., que um bom evento deve ser compensado com um evento ruim).

Exemplos de contestação do pensamento ilógico incluem:

- *Exame das contradições internas*: "Você mantém dois pensamentos que são contraditórios? Por exemplo, 'Eu deveria ser perfeito, mas não quero me criticar' ou 'Eu gostaria de conhecer o máximo possível de pessoas, mas jamais quero ser rejeitado'."
- Reductio ad absurdum: "Considere a implicação lógica das suas crenças – é um absurdo? Por exemplo: 'Se sou solteira, então não sou digna de amor'. Implicação: 'Todas as pessoas casadas já foram solteiras; portanto, todas as pessoas casadas não são dignas de amor'."
- *Contestação da autocrítica recursiva*: "Examine se você não está preso em um círculo inescapável de se criticar pelo fato de ser autocrítico. Por exemplo: 'Acho que sou um perdedor porque estou deprimido, e estou deprimido porque acho que sou um perdedor'."

Perguntas a formular/intervenção

O terapeuta pode fazer aos pacientes as seguintes perguntas:

- "Dados esses fatos, que conclusões você tira?"
- "Há outras conclusões possíveis? É possível imaginar outro resultado?"
- "Outra pessoa poderia imaginar um desfecho diferente da sua previsão/conclusão?"

"Você não está confundindo uma possibilidade com um desfecho que necessariamente ocorrerá? Com uma probabilidade?"

"O que você imaginava que nunca poderia acontecer na verdade acabou acontecendo?"

"Quando você prevê que um evento causará outro, como o primeiro realmente causa o segundo? Há alguma força física envolvida? Há alguma comunicação entre os eventos?"

"Você aplicaria sua conclusão a todas as pessoas [a todas as situações]?"

Exemplo

TERAPEUTA: Você disse que se acha sem valor porque é solteira. Você concordaria que todas as pessoas que hoje são casadas já foram solteiras um dia?

PACIENTE: Sim, é claro.

TERAPEUTA: Então, seguindo a sua lógica – isto é, que, se você é solteira, não tem valor – decorre que todas as pessoas casadas se casaram com alguém sem valor, e que ambas não tinham valor até se casarem.

Ou considere o seguinte:

TERAPEUTA: Você disse que, já que é possível que o elevador despenque, então ele provavelmente vai despencar.

PACIENTE: Sei que isso parece bobagem, mas é como eu penso.

TERAPEUTA: É possível que um extraterrestre aterrisse sobre a sua cabeça?

PACIENTE: Acho que é possível, mas nunca vi um.

TERAPEUTA: Você também nunca viu um elevador despencar. Mas os dois eventos são possíveis. A questão é: "Qual a *probabilidade* desses eventos?"

PACIENTE: Não sei. No caso do extraterrestre, é muito improvável. Mas quanto ao elevador, não sei.

TERAPEUTA: Bem, com que frequência você já ouviu falar de um elevador despencando?

PACIENTE: Nunca ouvi falar.

TERAPEUTA: Seria razoável pensar que isso é improvável – muito improvável?

PACIENTE: Sim, acho que sim.

TERAPEUTA: O que aconteceria se você pensasse que tudo o que é possível fosse provável?

PACIENTE: Eu me preocuparia o tempo todo.

Tarefa de casa

O terapeuta pode utilizar o Formulário 5.4 para ajudar o paciente a avaliar as distorções comuns nas conclusões. Esse formulário pode ser explicado da seguinte forma: "Todos nós cometemos erros na maneira de raciocinar ou de tirar conclusões. Gostaria que você examinasse alguns dos seus pensamentos negativos e identificasse alguns problemas neles. Por exemplo, imagine que você vai a uma festa e alguém não é amistoso com você. Se você for realmente negativo, poderá concluir: 'Ninguém gosta de mim'. O erro nesse seu pensamento é que você está tirando uma conclusão e a estendendo a todas as pessoas a partir de uma experiência com uma única pessoa".

Possíveis problemas

Alguns pacientes alegam que suas conclusões negativas são realmente precisas. A tarefa de casa visa examinar a lógica de tais inferências ou conclusões. Também podemos examinar a validade empírica desses pensamentos, considerando as evidências a favor e contra o pensamento ou examinando o pressuposto subjacente (p. ex., "Preciso obter a aprovação de todos").

Referência cruzada com outras técnicas

Outras intervenções relevantes incluem identificação do pressuposto subjacente, técnica do duplo padrão, exame das regras condicionais e avaliação das evidências a favor e contra a validade de um pensamento.

Formulário

Formulário 5.4 (Exame dos erros de lógica).

TÉCNICA: Ligação entre eventos não relacionados e observação de padrões que não existem

Descrição

Quase todos nós, em algum momento, já ligamos dois eventos que, na verdade, não estavam relacionados entre si e concluímos que um é a causa do outro. Quer chamemos isso de pensamento mágico, pensamento supersticioso ou simplesmente parte da natureza humana, o fato é que geralmente buscamos identificar causas de eventos que podem ou não estar dentro do nosso controle. A tendência a ver padrões que não existem faz parte do processamento esquemático e ajuda a reduzir a sobrecarga de informações que afeta a todos nós. Além disso, conforme observado, muitos indivíduos são impelidos pelo viés de confirmação em seu pensamento, buscando evidências que confirmarão suas visões negativas. Correlações ilusórias, afirmações categóricas e percepção de padrões e tendências que não existem contribuem para sentimentos de ansiedade e depressão – mesmo quando há amplas evidências, potencialmente disponíveis, que se contrapõem. A tarefa do terapeuta é questionar essas correlações ilusórias e falsos padrões.

Com frequência acreditamos que dois eventos estão relacionados entre si simplesmente porque observamos que o Evento 1 ocorre junto com o Evento 2 parte do tempo. Por exemplo, pretendemos pegar um avião para a Flórida, saindo de Nova York, no próximo sábado. Ouvimos no rádio que um avião caiu no Aeroporto Kennedy. Lembramos que outro avião vindo da Indonésia foi sequestrado 12 meses atrás nesse mesmo aeroporto. A conclusão que tiramos é que existe uma alta probabilidade de outro avião cair ou ser atacado perto desse terminal. Essa é a ilusão de correlação – atribuímos uma relação significativa previsível entre dois eventos quando, de fato, pode não haver previsibilidade.

As pessoas ansiosas estão propensas a essa ilusão de correlação, frequentemente resultando em pensamento mágico: "Eu estava usando aquela gravata vermelha quando Susan rompeu comigo. Usar essa gravata deve trazer má sorte". Ou o indivíduo pode pensar: "Quando estou em um elevador, preciso estar atento a barulhos que signifiquem perigo. Faço isso há muitos anos e nenhum elevador em que andei caiu".

O problema da correlação ilusória é que o padrão de relação a partir do qual estabelecemos uma crença pode não existir. Por exemplo, se estamos tentando prever se o elevador irá cair, então temos que saber a probabilidade da sua queda quando não estamos verificando barulhos estranhos. Assim, o "verificador" obsessivo poderia concluir: "O elevador não caiu porque eu estava verificando". Se queremos saber o quanto é perigoso pegar um avião no Aeroporto JFK, precisamos saber quantos aviões decolaram e aterrissaram em segurança. Em outras palavras, precisamos examinar a probabilidade de um evento na presença e na ausência de outro evento.

Perguntas a formular/intervenção

"Você está concluindo que, porque dois eventos ocorrem juntos no tempo, um é a causa do outro. Imagine que visitou uma casa e notou que havia cinzeiros por toda a parte. Você concluiria que os cinzeiros fazem as pessoas fumarem? Ou suponha que percebeu que Mary usa um vestido vermelho às segundas-feiras. Você concluiria que usar um vestido vermelho fez com que a semana de trabalho se inicie? Pense em algumas coisas que você está ligando entre si, uma como causa da outra. Por exemplo, você disse: 'Fiquei sabendo que um avião caiu; portanto, os aviões devem estar caindo muito atualmente'. Para testar se uma coisa é causa de outra, temos que examinar as muitas vezes em que uma coisa não ocorre enquanto a outra ocorre. Por exemplo, se você tem medo de avião, poderia pensar que voar é perigoso porque recentemente leu uma história sobre um acidente aéreo. Entretanto, como você explicaria os milhões de vezes em que as pessoas viajam e os aviões não caem?"

Outra maneira de explicar: "Você parece pensar que esses dois eventos estão relacionados entre si. Por exemplo, você acha que quando X acontece, geralmente será seguido de Y. Talvez até mesmo você pense que um é a causa do outro. No entanto, para testar essa possível correlação, precisamos saber qual é a probabilidade de Y acontecer quando X não acontecer".

Exemplo

O paciente era um investidor profissional preocupado com a volatilidade de suas ações.

TERAPEUTA: Você está preocupado com sua compulsão de olhar o monitor várias horas por dia para ver se suas ações tiveram alta ou queda. Vamos explorar por que você faz isso.

PACIENTE: Acho que a minha ideia é poder perceber qualquer coisa o quanto antes.

TERAPEUTA: Existe o risco de negociar com frequência excessiva as suas ações porque você está ansioso?

PACIENTE: Definitivamente. Já perdi muito dinheiro dessa maneira.

TERAPEUTA: O que acontece com suas ações quando você se afasta do monitor?

PACIENTE: Acontece o que tem que acontecer. Não perco nada com isso. Lembro que me preocupei quando saí de férias; quando voltei, minhas ações na verdade tinham subido.

TERAPEUTA: Então você tem a ilusão de que ficar olhando as ações impede que elas caiam e também que isso fará com que perceba as coisas precocemente?

PACIENTE: Sim.

TERAPEUTA: Você estaria disposto a limitar o tempo que passa olhando para o monitor? Vamos ver, durante o próximo mês, se suas ações sobem ou caem quando você está olhando *versus* quando não está olhando.

PACIENTE: OK.

Esse paciente reduziu o tempo que passava diante da tela buscando correlações ilusórias e padrões que não existiam. É desnecessário dizer que essa redução no tempo não teve efeito direto sobre suas ações, mas realmente ajudou a diminuir sua prática de negociação de ações motivada pelo pânico. Outro exemplo de correlação ilusória ou reconhecimento de falso padrão é o seguinte:

TERAPEUTA: Você parece achar que é muito perigoso voar. Você acabou de ouvir no noticiário que um avião caiu no Aeroporto JFK.

PACIENTE: Sim, e eu me lembro daqueles aviões que foram sequestrados em setembro.

TERAPEUTA: É verdade. Foi uma tragédia terrível. Você está pensando que é perigoso voar?

PACIENTE: Sim. Os aviões estão sendo explodidos ou caem. Parece que isso está acontecendo muito atualmente.

TERAPEUTA: Em que você baseia essa conclusão?

PACIENTE: Bem, o avião caiu recentemente, e então dois aviões foram sequestrados em setembro.

TERAPEUTA: Você acha que a queda recente estava relacionada com o sequestro?

PACIENTE: Não, eles disseram que foi um problema técnico. Algo sobre fragilidade na estrutura do avião.

TERAPEUTA: Então esses eventos não estão relacionados?

PACIENTE: Não.

TERAPEUTA: Quantos aviões decolam e aterrissam no JFK em um mês?

PACIENTE: Milhares.

TERAPEUTA: E em um ano?

PACIENTE: Dezenas de milhares, eu acho.

TERAPEUTA: Como você explica que todos os outros aviões aterrissaram com segurança? Será que existe algum padrão nisso?

PACIENTE: Oh – você só tem que estar no avião errado.

TERAPEUTA: Isso seria muito azar. Mas existe realmente um padrão de acidentes, se esses dois eventos não estão relacionados e quase todos os outros aviões aterrissaram e decolaram em segurança?

PACIENTE: Acho que na verdade não existe um *padrão,* propriamente.

TERAPEUTA: E por que você vê um padrão em acidentes que não estão relacionados entre si? Você está ligando o terrorismo a falhas mecânicas.

PACIENTE: Sim. Acho que na verdade eles não estão relacionados.

TERAPEUTA: É uma espécie de coincidência?

PACIENTE: É isso aí.

Tarefa de casa

O terapeuta pode pedir ao paciente que registre exemplos de padrões ou correlações que na sua percepção possam estar contribuindo para sua preocupação ou depressão. Por exemplo: "Eu fico preocupado porque penso que [padrão X] está ocorrendo" ou "Sinto-me preocupado porque acho que *A* vai causar *B*". Comportamentos como verificar, monitorar, evitar ou se esforçar para evitar uma calamidade percebida podem ser monitorados. Utilizando o Formulário 5.5, o terapeuta pode pedir que o paciente considere exemplos contrários a esses padrões ou correlações: "Há exceções a essas regras ou padrões? Existem momentos em que isso não ocorre?". O objetivo da tarefa de casa é

Padrão que eu vejo	Evidências contra esse padrão
Um avião explodiu no Egito e houve um ataque terrorista em Paris. Portanto, isso é inseguro, e provavelmente posso ser morto por um terrorista.	*Há 325 milhões de pessoas nos Estados Unidos, e houve poucas mortes por causa de terrorismo. É mais provável eu morrer de câncer de pele do que por terrorismo.*

Em vez de vê-los como um padrão, poderia haver outras razões para esses eventos?
O único padrão é que existe terrorismo em diferentes partes do mundo em diferentes momentos. Isso não significa que seja provável. Voar em um avião comercial é uma das formas mais seguras de viajar.

Esses eventos poderiam não estar relacionados entre si?
Atos de terrorismo provavelmente estão relacionados entre si, mas eles não são realmente relevantes para voar de Nova York até Chicago. Se existe um padrão, é que os aviões estão aterrissando com segurança.

Como você vê esses eventos?
Os eventos no Egito e em Paris não são realmente relevantes para voar de Nova York. Preciso focar nas probabilidades reais com base em voos passados – os quais são seguros.

Todo mundo vê esse padrão? Por que não?
Algumas pessoas podem ficar apavoradas porque isso está no noticiário. Mas elas continuam a voar e a viajar – milhões de pessoas. Elas prosseguem com suas vidas, que é o que eu preciso fazer.

FIGURA 5.3 Observação de padrões que podem não existir.

facilitar uma perspectiva mais diferenciada para que o cliente comece a reconhecer que "às vezes isso não é verdade". A Figura 5.3 apresenta um exemplo de como um paciente usou este formulário.

Possíveis problemas

Pode haver alguns padrões que realmente *estão* correlacionados e precisam ser tratados. Por exemplo, a paciente pode perceber que seu novo namorado está bebendo mais nos fins de semana e que, quando é assertiva, ele é cruel e arrogante. É importante ver a intervenção como um meio de coletar informações. Os pacientes frequentemente trazem exemplos para apoiar sua correlação infundada: "Conheço um homem que..." ou "Já vi vários exemplos de...". Esses exemplos tendenciosos confirmatórios frequentemente contribuem para fortalecer a crença.

Referência cruzada com outras técnicas

Outras técnicas relevantes incluem avaliação das evidências, exame das probabilidades, técnica semântica, exame da qualidade das evidências, experimentos comportamentais e avaliação das regras para desconfirmação.

Formulário

Formulário 5.5 (Observação de padrões que podem não existir).

TÉCNICA: Criação de falsas dicotomias

Descrição

É típica do pensamento depressivo a visão de que só existem duas escolhas para a pessoa, nenhuma das quais é atraente, o que resulta no sentimento de estar encurralado e impotente. Por exemplo, uma mulher infeliz no casamento que se envolveu em um relacionamento com um homem casado achava que tinha que escolher entre essas duas alternativas de relacionamento não muito animadoras. Não lhe ocorreu que poderia haver inúmeras alternativas – além desses dois homens – que poderiam ser mais atraentes (p. ex., homens mais adequados, amigos, passar algum tempo sozinha).

O segredo para a negociação efetiva dos problemas é a exploração criativa de uma terceira, quarta ou até quinta alternativa. Em vez de ficarmos emperrados em uma posição – por exemplo, "Ou fazemos exatamente o que você quer ou fazemos exatamente o que eu quero" –, podemos examinar alternativas que satisfaçam as necessidades de ambos. Por exemplo, a gerente de uma empresa estava muito chateada por ter sido preterida em uma promoção. Ela disse que estava com tanta raiva que queria entrar no escritório do seu chefe, chamá-lo de idiota e demitir-se imediatamente. Examinamos os custos e benefícios desse curso de ação e, então, exploramos seus objetivos de longo prazo na empresa. Ela prontamente identificou objetivos como maior responsabilidade, respeito e recompensa financeira. Primeiro identificamos a falsa dicotomia: "Ou lhe digo umas verdades ou não passo de um capacho". Depois, criamos uma alternativa: "Vou explicar a ele como posso ser útil para o crescimento da empresa". Depois de ensaiar o plano para apresentar ao seu chefe essa terceira alternativa – como ela poderia ser útil –, reuniu-se com ele, impressionou-o com sua perspicácia para os negócios e habilidade diplomática e garantiu uma promoção em outro setor da empresa. Vários anos se passaram desde essa experiência. Ela continua trabalhando nessa empresa, recebe substanciais recompensas financeiras e se sente segura em seu cargo. Ao evitar uma falsa dicotomia – ofender seu chefe ou submeter-se passivamente –, ela foi capaz de criar uma melhor opção para si mesma.

Outros exemplos de falsas dicotomias incluem:

- "Sou um vencedor ou perdedor, um fracasso ou um grande sucesso, pobre ou rico."
- "Tenho que escolher entre estes dois empregos... amantes... lugares para morar."
- "Tenho que fazer isso agora ou nunca."
- "Tenho que manter este trabalho porque jamais conseguirei outro."
- "Ou fico com John ou com Bill – e não gosto tanto assim de nenhum dos dois."

Perguntas a formular/intervenção

"Você pode estar vendo as coisas em termos de tudo-ou-nada. Chamamos isso de 'pensamento dicotômico (tudo-ou-nada/preto e branco)'. Por exemplo, você poderia dizer: 'Estou sempre fracassando' ou 'Estou sempre sendo rejeitado'. O ponto importante é enxergar todas as nuanças e todas as evidências que sugerem que as coisas mudam e variam. Tente procurar evidências que contrariem o pensamento do tipo tudo-ou-nada. Procure exemplos de quando as coisas correm um pouco melhor para você."

Exemplo

TERAPEUTA: Você disse que é um completo fracasso e que está sempre estragando tudo. Acho que um fracasso completo é alguém que nunca consegue fazer nada.

PACIENTE: Certo. Eu sou uma perdedora.

TERAPEUTA: OK. Isso soa como um pensamento do tipo tudo-ou-nada – preto e branco. Vamos ver se existe alguma nuança. Você conseguiu fazer alguma coisa direito no ano passado?

PACIENTE: Sim. Fiz um curso de contabilidade e me saí bem. E também perdi 5 kg. Isso foi bom.

TERAPEUTA: Seus amigos gostam de você?

PACIENTE: Sim, eles acham que sou uma ótima amiga. Sei escutar e posso ser divertida. Tenho senso de humor quando não estou deprimida.

TERAPEUTA: OK. Então este pensamento do tipo tudo-ou-nada, "Sou um fracasso completo", não parece estar de acordo com os fatos?

PACIENTE: Sim. Mas eu tirei um B na prova e estava esperando um A.

TERAPEUTA: Então você desconsidera o B? Será que seu pensamento do tipo tudo-ou-nada não é: "Se eu não tirar um A, então sou um completo fracasso"?

PACIENTE: Acho que sim. Sei que isso parece irracional.

TERAPEUTA: Por quê?

PACIENTE: Porque eu tiro diferentes notas. Eu me saio muito bem em algumas coisas e mais ou menos bem em outras.

TERAPEUTA: Talvez esta seja a melhor maneira de pensar sobre as coisas... matizes de cinza, variação.

PACIENTE: Eu me sentiria melhor se pensasse assim.

Tarefa de casa

A tarefa de casa é focada na identificação de pensamentos do tipo tudo-ou-nada. Exemplos incluem pensamentos que utilizam a seguinte linguagem: *tudo, total, completo, sempre, nunca* e *a maioria*. O paciente deve registrar exemplos de pensamentos do tipo tudo-ou-nada no Formulário 5.6, anotar exemplos de quando o pensamento não é verdadeiro e, por fim, reescrever afirmações desse tipo começando com a frase: "Às vezes eu...". O objetivo é evoluir para um modo de pensar mais qualificado, condicional e flexível.

Possíveis problemas

Alguns pacientes afirmam que as evidências da sua falta de valor ou de que nada dá certo são esmagadoras. Questionarão este exercício como uma mera racionalização. A resposta a essa posição reconhece que pode haver muitas evidências que apoiem os aspectos negativos, mas assinala a importância de examinar as evidências de quando as coisas *são* melhores – "...para que possamos compreender por que as coisas funcionam bem quando funcionam". Por exemplo, uma paciente se queixava de que seus relacionamentos com os homens "nunca dão certo". Quando examinamos as evidências de relacionamentos melhores que ela já teve, identificamos que estes envolviam homens solteiros que não estavam deprimidos. Esse *insight* a ajudou a evitar relacionamentos futuros sem perspectivas.

Referência cruzada com outras técnicas

Outras técnicas relevantes incluem busca de variações em uma crença, exame das evidências, dramatização de ambos os lados do pensamento, distinção entre comportamentos e pessoas e distinção entre progresso e perfeição.

Formulário

Formulário 5.6 (Desafio às falsas dicotomias).

TÉCNICA: *Reductio ad absurdum*

Descrição

Uma técnica comumente utilizada para contestar um argumento é levar sua lógica a uma conclusão absurda. Isso pode assumir várias formas divertidas. Uma delas é tomar a estrutura do argumento e examinar como um argumento paralelo seria absurdo. Por exemplo, considere o seguinte:

1. Algumas pessoas que cometem erros são burras.
2. Cometi um erro.
3. Portanto, sou burro.

Uma forma paralela de argumento seria:

1. Alguns animais têm quatro pernas.
2. Sou um animal.
3. Portanto, eu tenho quatro pernas.

Ou:

1. Alguns cavalos têm olhos castanhos.
2. Eu tenho olhos castanhos.
3. Portanto, sou um cavalo.

Outra maneira de reduzir um argumento ao absurdo é examinar as implicações lógicas das afirmações. Por exemplo, muitas pessoas solteiras acreditam que: "Se sou solteira, então não sou digna de amor". Para reduzir esse pensamento a um absurdo, considere o seguinte: "Todas as pessoas casadas já foram solteiras em algum momento. Portanto, todas as pessoas casadas não são dignas de amor". Considere o seguinte pensamento:

1. Ainda não terminei.
2. Portanto, jamais vou terminar.

A implicação absurda disso é:

1. Todo aquele que termina não tinha terminado em um momento anterior.
2. Portanto, todo aquele que termina jamais terminará.

Perguntas a formular/intervenção

"Podemos examinar as implicações lógicas de seus pensamentos. Vejamos se o seu raciocínio leva a formas sensatas de ver as coisas. Vamos escrever seus diferentes pensamentos e as razões que você atribui a eles, e então ver até onde isso nos conduziria se levássemos seu pensamento adiante. Considere o seguinte pensamento: 'Se sou solteiro, então não sou digno de amor'. Essa crença leva à seguinte implicação: 'Todas as pessoas casadas já foram solteiras em algum momento'. E à conclusão: 'Todas as pessoas que se casaram eram indignas de amor'. Talvez você tenha alguns pensamentos ilógicos que possamos examinar".

Exemplo

TERAPEUTA: Você disse que não tem valor e que quer morrer.

PACIENTE: Parece que eu fracasso em tudo o que faço.

TERAPEUTA: O que você quer dizer com *não tenho valor*?

PACIENTE: Alguém que não conseguiu realizar muita coisa.

TERAPEUTA: O que é *muita coisa*?

PACIENTE: Alguém que não é bem-sucedido ou rico.

TERAPEUTA: Então você está dizendo que as pessoas que não são bem-sucedidas nem ricas não têm valor?

PACIENTE: Acho que sim. Isso soa como um julgamento.

TERAPEUTA: Se levássemos adiante seu raciocínio, poderíamos dizer que as pessoas que não têm valor não merecem viver.

PACIENTE: Bem, isso soa muito elitista.

TERAPEUTA: E então podemos concluir que deveríamos matar todos aqueles que não são bem-sucedidos e ricos?

PACIENTE: Oh, eu não iria tão longe assim.

TERAPEUTA: Por que não? Os nazistas fizeram isso. Eles assassinaram idosos, pessoas com deficiência física e mental. Veja bem, se levarmos esse julgamento à sua conclusão lógica, então deveríamos nos livrar de todas as pessoas que não são bem-sucedidas e ricas.

PACIENTE: Isso seria desumano.

TERAPEUTA: E como você poderia ser mais humano consigo mesmo?

Tarefa de casa

Utilizando o Formulário 5.7, o terapeuta pede que o paciente identifique vários pensamentos negativos e suas implicações subjacentes, se forem levados ao extremo. Por exemplo, o cliente que diz: "Eu fracassei e não mereço viver" pode ser questionado quanto às implicações de usar esse raciocínio para todas as pessoas – isto é, que todos aqueles que fracassam em alguma coisa deveriam morrer.

Possíveis problemas

Alguns pacientes acreditam que suas conclusões irracionais são válidas. O exercício não trata da validade dos pensamentos, mas de suas implicações caso fossem generalizados. Assim, a questão não é se o pensamento é "verdadeiro" ou "lógico", mas quais seriam suas implicações como princípio geral ou processo de raciocínio. O terapeuta pode explicar: "Não estamos examinando se o seu pensamento é verdadeiro ou falso. Estamos apenas examinando como seria se o aplicássemos a todas as pessoas".

Referência cruzada com outras técnicas

Outras técnicas relevantes incluem contestação de afirmações do tipo "deveria", exame dos custos e benefícios, exame do sistema de valores e desenvolvimento de novos pressupostos adaptativos.

Formulário

Formulário 5.7 (Redução dos pensamentos ao absurdo).

TÉCNICA: Heurística emocional

Descrição

Uma característica comum aos pensamentos ansiosos e depressivos é basear as estimativas da realidade no próprio estado emocional atual. Por exemplo, Finucane, Alhakami, Slovic e Johnson (2000) descobriram que a indução de excitação ansiosa leva os indivíduos a aumentar suas estimativas de risco e perigo para eventos não relacionados. Esse resultado sugere um raciocínio emocional subjacente: "Sinto-me ansioso, portanto existe perigo" (Keller, Siegrist, & Gutscher, 2006). As emoções não são um bom indicador dos eventos externos. Quando examinamos a heurística emocional, pedimos aos pacientes que considerem como as emoções podem afetar os pensamentos – uma direção causal (emoções → pensamentos) que pode parecer estranha para alguns cognitivistas. Técnicas de indução do humor em que os clientes aprendem a criar um estado de humor específico podem ser usadas para modificar a heurística emocional. Por exemplo, se o paciente estiver usando raciocínio emocional ou se os seus pensamentos estão emanando de um estado de humor negativo, o humor pode ser modificado pela indução de um humor positivo. Utilizando a técnica de Velten, por exemplo, os pacientes repetem palavras positivas ou então recordam imagens positivas até experimentarem o humor positivo, e então examinam o problema atual segundo a perspectiva do novo estado de humor (Snyder & White, 1982; Velten, 1968).

Perguntas a formular/intervenção

Raciocínio emocional

"Quando estamos preocupados, ansiosos ou deprimidos, geralmente usamos as emoções para nos orientar. Então você poderia pensar: 'As coisas estão muito ruins' porque está se sentindo triste ou ansioso. Isso é chamado de 'raciocínio emocional'. Examine o que o preocupa e pergunte a si mesmo se não está usando suas emoções para orientar seu pensamento. Existe uma maneira alternativa de ver as coisas?"

Heurística emocional

"Às vezes, seu humor afeta diretamente a forma como pensa. Por exemplo, você pode se sentir triste, e essa tristeza produz muitos pensamentos negativos. Sua experiência do mundo é colorida pelo humor triste. Para examinar esse padrão, gostaria que você fizesse três coisas. Primeiro, escreva qual é sua emoção negativa atual e os pensamentos negativos que passam pela sua cabeça. Segundo, repita palavras positivas por 10 minutos, até começar a se sentir melhor. Terceiro, agora tente pensar na situação atual segundo a perspectiva do seu novo humor mais positivo. Escreva os novos pensamentos, especialmente aqueles positivos ou construtivos que lhe passem pela cabeça."

Exemplo

Raciocínio emocional

TERAPEUTA: Você disse que está se sentindo muito incomodado por ter que voar na próxima semana. Como você descreveria esse sentimento de "estar mal"?

PACIENTE: Estou muito aflito. Não consigo parar de pensar que vou estar num avião e que ele pode cair. Estou muito tenso. Não consigo dormir.

TERAPEUTA: Então é assim que você sabe que se sente mal: Você fica aflito e tenso e não consegue dormir. Quando pensa em viajar de avião, como relaciona seu medo ao sentimento de aflição?

PACIENTE: Eu me sinto muito tenso, com medo, e então penso: "Isso vai ser muito perigoso".

TERAPEUTA: Parece que você está usando o medo e a tensão como evidências de que o voo será perigoso.

PACIENTE: Sim, sempre que me sinto tenso, penso que algo de ruim vai acontecer.

TERAPEUTA: Mas sua tensão e ansiedade são realmente evidências de que alguma coisa ruim vai acontecer?

PACIENTE: Não, são apenas sentimentos meus.

TERAPEUTA: E se você ignorasse o que está sentindo e se perguntasse: "Existe alguma evidência realmente forte de que esse voo será perigoso?"?

PACIENTE: Não tenho nenhuma evidência de que o voo será perigoso.

Heurística emocional

TERAPEUTA: Você tem se sentido muito triste ultimamente, e agora que você e Nancy se separaram, está inundado de pensamentos e sentimentos negativos. Às vezes, quando nos sentimos muito tristes, nosso humor negativo desencadeia inúmeros pensamentos negativos.

PACIENTE: Sim, tenho pensado que jamais vou encontrar alguém como ela. Nunca mais serei feliz.

TERAPEUTA: OK. Vamos tentar um experimento. Gostaria que você fechasse os olhos e tentasse relaxar. Vamos trabalhar na criação de um sentimento positivo. Quero que você abra os olhos e leia essas palavras. Tente se concentrar nos sentimentos positivos que elas evocam. (*Dá ao paciente os cartões de Velten.*) Como está se sentindo?

PACIENTE: Melhor. Muito menos triste do que antes.

TERAPEUTA: Vamos ver como você pensa sobre o rompimento com Nancy. Algum pensamento positivo ou neutro?

PACIENTE: Bem, talvez tenha sido melhor. Nós tentamos, mas simplesmente éramos muito diferentes um do outro.

TERAPEUTA: Alguma coisa boa pode resultar desse rompimento?

PACIENTE: Talvez eu consiga conhecer alguém que seja mais o meu tipo.

TERAPEUTA: Como você se sente pensando assim?

PACIENTE: Melhor. Como se houvesse alguma esperança.

TERAPEUTA: Essa mudança lhe diz alguma coisa sobre como o ato de mudar seu humor altera o seu pensamento?

PACIENTE: Sim. Eu me sinto menos triste lendo essas palavras, e agora estou pensando... de certa maneira, estou pensando nas coisas de forma mais positiva.

TERAPEUTA: Então o que aprendemos é que nossos sentimentos podem afetar nossa maneira de pensar sobre as coisas.

Tarefa de casa

Utilizando o Formulário 5.8, o terapeuta pode pedir que o paciente (1) examine algumas crenças negativas que mantém no momento (p. ex., "Ninguém gosta de mim", "Estarei sempre só", "Nunca consigo fazer nada certo") e (2) considere as emoções associadas a essas crenças (p. ex., ansiedade, depressão tristeza, raiva, solidão). Por último, ele pode pedir que o cliente examine como veria a situação atual se estivesse se sentindo "especialmente bem" ou "especialmente otimista".

Possíveis problemas

Algumas pessoas podem ter dificuldade em imaginar que podem se sentir de forma diferente de como estão se sentindo no momento. Pacientes extremamente ansiosos ou tristes podem ficar totalmente envolvidos por seu humor negativo. O terapeuta pode ajudá-los a induzir um humor positivo por meio do uso de exercícios de relaxamento e imaginação positiva. Essas imagens podem ser usadas para conduzir o cliente a memórias mais positivas de felicidade ou tranquilidade. Essa emoção positiva ou relaxada induzida pode então ser utilizada para contestar a heurística emocional que caracteriza a situação atual.

Referência cruzada com outras técnicas

Geralmente é útil utilizar técnicas de distanciamento como duplo padrão, colocação das coisas em perspectiva ou exame da situação atual do ponto de vista "da sacada". Também são úteis a técnica da máquina do tempo, o exame dos custos e benefícios e o exame das evidências a favor e contra a validade da crença.

Formulário

Formulário 5.8 (Indução de humor e pensamentos alternativos).

TÉCNICA: Efeitos da recenticidade

Descrição

Um princípio básico (ou heurístico) é colocar maior ênfase em informações recentes do que na média das informações relativas a um período de tempo mais longo. Os eventos recentes são geralmente vistos como mais representativos do que os mais antigos ou repetidos. Por exemplo, o indivíduo que toma conhecimento de um acidente aéreo recente pode concluir que os aviões são muito perigosos atualmente; um indivíduo cujo relacionamento tenha terminado pode se sentir rejeitado e concluir que esta "rejeição" recente provavelmente é representativa de todos os seus relacionamentos no futuro.

Perguntas a formular/intervenção

"Você parece estar colocando muita ênfase no que aconteceu recentemente. Por exemplo, você percebeu que [X] aconteceu há pouco, e agora está pensando que [X] vai continuar acontecendo. Vamos nos afastar um pouco da situação atual e olhar as coisas a partir de uma perspectiva mais ampla. Quantas vezes no [ano] passado [X] *não* aconteceu? Quantas vezes [X] realmente aconteceu?"

Exemplo

TERAPEUTA: Você está com medo de voar na próxima semana porque nesta um avião caiu.

PACIENTE: Sim, eu acho que voar é perigoso.

TERAPEUTA: Você acha que voar perece ser mais perigoso para você nesta semana do que há duas semanas atrás – antes desse acidente?

PACIENTE: Sim, é claro!

TERAPEUTA: Parece que você acha que esse acidente recente reflete o quanto é perigoso voar. Mas quantos aviões decolaram no ano passado e chegaram com segurança ao seu destino?

PACIENTE: Milhares, eu acho.

TERAPEUTA: Então, se um avião em milhares se acidenta, qual é a probabilidade de o próximo avião cair?

PACIENTE: Muito pequena.

TERAPEUTA: Às vezes, enfatizamos eventos recentes mais do que deveríamos. Para calcular o quanto é perigoso voar, você precisa examinar *todos* os voos no decorrer de um longo período de tempo. Imagine que você esteja jogando na roleta, joga 100 vezes e perde em todas elas. Mas na próxima jogada, você ganha. Você concluiria que está entrando numa maré de sorte?

PACIENTE: Não.

TERAPEUTA: Você imaginaria que a próxima jogada na roleta mais provavelmente será semelhante às 100 primeiras jogadas – e em todas elas você perdeu.

PACIENTE: Isso faz sentido.

TERAPEUTA: Então o evento recente não é o único que deve ser considerado; em vez disso, você precisa considerar todos os eventos anteriores.

Tarefa de casa

A tarefa de casa visa contrastar eventos recentes percebidos negativamente com eventos anteriores que contradizem os recentes em seus desfechos. O terapeuta pede que o paciente liste os eventos ou experiências recentes perturbadores e então liste o máximo possível de eventos anteriores – especialmente de um passado distante – que não são consistentes com os eventos ou experiências atuais. (Usar o Formulário 5.9.) Dessa forma, são evocados pensamentos alternativos mais positivos. Para anular os efeitos da recenticidade sobre as estimativas de perigo atual (p. ex., o paciente que acredita que os aviões são inseguros porque recentemente houve um acidente aéreo), podem ser obtidas informações válidas sobre probabilidades. Por exemplo, o cliente que tem medo de voar pode consultar o *site* www.airsafe.com para saber quantos milhões de passageiros voam com segurança nas linhas aéreas.

Possíveis problemas

Devido ao efeito da recenticidade, os pacientes podem recordar mais de eventos negativos consistentes com seus pensamentos automáticos negativos do que os positivos. Por exemplo, um cliente que se saiu mal em uma prova lembrou-se, como fracasso, de experiências anteriores em que não atingiu seus objetivos e foi rejeitado. O terapeuta pode perguntar ao paciente se, no passado, houve momentos em que ele foi aprovado nos exames, atingiu algum objetivo ou conquistou alguma coisa muito prazerosa. Às vezes, é útil pedir que ele traga seu currículo.

Referência cruzada com outras técnicas

Outras técnicas relevantes incluem exame das evidências, revisão da qualidade das evidências, exame das probabilidades em sequência e exame dos custos e benefícios de preocupar-se. Além disso, pode ser útil o treino de incerteza, tal como a exposição a pensamentos de incerteza.

Formulário

Formulário 5.9 (Exame do efeito da recenticidade).

TÉCNICA: Argumentos baseados em falácias lógicas

Descrição

Aristóteles identificou várias falácias comuns em argumentos ou deduções lógicas. Muitas pessoas usam afirmações feitas por autoridades como provas da verdade, alegando que algo é verdade porque alguém com autoridade o disse. Por exemplo, é comum ouvir afirmações começando com "Meu pai sempre dizia...", "Meu chefe diz..." ou "Meu terapeuta diz...". Outro exemplo de falácia na argumentação é referir-se a uma convenção – isto é, "Todo mundo faz isso" – como prova ou evidência. Relacionado a essa falácia, temos o argumento com base em exemplos prévios – por exemplo: "É assim que sempre foi feito". Esses argumentos não provam que alguma coisa atualmente é correta, lógica, prática, desejável ou moral. Muitas autoridades já afirmaram coisas extremamente incorretas – tais como afirmar que a Terra é o centro do sistema solar. Igualmente, o fato de outra pessoa fazer algo de uma determinada maneira não significa que será útil para você fazê-lo da mesma forma. Na verdade, há uma variedade de formas de fazer alguma coisa, e devemos considerar as vantagens, preferências e oportunidades disponíveis atualmente. Outro argumento falacioso é o "*ad hominem*" (i. e., contra a pessoa). "A única razão pela qual ele acredita em [tal e tal] é porque ele é uma pessoa terrível". Esses argumentos *ad hominem* atacam o caráter do indivíduo em vez de estabelecer a validade da proposição. Para discussões excelentes das falácias lógicas, veja Halpern (2002), *Thought and Knowledge: An Introduction to Critical Thinking*; e Cohen e Nagel (1993), *An Introduction to Logic*.

Perguntas a formular/intervenção

"Muitas vezes, mantemos crenças negativas porque estamos respondendo a ideias ou argumentos que não são válidos, embora carreguem o peso da autoridade ou da convenção. Por exemplo, alguém poderoso ou considerado 'perito' afirma que alguma coisa é verdade. Ora, esse argumento está baseado na afirmação, que na verdade é uma suposição não confirmada: 'É assim que todo mundo faz'. Igualmente, os argumentos podem ter por base comportamentos prévios – por exemplo: 'Isso é o que foi feito no passado' ou o argumento não é mais do que um ataque – por exemplo, 'Só um idiota faria isso'. Pondere por que você acredita em algumas das coisas negativas que fazem parte de suas crenças. Depois pergunte a si mesmo se não estará fundamentando seu julgamento em autoridade, convenções, aprovação, medo de ataque pessoal ou somente porque as coisas eram feitas de uma determinada maneira no passado."

Exemplo

TERAPEUTA: Você disse que sente vergonha de ser *gay*. Por quê?
PACIENTE: As pessoas desprezam os *gays*.
TERAPEUTA: Todas?
PACIENTE: Bem, nem todas. Mas meu pai sempre criticou os *gays*, e a Bíblia os condena.
TERAPEUTA: Parece que você está baseando sua vergonha na necessidade de aprovação, autoridade e convenção. Você já ouviu falar de Galileu?
PACIENTE: Ele foi um astrônomo.
TERAPEUTA: Certo, e a Igreja Católica o condenou porque ele afirmou que a Terra não era o centro do sistema solar. Ele afirmou que a Terra girava. Mas as autoridades religiosas – e quase todo o mundo – o criticaram. Quem estava certo, eles ou Galileu?
PACIENTE: Bem, Galileu estava certo.
TERAPEUTA: OK. Então pense no fato de ser *gay* e que se sente com vergonha devido à autoridade e desaprovação do seu pai. Ele é realmente um conhecedor nessas áreas?
PACIENTE: Não.
TERAPEUTA: E quando você diz que ser *gay* é ser diferente de todo mundo, isso significa que está errado? Nem todo mundo é canhoto. Nem todo mundo gosta de chocolate.
PACIENTE: Não. Isso é uma coisa pessoal. É algo que nasce com você.
TERAPEUTA: Então se rejeitarmos os argumentos baseados na autoridade ou na obtenção de aprovação ou no que algumas outras pessoas querem, o que nos resta é a orientação pessoal.

Tarefa de casa

Utilizando o Formulário 5.10, o terapeuta solicita ao cliente listar todos os argumentos que alimentam sua autocrítica ou crenças negativas. Por exemplo, se o cliente tem crenças negativas sobre o fato de ser *gay* e sente vergonha por isso, essas crenças negativas devem ser listadas. Igualmente, se ele tem expectativas exigentes consigo mesmo – por exemplo: "Preciso ser bem-sucedido em tudo que tento fazer" –, deve listar as crenças negativas subjacentes a essas expectativas. Depois disso, ele faz uma lista do máximo de argumentos que puder imaginar que apoiam suas crenças negativas. Por exemplo, argumentos que "apoiam" as crenças negativas de que não devemos ser *gays* podem incluir aqueles baseados em perspectivas convencionais (p. ex., "A maioria das pessoas não é *gay*"), autoridade (p. ex., "Meu pai acha que isso é ruim"), *ad hominem* (p. ex., "Os *gays* são defeituosos"), emoção, ridículo, popularidade, etc. Em seguida, o paciente faz uma lista explicando por que esses argumentos são ilógicos. Por exemplo, é lógico o argumento de que a convenção determina o que é certo e o que é errado, uma vez que as convenções estão sempre mudando e existe uma ampla gama de comportamentos na sociedade global. Argumentos *ad hominem* são inválidos porque denegrir o caráter de uma pessoa não invalida o ponto de vista do qual essa pessoa discorda.

Possíveis problemas

Alguns indivíduos têm dificuldade em analisar os erros de lógica do pensamento contidos nesses argumentos falaciosos. Por exemplo, antigas crenças em convenções ("A maioria das pessoas pensa que aqueles que fazem X são Y") são difíceis de mudar. O terapeuta pode ajudar o paciente a analisar erros de lógica contidos nesses argumentos examinando como se aplicariam em diferentes circunstâncias. Por exemplo, argumentos baseados em convenções são derrubados ilustrando-se as convenções passadas de escravidão e antissemitismo. Argumentos *ad hominem* são derrubados quando são apontadas todas as pessoas famosas que foram difamadas (Jesus, Moisés, Buda, Lincoln, etc.).

Referência cruzada com outras técnicas

Técnicas relacionadas incluem análise dos custos e benefícios, duplo padrão, dramatização racional e *reductio ad absurdum*.

Formulário

Formulário 5.10 (Falácias nos argumentos: análise das crenças negativas).

FORMULÁRIO 5.1
Exame do viés de confirmação

Às vezes, percebemos que estamos focando automaticamente em alguma coisa negativa. É como se estivéssemos usando óculos escuros e concluíssemos que está escuro na rua. Digamos que você começa com um pensamento negativo e então percebe que está vendo aspectos negativos em toda a parte. Chamamos esse padrão de "viés de confirmação" – você é atraído pelo negativo. Isso não quer dizer que você quer ser negativo, mas simplesmente tem o hábito de pensar de uma determinada maneira e presta atenção aos aspectos negativos, recorda coisas negativas ou interpreta os eventos de uma maneira negativa. Observe alguma emoção negativa que esteja experimentando (ansioso, triste, zangado, frustrado). Liste essa emoção na primeira coluna da tabela abaixo, o que está acontecendo (ou aconteceu) na segunda e, na terceira, registre sua interpretação do ocorrido. Na quarta coluna, descreva como uma pessoa com um viés positivo interpretaria o que aconteceu. Existe um padrão na forma como você vê as coisas?

Emoção negativa	O que realmente aconteceu	Interpretação negativa	Como alguém que pensa positivamente veria isso

Técnicas de terapia cognitiva: manual do terapeuta, segunda edição, Robert L. Leahy. Copyright © 2018 Artmed Editora Ltda. É autorizada a reprodução deste material aos compradores deste livro para uso pessoal ou para uso com clientes individuais.

FORMULÁRIO 5.2
Utilização de todas as informações

Quando estamos ansiosos ou tristes, temos a tendência a limitar nossa busca de informações. Quando encontramos um exemplo de algo negativo, pensamos que conseguimos provar que as coisas são muito negativas. A questão é saber se simplesmente não nos empenhamos em uma busca limitada e deixamos de procurar informações que contradizem nossa crença negativa. É importante usar o maior número possível de informações. Escreva sua crença negativa na coluna da esquerda e, então, durante a próxima semana, colete exemplos de informações (passadas ou presentes) consistentes com ela (coluna da direita). O que você observa?

Crença ou previsão negativa	Exemplos a favor da crença	Exemplos contra a crença

Técnicas de terapia cognitiva: manual do terapeuta, segunda edição, Robert L. Leahy. *Copyright* © 2018 Artmed Editora Ltda. É autorizada a reprodução deste material aos compradores deste livro para uso pessoal ou para uso com clientes individuais.

FORMULÁRIO 5.3
Estimativas de probabilidade dos eventos

Escreva uma preocupação ou previsão negativa que você tem em mente, ou uma crença negativa que mantém. Na coluna da direita, indique a probabilidade de que esta seja ou venha a ser verdade (com 100% sendo certeza total). Depois responda às perguntas na parte inferior do formulário.

Previsão ou crença negativa	Qual é a probabilidade de isso ser verdade na população? (0-100%)

Que fontes de informação você pode usar para descobrir a probabilidade de alguma coisa ser verdade?

Você não está superestimando a probabilidade de alguma coisa ser ou vir a ser verdade?

E se você visse os eventos em termos das probabilidades que realmente existem?

Técnicas de terapia cognitiva: manual do terapeuta, segunda edição, Robert L. Leahy. Copyright © 2018 Artmed Editora Ltda. É autorizada a reprodução deste material aos compradores deste livro para uso pessoal ou para uso com clientes individuais.

FORMULÁRIO 5.4
Exame dos erros de lógica

Exemplos de erros de lógica: Tirar conclusões inválidas, confundir possibilidade com probabilidade, confundir um comportamento com a pessoa, associar dois eventos independentes, fazer afirmações contraditórias (p. ex., "Eu tenho muito sucesso, mas sou um fracasso"), basear o autovalor naquilo que os outros pensam.

Pensamentos negativos	Erros em meu pensamento

Qual seria a maneira mais racional, factual ou lógica de ver as coisas?

Como você se sentiria se pensasse de maneira diferente sobre essas coisas?

Técnicas de terapia cognitiva: manual do terapeuta, segunda edição, Robert L. Leahy. *Copyright* © 2018 Artmed Editora Ltda. É autorizada a reprodução deste material aos compradores deste livro para uso pessoal ou para uso com clientes individuais.

FORMULÁRIO 5.5
Observação de padrões que podem não existir

Muitos de nós vemos padrões nos eventos que podem não ser inteiramente exatos. Por exemplo, alguém poderia dizer: "Tudo está dando errado para mim", não reconhecendo que há muitas coisas que estão dando certo. Ou a pessoa pode pensar que um evento ou ação é causa de outro. Por exemplo: "Sempre que tento conversar com alguém, as coisas terminam mal". É importante examinarmos se esses padrões existem na realidade ou, principalmente, na nossa mente. Tente encontrar exemplos que refutam seu pensamento de que existe um padrão ou de que determinada coisa sempre é causa de outra.

Padrão que eu vejo	Evidências contra esse padrão

Em vez de vê-los como um padrão, poderia haver outras razões para esses eventos?

Esses eventos poderiam não estar relacionados entre si?

Há eventos que não se enquadram nesse padrão?

Como você vê esses eventos?

Todo mundo vê esse padrão? Por que não?

Técnicas de terapia cognitiva: manual do terapeuta, segunda edição, Robert L. Leahy. *Copyright* © 2018 Artmed Editora Ltda. É autorizada a reprodução deste material aos compradores deste livro para uso pessoal ou para uso com clientes individuais.

FORMULÁRIO 5.6
Desafio às falsas dicotomias

Às vezes, empregamos pensamentos do tipo tudo-ou-nada que criam falsas dicotomias. Exemplos desse tipo de pensamento são: "Ou sou um vencedor, ou sou um perdedor" ou "Sempre sou rejeitado". Abaixo, na coluna da esquerda, escreva alguns exemplos de pensamentos do tipo tudo-ou-nada (falsas dicotomias). Na coluna do meio, escreva exemplos de quando esses pensamentos não são verdadeiros. Na coluna da direita, reescreva sua afirmação negativa em preto e branco, dizendo algo positivo e algo negativo – por exemplo: "Às vezes, faço bem as coisas e, outras vezes, não". Se seu pensamento negativo se referir a uma escolha ("Ou *A* ou *B*"), encontre pelo menos uma alternativa.

Exemplo de pensamento do tipo tudo-ou-nada (falsa dicotomia)	Exemplos de quando esse pensamento não é verdadeiro	"Às vezes eu . . ."

Técnicas de terapia cognitiva: manual do terapeuta, segunda edição, Robert L. Leahy. *Copyright* © 2018 Artmed Editora Ltda. É autorizada a reprodução deste material aos compradores deste livro para uso pessoal ou para uso com clientes individuais.

FORMULÁRIO 5.7
Redução dos pensamentos ao absurdo

Examine as implicações lógicas da sua crença – ela é absurda? Por exemplo, a implicação do pensamento: "Se sou solteiro, então não sou digno de amor" é: "Todas as pessoas que são casadas já foram solteiras antes. Portanto, todas as pessoas casadas não são dignas de amor". Tome um dos seus pensamentos mais negativos e o leve até o nível mais extremo do absurdo. O que você acha desses pensamentos absurdos?

Pensamento negativo atual	Por que seria absurdo pensar dessa maneira
Todo solteiro não é casado. Portanto, todo solteiro é um perdedor. Portanto, as pessoas sempre se casam com perdedores porque têm que se casar com solteiros. Portanto, todos os casados são perdedores também. Portanto, todas as pessoas são perdedoras.	Ser solteiro ou casado não tem nada a ver com deficiências pessoais. A lógica da ideia que "Sou solteiro, portanto não sou digno de amor" é que todas as pessoas são perdedoras, o que é um absurdo.

Técnicas de terapia cognitiva: manual do terapeuta, segunda edição, Robert L. Leahy. *Copyright* © 2018 Artmed Editora Ltda. É autorizada a reprodução deste material aos compradores deste livro para uso pessoal ou para uso com clientes individuais.

FORMULÁRIO 5.8
Indução de humor e pensamentos alternativos

Na coluna da esquerda, escreva seus pensamentos negativos atuais; na coluna do meio, liste seus sentimentos ou emoções negativas atuais. Então, tente fazer a seguinte experiência de indução de humor:

Indução de humor: Feche os olhos e tente formar a imagem de uma cena positiva e relaxante. Relaxe todos os músculos e respire lentamente. Quando tiver uma cena positiva em mente, tente pensar em algumas palavras positivas. Essas palavras podem incluir *relaxamento, calma, ternura, bondade, segurança*, etc. Depois de ter formado essa imagem positiva e sentir-se calmo e relaxado, tente pensar na situação atual em termos mais positivos – pense nela do ponto de vista dos seus sentimentos positivos. Então, abra os olhos e escreva seus pensamentos positivos na coluna da direita enquanto estiver experimentando o humor positivo.

Pensamentos negativos atuais	Sentimentos negativos atuais	Pensamentos positivos alternativos enquanto no humor positivo

Técnicas de terapia cognitiva: manual do terapeuta, segunda edição, Robert L. Leahy. Copyright © 2018 Artmed Editora Ltda. É autorizada a reprodução deste material aos compradores deste livro para uso pessoal ou para uso com clientes individuais.

FORMULÁRIO 5.9

Exame do efeito da recenticidade

Na coluna da esquerda, liste eventos recentes que desencadearam seus pensamentos negativos (p. ex., mau desempenho, acidentes, rejeições, desapontamentos, etc.). Na coluna da direita, liste eventos que não são recentes, mas que contradizem essas experiências atuais. Por exemplo, a pessoa que diz "Fui muito mal na prova – sou muito burro" pode estar baseando esse pensamento negativo unicamente em uma experiência recente e deve, portanto, listar todos os exemplos passados de bons desempenhos em provas.

Evento ou experiência recente a partir da qual posso estar supergeneralizando	Eventos anteriores que contradizem isso

Qual é a consequência de colocar maior ênfase em informações recentes em vez de em todas as informações?

E se eu baseasse meus julgamentos na probabilidade de um evento na população geral, em vez de na recenticidade do evento?

Técnicas de terapia cognitiva: manual do terapeuta, segunda edição, Robert L. Leahy. *Copyright* © 2018 Artmed Editora Ltda. É autorizada a reprodução deste material aos compradores deste livro para uso pessoal ou para uso com clientes individuais.

FORMULÁRIO 5.10
Falácias nos argumentos: análise das crenças negativas

Examine estes exemplos de enganos e erros (falácias) no pensamento. Todos nós nos envolvemos nessas falácias em algum momento. Agora examine seus pensamentos negativos atuais e veja se algum deles se ajusta a algumas delas. Você consegue pensar em como poderia corrigir essas falácias? O que está errado com seu raciocínio?

Falácias lógicas	Exemplos de falácias em crenças negativas	Exemplos do meu uso desta falácia	O que está errado neste modo de pensar?
Ataque à pessoa	Ele está errado porque é uma pessoa má.		
Apelo à autoridade	Meu pai acha que é errado.		
Convenção	Esta é a forma como sempre foi feito.		
Emoção	Fico aborrecido quando penso nisso, portanto, está errado.		
Medo	Coisas terríveis acontecerão se você acreditar nisso.		
Pena	Você não deveria fazer isso porque fará alguém infeliz.		
Medo do ridículo	Se você fizer isso, todos irão achar que você é um perdedor.		
Popularidade	Isso é o que todo mundo faz.		
Suscitar a questão	Você não deveria fazer algo que outras pessoas não gostam. Portanto, é errado fazer.		
Post hoc	Fui mesmo um idiota – as coisas não deram certo.		

(continua)

Falácias nos argumentos: análise das crenças negativas (página 2 de 2)

Falácias lógicas	Exemplos de falácias em crenças negativas	Exemplos do meu uso desta falácia	O que está errado neste modo de pensar?
Falácia do jogador	Vou ter uma maré de sorte. [Alternativa: Minha sorte vai mudar porque já perdi muito].		
Culpa por associação	Ela não deve ser uma má pessoa, já que anda com aquele cara.		
Falta de imaginação	Não consigo pensar em alguma razão para ele ter agido assim – ele deve ser louco.		
"Não é um homem de verdade"	Nenhum homem de verdade faria isso – ele fez, então não é um homem de verdade.		
Falácia relativista	Tudo é relativo. Cada um pode ter seu ponto de vista. Não existe realidade.		
Declive escorregadio	Se você cometer um erro, tudo vai desandar.		
Correlação significa causação	Notei que muitas pessoas que fazem X são assim. Ela fez X, portanto ela é assim.		
Amostra pequena	Dois amigos meus tiveram uma má experiência com namoro pela internet; portanto, esta não é uma boa ideia.		
Falsa escolha forçada	Tenho que escolher entre Susan e Carol.		
Confundir preferência com necessidade	Eu gostaria de ser rico, portanto, eu deveria ser rico.		

CAPÍTULO 6

Mudança na tomada de decisão

A tomada de decisão é fundamental para quase todos os aspectos da vida: escolher o que comer, fazer ou não fazer exercícios, o que comprar, que tipo de relacionamento buscar, onde morar, o que dizer, qual carreira seguir e se você deve voltar atrás em sua decisão e sair daquele emprego ou relacionamento. A depressão é geralmente caracterizada pela indecisão; os indivíduos procrastinam comportamentos importantes porque não conseguem decidir o que fazer e temem uma inundação de pensamentos autocríticos caso tomem a decisão errada. Ansiedade frequentemente envolve decisões de evitar situações que provocam desconforto, o medo de ter um ataque de pânico, ser contaminado, parecer tolo ou enfrentar uma situação perigosa. Não é raro exagerar a intensidade e duração de um resultado antecipado, para descobrir, mais tarde, que no fim as coisas foram melhores do que o esperado. Indivíduos com problemas de abuso de substância se defrontam com a decisão de tomar ou não outro drinque ou usar uma droga ilegal, frequentemente focando em seus sentimentos e sensações mais imediatas em vez de nas consequências de mais longo prazo.

Neste capítulo, examino uma série de problemas na tomada de decisão, bem como técnicas e estratégias para ajudar os pacientes a tomar decisões mais adaptativas. Os modelos clássicos de tomada de decisão têm focado na "utilidade" – isto é, nos benefícios (ou perdas) associados a alternativas específicas. Esses modelos de utilidade geralmente estão baseados em pressupostos sobre o tomador de decisão que podem se revelar incorretos. Incluem o pressuposto de que os tomadores de decisão estão de posse de todas as informações relevantes, que pesam as informações de forma racional, que não dão preferência a informações recentes ou salientes em detrimento de outras fontes de informação, que ignoram decisões passadas e focam na utilidade futura, que não usam suas emoções para orientar suas decisões e que são consistentes em suas preferências. No entanto, pesquisas sobre tomada de decisão demonstraram que cada um desses pressupostos é falso. Em consequência, as decisões podem, com frequência, levar o indivíduo na direção errada, contribuindo ainda mais para a depressão e a ansiedade.

Contrário ao "modelo normativo" de que os tomadores de decisão utilizam a racionalidade, avaliam os custos e benefícios e utilizam informações relevantes, existem agora evidências consideráveis de que os indivíduos utilizam "regras de ouro" ou heurísticas para chegar às decisões. Essas heurísticas permitem que sejam tomadas decisões rápidas sem considerar as taxas de base ou fazer comparações par a par. Uma heurística é a regra da "satisfação", ou seja: "Vou procurar até encontrar uma alternativa que simplesmente satisfaça meu desejo, sem tentar maximizar os resultados ou chegar à melhor decisão". Por exemplo, vou almoçar em uma lanchonete, mas estou com pouco tempo porque preciso voltar logo ao escritório para um compromisso. O cardápio chega, apresentando a oportunidade de examinar as possíveis combinações de 100 entradas, aperitivos e saladas. Que estratégia de decisão eu devo usar? Uma regra de ouro seria: "Escolher alguma coisa que eu conheça e que seja 'suficientemente boa para comer'". Junto com essa regra de "satisfação" poderia estar a regra do "primeiro" – ou seja: "O primeiro prato que preencher esses critérios é suficientemente bom". Uma regra de ouro alternativa (que não é um atalho) seria perguntar ao garçom sobre os prós e contras de cada prato e pedir comparações entre eles. Como o tempo é fundamental, utilizo a primeira regra que *satisfaz* (Simon, 1979). Pode ser que haja uma alternativa muito melhor no cardápio – se eu tivesse continuado a procura –, mas também pode ser que o tempo seja fundamental, então interrompo minha busca quando chego a uma escolha que satisfaça. A busca continuada tem os "custos da busca" – isto é, terei menos tempo para comer, posso me frustrar e não gosto de fazer comparações entre saladas e estrogonofe. No entanto, o corolário disso é que também posso ter um viés de confirmação – ver apenas uma alternativa que confirme minha crença original. Por exemplo, eu poderia acreditar que sou um perdedor e buscar evidências até encontrar o primeiro exemplo de fracasso e então concluir que isso é suficiente para manter a minha crença.

Outra heurística é "aversão à perda" – isto é, posso sofrer minhas perdas mais do que me beneficio com meus ganhos. Assim, uma perda de $1.000 é experimentada como mais importante do que um ganho de $1.000. A *teoria da perspectiva*, de Kahneman e Tversky (1979), propõe que a forma como as alternativas são estruturadas ou consideradas – por exemplo, como *perdas* ou *ganhos* – pode levar a violações da teoria da utilidade esperada – isto é, a decisões irracionais. Por exemplo, quando consideram as seguintes alternativas – 50% de chance de perder $1.000 *versus* uma perda certa de $500 – os indivíduos escolhem a chance de perda "mais arriscada" de 50%, mesmo que a utilidade esperada das duas alternativas seja equivalente ($500). Relacionada à aversão à perda está o "efeito dotação", que reflete a tendência a atribuir maior valor ao que o indivíduo já pagou e possui – isto é, "Atribuo um valor maior ao que possuo simplesmente porque o possuo". Assim, os investidores que possuem ações exigirão um pagamento maior por elas do que pagariam para comprá-las caso nunca as tivessem possuído (Thaler, 1992). Devido ao efeito dotação, as pessoas relutam em abrir mão do que têm ou de realizar alguma mudança – uma característica da indecisão depressiva. O efeito dotação está conceitualmente relacionado ao conceito de "custos não recuperáveis" que descrevo mais adiante neste capítulo (e em outros lugares; ver Leahy, 2000). Já que as pessoas supervalorizam as posses (ou decisões) com as quais se comprometeram, é mais provável que elas "cavalguem um perdedor" – seja um investimento em ações, um relacionamento ou uma opinião.

Frequentemente colocamos maior ênfase em informações recentes e salientes ao fazermos nossa estimativa de risco. Por exemplo, se ficamos sabendo da queda recente de um avião – o que é saliente, já que está no noticiário e na página inicial de um novo *website* –, superestimamos a probabilidade de que ocorra outro acidente. Em geral ignoramos a informação básica abstrata – isto é, a porcentagem de aviões que decolam e aterrissam com segurança –, dando maior ênfase à informação que ativa imagens visuais intensas, parece ser concreta e é facilmente acessível à nossa consciência (Kahneman, 1995; Tversky & Kahneman, 1974, 1979). Esse achado tem implicações para indivíduos com transtorno de ansiedade generalizada (TAG) que se preocupam excessivamente quando ficam sabendo de um acidente recente que foi amplamente divulgado ("Acho que viajar de avião não é seguro porque houve um acidente ontem"). Quando um indivíduo com hipocondria acessa a internet e examina informações sobre todos os "sintomas" de câncer, essas informações e a doença são mais acessíveis do que as taxas básicas abstratas e pouco convincentes, as quais essa pessoa raramente examina. Por fim, a excitação emocional afeta a percepção de risco, de tal forma que o aumento da ansiedade (por indução do humor) pode aumentar as estimativas dos riscos em outras áreas da vida (Finucane et al., 2000; Slovic, 2000). Depois que a ansiedade é ativada, ela serve como catalisadora para as percepções de possível perigo. Os terapeutas cognitivos (que considerariam este um exemplo de "raciocínio emocional") estão corretos em observar que o indivíduo pode usar as próprias emoções para fazer a estimativa da ameaça externa. Essa heurística emocional – e a consequente percepção de risco ou de escassez de recursos – é um componente importante da tomada de decisão e da percepção de alternativas na depressão e em vários transtornos de ansiedade. O risco está em toda a parte aos olhos de um indivíduo deprimido ou ansioso.

Desenvolvi um modelo de avaliação de risco em tomada de decisão com base na proposta de que as pessoas diferem em sua tolerância ao risco e de que essas diferenças estão fundamentadas em crenças acerca de inúmeros fatores que podem influenciar a exposição, probabilidade, recuperabilidade e manejo do risco (Leahy, 1997, 1999, 2001a, 2003). Em particular, os indivíduos propensos a depressão e ansiedade são avessos ao risco porque têm as seguintes crenças: possuem poucos recursos atuais ou futuros, seu horizonte de tempo (ou expectativa de ganho positivo) é curto, não acreditam ser capazes de repetir ou replicar o comportamento em direção a um objetivo (Hawley, Ho, Zuroff, & Blatt, 2006), não usufruem de seus ganhos, sofrem suas perdas, são altamente orientados para o arrependimento e não confiam no próprio julgamento. Como consequência da avaliação de risco depressiva, esses indivíduos são inclinados a "manejar o risco", exigindo informações abrangentes, buscando reasseguramento, desistindo precocemente (interrompendo), descartando os ganhos como anomalias, esperando muito tempo para se decidir e procurando sinais de perigo ou risco (Leahy, 1997, 1999, 2001a, 2003). Por exemplo, uma pessoa deprimida que está decidindo se "corre o risco" de ir a uma festa para conhecer gente nova pode acreditar que tem pouco a oferecer em um relacionamento, que a rejeição seria altamente onerosa, que se sentiria muito arrependida se realmente fosse rejeitada, que levaria muito tempo para se recuperar e que, se não for bem-sucedida, o melhor será desistir mesmo. Ela pode buscar reasseguramento, exigindo certeza antes de realmente decidir ir. É avessa a riscos. Em contraste, um indivíduo mais confiante acredita que tem muitas coisas esperando por ele, que tem muitas oportunidades de interações futuras com pessoas gratificantes e que "rejeição" não seria um problema porque, segundo sua visão, um pouco de rejeição é normal quando socializamos. Em suma, é menos provável que essa pessoa se detenha no arrependimento e mais provável que seu foco seja na oportunidade. Esses dois indivíduos refletem estratégias de risco pessimista e otimista baseadas em diferentes avaliações e pressupostos.

Evidências apoiam a visão geral de que indivíduos com níveis mais elevados de depressão e/ou ansiedade têm mais crenças avessas a riscos. Assim, ao considerarmos a tomada de decisão em terapia cognitiva, é aconselhável avaliar as crenças do indivíduo acerca da sua habilidade para produzir eventos positivos, recuperar-se dos negativos, diversificar as fontes de recompensa e o comportamento, bem como sua tendência a superenfatizar o arrependimento, minimizar os resultados positivos e exigir uma quantidade considerável de informação para tomar uma decisão. Esses fatores são elementos centrais na esquiva, falta de perseverança, arrependimento e detecção de ameaça como estratégias problemáticas de manejo do risco (Leahy, 1997, 1999, 2001a, 2003). De acordo com esse modelo, os indivíduos consideram vários fatores ao contemplar uma decisão e ao assumir um risco, os quais incluem: percepção dos recursos atuais, antecipação de futuros lucros ou ganhos (independente da decisão atual), habilidade de prever e controlar os resultados, possibilidade de generalização dos resultados negativos e positivos, critérios para definir um ganho ou uma perda, disposição para culpar a si mesmo ou outra pessoa, tendência a receber crédito pelos ganhos, aceleração da perda ou ganho, replicação do "investimento" ou comportamento orientado para um objetivo, horizonte de tempo, necessidade de informação e aversão ou tolerância ao risco. Desenvolvo esses temas na próxima seção, quando discutir modelos pessimistas e otimistas de tomada de decisão.

Relacionada à questão da tomada de decisão, conforme descrito anteriormente, está a pesquisa e a teoria sobre "previsão do afeto". Esse termo se refere ao processo pelo qual as pessoas predizem como irão se sentir no futuro em vista de determinados eventos. Pesquisas indicam que as pessoas em geral superestimam o grau em que suas emoções irão mudar em função do evento – uma forma de "viés de impacto". Assim, se o indivíduo antecipa que receberá um cargo ou que irá se casar, há uma tendência a prever de forma exagerada o impacto emocional – que irá se sentir maravilhoso. Isso é verdadeiro tanto para efeitos positivos quanto negativos. Uma forma de viés de impacto é o efeito da "durabilidade", que se refere à crença de que as emoções irão durar um longo tempo. Você vai se sentir maravilhosamente bem – *para sempre*. Ao antecipar o impacto emocional das decisões e eventos, as pessoas frequentemente focam em um único elemento, excluindo outros elementos relevantes. Por exemplo, ao nos movimentarmos de um lugar para outro, podemos nos concentrar no clima agradável na nova localização, não considerando a importância de outros fatores que podem afetar o humor, como os relacionamentos, emprego e estabelecimentos para recreação. Esse processo é conhecido como "focalismo". Associado a isso, no caso de uma experiência negativa (p. ex., divórcio), os indivíduos geralmente subestimam sua habilidade de enfrentamento efetivo no futuro, ignorando novas oportunidades e novos relacionamentos potenciais. Isso é conhecido como "imunidade ao abandono", refletindo a falta de reconhecimento de que o indivíduo pode ser imune a esses eventos negativos duradouros previstos. Mais adiante neste capítulo, descrevo breves intervenções para tratar vários erros de previsão do afeto.

TÉCNICA: Identificação de objetivos de curto e longo prazo

Descrição

Os tomadores de decisão são excessivamente focados em seus objetivos de curto prazo – especialmente em como predizem que irão se sentir. Por exemplo, ao decidir se fará exercícios, a pessoa foca no desconforto antecipado, na inconveniência de ir até a academia, no tempo que será empregado e nas atividades menos "árduas" abdicadas nesse período de tempo. Esses tomadores de decisão estão focados no curto prazo; poderíamos dizer que eles são míopes, têm visão curta porque levam em consideração apenas as consequências imediatas e não reconhecem a importância dos ganhos de mais longo prazo. No entanto, aquele que foca nos ganhos de mais longo prazo reconhecerá que o desconforto no curto prazo é o preço a se pagar para entrar em forma e perder peso, e que esses comportamentos precisam ser replicados por um longo período de tempo para alcançar a recompensa desejada. Outro aspecto do pensamento de curto prazo é que a vantagem do ganho de mais longo prazo é "ignorada" – isto é, o indivíduo está mais disposto a aceitar uma recompensa menor imediatamente do que a esperar por uma recompensa maior posteriormente. O exemplo clássico dos experimentos do *"marshmallow"* feitos por Mischel exemplifica essa relutância em adiar a gratificação – vou pegar dois *marshmallows* agora em vez de esperar por quatro mais tarde (Mischel, Cantor, & Feldman, 1996). A pesquisa de Mischel demonstra que essa incapacidade de adiar a gratificação tem implicações de longo prazo no desempenho acadêmico e no sucesso profissional.

Perguntas a formular/intervenção

"Geralmente tomamos decisões com base em nossos objetivos de curto e longo prazo. Por exemplo, posso decidir gastar algum dinheiro agora porque vou ter prazer em fazer esta refeição ou comprar esta peça de roupa, ou posso economizar dinheiro e investi-lo com a expectativa de comprar uma coisa mais cara posteriormente – como um carro. Pense em seus objetivos de longo prazo – coisas que você acha que são importantes na sua vida. Podem ser objetivos relacionados à sua saúde, treinamento físico, bem-estar financeiro, carreira ou suas relações pessoais. Agora, pense em alguns objetivos de mais curto prazo que o mantêm focado na gratificação imediata – como conforto, comidas e bebidas tentadoras, passear desfrutando do seu tempo de lazer, aventura ou outras coisas que o atraem no curto prazo. Como você acha que toma decisões em sua vida? Geralmente está focado na gratificação imediata, sem pensar nas consequências de longo prazo? Quais são as consequências de estar focado no curto prazo em vez de no mais longo prazo?"

Exemplo

TERAPEUTA: Entendo que você está frustrado com seu peso e sua vida social, incluindo suas amizades. Perder peso e ter uma vida social melhor são objetivos de longo prazo para você?

PACIENTE: Sim, preciso perder cerca de 10 kg. E simplesmente não tenho vontade de sair com meus amigos quando estou me sentindo triste, então fico sentada em casa comendo sorvete e assistindo à televisão.

TERAPEUTA: Parece que comer sorvete, evitar o desconforto do exercício e sair com os amigos são objetivos de curto prazo importantes para você. Como acha que poderia perder peso no longo prazo?

PACIENTE: Eu sei o que tenho que fazer – dieta e exercícios –, mas é tão difícil!

TERAPEUTA: Sei que às vezes isso é frustrante e desanimador. Mas o que aconteceria se você reduzisse sua ingestão de calorias e fizesse exercícios todos os dias durante um ano? Qual seria a consequência?

PACIENTE: Com certeza eu perderia peso e me sentiria melhor.

TERAPEUTA: Você já tomou alguma decisão de longo prazo e manteve firme o seu plano com regularidade até atingir esse objetivo?

PACIENTE: (*pensando*) Hum, deixe-me pensar. Foi assim que entrei na faculdade que eu queria. Decidi estudar quase todas as noites, foquei nas minhas notas e acabei entrando. Levou muito tempo.

TERAPEUTA: E isso é algo de que se orgulha?

PACIENTE: Sim, eu olhei para trás e pensei: "Eu consegui".

TERAPEUTA: Então, talvez você possa ter orgulho do seu comportamento, como fazer dieta e exercícios, que tem custos no curto prazo, mas ganhos no mais longo prazo.

PACIENTE: Acho que essa é a única maneira de fazer progresso, mas é muito difícil.

TERAPEUTA: Sim, é difícil de fazer até que se torne um hábito, mas depois se torna automático – provavelmente como muitos bons hábitos que você já tem, que se tornaram tão automáticos que você os realiza, não importa o que aconteça.

Tarefa de casa

O terapeuta pode pedir ao paciente para identificar alguns objetivos de longo prazo, especialmente aqueles que refletem "qualidade de vida", como uma melhor condição física, melhores relações pessoais ou íntimas, mais eficácia no trabalho, etc. São objetivos de mais longo prazo que o cliente pode ter em mente. Então o terapeuta pode pedir que, durante a semana seguinte, todos os dias, ele identifique alguns comportamentos que o deixariam mais próximo da realização desses objetivos. Em seguida, o clínico pode pedir que ao paciente para levar em consideração o seguinte: (1) os custos e os benefícios desses comportamentos no curto e no longo prazo e (2) os custos e os benefícios de persistir nos comportamentos designados. Ele pode utilizar o Formulário 6.1 para identificar esses diferentes componentes temporais do objetivo. O paciente tem, sobretudo, uma visão limitada? Além disso, ele também pode utilizar o Formulário 6.2 para avaliar os comportamentos e as implicações das decisões no mais longo prazo. Exemplos de respostas a essas duas formas são apresentados na Figura 6.1 e 6.2, respectivamente.

Possíveis problemas

Muitas pessoas que focam nos ganhos de curto prazo têm dificuldades na regulação emocional e para enxergar além do momento imediato. Por exemplo, o paciente poderia dizer: "Mas é tão tentador comer esse sorvete!", prevendo que os benefícios dessa gratificação no curto prazo serão muito significativos. O terapeuta pode perguntar: "Quanto prazer, numa escala de 0 a 10, você acha que terá com esse [sorvete]? Quanto tempo esse

Comportamento problemático	Benefícios de curto prazo	Custos de mais longo prazo
Mentir sobre não fazer nada. Não fazer exercícios.	Poder relaxar. Não ter que ir à academia e ver que estou fora de forma. Aqui é confortável e aconchegante.	Vou continuar a ganhar peso, a me sentir fora de forma, não vou me sentir confortável para namorar. Vou ver que não estou fazendo progresso.

FIGURA 6.1 Comportamento problemático de focar em objetivos de curto prazo.

Objetivo de mais longo prazo	O que preciso fazer agora	Como eu me sentiria no futuro se fizesse o que preciso fazer agora
Perder peso e entrar em forma.	Fazer exercícios quatro vezes por semana. Ir a pé para o trabalho. Ingerir menos calorias.	Eu me sentiria menos cansada, teria mais energia, mais orgulho e me sentiria mais confortável para namorar.

FIGURA 6.2 Foco nos objetivos de mais longo prazo.

prazer irá durar? Como vai se sentir depois por ter se rendido a esse prazer imediato?". Ou, então, ele pode perguntar: "Se você não se rendesse à gratificação imediata e na verdade fizesse a coisa mais difícil [exercícios, renunciar à sobremesa, estudar], como seria a sensação de controle sobre si mesmo que experimentaria? Você teria a sensação de estar fazendo progressos? Isso seria importante para você?"

Referência cruzada com outras técnicas

Outras técnicas relevantes incluem análise de custos e benefícios, previsão de prazer, programação de atividades, teste das previsões e exame de exemplos passados de comportamento adaptativo.

Formulários

Formulário 6.1 (Foco nos objetivos de curto prazo); Formulário 6.2 (Foco nos objetivos de mais longo prazo).

TÉCNICA: Estratégias de pré-compromisso

Descrição

Muitas pessoas reconhecem que terão dificuldade em tomar uma decisão em "tempo real" se houver uma tentação operando no sentido contrário. Por exemplo, muitas pessoas terão uma quantia em dinheiro deduzida mensalmente do seu salário para um plano de poupança ou de aposentadoria, pois percebem que não podem confiar em si mesmas quanto a não gastar o dinheiro (Thaler & Shefrin, 1981; Thaler, 1992). O reconhecimento de que não pode confiar no autocontrole espontâneo permite que o indivíduo planeje o autocontrole antes de se defrontar com a tentação. Essas estratégias de "pré-compromisso" incluem o débito automático das contas, deduções automáticas para poupança, adquirir um plano que o "obrigue" a ir à academia, contratar um treinador que estará ali, independentemente do quanto você se sinta desmotivado, e organizar lembretes que são acionados automaticamente. Além disso, o pré-compromisso também pode envolver comprometer-se com outra pessoa para se responsabilizar – por exemplo, relatar para um amigo o que fez como autoajuda. Outra forma de pré-compromisso é uma agenda de planejamento que descreva comportamentos em que o indivíduo irá se engajar – como o tipo de frutas que irá comer, quais exercícios irá fazer, quais comportamentos de estudo terá. O pré-compromisso também envolve recompensas e penalizações pela adesão ou não adesão, respectivamente; por exemplo: "Vou enviar um cheque de $10 para uma organização de que não gosto se eu não me engajar no comportamento prometido".

Perguntas a formular/intervenção

"Muitos de nós percebemos que a tentação frequentemente é tentadora *demais* e que, se esperarmos até o último minuto, provavelmente não iremos fazer o que é do nosso interesse no longo prazo. Então, usamos compensações, como a utilização do pagamento automático de contas e poupança automática retirada diretamente de nosso salário para um plano de aposentadoria, comprometer-se com alguém antecipadamente de que iremos nos engajar em autoajuda ou planejar exatamente o que iremos comer ou fazer nos próximos dois dias. Isso é o que chamamos de 'pré-compromisso': estamos tomando a decisão antes de estarmos na situação. A vantagem dos pré-compromissos é que estamos emocionalmente mais calmos antes do evento e podemos tomar decisões que são realmente do nosso interesse no longo prazo."

Exemplo

TERAPEUTA: Você está dizendo que quer entrar em forma, mas então descobre que o sorvete é muito tentador quando está se sentindo sozinha à noite. Uma maneira de pensar sobre isso é que somos suficientemente espertos para perceber que nosso autocontrole não é o que gostaríamos que fosse, e assim tomamos uma decisão quando estamos calmos, quando não há nenhuma tentação e estamos focando em nossos objetivos de mais longo prazo, não em nosso prazer imediato. Por exemplo, você pode se dar conta de que é mais provável que gaste seu salário se recebê-lo integralmente no final do mês; então assume um compromisso – uma decisão – de ter uma quantia deduzida automaticamente para suas economias.

PACIENTE: Sim. Eu percebo o quanto é difícil não gastar quando tenho o dinheiro.

TERAPEUTA: Isso é o que chamamos de estratégia de "pré-compromisso" – você toma a decisão de se comprometer com alguma coisa antes de ser confrontado com ela na realidade. Por exemplo, com o sorvete – é tão tentador e delicioso –, um pré-compromisso seria decidir não comprá-lo. E você pode se comprometer a enviar um *e-mail* para si mesma e para mim caso acabe comprando, para que você se responsabilize automaticamente.

PACIENTE: Se estiver na geladeira, vou comer.

TERAPEUTA: Outra estratégia de pré-compromisso é fazer um cheque de $10 e me entregar antecipadamente e, caso coma uma determinada quantidade de "porcarias", eu envio o cheque para uma instituição de caridade de que você não gosta.

PACIENTE: Isso iria me motivar. É reconhecer que eu já estabeleci a penalidade por quebrar minha promessa comigo mesma.

TERAPEUTA: Essa é uma boa maneira de encarar a situação.

Tarefa de casa

O terapeuta pode referir algo como: "Frequentemente percebemos que não somos muito hábeis em resistir a tentações se o estímulo ou o objeto tentador estiver na nossa frente. Sabemos muito bem que cedemos à tentação e, mais tarde, nos arrependemos. Às vezes, podemos prever isso e planejar antecipadamente. Um exemplo seria se percebêssemos que não somos capazes de resistir a um sorvete se ele está na nossa frente. Então, podemos nos comprometer de antemão a não comprar sorvete e não trazê-lo para casa. Estamos comprometidos com uma ação antes mesmo de entrarmos na loja. Podemos pensar nisso como uma estratégia de 'pré-compromisso', segundo a qual sabemos que queremos garantir que não vamos ceder, então removemos a tentação ou estabelecemos uma consequência. Um exemplo de uma estratégia de pré-compromisso é autorizar uma dedução automática para suas economias ou plano de aposentadoria, de modo que não tenha que tomar uma decisão que poderia levá-lo a gastar excessivamente. Você pode pensar em consequências que não gostaria de ter e comprometer-se a se penalizar caso rompa a sua regra. Ou pode pensar em uma dedução automática que ocorreria se rompesse a regra. Outra forma de pensar sobre o pré-compromisso é comprar um pacote em um curso ou na academia que comprometa alguns recursos com sua aprendizagem ou com exercícios.". O terapeuta também pode perguntar: "Há algum comportamento que você queira diminuir ou aumentar e para o qual poderíamos estabelecer essas consequências?". A tarefa de casa também pode incluir o compromisso prévio de enviar uma mensagem de texto para alguém (incluindo o terapeuta) no caso de ser tentado a atuar. O paciente também pode utilizar o Formulário 6.3 para reforçar suas estratégias de pré-compromisso. Um exemplo de uma abordagem de pré-compromisso de uma cliente é apresentado na Figura 6.3.

Possíveis problemas

Em alguns casos, os pacientes podem relutar em estabelecer um "custo de resposta" ao seu comportamento indesejável. Ele pode argumentar: "Por que devo me punir se estou tentando?". O terapeuta pode indicar que tomar decisões para mudar geralmente envolve decisões de experimentar consequências, mesmo que elas sejam indesejáveis. Ter uma pequena consequência negativa pode ajudar o indivíduo a ficar mais motivado para fazer a mudança desejada. Em alguns casos, o paciente pode superestimar sua habilidade para exercer o autocontrole: "Não preciso de restrições artificiais para fazer a coisa certa para mim". Essa é uma percepção equivocada do autocontrole bastante comum. O terapeuta pode sugerir que o cliente faça um experimento por algumas semanas sem estratégias de pré-compromisso para ver se as coisas funcionam bem. Além disso, ele pode investigar se houve momentos em que o paciente acreditava que conseguiria exercer o autocontrole, mas não foi capaz de cumprir. Quais são os custos e benefícios de conhecer seus limites e de planejar com antecedência?

Referência cruzada com outras técnicas

Outras técnicas relevantes incluem programação de atividades, previsão do prazer, análise dos custos e benefícios, tomada de decisão para um futuro *self* e exame da previsão do afeto.

Formulário

Formulário 6.3 (Compromisso com o futuro decidindo agora).

TÉCNICA: Superação dos custos não recuperáveis

Descrição

A tomada de decisão racional foca na relação custo-benefício futuro – isto é, na utilidade futura: "O que vou ganhar se eu fizer isto e a que custo?". Um dos custos de uma decisão é a perda das outras opções – por exemplo, se eu viajar a Boston para visitar um amigo, vou sacrificar a oportunidade de ir à praia mais próxima de casa". Essa perda de uma opção é um "custo de oportunidade". No entanto, muitas pessoas irão focar num custo em que já incorreram por um comportamento ou comprometimento anterior (um "custo não recuperável") em vez de na utilidade futura, ao mesmo tempo ignorando os custos de oportunidade. Podemos pensar nos custos não recuperáveis como um foco no custo passado em vez de na utilidade futura: você está preocupado com o que "pagou" por alguma coisa e não com o que irá obter com isso no futuro. Custos não recuperáveis são *decisões olhando para o passado*. Os humanos são os únicos animais que reverenciam os custos não recuperáveis (Arkes & Ayton, 1999). Ratos de laboratório podem apresentar um surto de atividade ao participar de ensaios de extinção, quando o reforço foi eliminado, mas rapidamente aprendem a procurar recompensas em outros lugares. Por que os ratos são "mais espertos" do que os humanos? Ou será

Comportamento que desejo mudar	Vantagens de mudar isso	O que estou disposto a me comprometer a fazer (multa, enviar mensagem, contar a um amigo, etc.)
Fazer exercícios quatro vezes por semana	Perder peso, ter mais energia, sentir-me melhor com a minha aparência, entrar em forma, sentir que estou cuidando de mim.	Vou registrar cada dia que me exercitar. Usarei o aplicativo do telefone para me lembrar de fazer isso. Vou relatar à minha amiga Karen o que fiz realmente.

FIGURA 6.3 Compromisso com o futuro decidindo agora.

que somos espertos demais para o nosso próprio bem? Ao contrário do rato "racional", os humanos parecem condenados a refletir continuamente sobre suas decisões passadas, tentando dar-lhes um "sentido", e a justificar suas decisões futuras fazendo referência ao passado. A reverência aos custos não recuperáveis pode ser explicada pela aversão à perda – não gostamos da ideia ou do sentimento de perda (Wilson, Arvai, & Arkes, 2008); pela teoria do compromisso – ficamos presos a um compromisso, não importando seu custo (Kiesler, Nisbett, & Zanna, 1969); pela teoria da dissonância cognitiva – tentamos dar um sentido ou justificar um custo exagerando seus benefícios (Festinger, 1957, 1961); pela teoria da perspectiva e estruturas da perda – estruturamos a mudança como perda e não como ganho (Kahneman & Tversky, 1979); pelo medo de desperdício – queremos provar que aquele projeto não foi uma perda de tempo, então permanecemos nele, independentemente do que seja, esperando as coisas melhorarem (Arkes, 1996; Arkes & Blumer, 1985); e pela inércia da inação – é mais fácil não mudar do que iniciar a mudança, em parte devido ao medo do arrependimento imediato (Gilovich & Medvec, 1994; Gilovich, Medvec, & Chen, 1995). Em cada caso, é a ausência de recompensa que torna isso confuso, até reconhecer que o que nos deixa aprisionados é a interpretação da mudança e a "necessidade de explicar" o passado.

Vamos examinar melhor por que ficamos presos aos custos não recuperáveis – ou por que "reverenciamos" esse tipo de custo. Há várias razões. Primeiro, temos um medo de desperdício. Não queremos pensar que desperdiçamos todo aquele tempo ou esforço. Considere o seguinte exemplo: tenho uma nota de $100 e lhe digo que vou queimá-la em vez de dá-la a alguém ou gastá-la. Sua resposta imediata é de indignação. Por quê? Você não admite a ideia de desperdício – mesmo que não piore a sua situação ao me observar desperdiçando dinheiro. E esse medo de desperdício é ainda mais pronunciado quando pensamos que desperdiçamos dinheiro naquele terno ou que desperdiçamos tempo nos especializando em história da arte ou, ainda, que perdemos 2 anos em um relacionamento sem futuro. Em segundo lugar, podemos pensar que precisamos provar que estávamos certos quando tomamos nossas decisões e que abandonar um custo não recuperável será a prova de que cometemos um erro. Tememos o arrependimento, portanto seguimos na esperança de que as coisas melhorem. Terceiro, podemos nos preocupar com o quanto nos sentiremos mal em desistir do custo não recuperável. Podemos pensar que nossa infelicidade será tão intensa que não seremos capazes de suportar. Quarto, podemos não antever as oportunidades positivas que podem ocorrer depois de abandonarmos o custo não recuperável. Não reconhecemos que novas possibilidades podem se abrir depois que levantamos a âncora e começamos a navegar. E, em quinto lugar, estarmos excessivamente preocupados sobre como os outros nos avaliarão se abandonarmos um custo não recuperável, prevendo que seremos criticados, acusados por desistir tão rapidamente ou vistos como desistentes.

Pessoas inteligentes frequentemente ficam presas a más decisões, mantendo-se apegadas a elas na expectativa de que, com o tempo, se mostrarão valiosas. Não estou sugerindo que os pacientes, por um capricho, abandonem casamentos, carreiras, empregos ou até mesmo aquele terno/vestido que está no armário, mas que dediquem alguns minutos para examinar seu compromisso com uma decisão passada que parece já não ser mais gratificante e que pode ajudá-los a tomar uma melhor decisão agora. Ressalto que boas decisões devem apontar para os benefícios futuros. Não devemos ter uma preocupação exagerada de justificar o passado quando podemos nos beneficiar mais caso sigamos em frente.

Perguntas a formular/intervenção

O terapeuta pede ao paciente que considere o seguinte:

"Quais são os custos e os benefícios atuais de continuar na presente situação?"

"Quais são os custos e os benefícios no longo prazo de continuar na presente situação?"

"Se tivesse que se decidir novamente em fazer essa compra [entrar nesse relacionamento, etc.], você tomaria a mesma decisão? Por que não?"

"Se perdesse aquele terno ou vestido [ou situação atual], você sairia e compararia o mesmo novamente? Por que não?"

"Você está sacrificando outras oportunidades porque está preso a este custo não recuperável? Por exemplo, está abandonando a possibilidade de outros relacionamentos, trabalho ou estudos, apegando-se a algo que não o está levando a lugar algum? Qual é o custo de oportunidade do seu compromisso com uma decisão passada?"

"É possível que os benefícios da sua escolha tenham diminuído com o tempo, enquanto os custos aumentaram? Em caso afirmativo, as vantagens – ou seja, custos *versus* benefícios – mudaram?"

"Você não tinha todas as informações quando tomou a decisão inicial, mas agora – com novas informações – está claro que isto não era o que esperava?"

"Você está tentando provar que está certo, mesmo que isso o mantenha comprometido com a decisão errada? É mais importante estar certo do que feliz?"

"Se estivesse observando outra pessoa com o mesmo dilema, você recomendaria que ela continuasse com os custos não recuperáveis ou caísse fora? Geralmente, somos melhores em aconselhar outra pessoa a abandonar os custos não recuperáveis porque não estamos tentando justificar nosso próprio comportamento. Estamos falando sobre outra pessoa."

"Abandonar um custo não recuperável pode ser o sinal de uma *boa tomada de decisão*, e não de uma má tomada de decisão? Todos nós já tomamos decisões que não deram certo – mas um elemento importante na boa tomada de decisão é saber quando desistir."

"Você admira um bom tomador de decisões que abandonou um mau investimento? Saber quando passar a vez é o sinal de um bom jogador de pôquer."

"Você está superestimando a importância do desconforto imediato de abandonar o custo não recuperável? É possível que o desconforto inicial dê lugar ao alívio?"

"Você já abandonou custos não recuperáveis no passado? Você está feliz por ter saído enquanto podia? Houve alguma consequência positiva por ter desistido?"

Exemplo

TERAPEUTA: Eu sei que você está envolvida com Ron há quatro anos e continua falando do quanto é infeliz. Há quanto tempo você acha que está infeliz nesse relacionamento?

PACIENTE: Para ser honesta comigo mesma, eu diria que há uns três anos. O primeiro ano foi muito bom, mas faz muito tempo que ele se mostra irritável e indisponível. Tenho sido muito infeliz. Fico pensando que eu deveria deixá-lo, mas estou com ele há quatro anos.

TERAPEUTA: Quais os custos e benefícios no longo prazo que você vê em ficar com ele?

PACIENTE: Bem, talvez as coisas deem certo no longo prazo. Talvez eu possa fazer dar certo. Mas sei que os custos no longo prazo provavelmente serão muito mais do que já está acontecendo: não nos sentimos conectados, não somos realmente felizes. E acho que já não sou tão jovem. Então talvez isso seja uma perda de tempo.

TERAPEUTA: E quanto aos custos e benefícios no curto prazo?

PACIENTE: Bem, o custo no curto prazo de ficar com ele é ser infeliz. Mas um benefício é que não tenho que enfrentar a dor do rompimento e me sentir sozinha e, talvez, lamentar as coisas.

TERAPEUTA: Que conselho você daria a uma amiga?

PACIENTE: Eu diria para ela cair fora. Não vale a pena. Você está se enganando.

TERAPEUTA: Você já teve a experiência de comprar alguma coisa – talvez um vestido – pelo qual pagou um bom dinheiro, e depois o leva para casa, o deixa pendurado no guarda-roupa, olha de novo para ele e percebe que não tem nada a ver com você? E embora não consiga devolver o vestido porque era uma liquidação, e saiba que não vai usá-lo, você ainda não está disposta a doá-lo porque pagou um bom dinheiro por ele? Isso é conhecido como um "custo não recuperável". Você não consegue aceitar que aquilo não é útil para você, mas persiste porque já investiu nele.

PACIENTE: Sim. Essa sou eu – acumulando coisas e não jogando nada fora.

TERAPEUTA: Eu me pergunto se o relacionamento com Ron não é assim. Este é um custo não recuperável?

Tarefa de casa

O terapeuta pede ao paciente que avalie como lidaria com os problemas que poderiam surgir no curto e no longo prazo caso decidisse fazer uma mudança. O Formulário 6.4 pode ajudar a identificar os problemas e erros subjacentes à necessidade de honrar os custos não recuperáveis. Na Figura 6.4, é apresentado um exemplo de uma resposta ao custo não recuperável de uma paciente que está decidindo se rompe com um homem casado.

Possíveis problemas

Os pacientes tipicamente têm muitas objeções ao abandono de um custo não recuperável. Estas incluem a crença de que desistir agora significa que desperdiçaram todo aquele tempo, que são maus tomadores de decisão, que os outros vão ridicularizá-los e dizer "Eu te avisei" e que não aguentariam ter de admitir e aceitar a perda. O terapeuta pode assinalar que, embora os benefícios superassem os custos inicialmente, essas vantagens mudaram e que continuar no custo não recuperável é uma perda de tempo. Além disso, mesmo que tenham perdido tempo, isso não é justificativa para continuar no caminho da perda. Já que todos nós perdemos tempo em alguma situação, a questão é: quando o paciente toma a decisão de buscar outras oportunidades? Além disso, uma boa tomada de decisão envolve reconhecer o custo não recuperável e abandoná-lo, portanto *abandonar*, na verdade, seria um sinal de que a pessoa está avançando para uma melhor tomada de decisão. A objeção de que os outros irão ridicularizar a pessoa pode ser abordada ressaltando que os amigos verdadeiros ficarão felizes por ele ter finalmente abandonado algo que não traz benefício. Por fim, embora possa haver uma tristeza inicial por admitir e aceitar a perda, deixar acontecer provavelmente abrirá caminho para a liberdade de buscar objetivos possíveis.

Referência cruzada com outras técnicas

Técnicas adicionais relevantes incluem a análise dos custos e benefícios, tomadas de decisão para um *self* futuro e exame da previsão do afeto.

Formulário

Formulário 6.4 (Exame dos custos não recuperáveis).

Comportamento problemático: *Namorando um homem casado*

• **Quais são os custos e benefícios atuais de continuar na situação atual?** *Custos: Sentir-me em segundo lugar, zangada e ressentida nos fins de semana; sentir-me presa; sentir-me envergonhada em contar aos meus amigos.* *Benefícios: Gostar de passar um tempo com ele, bom sexo, não ter que passar pela dor de um rompimento agora.*
• **Quais são os custos e benefícios no longo prazo de continuar na situação atual?** *Custos: Não vou encontrar um parceiro adequado. Vou me arrepender disso ainda mais. Vou me sentir mais deprimida e mais aprisionada.* *Benefícios: Poder continuar a ter esperança de que ele irá se separar da esposa.*
• **Se estivesse decidindo novamente se faz aquela compra ou se entra naquele relacionamento, você tomaria a mesma decisão? Por que não?** *Não, eu não buscaria esse relacionamento se soubesse como isso acabaria para mim. Isso não vai levar a lugar nenhum, e vou me sentir cada vez mais aprisionada e ressentida.*
• **Se perdesse aquele terno ou vestido (ou a situação atual), você sairia e compraria o mesmo novamente? Por que não?** *Nunca mais vou me envolver com um homem casado. Isso é tolice.*
• **Você está sacrificando outras oportunidades porque está preso ao custo não recuperável? Por exemplo, está desistindo da possibilidade de outros relacionamentos, ou trabalho, ou estudos, apegando-se a algo que não está levando a lugar algum? Qual é o custo de oportunidade do seu compromisso com uma decisão passada?** *Sim, há outros homens lá fora que eu posso buscar, mas este relacionamento me impede de me abrir verdadeiramente para eles.*
• **É possível que os benefícios da sua escolha tenham diminuído com o tempo, enquanto os custos aumentaram? Em caso afirmativo, as vantagens (custos-benefícios) mudaram?** *Isso é verdade. Era mais prazeroso no início, quando eu me enganava pensando que poderia lidar com isso. Mas fui ficando mais ressentida e deprimida com o tempo.*
• **Você não tinha todas as informações quando tomou a decisão inicial, mas agora – com novas informações – está claro que isso não é o que esperava?** *Em alguns aspectos, não, porque ele ficava me dizendo o quanto seu casamento era ruim e eu tinha esperança de que ele se separasse da esposa. Ele realmente me influenciou.*
• **Você está tentando provar que está certo, mesmo que isso o mantenha comprometido com a decisão errada? É mais importante estar certo do que ser feliz?** *Sei que parece tolo, mas acho que tento provar que eu <u>estou</u> certa porque fico defensiva quando falo com as minhas amigas.*
• **Se você estivesse observando outra pessoa na mesma situação, recomendaria que ela continuasse com os custos não recuperáveis ou que abandonasse a situação?** *Esta é uma boa pergunta. Já falei para outras amigas em situações similares que elas estão presas a relacionamentos em que estão em segundo lugar e que teriam melhores alternativas com outra pessoa.*
• **Abandonar um custo não recuperável poderia ser o sinal de uma *boa tomada de decisão* em vez de uma má decisão?** *Já faz um ano que tomei uma má decisão – permanecer nesse relacionamento. É hora de eu tomar uma boa decisão e começar a cair fora.*

(continua)

FIGURA 6.4 Exemplo de exame dos custos não recuperáveis em um relacionamento.

- **Você admira um bom tomador de decisões que abandonou um mau investimento?**

  Admiro. Percebo que eu admiro minha amiga que conseguiu sair de um mau casamento.

- **Você está superestimando a importância do desconforto no curto prazo ao desistir do custo não recuperável? É possível que o desconforto inicial dê lugar ao alívio?**

  Estou, porque penso que vou ficar devastada. Sei que vou me sentir mal por algum tempo, mas provavelmente me sentirei aliviada depois de alguns meses.

- **Você já desistiu de custos não recuperáveis no passado? Está feliz por ter saído enquanto era tempo? Alguma coisa positiva aconteceu por ter desistido?**

  Sim, já saí de relacionamentos sem futuro e, fazendo uma retrospectiva, nunca me arrependi. Só me arrependi de ter permanecido por tanto tempo.

FIGURA 6.4   (Continuação)

TÉCNICA: Modificação do raciocínio emocional na tomada de decisão

Descrição

Um elemento essencial na tomada de decisão problemática é basear-se nas emoções para determinar riscos, resultados e alternativas – refletidos em termos de "heurística do afeto" ou "risco como sentimentos" (Lowenstein, Weber, Hsee, & Welch, 2001). Quando as pessoas estão ansiosas ou deprimidas, frequentemente usam suas emoções para prever os resultados. Por exemplo, o indivíduo prevendo que irá pegar um avião pode pensar: "Estou tão ansioso, então isso deve ser perigoso". Quando alguém pergunta: "Como você sabe que é perigoso?", ele responde: "Não sei, apenas sinto assim". "Esta heurística emocional" é um fator comum na tomada de decisão e pode levar a evitar riscos razoáveis ou a assumir riscos desnecessários (Finucane et al., 2000; Slovic, Finucane, Peters, & MacGregor, 2004). Por exemplo, o indivíduo pode achar uma atividade especialmente prazerosa – por exemplo, beber, usar drogas, fazer sexo sem proteção, dirigir sem cinto de segurança – e, então, prever que os riscos são mínimos (Alhakami & Slovic, 1994). "Se é prazeroso, deve ser seguro" é frequentemente uma crença *implícita*. A tomada de decisão pode ser mais deliberada ou automática (os processos "rápido *versus* lento" descritos por Kahneman [2011]) e a desaceleração do processo de decisão pode reduzir o impacto do efeito na estimativa do risco. Além disso, Peters e Slovic (1996) descobriram que a resposta emocional à escolha é afetada pela percepção de que a ameaça que se aproxima é desconhecida, invisível ou difícil de determinar. Por exemplo, um medo de radiação ou veneno evocaria mais uma resposta emocional do que a ameaça de um acidente de automóvel.

A mera exposição a um estímulo leva ao aumento dos sentimentos positivos, mesmo na ausência de contingências positivas (Zajonc, 1982). Os indivíduos têm mais probabilidade de estimar o risco ou probabilidade de dano se considerarem alguma coisa que temem (p. ex., câncer) do que ao considerarem outras consequências prejudiciais (p. ex., acidentes) (Slovic, Finucane, Peters, & MacGregor, 2007).

Perguntas a formular/intervenção

"Às vezes, tomamos decisões com base em nossa emoção atual. Por exemplo, se estamos tristes ou ansiosos, relutamos em assumir riscos e queremos evitar situações que pareçam desafiadoras. Entretanto, se estamos nos sentindo felizes e confiantes, é mais provável que enfrentemos um desafio e menos provável que evitemos as coisas. Agora pense em como você se sente atualmente e pergunte a si mesmo se o seu humor negativo está afetando sua tomada de decisão. Você está mais pessimista, menos disposto a experimentar as coisas ou mais hesitante em enfrentar desafios? Se você estivesse se sentindo realmente feliz, o que estaria inclinado a fazer? Recorde alguns momentos mais felizes; faça um quadro com as imagens e lembranças em sua mente. Imagine você mesmo se sentindo confiante, forte e feliz. O que você estaria inclinado a pensar ou fazer?"

Exemplo

PACIENTE: Estou muito preocupada com meu filho. Ele teve muitas dificuldades nesta última semana.

TERAPEUTA: Sim, eu sei. Parece que você está muito incomodada. Conte-me o que está lhe incomodando em especial.

PACIENTE: Sei que ele tem tido altos e baixos nos últimos meses, mas estou me sentindo muito ansiosa e acho que pode acontecer alguma coisa.

TERAPEUTA: O que você tem medo que aconteça?

PACIENTE: Eu realmente não sei. Apenas me sinto ansiosa.

TERAPEUTA: E o que você quer fazer em função disso?

PACIENTE: Acho que quero ir ao seu apartamento para ver como ele está, mas sei que vou deixá-lo zangado. Ele não quer que eu interfira na sua vida.

TERAPEUTA: Sim, isso deve ser frustrante para você. Mas qual é o motivo de você pensar que alguma coisa ruim está acontecendo?

PACIENTE: Não consigo pensar em nada, só que estou ansiosa.

TERAPEUTA: É possível que você esteja pensando: "Como estou ansiosa, alguma coisa ruim está acontecendo"? Como se estivesse usando sua emoção como evidência sobre a realidade?

PACIENTE: Acho que eu faço muito isso.

TERAPEUTA: E o que acontece quando você faz isso?

PACIENTE: Fico mais ansiosa. E então penso que é algo realmente terrível.

TERAPEUTA: Muitas vezes, podemos tomar decisões com base em nossas emoções. Algumas vezes, isso não é problema. Mas este pode não ser o melhor guia para o que realmente está acontecendo. Há alguma evidência de que as coisas podem estar melhorando para seu filho?

PACIENTE: Acho que sim. Ele começou com um novo terapeuta.

Tarefa de casa

O paciente pode refletir sobre decisões atuais ou passadas que são problemáticas, identificar a emoção desagradável (p. ex., ansiedade, tristeza, raiva) e a decisão mais provável em função da emoção negativa ou desagradável. Então, pode imaginar o que teria acontecido caso se sentisse muito feliz e otimista, induzindo este humor por meio da recordação de imagens positivas de experiências do passado. Depois que o humor positivo foi induzido, o paciente pode considerar como enfrentaria uma decisão a partir desse humor. Que informações parecem ter importância diferente depois de induzido o humor positivo? Que informações eram menos importantes? Por quê? O paciente pode utilizar o Formulário 6.5 para avaliar o impacto potencial dos estados de humor negativos (p. ex., tristeza, raiva, ansiedade) na tomada de decisão e as alternativas mais prováveis de serem buscadas nos estados de humor positivos. A resposta de uma paciente a essa questão é apresentada na Figura 6.5.

Possíveis problemas

Alguns pacientes acreditam que suas emoções estão fundamentadas na realidade e que "fazer de conta" que se sentem de forma diferente é irrealista. O terapeuta pode dizer que se trata de um experimento sobre pensar de forma diferente; é uma maneira de abrir sua imaginação para novas formas de abordar as coisas. O paciente sempre poderá avaliar as opções em um momento posterior, ou testar as coisas experimentando novos comportamentos. Além disso, o profissional pode investigar sobre previsões passadas pessimistas e ansiosas para as quais o cliente usou as emoções como guia. Essas previsões estavam erradas? Se alguém estivesse observando a situação atual e não tivesse as emoções que o paciente está vivenciando, essa pessoa encararia de forma diferente?

Referência cruzada com outras técnicas

Outras técnicas relevantes incluem programação de atividades, previsão do prazer, exame dos custos e benefícios do raciocínio emocional e exame de previsões passadas e seus resultados.

Formulário

Formulário 6.5 (Humor e tomada de decisão).

TÉCNICA: Reestruturação da mudança como ganho e não como perda

Descrição

Um erro comum na tomada de decisão é ver uma mudança preponderantemente como a perda de alguma coisa, e não como um ganho. Os indivíduos em geral são avessos à perda e, com frequência, relutam em mudar porque estruturam a decisão em termos do que é perdido e não do que é ganho. Isso é conhecido como "teoria da perspectiva", a qual sugere que a estruturação de uma decisão pode ser mais importante do que as vantagens reais. Por exemplo, o indivíduo descrito no caso dos custos não recuperáveis (ver a técnica anterior) poderia encarar a saída do relacionamento como uma perda e não como um ganho de novas oportunidades ou a experiência de alívio do desamparo na situação atual (Kahneman & Tversky, 1979; Thaler, 1992). A consequência de focar na percepção de perda e não na percepção de ganho é que se pode assumir a alternativa mais arriscada de manter um resultado relativamente pior. Permanecer em um mau relacionamento ou manter um mau hábito é mais arriscado no longo prazo.

Perguntas a formular/intervenção

"Com frequência pensamos na mudança como uma perda e não como um ganho. É claro que mudanças geralmente envolvem compensações: perdemos alguma coisa, enquanto ganhamos outra, ou podemos ter que arriscar algum inconveniente para ter algum ganho. É possível que, quando você pensa em tomar uma decisão, foque principalmente nas desvantagens ou na parte em que há perda, ao mesmo tempo ignorando, até certo ponto, o que poderia ser ganho?"

Exemplo

TERAPEUTA: Quando pensa nesse rompimento com Brian, você parece focar muito no quanto se sentirá mal inicialmente

Decisão que eu consideraria	Como eu pensaria nisso se estivesse com humor negativo	Como eu pensaria nisso se estivesse com humor positivo
Romper com Mark, que é casado com outra pessoa.	Jamais serei feliz sem ele. Ele é a única pessoa que pode me fazer feliz. Jamais vou encontrar alguém para amar.	Eu pensaria que tenho melhores opções com homens solteiros, disponíveis e honestos. Reconheceria que há muitas coisas acontecendo na minha vida que não o incluem.

FIGURA 6.5 Consideração dos efeitos do humor na tomada de decisão.

e do que vai sentir falta. Isso me parece bem normal, já que o relacionamento significou muito para você. Mas não há nenhum aspecto positivo que também resulte do rompimento? Por exemplo, houve alguma experiência desagradável ou dolorosa no relacionamento que poderia não existir mais?

PACIENTE: Sim. Não tenho que me preocupar se ele está me traindo. Quero dizer, às vezes, depois de uma briga, ele desaparecia por dias e nunca me dizia onde esteve. E depois encontrei seu telefone e vi que ele tinha feito contato com uma ex-namorada. Então eu não vou ter que lidar com isso.

TERAPEUTA: Então uma coisa a ganhar com a mudança é não precisar lidar com traição e desaparecimento. Mais alguma coisa?

PACIENTE: Sim, ele estava sempre – bem, talvez nem sempre, mas frequentemente – discutindo comigo, e nós tínhamos muita dificuldade em nos entendermos. E, você sabe, já não havia intimidade há alguns meses. Nada.

TERAPEUTA: Então o seu ganho é se livrar disso?

PACIENTE: Acho que sim, mas vou sentir falta dele.

TERAPEUTA: É muito normal sentir falta de alguém com quem você esteve envolvida. Quanto tempo você acha que isso vai durar?

PACIENTE: Não sei. Acho que vou superar.

TERAPEUTA: Poderia surgir uma nova oportunidade depois da separação?

PACIENTE: Talvez eu possa encontrar alguém em quem possa confiar, alguém que me trate bem.

TERAPEUTA: Então, se você examinar os ganhos e compará-los com as perdas, parece haver muitos aspectos positivos potenciais.

PACIENTE: É, acho que sim.

TERAPEUTA: Você acha que tem uma tendência a pensar na mudança principalmente em termos de perda e não de ganhos?

PACIENTE: É por isso que eu fico bloqueada.

Tarefa de casa

O paciente pode examinar as decisões atuais e passadas que pareciam problemáticas e avaliar se o foco era principalmente na perda potencial e não no ganho potencial. Até onde esse foco na perda o conduziu? Se ele também tivesse focado em equilibrar sua visão, levando em conta os ganhos potenciais, que alternativas teriam sido procuradas? Já que tanto as perdas quanto os ganhos são possibilidades objetivas, qual seria a consequência de levar ambos em conta e apresentar argumentos para ambos, perdas e ganhos? O paciente pode utilizar o Formulário 6.6. A resposta de uma paciente a essas perguntas é apresentada na Figura 6.6.

Possíveis problemas

Alguns pacientes têm dificuldade em ver um ganho potencial como uma alternativa plausível. Eles alegam: "Oh, isso é só tentar me enganar pensando positivamente". O terapeuta pode concordar que estimular uma pessoa a pensar apenas positivamente seria irrealista, mas que o objetivo aqui é pensar em alternativas e levar em consideração a possibilidade de que *todas* as decisões envolvem negociação – custos e benefícios –, e que olhar para as mudanças como ganhos potenciais e não como perdas pode abrir novas possibilidades para recompensa e ação. Por exemplo, um indivíduo que estava vendo o divórcio como uma perda total conseguiu acabar vendo alguns ganhos potenciais como consequência do término do relacionamento, incluindo a redução no conflito diário e a possibilidade no futuro de um relacionamento melhor com outra pessoa. Isso não negou a realidade da perda do relacionamento, nem o tempo reduzido que teria com seus filhos, mas estruturou

Possíveis decisões	O que acontece quando foco principalmente nas perdas?	O que acontece quando foco principalmente nos ganhos?
Romper com um homem casado.	Eu foco somente no quanto me sentirei mal, em como ficarei sozinha, no quanto vou sentir a falta dele.	Posso focar em novas oportunidades com outros homens. Posso focar em abandonar uma situação sem saída. Eu me sentiria melhor comigo mesma e sentiria que agora posso buscar objetivos positivos que poderiam realmente dar certo.

FIGURA 6.6 Exame de perdas e ganhos como foco na tomada de decisão.

os aspectos positivos como parte do processo de tomada de decisão.

Referência cruzada com outras técnicas

Outras técnicas relevantes incluem exame dos custos e benefícios, fazer previsões e testá-las, exame das evidências de decisões passadas, dramatização contra o pensamento negativo e assumir a perspectiva de outra pessoa sobre a decisão.

Formulário

Formulário 6.6 (Exame de perdas e ganhos como foco na tomada de decisão).

TÉCNICA: Superação da aversão ao arrependimento

Descrição

Um fator importante na indecisão sobre um novo comportamento ou na decisão de mudar um antigo comportamento é a percepção de que o arrependimento será grave, duradouro e desmoralizante. A "teoria do arrependimento" afirma que os tomadores de decisão baseiam suas decisões em como minimizar o arrependimento futuro e, assim, ignoram informações mais objetivas que poderiam ser mais relevantes (Zeelenberg, van Dijk, Manstead, & van der Pligt, 2000). Por exemplo, investidores podem tomar decisões mais "convencionais" ou "populares" – comprando ações populares ou fazendo uma aposta segura – em vez de considerar os méritos de alternativas mais promissoras. Seguir a maioria é uma estratégia para enfrentar o arrependimento, já que a pessoa sempre pode dizer: "Não fui o único a fazer isso". Além disso, exigir mais informações, esperar, buscar reafirmação ou até mesmo transferir a decisão para outros pode ser usado como forma de mitigar o arrependimento potencial. Desta forma, é possível tomar decisões colocando mais ênfase na redução do arrependimento potencial do que na maximização do ganho potencial. Conforme indicado na discussão sobre a tomada de decisão depressiva, o arrependimento pode ser visto como uma fonte constante de ruminação autocrítica e, assim, pode ser um alto custo para as decisões "falhas".

Perguntas a formular/intervenção

"Frequentemente permanecemos em uma situação ruim ou não tomamos uma atitude porque acreditamos que poderíamos nos arrepender. Em consequência, evitamos mudar e, então, nos sentimos aprisionados. Você está tomando decisões ou deixando de tomá-las por ter medo de se arrepender no futuro? Já fez uma retrospectiva e se arrepende por ter feito alguma coisa? Às vezes, nos arrependemos do que não fizemos e não do que fizemos. É realmente possível viver uma vida sem tomar decisões que não dão certo?"

Exemplo

TERAPEUTA: Você parece estar ambivalente em tomar essa decisão sobre mudar de emprego. A oferta de emprego lhe pareceu muito boa quando a discutimos inicialmente, mas agora você parece relutante. Por que isso?

PACIENTE: Bem, eu vejo algumas incertezas nesse trabalho e não sei como irá funcionar. E se eu aceitar o emprego e não der certo, então eu ficaria preso a ele e me arrependeria.

TERAPEUTA: Então o que você está dizendo é que quer se assegurar de que nunca vai se arrepender de nada? O que você pensa sobre o fato de se sentir decepcionado com seu emprego atual nos últimos dois anos?

PACIENTE: Acho que sei que não é o emprego certo para mim, mas eu poderia tomar uma decisão que não funcione.

TERAPEUTA: Isso é verdade, mas tomar decisões envolve não saber com certeza quais serão as consequências. Mas você sabe o que tem agora e não gosta disso. Se você permanecesse onde está por mais um ano, se arrependeria dessa decisão?

PACIENTE: Acho que sim.

TERAPEUTA: Às vezes, as pessoas decidem permanecer numa situação que não é boa porque pensam que fazer uma mudança trará um arrependimento maior. Mas você poderia se arrepender tanto de permanecer quanto de ir embora. A questão não é se existe uma possibilidade de arrependimento, mas quais são as compensações em permanecer ou ir embora?

PACIENTE: Sempre tenho medo fazer uma mudança porque não quero me arrepender do que faço.

TERAPEUTA: E, ironicamente, isso levou você a ter muitos arrependimentos por não fazer uma mudança.

Tarefa de casa

O terapeuta pede ao paciente que leve em consideração o quanto a evitação do arrependimento pode ser importante na tomada de decisão. Listando decisões passadas que foram difíceis de tomar – ou, em retrospectiva, que agora parecem menos do que ideais –, o profissional investiga o quanto o cliente estava pensando nos possíveis arrependimentos ao tomar uma decisão. Ele se manteve em situações problemáticas devido à preocupação com a possibilidade de se arrepender dos resultados de uma mudança? Ele foca mais nos arrependimentos de curto ou longo prazo? Fazendo uma retrospectiva dos últimos anos, ele se arrepende das escolhas de fazer uma mudança ou das escolhas de permanecer na mesma situação? O paciente pode utilizar o Formulário 6.7 para identificar uma tomada de decisão problemática motivada por um forte desejo de evitar o arrependimento. Um exemplo de um paciente que utilizou esse formulário é apresentado na Figura 6.7.

Possíveis problemas

Alguns pacientes argumentam que poderão se arrepender de tomar a decisão de fazer uma mudança, apontando para arrependimentos passados. O terapeuta pode indicar que decisões geralmente são tomadas em condições de incerteza, com informações limitadas, e que uma decisão de não mudar acarreta riscos, assim como uma decisão de fazer mudanças. Trata-se de risco *versus* risco. Tomada de decisão envolve comparar as compensações em tempo real no momento de tomar uma decisão. Assim, não podemos garantir um resultado. A boa tomada de decisão não é medida em função de um único resultado; ela só pode ser avaliada no momento em que estamos tomando uma decisão. Evitar o arrependimento pode resultar na incapacidade de tomar qualquer decisão. O terapeuta pode perguntar se o paciente se arrependeu de *não* fazer mudanças. Além disso, arrependimentos não precisam levar à ruminação – ou seja, podemos dizer: "Eu me arrependo por ter escolhido isso" sem ruminar por longos períodos de tempo. Além disso, o arrependimento não envolve autocrítica, necessariamente. Posso dizer que me arrependo por tomar este caminho sem que tenha que me criticar.

Decisão que estou considerando ou já considerei: Mudança de emprego

	Exemplos
Esperei muito tempo.	Estou pensando sobre isso há meses – há quase um ano.
Fiz o que outras pessoas me disseram para fazer.	Na verdade, ninguém está me dizendo para fazer nada. Algumas pessoas com que eu falo não percebem o quanto este trabalho é desagradável para mim.
Foquei nas razões para não mudar.	Sim. Sempre posso pensar em razões para não fazer alguma coisa – sempre me mantendo bloqueado.
Busquei muitas garantias.	Faço muito isso, o que incomoda meus amigos.
Deixei outra pessoa tomar a decisão.	Fico pensando que um dos meus amigos tomará a decisão por mim. Mas isso não aconteceu. E também não seria uma boa ideia.
Tentei não pensar a respeito.	Às vezes me retraio e como demais e bebo muito vinho à noite, assim não tenho que enfrentar as coisas.
Outro.	Falto muito ao trabalho. Simplesmente não quero enfrentar as coisas. O que eu quero é escapar.

FIGURA 6.7   Tentativa de evitar arrependimentos.

Referência cruzada com outras técnicas

Técnicas relevantes adicionais incluem exame das evidências de decisões passadas para evitar a mudança; custos e benefícios; distinção entre arrependimento, ruminação e autocrítica; exame da habilidade para lidar com os resultados passados, presentes e futuros; e consideração do risco *versus* risco.

Formulário

Formulário 6.7 (Evitação do arrependimento).

TÉCNICA: Decisão para um *self* futuro

Descrição

Um problema frequente na tomada de decisão é dar mais preferência a uma recompensa menor e mais imediata, renunciando a outra de mais longo prazo. Consideremos essa questão em termos de um modelo de investimento. Podemos investir na prática de exercícios regulares durante um ano para atingir o objetivo de mais longo prazo de obter mais saúde, boa forma física e melhor aparência. No entanto, também podemos escolher focar no objetivo mais imediato, que é comer alimentos calóricos, tomar alguns drinques e ficar à toa em casa. Já examinamos algumas dessas questões anteriormente ao discutirmos preferências por recompensas míopes de curto prazo em detrimento de benefícios maiores no longo prazo – uma forma de "desconsiderar o tempo" –, isto é, o valor de um objetivo futuro é desconsiderado simplesmente porque você teria que esperar por ele. É como se estivéssemos dizendo: "Vou receber $10 agora em vez de $20 em um ano" – "pagando" uma taxa de juros de 100% para receber esses $10. (Pense se você tomaria um empréstimo com juros de 100%; Ersner-Hershfield, Garton, Ballard, Samanez-Larkin, & Knutson, 2009; Hershfield, Goldstein, Sharpe, & Fox, 2011.) Uma forma de pensar na desconsideração do tempo é a tendência que temos a dar mais valor ao "*self* presente" do que ao "*self* futuro". A técnica de "decisão para um *self* futuro" inverte esse foco.

Perguntas a formular/intervenção

"Com frequência tomamos uma decisão pensando em como nos sentimos em relação a obter alguma coisa imediatamente – somos impacientes, queremos agora, não podemos esperar para mais tarde. Então, no seu caso, pense em como você está falando consigo mesmo neste momento – ou nos próximos 20 minutos – sem pensar em como poderia vir a pensar e se sentir no futuro. Mas vamos imaginar seu '*self* futuro' – um *self* que poderia conversar com você daqui a um ano ou 10 anos. Se esse *self* futuro estivesse lhe dizendo o que fazer agora, o que ele lhe diria? Se você fizesse todas as coisas que acredita que são realmente do seu interesse no longo prazo, e seu *self* futuro estivesse falando com você, o que ele diria?"

Exemplo

TERAPEUTA: Imaginemos que existem dois "Você" – aquele que está aqui neste momento e pelos próximos 10 minutos, e aquele que chegará daqui a um mês ou um ano. Você, no presente, toma uma decisão de ficar deitada no sofá, comendo sorvete e assistindo à televisão porque está decidindo como vai se sentir nos próximos 10 minutos – se sentirá relaxada, e o sorvete é delicioso. Mas pensemos em um Você diferente – aquele que vai olhar para trás daqui a um mês ou um ano e está lhe falando sobre os tipos de decisões que ele quer que você tome para que vá "daqui" até "lá" – ou seja, de onde você está sentada neste momento até onde seu *self* futuro quer estar daqui a um mês ou um ano. O que diria esse Você no futuro?

PACIENTE: Ele diria para levantar o traseiro, fazer alguma coisa e parar de reclamar.

TERAPEUTA: Esse Você no futuro me parece bem exigente. Vamos fazer uma dramatização: eu faço o seu papel atual tentando decidir se come esse sorvete, e você faz o papel de Você no futuro.

PACIENTE: OK.

TERAPEUTA: [como você no presente] Tudo o que eu quero é ficar aqui deitada, comer este sorvete e relaxar.

PACIENTE: [como você no futuro] Ei, escute, eu preciso que você levante o traseiro e vá fazer exercícios. Eu quero entrar em forma. Você não está fazendo a sua parte.

TERAPEUTA: [como você no presente] Mas fazer exercícios é muito difícil, e eu não quero.

PACIENTE: [como você no futuro] Não é tão difícil quanto você pensa, e ficar deprimida e fora de forma é mais difícil. Eu preciso que você faça a sua parte e me ajude a chegar aonde eu quero.

TERAPEUTA: [como você no presente] Você está fazendo eu me sentir culpada.

PACIENTE: [como você no futuro] Não, estou lhe dizendo que você pode fazer, e quero que faça. Eu preciso de você agora.

TERAPEUTA: Como é ser você no futuro?

PACIENTE: Na verdade, eu nunca pensei dessa forma. Isso me deixa mais consciente de como eu quero ser, e sinto como se eu estivesse decepcionada comigo mesma – isto é, meu *self* futuro.

TERAPEUTA: Frequentemente nos esquecemos de que o que estamos fazendo no momento atual irá determinar como será esse *self* futuro, e ele pode ser alguma coisa que você deseja ou não, mas isso depende que você no presente tome as decisões. Tenha em mente aquele Você no futuro que algum dia irá olhar para trás e avaliar o que você fez hoje.

Tarefa de casa

O paciente é solicitado a considerar decisões presentes e passadas em termos de como ele avaliaria essas questões em relação a um *self* futuro – daqui a um ano e 10 anos – e como consideraria que o *self* tomou a decisão segundo seu ponto de vista daqui a 1 minuto. Assim sendo, há três *selves* – agora, daqui a um ano e daqui a 10 anos. Pergunte ao paciente: "Quais seriam os fatores importantes se você considerasse a decisão em termos de como se sentirá daqui a 1 minuto? O que é menos importante? Ou então, o que seria importante ser considerado do ponto de vista do *self* futuro daqui a um ano e 10 anos? O que seria diferente se você tivesse tomado as decisões passadas levando em conta como seu *self* futuro pensaria e sentiria?". O Formulário 6.8 ajuda a esclarecer as diferenças entre o *self* presente e o futuro no direcionamento das decisões no momento presente. Um exemplo de paciente que utilizou esse formulário para decidir romper seu relacionamento com um homem casado é apresentado na Figura 6.8.

Possíveis problemas

Alguns pacientes argumentam que não conseguem imaginar um *self* futuro que seja positivo. Eles se veem presos a um padrão negativo que permanecerá inalterado eternamente. O terapeuta pode investigar se o cliente já teve planos de longo prazo que deram certo. Por exemplo, planos simples de mais curto prazo como passos intermediários (p. ex., planejamento de uma viagem ou férias) ou planos de mais longo prazo (p. ex., ingressar na faculdade ou preparar-se para uma carreira). No caso de o paciente alegar que é difícil imaginar um *self* futuro, o terapeuta pode usar essa crença como oportunidade de mudança: "Talvez seja precisamente essa dificuldade de imaginar seu *self* futuro que o impediu de manter um curso de ação mais produtivo. Às vezes, boas decisões estão fundamentadas na imaginação do futuro e de como gostaríamos de nos sentir posteriormente, em vez de tomarmos decisões com base no momento presente e em nosso nível de ansiedade e de intolerância ao desconforto".

Referência cruzada com outras técnicas

Outras técnicas relevantes incluem análise dos custos e benefícios, visão das perdas e ganhos como um foco na tomada de decisão, aversão à perda e estratégias pré-compromisso.

Formulário

Formulário 6.8 (Decisões pelo *self* atual e futuro).

TÉCNICA: Diversificação das fontes de recompensa

Descrição

Um fator importante na tomada de decisão é reconhecer que existe uma variedade de fontes de recompensa ou comportamentos potencialmente positivos. Um dos previsores da disposição dos indivíduos para correr risco é sua percepção de que têm a capacidade de se engajar em uma ampla variedade de atividades positivas e que são competentes para criar novas oportunidades (Leahy, 1997; Leahy, Tirch, & Melwani, 2012). Por exemplo, os in-

Decisão atual que estou considerando	O que parece ser importante neste momento	*Self* futuro: daqui a um ano	*Self* futuro: daqui a 10 anos
Romper com Mark.	Tê-lo em minha vida para fazer coisas comigo. Sentir-me próxima a ele quando o vejo.	Meu *self* futuro me diz que esta é uma má ideia e que vou me arrepender ainda mais se permanecer nisso por mais tempo.	Não consigo me imaginar presa dessa maneira por 10 anos. Isso me faria pensar que a vida não vale a pena.

FIGURA 6.8 Tomada de decisão segundo as perspectivas do *self* atual e do futuro.

divíduos podem estar mais dispostos a arriscar a aproximação de outras pessoas em um evento social se acreditarem que já possuem um amplo apoio em sua vida social – eles são menos "desesperados", menos necessitados. Podem arriscar que alguma coisa não dê certo. Às vezes, os pacientes podem dizer: "Se isso não der certo, não terei nada" ou "Isso jamais vai dar certo". No entanto, se acreditam que são "diversificados", com muitas fontes de recompensa e o potencial para criar outras novas, então terão menos probabilidade de se sentirem desmoralizados por um revés em alguma área, uma vez que têm disponíveis outras fontes potenciais de recompensa.

O terapeuta pode explicar esta ideia da seguinte forma: "Imagine que você tem todas as suas economias investidas em uma ação, e essa ação é volátil, com seu preço subindo e caindo. Você se sente imensamente ansioso. Ou, ao contrário, imagine que suas economias estão diversificadas entre 10 ações diferentes e também incluem outros investimentos, como mercado imobiliário e títulos. Um decréscimo em um dos investimentos não implicaria um decréscimo nos outros. Essa 'diversificação' proporciona uma sensação de segurança ao correr risco em uma das áreas". Quando isso é aplicado à tomada de decisão, os indivíduos podem ser encorajados a correr alguns riscos que envolvem mudanças se perceberem que têm uma ampla variedade de fontes de recompensa no momento atual e também no futuro.

Perguntas a formular/intervenção

"Às vezes, quando pensamos em tomar uma decisão, não nos damos conta de que podemos ter muitas fontes de prazer, recompensa e significado que ainda estariam disponíveis mesmo que alguma coisa não desse certo. Muitas vezes, focamos alguma coisa sem percebermos que há muitas recompensas que poderíamos buscar mesmo que isso não desse certo. Imagine que você está em um bufê e seu prato favorito acabou. Você poderia ficar focado naquele prato e se sentir frustrado ou poderia considerar uma variedade de alternativas que ainda estão disponíveis. De certa forma, podemos fazer isso em nossas vidas levando em consideração a ampla gama de atividades gratificantes que estão à nossa disposição."

Exemplo

TERAPEUTA: Você parece focar muito no fato de achar que romper com Brian a deixará sem nada na vida. Conte-me mais sobre isso.

PACIENTE: Bem, nós já estamos juntos há uns dois anos e eu simplesmente não saberia o que fazer. Eu ficaria sozinha e não saberia o que fazer comigo mesma. Isso é tão deprimente!

TERAPEUTA: Sim, isso é difícil, mas fico pensando nessa ideia de que você não teria nada. O que isso quer dizer?

PACIENTE: Não sei o que eu faria sozinha – não há nada para fazer.

TERAPEUTA: Antes de conhecer Brian, havia alguma coisa que você gostava de fazer?

PACIENTE: (*pausa*) Sim, eu tinha muitos amigos, trabalhava todos os dias, viajava, fazia ioga e me exercitava mais.

TERAPEUTA: Algumas dessas coisas poderiam estar disponíveis agora se você estivesse sozinha e livre para fazer o que quisesse?

PACIENTE: Acho que eu teria muito mais tempo para os meus amigos. Acho que fiquei isolada neste último ano. Você sabe, antes eu costumava ir a museus e cinemas, mas ele não gostava dessas coisas, então eu não tenho feito isso.

TERAPEUTA: E quanto ao trabalho? É gratificante, às vezes?

PACIENTE: Tenho me sentido tão deprimida por causa de Brian que perdi o interesse no trabalho. Mas antes de ficar deprimida, eu gostava de trabalhar e estava me saindo bem.

TERAPEUTA: Então, se você fosse pensar que tem muitas áreas da sua vida que foram gratificantes, podem ser gratificantes e não precisam de Brian, como se sentiria sobre fazer uma mudança?

PACIENTE: Acho que eu seria mais determinada e deixaria acontecer.

TERAPEUTA: Você pode perceber que está focando em uma única coisa – Brian –, excluindo todas as outras grandes fontes de recompensa, experiência e crescimento que estão disponíveis. Talvez possamos começar organizando algumas categorias de atividades recompensadoras e significativas. Por exemplo, o que vem à minha mente agora é: amigos, trabalho, exercícios, ioga, cursos, viagem, cinema e leitura – para começo de conversa. E depois você poderá fazer acréscimos a essas categorias de atividades recompensadoras e registrar o que faz todos os dias para ver se existe essa ampla gama de experiências recompensadoras possíveis para você.

Tarefa de casa

O terapeuta pede ao paciente que considere uma ampla variedade de atividades presentes e futuras que são recompensadoras e significativas. "Quais atividades foram recompensadoras no passado? Elas poderiam ser possibilidades similares agora ou no futuro? Como você poderia fazer para planejar algumas dessas atividades? Como você pensa que se sentiria se na verdade fizesse algumas dessas coisas?". O paciente pode listar atividades recompensadoras possíveis do passado, presente e futuro previsto, usando o Formulário 6.9. Na Figura 6.9, uma paciente examina sua decisão de romper em termos de uma gama de comportamentos positivos disponíveis.

Possíveis problemas

Alguns pacientes têm dificuldade em imaginar possíveis atividades recompensadoras, alegando que sua depressão ou ansiedade inviabiliza a recompensa. O terapeuta pode tratar disso ajudando o cliente a manter uma programação de atividades, classificando cada atividade durante a semana quanto ao prazer e controle que proporciona. Além disso, o profissional pode usar a previsão de prazer para avaliar o quanto o paciente é preciso em prever o prazer, bem como pode perguntar sobre o comportamento recompensador que o paciente experimentou no passado, independentemente da sua decisão atual. A hesitação em decidir, muitas vezes, se deve à crença de que é essencial que essa decisão seja acertada porque não há outras recompensas disponíveis.

Referência cruzada com outras técnicas

Outras técnicas relevantes incluem análise dos custos e benefícios, tomadas de decisão para um *self* futuro, pré-compromisso, programação de atividades e cardápios de recompensas.

Formulário

Formulário 6.9 (Atividades recompensadoras passadas, presentes e futuras).

TÉCNICA: Comparação do risco *versus* risco

Descrição

Muitas pessoas hesitam em tomar decisões porque acreditam que existe um risco envolvido e que não tomar uma decisão evitará tal risco. Por exemplo, a jovem que pensa em se aproximar de alguém em uma festa pode achar que isso é arriscado, pois pode ser rejeitada e sentir-se humilhada. Ela se concentra no risco de agir, e não no risco possível por não agir. Para apoiar sua estratégia de evitação de ameaças, ela pode esperar um longo tempo para "se sentir confortável", procurar o momento certo, buscar sinais de que a outra pessoa está interessada ou esperar

Coisas que fazia no passado	Coisas que poderia fazer agora	Coisas que poderia fazer no futuro
Visitava meus amigos. Fazia exercícios. Ia ao cinema e teatro. Lia. Viajava. Namorava pessoas diferentes. Brincava com meu cachorro. Dava longas caminhadas na cidade. Trabalhava. Visitava minha família.	Posso fazer tudo o que está na coluna da esquerda agora.	Poderia fazer tudo o que está na coluna da esquerda. Namorar pessoas novas. Viajar mais. Fazer cursos. Visitar mais amigos.

FIGURA 6.9 Listagem de atividades recompensadoras passadas, presentes e futuras.

para se sentir confiante. No entanto, enquanto espera, a oportunidade pode passar e, então, perderá a chance de conhecer uma pessoa interessante. Ao tomarmos decisões, a visão racional seria pesar o risco de decidir *versus* o de não decidir. Não há uma alternativa livre de riscos, portanto o indivíduo precisa pesar o custo das oportunidades perdidas por não decidir.

Perguntas a formular/intervenção

"Parece que você espera muito tempo para tomar uma decisão na esperança de encontrar um ponto em que não haja risco em seguir em frente. É como se você estivesse procurando uma opção livre de riscos. Mas, assim como muitas coisas na vida, esperar também tem seus custos: os custos das oportunidades perdidas. Chamamos isso de custo da 'oportunidade'. Portanto, tomar uma decisão envolve pesar o risco e o custo, comparando um com o outro".

Exemplo

TERAPEUTA: Você e Carol estão juntos há cerca de 18 meses, e parece que você está tendo dificuldade em decidir se casa ou termina o relacionamento e segue sua vida. Você precisa de alguma informação adicional para ajudá-lo a tomar a decisão de seguir por um caminho ou outro?

PACIENTE: Acho que é mais fácil deixar rolar e não fazer nada, mas Carol está pressionando para me decidir a noivar, e eu não quero. Simplesmente não vejo esse relacionamento como sendo para toda a vida.

TERAPEUTA: Qual seria o possível lado negativo de se casar com Carol?

PACIENTE: Bem, acho ela chata boa parte do tempo, como se não tivéssemos nada em comum. E acho que nada realmente mudou nos últimos 18 meses. Ela é legal, se dedica muito a mim, mas eu simplesmente não me divirto. Não sinto falta dela, e até gosto de estar fora a negócios. Só não estou certo se devo romper, mas não quero ter essa conversa com ela – é difícil imaginar.

TERAPEUTA: Então, qual seria o risco se você rompesse – qual seria o potencial inconveniente segundo a sua visão?

PACIENTE: Eu teria que falar com ela, e isso a deixaria muito magoada. Quero dizer, ela investiu muito tempo em nós. E acho que eu teria medo de ter que namorar de novo – isso não é a coisa mais fácil para mim.

TERAPEUTA: Sim, você realmente se importa com os sentimentos dela, e ela parece ser uma boa pessoa. Então, o aspecto negativo de sair desse relacionamento seria magoá-la, e você teria que ter encontros novamente – e isso seria desconfortável para ela e para você. Então esses são os riscos de romper. Qual é a desvantagem de continuar com ela?

PACIENTE: Eu teria que lidar com a possibilidade de ficar entediado com minha esposa se nos casássemos, e então poderia encontrar outra pessoa e achar que ela poderia ser uma melhor parceira para mim, mas não poderia tentar conquistá-la porque estaria casado. E provavelmente teria filhos e seria difícil sair dessa.

TERAPEUTA: Então isso é realmente risco *versus* risco – o risco de romper e o de permanecer. Precisamos ter em mente que não decidir também é decidir. Não existe uma alternativa livre de riscos, não é?

PACIENTE: Acho que isso é verdade. Acho que eu só foco no risco de romper, pensando em como irei magoá-la e no quanto seria difícil namorar de novo.

TERAPEUTA: Uma maneira de pensar sobre tomar uma decisão é imaginar as oportunidades que você perderia se ficasse ou se fosse embora.

PACIENTE: Se eu ficasse com ela, perderia a oportunidade de encontrar alguém de quem realmente gostasse – alguém em quem eu estaria interessado de verdade.

Tarefa de casa

O paciente pode pensar nas alternativas que estão sendo consideradas atualmente. O terapeuta pode reiterar: "Não existem escolhas que estejam livres de risco – tudo tem um custo potencial e um ganho potencial. Não fazer nada tem seus custos e seus benefícios, e fazer alguma coisa também tem seus conflitos. Pode ser que você esteja procurando uma alternativa livre de riscos, mas isso não existe.". O terapeuta pede ao paciente levar em consideração os riscos relativos de não fazer nada diferente *versus* fazer alguma coisa diferente. Além disso, ele pode perguntar: "Qual é a consequência de procurar uma opção que não tenha risco?".

Possíveis problemas

Alguns pacientes acreditam que, se refletirem e coletarem fatos e garantias suficientes, serão capazes de evitar o risco. Consequentemente, esperam muito tempo e, com frequência, perdem as oportunidades. O terapeuta pode indicar que há "custos na busca" envolvidos na espera e na coleta de informações. Quanto mais tempo gastamos buscando, maior a perda de oportunidades. Por exemplo, um jovem se sentia preso a um relacionamento que, para ele, não estava levando a lugar algum, mas persistia em ruminar sobre o assunto, procurando garantias e tentando buscar novas informações. O terapeuta apontou que, embora encontrasse algumas coisas boas no relacionamento, ele estava tentando tomar uma decisão livre de riscos, o que era uma impossibilidade, pois havia risco em ir embora e risco em ficar. A questão era: qual dos riscos era mais provável de produzir o melhor resultado? O paciente pode utilizar o Formulário 6.10, que fornece o espaço e o formato para comparar alternativas como negociações dos riscos, para organizar a comparação entre eles.

Referência cruzada com outras técnicas

Outras técnicas relevantes incluem análise dos custos e benefícios, teste das previsões sobre o comportamento, e exame das consequências no curto e no longo prazo.

Formulário

Formulário 6.10 (Escolhas de risco *versus* risco).

FORMULÁRIO 6.1
Foco nos objetivos de curto prazo

Muitas vezes, nos concentramos em como queremos nos sentir imediatamente, em vez de focarmos no que queremos obter no longo prazo. Por exemplo, você quer perder peso, mas foca em comer aquele bolo delicioso que está bem na sua frente. Pense em algumas decisões ou comportamentos que podem ser um problema para você e liste cada um deles na coluna da esquerda. Na coluna do meio, liste os benefícios de curto prazo desse comportamento e, na coluna da direita, os custos de mais longo prazo.

Comportamento problemático	Benefícios de curto prazo	Custos de mais longo prazo

Técnicas de terapia cognitiva: manual do terapeuta, segunda edição, Robert L. Leahy. *Copyright* © 2018 Artmed Editora Ltda. É autorizada a reprodução deste material aos compradores deste livro para uso pessoal ou para uso com clientes individuais.

FORMULÁRIO 6.2
Foco nos objetivos de mais longo prazo

Para promover melhorias em nossa vida, precisamos pensar em nossos objetivos de mais longo prazo. Por exemplo, se quisesse entrar em forma, você teria que se exercitar mesmo quando não tivesse vontade. Na coluna da esquerda, liste alguns objetivos de mais longo prazo. Na coluna do meio, liste alguns comportamentos que precisaria colocar em prática para atingir esse objetivo. Na coluna da direita, liste como você se sentiria no futuro (daqui a alguns meses) se realizasse de forma consistente o comportamento registrado na coluna do meio.

Objetivo de mais longo prazo	O que preciso fazer agora	Como eu me sentiria no futuro se fizesse o que preciso fazer agora

Técnicas de terapia cognitiva: manual do terapeuta, segunda edição, Robert L. Leahy. *Copyright* © 2018 Artmed Editora Ltda. É autorizada a reprodução deste material aos compradores deste livro para uso pessoal ou para uso com clientes individuais.

FORMULÁRIO 6.3
Compromisso com o futuro decidindo agora

Em geral, somos muito bons em elaborar objetivos e afirmações sobre o que queremos atingir, só que não damos continuidade a isso. Mas uma forma de aumentar sua probabilidade de dar continuidade é fazer um plano específico e assumir um compromisso antes de se encontrar nessa situação. Por exemplo, isso pode incluir "pagar uma pequena multa" ou "enviar uma mensagem de texto ou *e-mail*" antes de realizar o comportamento que você deseja parar. Na coluna da esquerda, liste o comportamento que você deseja parar ou iniciar. Depois, na coluna do meio, liste as vantagens de realizar ou não realizar esse comportamento. Na coluna da direita, liste algumas ações (p. ex., pagar uma multa, enviar mensagem de texto, contar a um amigo) que você estaria disposto a executar.

Comportamento que desejo mudar	Vantagens de mudar isso	O que estou disposto a me comprometer a fazer (multa, enviar mensagem, contar a um amigo, etc.)

Técnicas de terapia cognitiva: manual do terapeuta, segunda edição, Robert L. Leahy. *Copyright* © 2018 Artmed Editora Ltda. É autorizada a reprodução deste material aos compradores deste livro para uso pessoal ou para uso com clientes individuais.

FORMULÁRIO 6.4
Exame dos custos não recuperáveis

Muitas vezes continuamos a fazer alguma coisa porque não queremos admitir que aquilo não dará certo, e tendemos a justificar a continuidade dessa ação porque pensamos que não podemos nos desviar dela. Por exemplo, imagine que você comprou uma jaqueta, mas a usou poucas vezes, e ela fica pendurada no armário por 10 anos. Seu parceiro diz: "Por que você não a joga fora ou dá para alguém?", e você responde: "Não posso fazer isso, paguei muito por ela". Mesmo que ela já não seja útil, você sente que não pode se desfazer dela. Em geral, mantemos um curso de ação simplesmente por precisarmos justificar por que estamos nesse curso há tanto tempo. Isso é chamado de "custos não recuperáveis" ou "rasgar dinheiro". Examine as perguntas a seguir e escreva suas respostas a cada uma.

- Quais são os custos e benefícios atuais de continuar na situação atual?

- Quais são os custos e benefícios no longo prazo de continuar na situação atual?

- Se estivesse decidindo novamente se faz aquela compra ou se entra naquele relacionamento, você tomaria a mesma decisão? Por que não?

(continua)

Técnicas de terapia cognitiva: manual do terapeuta, segunda edição, Robert L. Leahy. Copyright © 2018 Artmed Editora Ltda.
É autorizada a reprodução deste material aos compradores deste livro para uso pessoal ou para uso com clientes individuais.

Exame dos custos não recuperáveis (página 2 de 3)

- Se perdesse aquele terno ou vestido (ou a situação atual), você sairia e compraria o mesmo novamente? Por que não?

- Você está sacrificando outras oportunidades porque está preso ao custo não recuperável? Por exemplo, está desistindo da possibilidade de outros relacionamentos, ou trabalho, ou estudos, apegando-se a algo que não está levando a lugar algum? Qual é o custo de oportunidade do seu compromisso com a decisão passada?

- É possível que os benefícios da sua escolha tenham diminuído com o tempo, enquanto os custos aumentaram? Em caso afirmativo, as vantagens (custos-benefícios) mudaram?

- Você não tinha todas as informações quando tomou a decisão inicial, mas agora – com novas informações – está claro que isso não é o que esperava?

- Você está tentando provar que está certo, mesmo que isso o mantenha comprometido com a decisão errada? É mais importante estar certo do que feliz?

(continua)

Exame dos custos não recuperáveis (página 3 de 3)

- Se você estivesse observando outra pessoa na mesma situação, recomendaria que ela continuasse com os custos não recuperáveis ou que abandonasse a situação?

- Abandonar um custo não recuperável poderia ser o sinal de uma *boa tomada de decisão* em vez de uma má decisão?

- Você admira um bom tomador de decisões que abandonou um mau investimento?

- Você está superestimando a importância do desconforto no curto prazo ao desistir do custo não recuperável? É possível que o desconforto inicial dê lugar ao alívio?

- Você já desistiu de custos não recuperáveis no passado? Está feliz por ter saído enquanto era tempo? Alguma coisa positiva aconteceu por ter desistido?

FORMULÁRIO 6.5
Humor e tomada de decisão

Às vezes, quando tomamos decisões, baseamos nosso pensamento em nosso estado de humor ou emoções naquele momento. Por exemplo, quando estamos tristes ou ansiosos, tomamos decisões com base numa visão pessimista. Na coluna da esquerda, escreva algumas decisões atuais ou passadas que você considerou. Na coluna do meio, escreva como abordaria essa decisão se estivesse se sentindo triste ou ansioso. Depois, na coluna da direita, escreva como pensaria nisso caso estivesse se sentindo feliz ou seguro. Que diferenças você percebe?

Decisão que eu consideraria	Como eu pensaria nisso se estivesse com humor negativo	Como eu pensaria nisso se estivesse com humor positivo

Técnicas de terapia cognitiva: manual do terapeuta, segunda edição, Robert L. Leahy. *Copyright* © 2018 Artmed Editora Ltda. É autorizada a reprodução deste material aos compradores deste livro para uso pessoal ou para uso com clientes individuais.

FORMULÁRIO 6.6
Exame de perdas e ganhos como foco na tomada de decisão

Frequentemente tomamos decisões olhando de forma tendenciosa para as perdas, em vez de olhar para os ganhos. Por exemplo, podemos encarar uma mudança ou um novo comportamento a ser experimentado em termos do que será perdido. Ou podemos pensar sobre uma decisão em termos do que será ganho. Se você examinar as decisões atuais ou passadas, estaria decidindo principalmente com base no que poderia ser perdido ou com base no que poderia ser ganho? Qual é a forma mais equilibrada de tomar uma decisão?

Possíveis decisões	O que acontece quando foco principalmente nas perdas?	O que acontece quando foco principalmente nos ganhos?

Técnicas de terapia cognitiva: manual do terapeuta, segunda edição, Robert L. Leahy. Copyright © 2018 Artmed Editora Ltda. É autorizada a reprodução deste material aos compradores deste livro para uso pessoal ou para uso com clientes individuais.

FORMULÁRIO 6.7
Evitação do arrependimento

Muitas vezes, quando estamos pensando nas alternativas, focamos na possibilidade de futuramente nos arrependermos da nossa decisão. Como consequência, podemos relutar em fazer uma mudança ou escolher uma alternativa menos "arriscada" no momento. Algumas pessoas tentam evitar o arrependimento escolhendo a alternativa mais "popular", obtendo resseguramento alheio, pedindo que outros tomem a decisão, esperando muito tempo, coletando cada vez mais informações ou tentando não pensar na decisão. Examine algumas decisões que você tomou ou que está considerando e escreva uma delas logo abaixo. Depois, considere algumas estratégias que poderia ter usado para evitar o arrependimento e dê exemplos na coluna da direita. O que você pensa a respeito dessa abordagem da tomada de decisão?

Decisão que estou considerando ou já considerei: _____

	Exemplos
Esperei muito tempo.	
Fiz o que outras pessoas me disseram para fazer.	
Foquei nas razões para não mudar.	
Busquei muitas garantias.	
Deixei outra pessoa tomar a decisão.	
Tentei não pensar a respeito.	
Outro.	

Técnicas de terapia cognitiva: manual do terapeuta, segunda edição, Robert L. Leahy. *Copyright* © 2018 Artmed Editora Ltda. É autorizada a reprodução deste material aos compradores deste livro para uso pessoal ou para uso com clientes individuais.

FORMULÁRIO 6.8
Decisões pelo *self* atual e futuro

Geralmente, quando tomamos decisões, focamos em como nos sentiremos imediatamente ou logo em seguida. Focamos em questões de curto prazo. Mas e se você olhasse para as decisões em termos de como poderia se sentir daqui a um ano ou a 10 anos – seu *"self* futuro"? Talvez algumas questões possam ser mais importantes para você no futuro. Isso afetaria como você pensa nelas agora. Escreva neste formulário uma decisão atual que você está considerando e, depois, escreva algumas questões que são importantes nos próximos minutos ao tomar essa decisão. Agora entre numa máquina do tempo e escreva o que seria importante daqui a um ano e daqui a 10 anos. O que você observa? Tente fazer isso com algumas decisões passadas.

Decisão atual que estou considerando	O que parece ser importante neste momento	*Self* futuro: daqui a um ano	*Self* futuro: daqui a 10 anos

FORMULÁRIO 6.9

Atividades recompensadoras passadas, presentes e futuras

Uma das melhores maneiras de sentir-se melhor é engajar-se em atividades recompensadoras e significativas. Quanto mais fontes de recompensa e prazer, melhor você provavelmente se sentirá. Na coluna da esquerda deste formulário, anote atividades de que tenha desfrutado no passado – podem ser atividades bem simples. Na coluna do meio, liste algumas atividades recompensadoras atuais e, na coluna da direita, algumas atividades futuras. Como você pensa que se sentiria se realizasse muitas dessas atividades?

Coisas que fazia no passado	Coisas que poderia fazer agora	Coisas que poderia fazer no futuro

Técnicas de terapia cognitiva: manual do terapeuta, segunda edição, Robert L. Leahy. *Copyright* © 2018 Artmed Editora Ltda. É autorizada a reprodução deste material aos compradores deste livro para uso pessoal ou para uso com clientes individuais.

FORMULÁRIO 6.10
Escolhas de risco *versus* risco

Com frequência tentamos minimizar nossos riscos não fazendo nada ou tentando jogar de forma segura, mas cada decisão é, na verdade, uma questão de *risco* versus *risco*. Não existem decisões livres de risco. Considere uma decisão atual e uma passada e liste-as como Alternativa 1 e 2, respectivamente. Então, liste os riscos ou desvantagens de fazer ou não fazer o que quer que esteja envolvido na decisão. Quais são as consequências de tentar evitar todos os riscos?

Decisão que estou considerando	Risco de fazer isso	Risco de não fazer isso
Alternativa 1		
Alternativa 2		

Técnicas de terapia cognitiva: manual do terapeuta, segunda edição, Robert L. Leahy. *Copyright* © 2018 Artmed Editora Ltda.
É autorizada a reprodução deste material aos compradores deste livro para uso pessoal ou para uso com clientes individuais.

CAPÍTULO 7

Resposta e avaliação dos pensamentos intrusivos

Pensamentos intrusivos, imagens e impulsos são características fundamentais de uma variedade de transtornos (transtorno obsessivo-compulsivo [TOC], transtorno de ansiedade generalizada [TAG], transtorno de estresse pós-traumático [TEPT], transtorno de ansiedade social, transtorno de pânico, ansiedade pela saúde, esquizofrenia e transtorno dismórfico corporal) e estão subjacentes à ruminação depressiva e preocupação crônica. Esses pensamentos ou imagens ocorrem de forma espontânea, são plausíveis segundo a perspectiva do indivíduo e são vivenciados como indesejados. No TOC, o indivíduo experimenta pensamentos intrusivos como medo de contaminação ou crenças relacionadas a cometer erros; esses pensamentos são vistos como intoleráveis, como um sinal de que alguma coisa ruim irá acontecer e que o pensamento deve ser neutralizado por meio de ações como lavagem das mãos ou verificação. Pessoas com TOC com frequência endossam uma crença de que um pensamento e uma ação (ou um pensamento e a "realidade") são equivalentes – ou seja, "Se tenho o pensamento de que posso apunhalar alguém, isso se tornará realidade, a não ser que eu o neutralize ou evite o alvo temido". Essa fusão "pensamento-ação" sustenta uma gama considerável de crenças e comportamentos relacionados com TOC, tais como a crença de que pensamentos são perigosos, precisam ser controlados e não podem ser tolerados. Além disso, o indivíduo continua a neutralizar até que haja um sentimento de que "é o suficiente" (uma sensação) – isto é, ele julga se o esforço de neutralização é "suficiente" por meio da observação de que o pensamento ou impulso se apaziguou.

No TAG, os pensamentos intrusivos são vivenciados como preocupações, que são pensamentos negativos repetitivos sobre o futuro. As pessoas preocupadas vivem em um futuro que pode nunca ocorrer, prevendo, de forma exagerada, resultados negativos, exigindo certeza, descartando resultados positivos e subestimando a própria capacidade para lidar com problemas reais, caso ocorram. No TEPT, os pensamentos intrusivos são vivenciados como imagens, sensações, lembranças, pensamentos ou impulsos remanescentes de um evento traumático original. Por exemplo, um indivíduo que foi brutalmente agredido no passado pode permanecer acordado na cama com medo que ocorra outro ataque se ele baixar a guarda. Ele, por exemplo, fica facilmente sobressaltado com o som do vento contra a janela, ouvindo-o como a recorrência de alguém a invadir sua casa. Com TEPT, as imagens e sensações podem ser desencadeadas por algum estímulo que tenha semelhança com o evento traumático original, e essas imagens, pensamentos e sensações intrusivas são experimentadas com um sentimento de "novidade" – "Isso está acontecendo AGORA!". Em consequência do medo dessas intrusões, os indivíduos com TEPT com frequência utilizam álcool e drogas para suprimir a excitação e entorpecer seus sentidos, evitando situações que provavelmente os fariam recordar o evento traumático temido. Do mesmo modo, o transtorno de pânico é frequentemente caracterizado pela avaliação de que as sensações físicas (taquicardia, tontura) são sinais de que eventos catastróficos estão se revelando – como ataque cardíaco, colapso ou perda do controle. Neste caso, as sensações são as "intrusões", e o indivíduo as equaciona com a ocorrência de uma catástrofe, a não ser que possa ser estabelecida segurança. Assim, indivíduos com transtorno de pânico podem utilizar comportamentos de segurança (p. ex., pedir que alguém os acompanhe quando estão andando na rua), verificar os batimentos cardíacos para determinar se estão perdendo o controle, evitar comportamentos que podem trazer à tona sensações (p. ex., nadar), buscar reasseguramento dos médicos ou tomar medicamentos (p. ex., inibidores seletivos da recaptação de serotonina [ISRSs], betabloqueadores) que podem suprimir essas sensações. Na ansiedade pela saúde, os pensamentos intrusivos do indivíduo acompanham a observação hipervigilante dos "sintomas", que são alguma sensação física ou imperfeições interpretadas como manifestações de uma doença ameaçadora. Dessa forma, uma verruga é equacionada imediatamente com câncer de pele, ou indigestão é equacionada com câncer de estômago. As intrusões são integradas ao "modelo de doença do *self*", de tal forma que o indivíduo acredita que a ocorrência do pensamento sobre uma patologia é equivalente a um alto risco de que a doença esteja presente ou se revelando e que alguma atitude imediata deve ser tomada.

Na esquizofrenia, pensamentos delirantes e alucinações são vivenciados como pensamentos intrusivos que têm validade. O delírio de estar sendo observado por personagens nefastos não é interpretado como um pensamento a ser resistido ou suprimido, mas como um pensamento que é um retrato realista dos perigos que estão presentes. A intrusão pode assumir a forma de um alerta ou sinal de que o indivíduo deve ficar vigilante. Similar às intrusões para a pessoa com TOC – "fusão do pensamento-ação" –, o indivíduo paranoide pode tratar seu delírio de perseguição como algo que lhe confere uma vantagem, na medida em que pode protegê-lo de danos maiores. Finalmente, no caso do transtorno dismórfico corporal, leves imperfeições no corpo ou rosto são interpretadas como feiúra, gordura ou deformidade, levando a constante autoexame (automonitoramento) por meio da verificação ao espelho ou da evitação de observar a característica específica no corpo. Por exemplo, indivíduos que acreditam que são muito gordos (e que, objetivamente, não têm sobrepeso, muito menos obesidade) podem observar a própria barriga no espelho, usar espelhos de aumento para ampliar a imagem, beliscar o estômago, pedir reasseguramento, fazer exercícios em excesso, ingerir uma dieta de baixas calorias, purgar ou evitar se expor para evitar humilhação pública.

Uma ampla gama de abordagens cognitivo-comportamentais foi desenvolvida para a ocorrência, avaliação e resposta que os indivíduos apresentam ante pensamentos e imagens intrusivos. Por exemplo, pessoas com TOC com frequência experimentam seus pensamentos intrusivos, imagens e impulsos como indesejados, pessoalmente relevantes, perigosos, conferindo-lhes a responsabilidade de fazer alguma coisa e requerendo supressão ou eliminação (Purdon, 1999; Purdon & Clark, 1999; Salkovskis, Forrester, & Richards, 1998). Assim, a ocorrência de um pensamento intrusivo – por exemplo: "Minhas mãos estão contaminadas com germes" – é avaliada como indicadora de que existe alguma coisa pessoalmente relevante ("Devo estar tendo este pensamento porque há algo errado"), que requer uma ação ("Devo lavar minhas mãos"), conferindo responsabilidade ("Se eu não lavar minhas mãos e ficar doente, será tudo minha culpa") e requerendo a eliminação de outros possíveis pensamentos intrusivos ("Preciso fazer alguma coisa até que este pensamento desapareça"). Essas avaliações e estratégias de controle levam, então, ao automonitoramento do pensamento, avaliando a ocorrência do pensamento como um indicador de perigo e ativando uma variedade de estratégias para controle e evitação, tais como neutralização, comportamentos mágicos de segurança ou a evitação de situações em que esses pensamentos possam ocorrer.

Neste capítulo, examinamos uma variedade de técnicas para tratar pensamentos intrusivos ou indesejados. Muitas dessas técnicas são consistentes com a terapia metacognitiva, com a terapia de aceitação e compromisso e com os modelos integrativos da TCC para abordar pensamentos intrusivos em pacientes com TOC. Essas técnicas podem ser usadas para uma variedade de problemas, abrangendo todos os transtornos de ansiedade, trauma, depressão, até pensamentos intrusivos que caracterizam os delírios psicóticos. No Capítulo 8, examino uma ampla variedade de técnicas que podem ser empregadas para preocupação e ruminação, embora reconhecendo que todas as técnicas do presente capítulo sobre pensamentos intrusivos também são relevantes para esses problemas.

TÉCNICA: Desapego consciente

Descrição

A ocorrência de um pensamento intrusivo ou preocupação não tem que, necessariamente, ativar o engajamento ou a discussão do pensamento. Wells e colaboradores desenvolveram uma "terapia metacognitiva" sofisticada e efetiva que aborda a resposta do indivíduo aos pensamentos intrusivos, sugerindo que o conteúdo do pensamento é menos importante do que o *engajamento* nele. De acordo com Wells, a síndrome cognitivo-atencional (SCA) é ativada quando a pessoa foca excessivamente em um pensamento intrusivo (Wells, 2005, 2008). Esse engajamento precipita preocupação e ruminação e continua inalterado, provocando ansiedade generalizada e o prolongamento da depressão. Desapego consciente é uma técnica que permite que o indivíduo recue, observe sem exercer qualquer controle, supressão ou julgamento sobre a validade ou a importância de um pensamento. Isso pode envolver a percepção de que ocorre um pensamento, imaginando-o como uma nuvem que passa, encarando-o como uma ligação de *telemarketing* à qual não respondemos ou como uma série de trens que chegam e partem de uma estação, enquanto meramente os vemos passar. Isso pode parecer semelhante ao uso do desapego consciente, conforme sugerido por Roemer e Orsillo (2002), embora o modelo metacognitivo utilize o desapego consciente como a ilustração de que a abordagem mais útil de um pensamento é geralmente não fazer nada. No modelo metacognitivo, o desapego consciente é usado como técnica para demonstrar que não precisamos controlar um pensamento e que ele perderá sua importância por si só.

Perguntas a formular/intervenção

"Pode ser que, com frequência, você observe que um pensamento indesejado ocorre em sua mente. Você se concentra nesse pensamento, o interpreta, tenta se livrar dele, tenta respondê-lo ou fazer alguma coisa para respondê-lo. É como se o pensamento sequestrasse sua atenção e você não conseguisse se afastar dele. Vamos tentar uma técnica diferente, aqui, que permitirá que você note o pensamento e simplesmente observe o que ocorre, sem, na verdade, fazer nada. Esta é uma técnica que denominamos 'desapego consciente'. Ela possibilita que você note que um pensamento ocorre e lhe permite recuar e simplesmente deixa acontecer sem realmente fazer nada. Vamos usar algumas metáforas para ilustrar isso."

Exemplo

TERAPEUTA: Então você está me dizendo que ultimamente tem tido esses pensamentos quanto à ideia de que irá morrer algum dia, e isso o deixa ansioso porque você se questiona sobre o sentido da vida e sobre o que irá acontecer com sua esposa e filhos depois que você se for. Mas você tem 36 anos e é saudável, então você realmente não acha que vai morrer tão em seguida.

PACIENTE: Sei que é irracional ficar pensando nisso, mas esses pensamentos vêm à minha cabeça e eu não consigo me livrar deles.

TERAPEUTA: Quando você tenta se livrar de um pensamento, ele simplesmente retorna. Imagine se eu lhe pedisse para tentar não pensar em ursos brancos. Quanto tempo levaria até que você pensasse em um urso branco?

PACIENTE: Acabei de pensar em um.

TERAPEUTA: Suprimir os pensamentos não dá certo. Parece que você acha que tem que ter uma resposta para a pergunta – qual o sentido da vida – sempre que tem um pensamento como esse. É como se o pensamento estivesse no comando.

PACIENTE: Sim, não consigo tirá-lo da cabeça.

TERAPEUTA: Talvez o objetivo possa mudar para simplesmente observar que o pensamento está aí e que você não vai fazer nada a respeito.

PACIENTE: Como é possível fazer isso?

TERAPEUTA: Bem, imagine se você pudesse apenas observá-lo e não se engajar nele. É como se você ouvisse o ruído que vem da rua e apenas o tratasse como um ruído ao fundo.

PACIENTE: Isso me daria alguma liberdade, eu acho. Eu não ficaria tão obcecado.

TERAPEUTA: Sim. É quase como se o pensamento aparecesse e você saísse correndo, perseguindo-o e tentando se livrar dele.

PACIENTE: Isso está me deixando louco.

TERAPEUTA: OK. Vamos imaginar o seguinte: quando você recebe uma ligação de *telemarketing*, você perde muito tempo falando com eles ao telefone?

PACIENTE: Não, eu só digo que não estou interessado.

TERAPEUTA: E que tal se você tratasse seus pensamentos intrusivos como se fossem uma ligação de *telemarketing*?

PACIENTE: (*ri*) Realmente, é bem assim que eles são.

TERAPEUTA: Você apenas nota e desliga o telefone. Ou apenas identifica a chamada e não atende. Considere esse exemplo: você está em uma estação, esperando o trem para Boston e se aproxima um trem que vai para Newark, Nova Jersey. Você embarca nele?

PACIENTE: Não, aquele não é o meu trem.

TERAPEUTA: OK, a mesma coisa vale para um pensamento intrusivo. Você observou o trem, ele não é relevante, então você não embarca nele.

PACIENTE: Seria ótimo se eu conseguisse fazer isso.

TERAPEUTA: Ou imagine que você está observando as nuvens no céu; elas estão flutuando. E você está apenas observando.

PACIENTE: Isso seria relaxante.

TERAPEUTA: Então o pensamento intrusivo poderia ser a ligação de *telemarketing*, o trem que você não pega ou as nuvens que passam.

PACIENTE: Seria realmente muito bom se eu conseguisse fazer isso.

TERAPEUTA: Você passa muito tempo lendo as mensagens no filtro de *spam*?

PACIENTE: Não.

TERAPEUTA: Então o objetivo é reconhecer que a coisa mais importante a fazer é não fazer nada.

Tarefa de casa

É dito ao paciente que o objetivo é observar um pensamento sem fazer nada para suprimi-lo, engajar-se nele, refutá-lo ou julgá-lo. Um pensamento é "apenas um pensamento". Observar de forma desapegada inclui imaginar o pensamento intrusivo como uma ligação de *telemarketing* que não é atendida, como uma mensagem no filtro *antispam*, como uma nuvem passando no céu ou como um trem em que não se embarca (Wells, 2000a, 2008). O paciente pode utilizar o Formulário 7.1 para recuar e simplesmente observar um pensamento e o Formulário 7.2 para praticar o reconhecimento e abandono do pensamento intrusivo. Na Figura 7.1, podemos ver a resposta de um paciente a essas intrusões de consciência.

Possíveis problemas

Alguns pacientes dizem que, para eles, é impossível apenas recuar e observar um pensamento e abandoná-lo. Eles acreditam que o pensamento exerce a ação de um imã para eles. Essa ideia de que somos inevitavelmente sequestrados por um pensamento pode ser abordada perguntando-se o seguinte: "Imagine que o seu chefe entra no escritório e diz: 'Tenho algo urgente para discutir'. Você diria que não pode conversar agora porque está envolvido com seus pensamentos?". Ou o terapeuta pode pedir para o paciente observar um pensamento intrusivo que o incomoda e, então, descrever todas as formas e objetos verdes e azuis na sala com o maior número de detalhes possível. Depois que o cliente se engajou neste exercício de distração, o terapeuta pergunta o que aconteceu ao pensamento intrusivo. A questão é que prestar atenção ao pensamento e engajar-se nele é uma questão de escolha, e que é possível ouvir o telefone tocar ou observar os trens chegando e partindo sem ser sequestrado.

Distrações que notei ao tentar recuar e observar	Vantagens de simplesmente observar e deixar ir embora	Desvantagens de observar e deixar ir embora
Minha mente se manteve focada no que preciso fazer – como se eu precisasse ter a resposta. Depois, comecei a pensar se isso vai realmente ajudar. Notei o ruído do tráfego na rua. Eu também estava observando que me sentia nervoso, como se fosse difícil ficar sentado quieto.	Acho que, se eu conseguir simplesmente observar o pensamento e não ser capturado por ele, poderei relaxar mais. Parece que estou apegado à ideia de que preciso de uma resposta cada vez que esses pensamentos vêm à minha cabeça.	Acho que tenho medo de ignorar alguma coisa importante e não fazer o que preciso fazer. Mas, na verdade, não consigo pensar no que vou fazer que tornará alguma coisa melhor.

FIGURA 7.1 Prática do desapego consciente.

Referência cruzada com outras técnicas

Outras técnicas relevantes incluem aceitação, planejamento do tempo de preocupação, observação a partir da sacada, exercício de respiração consciente.

Formulários

Formulário 7.1 (Desapego consciente); Formulário 7.2 (Imaginação do pensamento como outra coisa: não atenda a ligação).

TÉCNICA: Balão de pensamentos

Descrição

Relacionada à ideia do desapego consciente encontra-se a técnica que sugere que podemos imaginar nossos pensamentos, impulsos ou emoções como "balões de pensamentos" que flutuam no ar. O paciente pode imaginar que o balão tem um cordão que o ajuda a fazê-lo dançar pelo ambiente, agitá-lo no ar e observá-lo subir e descer. Além disso, o cliente pode imaginar que está deixando o balão ir embora e o observa à deriva no ar, flutuando e, por fim, desaparecendo. Esta técnica trata da crença do paciente de que ele está "fundido" ou "identificado" com um pensamento – "Eu sou meus pensamentos" – e a substitui por: "Meus pensamentos podem ficar lá fora e podem ir embora, flutuando como balões".

Perguntas a formular/intervenção

"Imagine que seu pensamento intrusivo (incômodo) é um balão de pensamentos – como um pequeno balão que contém pensamentos, emoções e impulsos com os quais você está lutando. Imagine o balão como um pequeno balão de festa. Talvez ele seja vermelho e tenha estampada a cara de um pequeno palhaço sorrindo. Você pega o balão pelo cordão, agita-o e o observa subir e descer. Há uma leve brisa, então você solta o cordão e ele se afasta voando. O balão flutua suavemente no ar, para por um momento e, depois, se afasta."

Exemplo

TERAPEUTA: Às vezes, achamos que nossos pensamentos são realmente poderosos e que podem nos oprimir e nos dominar. É como um pensamento que se intromete em sua mente e toma conta dela. Chamamos esse tipo de pensamentos de "pensamentos intrusivos" porque eles frequentemente nos incomodam, como se estivessem nos invadindo e nos controlando. Isso o faz lembrar alguma coisa?

PACIENTE: Sim, eu sou apanhado por esses pensamentos de que sempre ficarei sozinho.

TERAPEUTA: Então o pensamento entra na sua cabeça e você se deixa levar. Eu vejo isso como ser sequestrado pelos seus pensamentos.

PACIENTE: Parece que o pensamento simplesmente não vai abrandar.

TERAPEUTA: Você é arrastado por ele e não consegue abandoná-lo. Mas vamos imaginar algo diferente. Tomemos o pensamento de que você irá ficar sozinho para sempre. Imagine que ele está agora dentro de um balão. Vou chamar isso de seu "balão de pensamentos". Imagine que é um balão vermelho, do tipo que uma criança teria em uma festa de aniversário. E você está segurando o cordão e balançando o balão para cima e para baixo. Você consegue formar essa imagem?

PACIENTE: OK, eu vejo um balão vermelho. OK.

TERAPEUTA: Agora vamos imaginar que você está indo dar uma caminhada e tem o balão acima de si. Há uma pequena brisa, e você observa o balão se movendo com a brisa, mas ainda está segurando o cordão.

PACIENTE: Sim, é uma sensação boa, na verdade.

TERAPEUTA: Agora imagine que você decide soltar o cordão. O balão flutua um pouco, levado pela brisa, e depois flutua um pouco mais.

PACIENTE: Posso ver isso.

TERAPEUTA: E agora ele está subindo e você olha para ele. Ainda está lá. E você o observa. Você se pergunta aonde ele irá. Ele fica ali por algum tempo e depois se vai.

PACIENTE: (*rindo*) Eu gosto disso.

TERAPEUTA: Então, com o balão de pensamentos, você não é o pensamento porque ele está no balão. Você não está tentando abafar o pensamento. Imagine que o balão fosse realmente muito, muito grande, como aqueles flutuadores na parada do Dia de Ação de Graças. Maior do que você. E você estivesse tentando segurá-lo entre os braços e ele começasse a subir, levando você junto. Esse é o tipo de experiência em que o balão é maior do que você e o sequestra.

PACIENTE: Ugh!

TERAPEUTA: Mas neste exemplo do balão de pensamento, ele é um balão pequeno, um balão de festa, e tem estampada a cara de um pequeno palhaço. E está flutuando à sua volta e você o está observando. Então, você o solta e deixa ir embora.

Tarefa de casa

O paciente é instruído a observar se ocorre algum pensamento perturbador e imaginá-lo como se fosse um balão (ver o Formulário 7.3). Ele pode dar uma cor para o balão, imaginar uma carinha boba estampada nele e até mesmo imaginar um grupo de balões flutuando ao seu redor, cada um com um pensamento, sentimento ou impulso diferente. Imaginando o balão como parte de uma festa para pensamentos intrusivos, o paciente está segurando o balão por um cordão. E então ele pode se imaginar soltando o cordão e observando o balão se afastar. A resposta de um paciente à utilização da técnica do balão de pensamentos é apresentada na Figura 7.2.

Possíveis problemas

Em alguns casos, o pensamento intrusivo é assustador e, inicialmente, pode ser difícil para o paciente imaginar a imagem divertida do balão. Neste caso, o cliente pode imaginar o pensamento intrusivo como um balão muito grande, muito maior do que ele. Usando a reestruturação imaginária, o paciente pode agora se imaginar retirando o ar do balão ao pressionar uma válvula imaginária e ouvindo o barulho estridente do ar saindo do balão. Agora que o balão é muito menor, o cliente se imagina caminhando no parque, segurando o cordão desse balão menor enquanto ele flutua no ar e, por fim, o solta.

Pensamentos/sentimentos sobre o pensamento intrusivo	Pensamentos/sentimentos sobre largar o balão
Esta ideia de que vou ficar sozinho para sempre realmente é uma praga para mim. Não consigo tirá-la da minha cabeça, às vezes. E fico tendo imagens em que estou deitado na cama em meu apartamento, me sentindo sozinho, triste e sem esperança.	*Isto me faz sentir que posso simplesmente abandoná-lo por alguns minutos. Olhá-lo flutuando no céu. Gosto da imagem da cara de um palhaço no balão. Como se fosse algo que eu não tenho que levar a sério. Posso ver minha mão soltando o cordão. Ele flutua e se afasta.*

FIGURA 7.2 Abandono dos pensamentos usando o balão de pensamentos.

Referência cruzada com outras técnicas

Outras técnicas relevantes incluem desapego consciente e imaginação do pensamento como outra coisa (trens na estação, nuvens, ligação de *telemarketing*).

Formulário

Formulário 7.3 (Balão de pensamentos).

TÉCNICA: Exame da fusão pensamento-ação

Descrição

Muitas pessoas que têm dificuldade com pensamentos intrusivos equacionam a ocorrência de um pensamento com um risco aumentado de ocorrência daquelas ações indesejadas. Isso é conhecido como "fusão pensamento-ação" e está subjacente a todos os transtornos de ansiedade nos quais pensamentos intrusivos indesejados são um problema para os pacientes (Rachman & Shafran, 1999; Rachman, 2003). Por exemplo, indivíduos que têm o pensamento de que se contaminaram irão acreditar que estão contaminados; que acreditam que poderiam fazer algo violento também acreditam que devem se livrar desse pensamento para que não partam para a ação; e aqueles que acreditam que poderiam ficar loucos também acreditam que a ocorrência do pensamento os levará à insanidade. Assim, os pensamentos são monitorados e temidos, e a crença subjacente é que um pensamento é a mesma coisa que a realidade. Examinando e contestando essa crença, os pacientes podem aprender que a ocorrência de um pensamento não é o mesmo que uma ação ou a realidade.

Perguntas a formular/intervenção

"Muitas vezes, você pode acreditar que a ocorrência de um pensamento é a mesma coisa que a realidade. Assim, se você tem o pensamento de que está contaminado (ficando louco, em risco de agir de forma violenta, atuar sexualmente, etc.), poderá acreditar que o pensamento prediz isso como uma realidade (comportamento). O pensamento se transforma em realidade ou em ação. Isso é o que chamamos de 'fusão pensamento-ação', e é um componente importante da sua ansiedade. Você pode observar que tem muitos pensamentos durante o dia e que alguns 'se destacam' porque você acredita que são perigosos ou que predizem alguma coisa. Por exemplo, imagine que eu lhe pedisse para escrever o nome de alguém que você ama e depois escrevesse 'Quero que [nome] se envolva em um acidente de carro'. Você teria dificuldade em fazer isso? A maioria das pessoas teria. Isso acontece porque muitos de nós tratamos o fato de escrever um pensamento indesejado como uma coisa realmente perigosa. Obviamente, se você pensar com lógica, escrever qualquer coisa não significa que ela irá acontecer. Acidentes não ocorrem porque alguém escreveu alguma coisa num pedaço de papel. Só menciono isso para ilustrar que todos nós somos suscetíveis à fusão pensamento-ação.

Mas vamos ver como você está respondendo a um pensamento. Você acredita que a ocorrência de um pensamento conduzirá à ação? Um pensamento significa a mesma coisa que a realidade? Em que aspectos pensamentos e realidade são diferentes? Se você fosse ao médico e lhe dissesse que acha que tem pneumonia, ele examinaria seus pensamentos ou mediria sua temperatura, auscultaria seus pulmões e faria uma radiografia? Em que aspectos os pensamentos são diferentes da realidade? Com que frequência você teve um pensamento acerca de uma ação, mas não realizou essa ação? Por que não?"

Exemplo

TERAPEUTA: Às vezes, tratamos nossos pensamentos como se fossem o mesmo que a realidade. Por exemplo, você acredita que o pensamento "Estou contaminado" significa que, de fato você está. Então tem que lavar as mãos ou fazer tudo o que puder para evitar tocar em coisas que levariam a esse pensamento.

PACIENTE: Eu sei, mas parece tão real para mim.

TERAPEUTA: É claro que sim, e é por isso que é tão difícil para você. Cada vez que tem esse pensamento, para você isso significa que *está* contaminado, e isso é realmente muito perturbador. Mas e se examinássemos isso mais de perto? O pensamento "Estou contaminado" é a mesma coisa que estar contaminado?

PACIENTE: Não entendi.

TERAPEUTA: Bem, imagine que você pensasse que tem pneumonia e fosse ao médico. Ele examinaria seus pensamentos ou seu corpo?

PACIENTE: Meu corpo, é claro.

TERAPEUTA: Mas se os seus pensamentos fossem a mesma coisa que uma doença, então seus pensamentos seriam tão relevantes quanto uma radiografia de tórax.

PACIENTE: Eu sei. Isso parece absurdo.

TERAPEUTA: É quase como se você tivesse que lavar as mãos porque está contaminado pelo pensamento de que está contaminado.

PACIENTE: É assim que eu sinto. Quando tenho o pensamento, tenho a sensação de que preciso lavar as mãos.

TERAPEUTA: Sim, eu sei. É por isso que chamamos de fusão pensamento-ação quando um pensamento e a realidade são considerados a mesma coisa. Mas pensamentos são simplesmente eventos químicos e elétricos em seu cérebro. Vamos experimentar este pensamento: "Tem uma zebra ali". Repita isso 10 vezes.

PACIENTE: (Repete "Tem uma zebra ali".)

TERAPEUTA: Alguma zebra por aí?

PACIENTE: (*rindo*) Não.

TERAPEUTA: OK, vamos experimentar o pensamento: "Estou contaminado". Vamos repetir esse pensamento.

PACIENTE: (Repete "Estou contaminado".)

TERAPEUTA: Como você se sente?

PACIENTE: Sinto-me contaminado.

TERAPEUTA: Então o pensamento se torna realidade – fusão pensamento-ação ou pensamento-realidade. O pensamento "Estou contaminado" se transforma em contaminação. E se você tratasse esse pensamento como um ruído de fundo que é irrelevante e insignificante?

PACIENTE: Seria um alívio.

TERAPEUTA: OK, feche os olhos e apenas observe os sons que está ouvindo.

PACIENTE: (*Fecha os olhos.*)

TERAPEUTA: O que você ouviu?

PACIENTE: Ouvi o tráfego na rua e o ruído de um ar-condicionado.

TERAPEUTA: OK, mas você não notou que antes eu lhe pedi que fechasse os olhos e ouvisse. Então você tratou isso como um ruído de fundo. Você pode fazer o mesmo com seus pensamentos.

Tarefa de casa

O paciente pode fazer uma lista dos pensamentos (ou imagens) que o estão perturbando e depois indicar por que são perturbadores. Por exemplo, o pensamento implica que alguma coisa está realmente acontecendo ou a ponto de acontecer? Ele pode indicar em quais aspectos um pensamento é diferente da ação ou da realidade. Quantas vezes o paciente teve o pensamento e nada aconteceu? Por quê? Neste caso, pode ser usado o Formulário 7.4. A pessoa que temia ser contaminada utilizou o formulário, como mostra a Figura 7.3.

Pensamento que me incomoda	O que eu penso que isso significa – o que irá acontecer se eu tiver esse pensamento?	Em que aspectos esse pensamento é diferente da realidade?
Estou contaminado por tocar na cadeira em que outra pessoa estava sentada há pouco.	*Penso que isso significa que vou ficar cada vez mais ansioso, a menos que lave as mãos imediatamente.*	*Só porque tenho um pensamento sobre estar contaminado isso não significa que estou contaminado. Tocamos em muitas coisas todos os dias e isso não significa que ficaremos doentes. Se tocar em alguma coisa significasse que você ficaria doente, então todos estariam doentes o tempo todo. Meus pensamentos não são a mesma coisa que a realidade.*

FIGURA 7.3 Exame dos pensamentos *versus* realidade.

Possíveis problemas

Alguns pacientes alegam que seus pensamentos são reais para eles. Por exemplo, uma pessoa pode dizer: "Mas eu não estou inventando. Esses são pensamentos que eu tenho". Esta é uma observação legítima, mas o cliente pode estar confundindo que o fato de ter um evento mental (um pensamento) não é o mesmo que observar alguma coisa fora de si mesmo. A ilusão da fusão pensamento-ação pode ser ilustrada pedindo para o paciente fechar os olhos e imaginar uma zebra, visualizando as listras do animal, observando-o caminhar, acariciando-o e imaginando-o dizer: "Obrigada". Então o terapeuta diz: "Agora abra os olhos e veja o que está à sua frente. Ter uma imaginação vívida não é o mesmo que retratar a realidade". Além disso, o profissional pode demonstrar a ilusão da fusão pensamento-ação pedindo que o paciente levite a cadeira: "Faça um grande esforço para fazer a cadeira se erguer no ar". Nada acontece. Além disso, ele pode perguntar quantas vezes no passado esses pensamentos intrusivos estavam errados. Se pensamentos e realidade são a mesma coisa, o que explica esses resultados errados?

Referência cruzada com outras técnicas

Técnicas adicionais relevantes incluem distinção entre pensamentos e realidade, ligação de pensamentos a sentimentos, desapego consciente, balão de pensamentos e aceitação.

Formulário

Formulário 7.4 (Pensamentos *versus* realidade).

TÉCNICA: Perguntar se o pensamento é relevante

Descrição

Um elemento essencial em muitos transtornos de ansiedade e na ruminação é a crença de que um pensamento intrusivo específico é pessoalmente relevante para o indivíduo. Por exemplo, a pessoa com TOC acredita que um pensamento intrusivo sobre contaminação implica que *existe* alguma contaminação que precisa ser considerada (Clark, 2005; Purdon, 2009). De modo similar, o indivíduo com TAG acredita que uma preocupação intrusiva sobre possivelmente se sair mal em uma prova requer que ele *faça* alguma coisa. No caso do TOC, a pessoa acredita que um pensamento "bizarro" ou "inapropriado" reflete alguma qualidade nefasta sobre ela, mesmo que uma vasta maioria da população não clínica tenha pensamentos similares, mas os considere irrelevantes. Assim sendo, o problema não é a ocorrência de um pensamento negativo *per se*, mas a avaliação inicial do pensamento como pessoalmente relevante e, em alguns casos, repreensível, perigoso ou preditivo de um evento negativo. O clínico pode examinar a crença do paciente de que um pensamento é pessoalmente relevante – que ele está dizendo alguma coisa a respeito do pensador.

Perguntas a formular/intervenção

"Muitas vezes, quando temos um pensamento, acreditamos que ele está dizendo alguma coisa a nosso respeito. É possível acreditar que ter um pensamento sobre violência, sexo, sacrilégio ou outro conteúdo indesejado é pessoalmente relevante para nós. Por exemplo, você pode acreditar que ter um pensamento sobre violência significa que fará algo violento. Ou pensar que, se você tem um pensamento sobre estar contaminado, isso significa que está contaminado. Assim, podemos examinar se apenas ter um pensamento significa que ele é relevante para algo a seu respeito."

Exemplo

PACIENTE: Eu tive esse pensamento de que poderia ficar louco e comecei a me preocupar.

TERAPEUTA: Sobre o quê você se preocupou?

PACIENTE: Isso poderia ser um sinal de que vou ficar louco.

TERAPEUTA: Então ter um pensamento de que poderia ficar louco parece muito relevante para você. É como acreditar: "Se eu tiver esse pensamento, deve significar que vou ficar louco". É possível que esse pensamento seja apenas aleatório e que não signifique nada?

PACIENTE: Por que eu teria esse tipo de pensamento?

TERAPEUTA: Bem, as pessoas têm milhares de pensamentos que vêm e vão todos os dias, e elas não fazem nada com eles. Você parece acreditar que esse pensamento significa alguma coisa a seu respeito. Então você foca no pensamento.

PACIENTE: Sim, fico ansioso quando tenho esse pensamento.

TERAPEUTA: Então, como você pensa que tem algo de errado em ter esse pensamento, isso faz com que você fique atento a ele e, então, o identifique e pense: "Estou tendo esse pensamento repetidamente. Deve haver algo de errado!".

PACIENTE: É um círculo vicioso.

TERAPEUTA: Então, se você tem muitas vezes esse pensamento, por que ainda não ficou louco?

PACIENTE: Não sei. Talvez eu fique.

TERAPEUTA: Então, se você tivesse o pensamento de que irá ganhar na loteria, acha que isso aumentaria suas chances de ganhar?

PACIENTE: Não, é claro que não.

TERAPEUTA: Então os pensamentos podem não ter nada a ver com a realidade, eles podem ser apenas eventos mentais aleatórios.

Tarefa de casa

O paciente pode identificar os pensamentos que o incomodam, por que sua ocorrência é incômoda e por que parecem ser relevantes. Por exemplo: "Estou tendo este pensamento porque estou perturbado, perdendo o controle ou porque algo ruim irá acontecer? Que tipo de pessoa tem esse tipo de pensamento?". Em seguida, o cliente indica por que o pensamento pode não ser relevante para algo importante a seu respeito. Por exemplo, é possível que alguém tenha fantasias sexuais ou violentas sem correr o risco de atuá-las? Quais seriam as vantagens e as desvantagens de considerar o pensamento como irrelevante para algo a seu respeito? O paciente pode utilizar o Formulário 7.4. Um indivíduo com o pensamento de que iria ficar louco caso se sentisse ansioso usou esse formulário, conforme mostra a Figura 7.4.

Possíveis problemas

Alguns pacientes argumentam: "Isso deve ser relevante porque sou eu que estou tendo o pensamento". O terapeuta pode sugerir que, com frequência, nos preocupamos com pensamentos intrusivos porque eles representam o fato de que não queremos realizar o comportamento temido. Por exemplo, um cliente que está perturbado por pensamentos sexuais ou violentos e teme esses pensamentos, na verdade, está demonstrando que a única "relevância" é que ele é o tipo de pessoa menos provável de atuar esses pensamentos.

Referência cruzada com outras técnicas

Outras técnicas relevantes incluem o exame das distorções lógicas, contestação do pensamento, balão de pensamentos e desapego consciente.

Formulário

Formulário 7.5 (Estes pensamentos são realmente relevantes?).

TÉCNICA: Dar boas-vindas ao visitante

Descrição

Em muitos casos de pensamentos intrusivos, o paciente se afasta do pensamento, tenta suprimi-lo, neutralizá-lo ou evitá-lo a todo custo. O pressuposto é que a ocorrência do pensamento é uma coisa terrível, que pode levar a consequências piores ou que o indivíduo precisa derrotar o pensamento e livrar-se dele. Mais tentativas de suprimir e lutar contra o pensamento levam a mais frustração, o que reforça ainda mais a visão de que o pensamento é perigoso ou problemático. Na técnica de "dar boas-vindas ao visitante", o paciente é convidado a imaginar o pensa-

Pensamento ou imagem intrusiva que me incomoda	Por que isso é relevante para quem sou	Como eu me sentiria melhor tratando esses pensamentos como irrelevantes
Penso que, quando me sinto ansioso, irei perder o controle e ficar louco. Vou desmoronar.	Simplesmente por que tenho um pensamento maluco, isso não significa que vou ficar louco. Eu tenho muitos pensamentos todos os dias, mas isso não significa que, apenas porque tenho um pensamento, algo ruim irá acontecer. Tenho tido esses pensamentos há meses e nada de mal aconteceu realmente.	Isso seria ótimo porque eu poderia simplesmente imaginar o pensamento como um ruído de fundo ao qual não presto atenção. Posso focar em aproveitar vida. Posso me concentrar em meu trabalho.

FIGURA 7.4 Estes pensamentos são realmente relevantes?

mento como um visitante inesperado. Em vez de expulsar ou gritar, pede-se que o paciente se imagine dando boas-vindas ao visitante, tratando-o com gentileza e fazendo sala. É apresentada uma história engraçada sobre um pensamento intrusivo que aparece para uma consulta com o terapeuta.

Pergunta a formular/intervenção

"Muitas vezes tememos que, se permitirmos que um determinado pensamento permaneça conosco, algo de ruim irá acontecer. Achamos que temos de nos livrar dele, mas há uma outra forma de nos relacionarmos com o pensamento, que é tratando-o como um visitante a quem damos boas-vindas. Quem sabe ele seja alguém de quem você sente pena. Vamos ler esta historinha (ver Formulário 7.6) e imaginá-lo dando boas-vindas ao visitante."

Exemplo

TERAPEUTA: Algumas vezes, achamos que um pensamento incômodo é algo de que precisamos nos livrar. Tentamos suprimi-lo e ficamos mais ansiosos – até mesmo zangados – porque ele continua voltando. Mas vamos imaginar que você considerasse o pensamento como um visitante a quem dá boas-vindas.

PACIENTE: Um visitante? O que você quer dizer com isso?

TERAPEUTA: Vamos imaginar que você considera o pensamento como um visitante, como uma tia que é um pouco esquisita, mas você é educado e respeitoso com ela, e se comporta como se estivesse contente em vê-la. Você sabe que ela é um pouco esquisita, e talvez ela tenha ideias das quais você não gosta, mas você aprendeu a aceitar isso e simplesmente recebe bem a visita.

PACIENTE: OK.

TERAPEUTA: Agora, vou lhe dar uma historinha sobre um visitante que chega inesperadamente. (*Dá a história para o paciente.*) Depois de ler essa história, você consegue imaginar como seria se tratasse seus pensamentos intrusivos como esse visitante? Apenas seja gentil, bem-humorado com eles, e deixe que sejam quem são.

PACIENTE: Nunca pensei dessa maneira. Isso é meio engraçado – o pensamento chegando e querendo conversar com um terapeuta.

TERAPEUTA: Sim, e o terapeuta é gentil com o pensamento, o aceita e deixa que seja quem é de fato; reconhece que ele está muito solitário e só quer atenção; é um tipo de pensamento solitário com quem ninguém se importa.

PACIENTE: (*rindo*) É uma história engraçada.

TERAPEUTA: Durante a próxima semana, tente imaginar essa história. Leia algumas vezes e, depois, me conte o que você pensa.

Tarefa de casa

O terapeuta faz o paciente ler a história *Na minha mente* e imaginar como seria simplesmente aceitar um pensamento como um visitante. Agir de forma educada com o pensamento, dizer: "Estou lhe ouvindo e entendo como você se sente" e pensar nele como um pensamento triste, solitário que simplesmente quer alguém com quem conversar.

Possíveis problemas

Alguns pacientes podem achar que esta técnica está ridicularizando seu pensamento e experimentam o exercício como algo que os desqualifica. Embora, na minha experiência, raramente esse tenha sido o caso, esta é uma possibilidade para algumas pessoas. É importante indicar que o exercício e a história são usados como uma ilustração de como podemos levar os pensamentos a sério e de que afastar-se e tomá-los como um visitante que somente quer atenção permite que os aceitemos sem precisarmos nos esforçar para suprimi-los.

Referência cruzada com outras técnicas

Outras técnicas relevantes incluem pensamento palhaço, balão de pensamentos, aceitação e distinção entre pensamento e realidade.

Formulário

Formulário 7.6 (O pensamento visitante).

TÉCNICA: O pensamento palhaço

Descrição

Um dos problemas que as pessoas têm com os pensamentos intrusivos é vê-los como hostis, perigosos, problemáticos e como algo a que se deve resistir e ser eliminado. A técnica do "pensamento palhaço" permite que os pacientes imaginem o pensamento como um palhaço engraçado e tolo que está aos pulos fazendo palhaçadas, balbuciando coisas sem sentido. Ao externar o pensamento como uma imagem visual humorística, o cliente pode deixá-lo fluir, observá-lo, abandonar o medo e a resistência, bem como simplesmente aceitar o pensamento como um ruído de fundo que não é levado a sério.

Perguntas a formular/intervenção

"Um dos problemas frequentes quando temos um pensamento que nos incomoda é que o levamos muito a sério. Achamos que devemos fazer alguma coisa a respeito porque ele diz algo de ruim sobre nós, pode ser perigoso e simplesmente não o suportamos. Mas podemos pensar de outra forma sobre um pensamento que nos incomoda, fazendo de conta que ele é um palhaço tolo que está dançando, fazendo barulho e simplesmente nos entretendo. Imagine o palhaço com uma voz estridente, dançando com grandes sapatos de palhaço e grandes luvas nas mãos. Como seria se você apenas pensasse nesse palhaço como alguém em segundo plano, alguém que você aceita, alguém a quem você não leva a sério?"

Exemplo

TERAPEUTA: Parece que você leva seus pensamentos negativos muito a sério, quase como se um especialista em ansiedade estivesse lhe dizendo que você terá um ataque de pânico. Então, quando você tem o pensamento de que terá um ataque de pânico, parece que uma autoridade mundial está falando com você seriamente, e isso o deixa ansioso.

PACIENTE: Fico assustado quando tenho esses pensamentos.

TERAPEUTA: Que tal se você pensasse nesses pensamentos como provenientes de um palhaço de aparência muito tola? Imagine um palhaço com grandes sapatos moles, voz esganiçada e um cabelo esquisito. Ele está dizendo com uma voz esganiçada (faz uma voz esganiçada): "Você vai ter um ataque de pânico". E está saltando, dançando, cantando: "Você vai ter um ataque de pânico!".

PACIENTE: Essa imagem é engraçada, um palhaço. Você faz um bom trabalho com essa voz, doutor.

TERAPEUTA: Eu sei, eu pratico. (*Ambos riem.*) Então vamos fazer uma dramatização. Eu serei o palhaço maluco tentando convencê-lo de que você vai enlouquecer, e você argumenta contra mim ou me trata como um palhaço. Como queira.

[*como palhaço*] (*com uma voz esganiçada*) Escute-me! Você vai enlouquecer e terá um ataque de pânico!

PACIENTE: Você é apenas um palhaço. Vá embora!

TERAPEUTA: Não vou embora. Eu moro aqui, na sua cabeça. Sou especialista em ataques de pânico.

PACIENTE: Você é um palhaço. Eu não tenho que levá-lo a sério.

TERAPEUTA: É claro que tem. Eu pareço ser o tipo de pessoa que brincaria com você?

PACIENTE: (*rindo*) Você é apenas um palhaço de circo. Está sempre dançando e dizendo coisas tolas.

TERAPEUTA: [*fora do papel*] Então, digamos que na próxima vez que você tiver o pensamento de que vai ter um ataque de pânico, você pensa: "É só aquele palhaço".

PACIENTE: Acho que isso seria engraçado. Não vou levar a sério.

Tarefa de casa

O terapeuta pode pedir para o paciente imaginar novamente que esses pensamentos intrusivos são um pensamento palhaço que está dançando à sua volta. O objetivo não é se livrar dos pensamentos nem do palhaço, mas permitir que os pensamentos dancem com o personagem, fazendo todo o tipo de previsões ansiosas. O cliente é instruído a observar o palhaço e os pensamentos, mas a considerar sua origem (ver Formulário 7.7). Um paciente que era advogado utilizou a técnica do pensamento palhaço ao considerar o pensamento de que sua ansiedade significava que ele começaria a gritar no tribunal (ver Figura 7.5).

Possíveis problemas

Alguns pacientes alegam que não conseguem ignorar os pensamentos, e interpretam o exercício do palhaço como uma técnica para enganá-los, ignorando os pensamentos. O terapeuta pode indicar que o palhaço não deve ser ignorado, mas observado como um evento externo envolvendo alguém que é muito tolo, parece absurdo e está dançando e cantarolando os pensamentos. Essa visualização permite que os pacientes se distanciem dos pensamentos, ao mesmo tempo permitindo que estes sejam ouvidos, mas não levados a sério.

Referência cruzada com outras técnicas

Outras técnicas relevantes incluem o pensamento como visitante, imaginação do pensamento como outra coisa e balão de pensamentos.

Como é o palhaço	As coisas tolas que o palhaço está dizendo	Como eu poderia pensar no palhaço como um ruído em segundo plano
O palhaço parece muito tolo, com uma grande cara sorridente, sapatos moles e grandes luvas nas mãos. Posso até imaginar que ele tem uma pequena buzina que ele toca, dançando por todo o ambiente.	Eu o imagino dizendo que vou perder o controle no tribunal e começarei a gritar com o juiz.	Bem, se eu pensar bem, isso é realmente tolo porque nunca perdi o controle. Pode ser simplesmente uma brincadeira que a minha mente criativa doente está fazendo comigo. Às vezes, consigo recuar e pensar no meu cliente ou numa testemunha como uma pessoa um pouco tola dizendo coisas que não fazem sentido. É tudo parte do jogo. Então, posso imaginar que este é apenas mais um ruído.

FIGURA 7.5 Utilização do pensamento palhaço para despotencializar pensamentos indesejados.

Formulário

Formulário 7.7 (O pensamento palhaço).

TÉCNICA: Renúncia ao controle dos pensamentos

Descrição

Relacionada à fusão pensamento-ação encontra-se a crença de que precisamos controlar ou suprimir pensamentos para impedir que saiam do controle e levem a uma ação indesejada. Assim, o indivíduo que tem o pensamento "Talvez eu comece a gritar dentro do avião" observa o pensamento, tenta suprimi-lo, diz a si mesmo: "Não posso gritar" e faz todos os esforços possíveis para eliminar essa ideia. A crença é de que o pensamento descontrolado levará a uma ação descontrolada. De modo semelhante, a crença de que um pensamento levará a alguma mudança na realidade (mesmo quando não relacionada à ação) é outro exemplo da fusão de pensamentos com a realidade. Com esta técnica de renúncia ao controle, o paciente é instruído a examinar suas crenças de que os pensamentos são perigosos e precisam ser suprimidos. Em seguida, é instruído a permitir que os pensamentos indesejados simplesmente ocorram. Por fim, o indivíduo é solicitado a repetir: "Eu quero que isto [o evento] aconteça". A pergunta é: "Desistir do controle e repetir o pensamento temido leva a um resultado negativo?".

Perguntas a formular/intervenção

"Quando temos um pensamento intrusivo, com frequência pensamos que precisamos ter controle sobre ele ou as coisas se tornarão realidade. Tentamos suprimi-lo ou nos reassegurarmos de que ficaremos bem. Podemos pedir que os outros nos reassegurem, mas depois isso é rejeitado porque o pensamento retorna. Podemos ficar presos ao pensamento, tentando descobrir o que ele significa e o que precisamos fazer. Quando tentamos suprimir um pensamento ou controlá-lo, ele parece ter uma mente própria. Suas tentativas de suprimir ou controlar seus pensamentos realmente já funcionaram? Elas já o deixaram mais preocupado porque você não consegue controlar os pensamentos? E se você simplesmente permitir que cada pensamento exista – como um ruído em segundo plano – enquanto busca um comportamento produtivo?"

Exemplo

PACIENTE: Estou sempre tendo esse pensamento de que posso enlouquecer. Isso me incomoda muito.

TERAPEUTA: O que no fato em ter esse pensamento o incomoda tanto?

PACIENTE: Bem, eu penso que ele pode me levar a enlouquecer.

TERAPEUTA: Então, o que você faz a seguir quando tem esse pensamento?

PACIENTE: Tento dizer a mim mesmo que não vou enlouquecer, mas não funciona – o pensamento volta. E então eu tento me livrar dele – tento dizer a mim mesmo: "pare de pensar nisso".

TERAPEUTA: Isso não funciona, não é?

PACIENTE: Não.

TERAPEUTA: Você parece achar que tem que controlar o pensamento ou ele ficará fora de controle e você irá enlouquecer. É como se você estivesse constantemente se auto-observando para evitar enlouquecer.

PACIENTE: Sim. Isso é extenuante.

TERAPEUTA: Posso imaginar. Quando alguma coisa atrai sua atenção e o distrai, e você não está tentando suprimir o pensamento, por que você não enlouquece?

PACIENTE: Não sei. Nessas horas isso não me incomoda.

TERAPEUTA: Ou quando você vai dormir e baixa a guarda, por que você não enlouquece?

PACIENTE: Nunca pensei dessa maneira. Não sei.

TERAPEUTA: Então é óbvio, dada a sua teoria sobre a necessidade de controlar um pensamento, que repeti-lo constantemente seria muito difícil e você enlouqueceria.

PACIENTE: Acho que eu temeria isso.

TERAPEUTA: Agora, se você tivesse medo de elevadores e eu lhe pedisse para entrar em um elevador e subisse e descesse mil vezes, o que você acha que aconteceria ao seu medo de elevadores?

PACIENTE: Acho que ele iria embora.

TERAPEUTA: Então, vamos experimentar isso com seu pensamento temido. Repita comigo: "Eu posso enlouquecer". (*Terapeuta e paciente repetem o pensamento por 5 minutos.*) Notei que você começou a ficar cansado, como se fosse pegar no sono.

PACIENTE: Sim, isso é muito chato. Foi difícil me manter focado depois de alguns minutos.

TERAPEUTA: Se repetir um pensamento temido o deixa entediado, então não há necessidade de suprimi-lo.

PACIENTE: Isso parece ser muito diferente de tudo o que já pensei. Simplesmente repetir. Ele acaba indo embora sozinho. Ele se torna entediante.

Tarefa de casa

O paciente é instruído a observar que tenta se livrar de pensamentos indesejados por meio da neutralização, supressão ou outros meios e que isso confirma ainda mais a crença de que esses pensamentos são relevantes e perigosos. O cliente pode considerar os muitos outros "pensamentos irrelevantes" que tem durante o curso do dia e o fato de que não são tratados como importantes. Além disso, ele é instruído a simplesmente observar o pensamento e permitir que ocorra. Em seguida, o paciente é instruído a repetir o pensamento lentamente por 10 minutos. O paciente deve utilizar o Formulário 7.8 para indicar suas respostas problemáticas aos pensamentos intrusivos e o Formulário 7.9 para praticar a técnica do tédio (ver também as Figs 7.6 e 7.7 para respostas à exposição repetida de um pensamento).

Pensamentos que me incomodam	Tentativas para controlar ou suprimir	Resultado
Vou perder o controle e enlouquecer.	Tento me reassegurar de que estou bem.	Sinto-me melhor por apenas alguns minutos antes que o pensamento retorne.

Repita o pensamento constantemente: "Vou perder o controle e enlouquecer".	Classifique seu nível de ansiedade de 0 a 10 (10 é o nível mais alto de ansiedade)
	Antes de repetir o pensamento: 8
	Depois de 1 minuto: 8
	Depois de 5 minutos: 5
	Depois de 10 minutos: 2
	Depois de 15 minutos: 1
Conclusão: Quanto mais repito o pensamento, mais entediante ele fica. Parece que simplesmente me permitir ter o pensamento não irá me enlouquecer.	

FIGURA 7.6 Respostas problemáticas a um pensamento indesejado.

Pensamento perturbador	Desconforto inicial	Depois de 3 minutos	Depois de 6 minutos	Depois de 10 minutos
Vou perder meu emprego.	9	4	3	1
Meu chefe vai gritar comigo.	8	3	2	2

FIGURA 7.7 Utilização da técnica tédio para despotencializar pensamentos indesejados.

Possíveis problemas

Alguns pacientes acreditam que é impossível renunciar ao controle dos pensamentos, mesmo que isso seja visto como desejável. Eles podem dizer: "Não consigo ignorá-lo se o estou pensando". O terapeuta pode perguntar se caso seu chefe entrasse no escritório enquanto ele estivesse ruminando ou se preocupando, ele diria: "Não posso falar com você agora porque estou lidando com um pensamento intrusivo". Além disso, o profissional pode pedir que a esses pacientes para descreverem tudo na sala que seja azul ou verde e, depois, perguntar se eles ignoraram seu pensamento intrusivo durante esse exercício.

Referência cruzada com outras técnicas

Outras técnicas relevantes incluem balão de pensamentos, pensamento visitante, pensamento palhaço e desapego consciente.

Formulários

Formulário 7.8 (Respostas problemáticas a um pensamento indesejado); Formulário 7.9 (A técnica tédio).

FORMULÁRIO 7.1
Desapego consciente

Às vezes, um pensamento ocorre em nossa mente e temos dificuldade em deixá-lo ir embora. Somos sequestrados pelo pensamento, ficamos presos a ele e achamos que é importante. A técnica do desapego consciente permite que você recue e observe o pensamento como se estivesse assistindo a um filme ou observando as nuvens passarem no céu. Tente fazer isso por 10 minutos todos os dias; simplesmente observe seu pensamento sem fazer nada. Não fazer nada é o objetivo. Observe e deixe-o ir. Depois de ter praticado esse desapego consciente, preencha o formulário a seguir. Na coluna da esquerda, escreva o que o distraiu de simplesmente observar que você estava tendo um pensamento. Você pensou em outras coisas? Estava distraído? Na coluna do meio, escreva as vantagens de somente observar um pensamento em vez de se engajar nele, responder ou obedecer a ele. Na coluna da direita, escreva as desvantagens de apenas observar e abandonar esses pensamentos intrusivos.

Distrações que notei ao tentar recuar e observar	Vantagens de simplesmente observar e deixar ir embora	Desvantagens de observar e deixar ir embora

---

Técnicas de terapia cognitiva: manual do terapeuta, segunda edição, Robert L. Leahy. *Copyright* © 2018 Artmed Editora Ltda. É autorizada a reprodução deste material aos compradores deste livro para uso pessoal ou para uso com clientes individuais.

FORMULÁRIO 7.2

Imaginação do pensamento como outra coisa: não atenda a ligação

Neste exercício, imagine um pensamento que você está tendo como outra coisa que não seja um pensamento. Imagine-o como uma ligação de *telemarketing* que você não atende ou como trens chegando e partindo de uma estação. Você não tem que atender a ligação ou embarcar no trem. Escreva como você se sente depois, ao se permitir o despego e deixar o pensamento ir embora.

Imaginando o pensamento como uma ligação de *telemarketing* que não atendo ou como trens chegando e partindo da estação	Como me senti depois por não atender a ligação ou por apenas observar os trens passando	Quais seriam as vantagens de conseguir fazer isso com meus pensamentos intrusivos?

Técnicas de terapia cognitiva: manual do terapeuta, segunda edição, Robert L. Leahy. *Copyright* © 2018 Artmed Editora Ltda. É autorizada a reprodução deste material aos compradores deste livro para uso pessoal ou para uso com clientes individuais.

FORMULÁRIO 7.3
Balão de pensamentos

Imagine que seu pensamento intrusivo ou sentimento desconfortável é agora um pequeno balão. Imagine que ele tem um pequeno cordão que você segura, balançando o balão no ar. E agora você larga o cordão e o balão flutua, afastando-se suavemente. Experimente esse exercício todos os dias em que tiver um pensamento que o incomode. Escreva seus pensamentos sobre esses pensamentos antes de experimentar o balão. Por que o pensamento o incomoda? Então, depois que você larga o balão, escreva seus pensamentos sobre deixá-lo ir.

Pensamentos/sentimentos sobre o pensamento intrusivo	Pensamentos/sentimentos sobre largar o balão

---

Técnicas de terapia cognitiva: manual do terapeuta, segunda edição, Robert L. Leahy. *Copyright* © 2018 Artmed Editora Ltda. É autorizada a reprodução deste material aos compradores deste livro para uso pessoal ou para uso com clientes individuais.

FORMULÁRIO 7.4
Pensamentos *versus* realidade

Às vezes, acreditamos que um pensamento ou uma imagem significa que alguma coisa irá acontecer. Podemos acreditar que a ocorrência do pensamento significa que perderemos o controle ou que alguma coisa ruim irá acontecer a nós ou a outras pessoas. Isso é conhecido como "fusão pensamento-ação". Mas os pensamentos são diferentes da realidade. Um pensamento é somente uma ocorrência em seu cérebro. Na coluna da esquerda, liste alguns pensamentos que o incomodam. Na coluna do meio, liste as preocupações que você tem sobre ter o pensamento. Essas preocupações implicam que alguma coisa irá acontecer ou que você fará alguma coisa que o perturba? Na coluna da direita, dê algumas razões pelas quais um pensamento é diferente de uma ação ou diferente da realidade.

Pensamento que me incomoda	O que eu penso que isso significa – o que irá acontecer se eu tiver esse pensamento?	Em que aspectos esse pensamento é diferente da realidade?

Técnicas de terapia cognitiva: manual do terapeuta, segunda edição, Robert L. Leahy. *Copyright* © 2018 Artmed Editora Ltda.
É autorizada a reprodução deste material aos compradores deste livro para uso pessoal ou para uso com clientes individuais.

FORMULÁRIO 7.5
Estes pensamentos são realmente relevantes?

Com frequência temos pensamentos e imagens aleatórias que, equivocadamente, acreditamos ser muito relevantes para nós. Por exemplo, alguém pode ter uma fantasia sexual e concluir que deve haver algo de errado com seu casamento, ou alguém pode ter o pensamento de que é portador de alguma doença temida e concluir que isso deve significar sua morte iminente. Mas talvez muitos dos pensamentos, imagens, impulsos e fantasias que temos não sejam tão relevantes para quem somos. Eles podem ser disparos aleatórios em nossa imaginação. Na coluna da esquerda, escreva os pensamentos ou as imagens que o preocupam. Na coluna do meio, escreva algumas razões pelas quais esse pensamento ou imagem não é relevante para sua vida diária. Na coluna da direita, observe como você se sentiria melhor se tratasse boa parte dos seus pensamentos intrusivos como irrelevantes.

Pensamento ou imagem intrusiva que me incomoda	Por que isso é relevante para quem sou	Como eu me sentiria melhor tratando esses pensamentos como irrelevantes

Técnicas de terapia cognitiva: manual do terapeuta, segunda edição, Robert L. Leahy. *Copyright* © 2018 Artmed Editora Ltda. É autorizada a reprodução deste material aos compradores deste livro para uso pessoal ou para uso com clientes individuais.

FORMULÁRIO 7.6
O pensamento visitante

Vamos imaginar que um pensamento é um visitante inesperado, mas você lhe dá boas-vindas e o deixa falar livremente. Leia a história a seguir e escreva como seria útil para você se apenas aceitasse o pensamento e permitisse que ele fosse quem é.

Na minha mente

Eu estava sentado em meu consultório, preocupado com meus impostos, quando ouvi um grito vindo da sala de espera. Isso me surpreendeu porque ninguém tinha consulta marcada. Abri a porta e lá estava um homem baixinho, com um terno amassado e rasgado, cabelos em pé.

"Você precisa me atender. Agora. É uma emergência."

"Mas você não marcou consulta e..."

"Eu não preciso marcar consulta, não é? Se estou aqui, por que você não pode me atender agora?"

Cheio de dúvidas e sem uma resposta pronta para essa pergunta razoável – e ainda mais curioso do que perturbado –, eu disse: "O que está na sua mente?"

"É exatamente isso. Exatamente! Eu sabia que você era a pessoa certa para mim. Eu sabia que você entenderia."

"Entenderia o quê?"

"Absolutamente tudo o que precisa ser feito – e feito *logo*. Não posso mais esperar."

"Feito sobre o quê?"

"O que está na minha mente."

Eu pensei: "Será que é algum dos meus amigos fazendo uma brincadeira comigo? Isso é uma pegadinha?".

"Quem é você?", indaguei gentilmente e com cautela.

"Por quê? Você não me reconhece? Não – como você pode? Estou com sérios problemas."

"Já nos encontramos antes?"

"Talvez sim, talvez não. Talvez milhares de vezes, ou mil, mil vezes."

"Não reconheço você."

"Ah! Este é exatamente o problema! OK – até posso lhe contar. Sou um pensamento intrusivo. Sim, eu sei que parece incrível. Você provavelmente está pensando: 'Devo ter enlouquecido para estar falando com ele'. Mas sim, eu sou REAL. E ESTOU AQUI!" Por um momento ele pareceu mais feliz, mas em seguida baixou os olhos com desespero.

"Você 'pensa' que é um pensamento intrusivo. Mas parece ser alguém que eu poderia ver andando por aí."

"Penso? É claro que eu penso! Penso, *logo existo*." Começou a rir. E depois começou a tossir. Mais alto, ofegante por ar. "Não me resta muito tempo. Veja", ele continuou, ofegante. Sentou-se na cadeira, com suas pernas curtas penduradas. "Eu era alguém *importante*. As pessoas prestavam atenção em mim. Elas me analisavam. Eu desafiava com ótimas charadas, e as pessoas me interpretavam. Como se eu fosse uma esfinge. Adoro isso. 'O que isso realmente *significa*?' Horas deitados no sofá tentando me entender. Escrevendo sobre mim, reconstituindo minha história. 'Você se recorda da primeira vez em que teve esse pensamento?' Ah, bons tempos. Que classe. Que sofisticação. *Interpretações*. O que isso o faz lembrar?' Eu adorava."

(continua)

Copyright © 2006 Robert L. Leahy. Todos os direitos reservados.

Técnicas de terapia cognitiva: manual do terapeuta, segunda edição, Robert L. Leahy. *Copyright* © 2018 Artmed Editora Ltda. É autorizada a reprodução deste material aos compradores deste livro para uso pessoal ou para uso com clientes individuais.

O pensamento visitante (página 2 de 3)

"Parece que aqueles foram tempos maravilhosos para você." Tentei empatizar.

"Sim, as pessoas *me levavam a sério*. Eu estava sempre ocupado. Ninguém conseguia marcar uma hora comigo. Quer dizer, eu podia estar em *qualquer lugar* – Nova York, Viena, Beverly Hills – e surgia inesperadamente, e as pessoas – quer dizer, as *pessoas cultas* – médicos *de verdade* – se levantavam e diziam: 'Aí está ele! De novo!'"

"Isso passou pela sua cabeça?" Rangi os dentes depois de dizer isso. Que insensível!

"O que você acha?", disse ele, com certo desdém, mas também com tristeza. Como se estivesse perdido em um devaneio sobre tempos melhores que se foram para sempre.

"Frequentei os melhores círculos. Eu nem dormia – o que, se você para e pensa, é a questão. Vinte e quatro horas por dia, sete dias por semana."

"Então o que aconteceu?"

"Bem, inicialmente – nos velhos tempos –, alguém pensou: 'Vamos nos livrar dele *completamente*'. Eu adorei isso. Que *convite*! Tentar se livrar de mim completamente." Ele começou a rir e sua tosse piorou. Havia lágrimas em seus olhos enquanto recordava aqueles tempos. "Livrar-se de mim. Ah! Eles começaram a gritar comigo! PARE. PARE DE PENSAR! Aquilo não funcionou, então eles gritaram ainda mais. O dia inteiro gritando comigo. Foi o máximo de atenção que recebi."

"Então o que aconteceu?"

"Bem, depois de muito tempo as pessoas começaram a se dar conta de que os gritos só estavam piorando as coisas. Afinal de contas, você tinha que prestar atenção em mim – e me levar a sério – para gritar comigo. Eu jamais ia embora. Continuei aparecendo de repente. Então um dia alguém se aproximou de mim – totalmente calmo, ponderado – e disse: 'Por que eu deveria levar você a sério?'. Esse cara com uma gravata borboleta – ele pegou um bloco de papel e disse: 'Vamos testar você'. O dia todo – todos os dias – parecia que eu estava sendo testado. Eles me barraram com lógica, me perguntando: 'Quais são as evidências?', e me disseram para sair e testar minhas previsões. Foi muito cansativo."

"Então o que aconteceu?"

"Bem, fui humilhado todos os dias. Nenhuma das minhas previsões se realizou. E, você pode imaginar, dizendo para mim, um pensamento intrusivo: 'Você não é realmente racional!'. Bem, você pode imaginar como os *outros pensamentos* se sentiram a meu respeito."

"Como eles se sentiram?"

Ele olhou para baixo, um pouco envergonhado: "Eles não queriam ter nada a ver comigo".

E olhou para mim, quase que buscando o reasseguramento de que eu não o julgaria. "Foi quando comecei a beber."

"Imagino que isso deve ter sido difícil para você. Em uma determinada época as pessoas estavam lhe interpretando, escrevendo livros sobre a sua *mensagem secreta*. E agora você está se sentindo humilhado. Isso é terrível."

"Oh, e fica pior."

"Como?"

"Bem, certo dia alguém simplesmente disse: 'OK. Deixe que ele venha junto. Mas nós vamos prosseguir de qualquer maneira'. Foi nesse dia que eu vi aquele psicólogo *simplesmente passar por mim*. Ele disse: 'Se você quiser vir junto, tudo bem. Mas as coisas vão prosseguir com ou sem você'."

"Não consigo imaginar nada mais humilhante para você."

"Oh, não. E fica ainda pior. Então o cara disse: 'Então você acha que é muito poderoso. Vamos ver você fazer isso. Fique na frente do espelho e fique repetindo para si mesmo'."

"O que aconteceu quando você fez isso?"

"Comecei a desaparecer. Eu era simplesmente uma voz vazia. Por fim me internei numa clínica de reabilitação para pensamentos intrusivos."

"Uau! Que experiência!"

(continua)

O pensamento visitante (página 3 de 3)

"Mas você pode me ajudar?"

Eu não estava certo do que ele queria. De fato, quanto mais tempo eu passava com ele, mais duvidava que fosse real. Mas pensei: "É um lindo dia ensolarado em Nova York. Ele é um turista – não sei quanto tempo ele irá ficar na cidade". "Vamos pegar um táxi até o Empire State Building."

Ele se iluminou. Seus pés começaram a balançar. "Nunca estive lá. OK!"

Descemos as escadas e pegamos um táxi até o centro. Ele começou a se inquietar: "Cuidado com o trânsito. É perigoso. Estou assustado". Um sorriso surgiu em seu rosto quando ele viu que eu estava ficando nervoso, me agarrando à porta do táxi. Quando chegamos ao Empire State Building, eu o fiz entrar, paguei o ingresso para irmos até a torre de observação e entramos no elevador. Havia uma família de Pittsburg no elevador. Ele olhou para eles e disse em voz bem alta: "Vocês têm certeza de que este elevador é seguro?". Sua energia estava crescendo. Isso era o que ele precisava. Chegamos ao terraço e caminhei até o *deck* com ele.

Estávamos ali parados, olhei para ele e disse: "Feche os olhos". Ele fechou. Pude ver que isso o deixou nervoso. Deve ser a sua falta de controle. Olhei para o céu sobre Manhattan. As nuvens estavam flutuando à luz do sol. "Abra os olhos." Apontei para o céu a oeste. "Não é magnífico?", eu disse.

Ouvi seu gemido, e então ele deu um suspiro profundo, que pareceu simulado. Ele tossiu. "Não consigo ficar mais..." Sua voz ficou mais suave. Olhei em volta, mas o *deck* estava vazio. Pensei ter visto uma sombra, muito pequena, arrastando-se. Com pouca voz, quase um sussurro, o ouvi dizer tristemente: "Obrigado por tudo".

Ele se foi. Eu me senti triste. Ele era simplesmente uma pegadinha, e ninguém se importava mais. Olhei acima dos prédios e vi as nuvens refletidas nas janelas. Senti-me perdido no céu e nas reflexões. E, por um momento, percebi que estava em paz.

FORMULÁRIO 7.7
O pensamento palhaço

Com frequência achamos que nossos pensamentos são negativos e perigosos e que devemos levá-los a sério. Mas imagine o pensamento como um palhaço tolo que faz muito barulho e está tentando chamar atenção. Imagine como é a voz dele – talvez seja esganiçada. No formulário abaixo, descreva sua imagem visual do tolo pensamento palhaço. Na coluna do meio, escreva algumas coisas tolas que o personagem poderia dizer – como: "Algo ruim irá acontecer" –, e depois o imagine tocando uma buzina e dançando à sua volta. Na coluna da direita, observe seus pensamentos relacionados a tratar seus pensamentos como um palhaço dançando em segundo plano, em vez de como alguém ou algo que você leva a sério.

Como é o palhaço	As coisas tolas que o palhaço está dizendo	Como eu poderia pensar no palhaço como um ruído em segundo plano

Técnicas de terapia cognitiva: manual do terapeuta, segunda edição, Robert L. Leahy. *Copyright* © 2018 Artmed Editora Ltda. É autorizada a reprodução deste material aos compradores deste livro para uso pessoal ou para uso com clientes individuais.

FORMULÁRIO 7.8
Respostas problemáticas a um pensamento indesejado

Muitas vezes, observamos que temos pensamentos que não desejamos ter e tentamos fazer alguma coisa para nos livrarmos deles ou suprimi-los. Isso incluiria dizermos a nós mesmos para parar de pensar dessa maneira, procurar reasseguramento, dizer o contrário do pensamento, evitar situações em que o pensaríamos, etc. Na coluna da esquerda, liste alguns pensamentos indesejados que você tem. Na coluna do meio, liste algumas coisas que já fez para controlar ou se livrar daquele pensamento. Na coluna da direita, descreva qual foi o resultado. Isso realmente funcionou no longo prazo?

Pensamentos que me incomodam	Tentativas para controlar ou suprimir	Resultado

Técnicas de terapia cognitiva: manual do terapeuta, segunda edição, Robert L. Leahy. *Copyright* © 2018 Artmed Editora Ltda.
É autorizada a reprodução deste material aos compradores deste livro para uso pessoal ou para uso com clientes individuais.

FORMULÁRIO 7.9
A técnica tédio

Muitas vezes, acreditamos que precisamos nos livrar de um pensamento intrusivo ou incômodo, então argumentamos, tranquilizamos a nós mesmos, buscamos reasseguramento. No entanto, muitas vezes esses esforços não funcionam. Isso ocorre porque estamos tentando controlar ou suprimir um pensamento. Neste exercício, vamos tentar o contrário: Vamos *praticar* o pensamento desagradável repetidamente para ver o que acontece. As coisas vão piorar? Você vai ficar entediado?

Na primeira coluna, escreva o pensamento que o incomoda. Na segunda, escreva o nível de ansiedade ou desconforto (de 0 a 10, onde 10 é o desconforto máximo) no momento em que estiver escrevendo. Depois, repita o pensamento silenciosamente para si mesmo durante 10 minutos, registrando o nível de desconforto ou ansiedade aos intervalos anotados na terceira, quarta e quinta colunas. Você ficou entediado? Por quê?

Pensamento perturbador	Desconforto inicial	Depois de 3 minutos	Depois de 6 minutos	Depois de 10 minutos

Técnicas de terapia cognitiva: manual do terapeuta, segunda edição, Robert L. Leahy. *Copyright* © 2018 Artmed Editora Ltda. É autorizada a reprodução deste material aos compradores deste livro para uso pessoal ou para uso com clientes individuais.

CAPÍTULO 8

Modificação de preocupações e ruminação

A preocupação é, com frequência, uma condição crônica que persiste por anos. Muitos pacientes com transtorno de ansiedade generalizada (TAG) dizem que estiveram preocupados por toda a sua vida. A preocupação crônica geralmente precede o início da depressão ou distimia, em que o indivíduo foca continuamente nos aspectos negativos, evita situações que acredita que poderiam ser problemáticas e não consegue desfrutar o momento presente. A preocupação não está limitada ao TAG: preocupações e medos também são característicos de pacientes que sofrem de transtorno obsessivo-compulsivo (TOC), fobia social, transtorno de pânico, transtorno de estresse pós-traumático (TEPT) e/ou depressão. Muitas vezes, é dito aos pacientes que parem de se preocupar, acreditem em si mesmos, parem de se punir, tentem pensar em alguma coisa positiva ou parem de pensar nisso. Nenhuma dessas sugestões bem-intencionadas funciona, podendo até desanimá-los porque só reforçam a crença de que não existe uma ajuda efetiva. A técnica da "parada do pensamento", em que o terapeuta diz ao paciente para gritar "Pare!" (silenciosamente, se necessário) sempre que ocorrer uma preocupação ou obsessão, não é efetiva. De fato, as tentativas de suprimir a preocupação apenas levam ao seu retorno, porque o paciente tem que "procurar a preocupação" para poder suprimi-la. Esse retorno reforça a ideia de que a preocupação é tão poderosa e fora de controle que não pode ser suprimida, exigindo ainda mais esforço para suprimi-la.

Os modelos cognitivo-comportamentais da preocupação foram elaborados recentemente. Esses modelos sugerem que a preocupação está relacionada a crenças sobre a impossibilidade de controlar a preocupação, sobre a necessidade de prestar atenção e suprimir a preocupação, a intolerância à incerteza, limitações percebidas na habilidade para solução de problemas, taxas de base exageradas, percepção da necessidade de detecção de ameaça futura, evitação emocional, desregulação emocional e taxa de base de neuroticismo (Borkovec & Hu, 1990; Borkovec & Inz, 1990; Dugas, Buher, & Ladouceur, 2004; Freeston, Rhéaume, Letarte, Dugas, &

Ladouceur, 1994; Mennin, Turk, Heimberg, & Carmin, 2004; Wells, 2000a, 2002). Wells desenvolveu um modelo da preocupação que propõe que indivíduos preocupados automaticamente ativam a síndrome cognitivo-atencional (SCA), que é caracterizada pelo monitoramento das ameaças, pensamento repetitivo, percepção de limitação nos recursos cognitivos, estratégias de controle inúteis e foco continuado no conteúdo do pensamento (Wells, 2000a, 2002; Wells & Carter, 2006; Wells & Matthews, 1994). As subescalas do Questionário Metacognitivo (QMC) avaliam as várias funções que caracterizam a preocupação; de modo específico, Visão Positiva da Preocupação, Incontrolabilidade e Perigo, Confiança Cognitiva, Crenças Negativas sobre a Preocupação e Autoconsciência Cognitiva (Wells, 2004). Um modelo alternativo da preocupação – a teoria da evitação – propõe que a preocupação é reforçada pelo decréscimo temporário na estimulação durante a ativação da preocupação "cognitiva" ou abstrata (Borkovec, Alcaine, & Behar, 2004; Borkovec & Inz, 1990).

Achados empíricos intrigantes sugerem que a preocupação, na verdade, inibe a estimulação fisiológica dos sentimentos desagradáveis, resultando tanto na incubação dos pensamentos preocupantes que retornam mais tarde como no aparente reforço da preocupação como um meio de supressão emocional (Wells & Papageorgiou, 1995; York, Borkovec, Vasey, & Stern, 1987). A preocupação geralmente é vivenciada de forma abstrata ou linguística, "neutralizando" ainda mais o conteúdo emocional e inibindo a habituação, uma vez que o componente emocional ou de estimulação dos "esquemas de preocupação" não é ativado durante o processo de preocupação (Borkovec & Inz, 1990; Wells & Papageorgiou, 1995). Além disso, por um lado, a pessoa se preocupa e se protege contra, se prepara para e evita eventos negativos, e por outro, também acredita que a preocupação resultará em consequências negativas, como doença ou insanidade, e que precisa ser controlada ou eliminada (Wells, 2000a, 2002).

Neste capítulo, são examinadas várias técnicas úteis na redução da quantidade de preocupação e do seu impacto negativo. Todas elas também são aplicáveis para a ruminação. Descrições mais detalhadas de intervenções cognitivo-comportamentais para TAG (o transtorno mais caracterizado pela preocupação) podem ser encontradas em Dugas e Ladouceur (1998), Wells (2000a, 2009, 2011), Portman (2009), Leahy, Holland e McGinn (2012) ou pela leitura de *Como lidar com as preocupações: sete passos para impedir que elas paralisem você* (Leahy, 2007).

TÉCNICA: Identificação das preocupações

Descrição

Podemos interpretar a preocupação como pensamentos ou imagens negativos sobre o futuro. Assim, o pensamento negativo "Eu posso fracassar", se for rapidamente ignorado, não se qualifica como uma preocupação. O pensamento deve ser repetitivo, indesejado, negativo e recorrente. Ou seja, ele deve acontecer em mais de uma ocasião, e o indivíduo, em cada uma dessas ocasiões, fica aprisionado em um ciclo repetitivo ou foca no pensamento. Algumas dessas preocupações podem ser experimentadas como pensamentos do tipo: "Preocupo-me com a possibilidade de acabar sozinho", enquanto outras podem ser vivenciadas como imagens: "Eu me vejo em um apartamento vazio, chorando". Além da identificação do conteúdo e da ocorrência de preocupações, é importante identificar os estímulos ou situações que as desencadeiam. Por exemplo, estar sentado em casa sozinho pode desencadear o pensamento: "Vou ficar sozinho para sempre" ou receber uma conta inesperada pode desencadear o medo: "Vou à falência".

Perguntas a formular/intervenção

"Podemos pensar na preocupação como um pensamento ou imagem que você tem e que o deixa ansioso sobre o futuro. Por exemplo, alguém pensa: 'Vou fracassar', e esse pensamento pode incomodá-lo. Este é um exemplo de preocupação. Frequentemente, essas preocupações são repetitivas. Algumas vezes, podemos ter uma imagem visual de alguma coisa ruim acontecendo, como uma imagem de nós mesmos sozinhos, nos sentindo solitários ou perdidos. Essas são imagens de preocupação.

Você poderia me dizer o que pensa quando se sente ansioso? Quando se sente preocupado? Você tem imagens visuais ou cenas na sua cabeça quando está ansioso? Você faz previsões que o perturbam? Você pensa que algumas coisas ruins podem acontecer? Quais situações desencadeiam sua preocupação? O que acontece imediatamente antes de você começar a se preocupar?"

Exemplo

TERAPEUTA: Você disse que se sentiu muito ansioso quando estava a caminho da festa. Conte-me o que estava passando pela sua cabeça.

PACIENTE: Eu pensei: "Não terei nada para dizer – vou parecer um bobo".

TERAPEUTA: Você teve algum tipo de imagem visual de como seria na festa?

PACIENTE: Sim, eu podia imaginar as pessoas rindo de mim. Podia vê-las rindo e eu me afastando delas, humilhado.

Como alternativa, o terapeuta pode investigar:

TERAPEUTA: Diga-me o que temia que aconteceria se começasse a conversar com alguém?

PACIENTE: Eu temia começar a me atrapalhar com as palavras e ser incoerente.

TERAPEUTA: Então o que aconteceria?

PACIENTE: Eu pareceria um bobo.

Tarefa de casa

O terapeuta solicita ao paciente que escreva exemplos de preocupações que possam surgir durante a semana seguinte, usando o Formulário 8.1. Esse registro de preocupações permite que o paciente examine o padrão das preocupações, o que as desencadeia, qual é o desfecho e como elas podem se dissipar por conta própria. O terapeuta identifica exemplos de preocupações que já ocorreram durante a terapia: "Já identificamos algumas das suas preocupações. Por exemplo, você me contou que pensou: 'E se eu for reprovado no exame?' e 'E se eu não for aprovado no curso?'. Você já se preocupou em conhecer novas pessoas. Suas preocupações são: 'Não terei nada para dizer' e 'Vou fazer papel de bobo'". O paciente começa a perceber que há um número limitado de temas e previsões, o que reduz o escopo do seu problema.

Possíveis problemas

Os problemas que tipicamente ocorrem incluem não ser capaz de identificar pensamentos ou preocupações, confundir preocupações com sentimentos ou emoções e não aderir à tarefa de casa, temendo que o fato de escrever as preocupações as torne mais "reais" e só aumente a sua intensidade. O terapeuta pode esclarecer que uma preocupação é uma previsão sobre o futuro, enquanto a ansiedade é um sentimento que a pessoa está tendo naquele momento. As preocupações, assim como as previsões, podem ser testadas contra a realidade, enquanto os sentimentos são verdadeiros para o indivíduo, pela sua própria natureza. Com frequência as pessoas cronicamente preocupadas acreditam que devem "parar de pensar" sobre suas preocupações ou "parar de se preocupar" e que manter um registro de preocupações irá aumentá-las. Conforme observado, parada do pensamento não é uma técnica útil para afetar o hábito da preocupação. O terapeuta pode dizer: "Algumas pessoas acreditam que escrever suas preocupações as deixará ainda mais preocupadas e intensificará seus pensamentos. Mas lembre-se de que já temos escrito seus pensamentos nas suas sessões de terapia. Você acha que essa atividade fez você se sentir pior, ou ela o ajuda a distanciar-se dos pensamentos?".

Referência cruzada com outras técnicas

Técnicas relacionadas ao automonitoramento incluem evocação, identificação e categorização de pensamentos automáticos; monitoramento do humor, seta descendente; e técnicas de imaginação focadas na evocação de pensamentos automáticos.

Formulário

Formulário 8.1 (Automonitoramento de preocupações).

TÉCNICA: Exame dos custos e benefícios da preocupação

Descrição

Muitas pessoas têm uma visão positiva da preocupação como uma forma de solução de problemas, preparação, proteção contra possíveis calamidades, motivação ou até mesmo como uma responsabilidade pessoal (ver Papageorgiou & Wells, 2000; Wells, 2011). Wells vê essa crença de que a preocupação ajuda como uma preocupação do Tipo 1. Uma preocupação do Tipo 2 no modelo metacognitivo é aquela que está fora do controle, é perigosa, interfere no funcionamento diário e tem outras consequências negativas. O indivíduo está preso a uma batalha de autoconflito com a preocupação, acreditando que precisa preocupar-se e também suprimir essa preocupação.

De fato, a preocupação *pode* ser útil para motivar as pessoas a fazerem as coisas; por exemplo, a preocupação anterior a uma prova pode ser útil para motivar o aluno a estudar. Porém, em muitos casos, ela pode ser tão intensa e contínua que o indivíduo tem reduzida a sua capacidade de se concentrar, de resolver problemas e recuperar informações. A preocupação frequentemente provoca evitação e procrastinação. A teoria do paciente subjacente a sua preocupação pode ser explorada pela avaliação dos custos e benefícios da preocupação.

Perguntas a formular/intervenção

"Quais são os custos e benefícios que você tem com a preocupação? (Alternativa: 'Quais são as vantagens e desvantagens de se preocupar?') Se você se preocupasse menos, o que imagina que aconteceria? O que iria melhorar se você se preocupasse menos?"

Exemplo

TERAPEUTA: Vamos examinar os custos e benefícios para você de se preocupar com a prova.

PACIENTE: OK. Os custos são que eu fico ansioso o tempo todo, não consigo relaxar e me sinto péssimo. Eu odeio exames. Os benefícios são que vou ficar motivado para estudar.

TERAPEUTA: Se você tivesse que dividir 100% entre os custos e os benefícios de se preocupar, como seria? Seria 50/50 para custos e benefícios? Ou 60/40? Ou 40/60?

PACIENTE: Eu diria que os custos da preocupação são muito maiores do que os benefícios. Eu daria 75% para os custos e 25% para os benefícios.

TERAPEUTA: Então você acha que estaria melhor caso se preocupasse menos? E se você se preocupasse 50% menos? O que acha que aconteceria?

PACIENTE: Não sei. Acho que eu me preocuparia por não estar me preocupando o suficiente!

TERAPEUTA: Então o que aconteceria?

PACIENTE: Talvez eu não me saísse bem no exame.

Tarefa de casa

Os pacientes podem receber a tarefa de escrever os custos e os benefícios de uma preocupação específica, cada vez que se preocuparem, utilizando o Formulário 8.2.

Possíveis problemas

Os possíveis problemas que os pacientes encontram quando avaliam os custos e os benefícios incluem afirmar que não há benefícios em se preocupar; que não consideram a preocupação uma "escolha" e, portanto, não é relevante examinar custos e benefícios; ou que reduzir a preocupação poderia torná-los irresponsáveis ou descuidados. Abordamos essas questões perguntando: "Mesmo que você diga que não há benefícios em se preocupar, as pessoas raramente fazem alguma coisa a não ser que acreditem – em algum nível – que aquilo pode ser útil. Tente não ser racional quando considera essa questão". O terapeuta pode sugerir alguns possíveis benefícios de se preocupar: "É possível que preocupar-se o motive, o prepare ou o proteja?" Achamos útil administrar o Questionário Metacognitivo (QMC), desenvolvido por Adrian Wells (2000a), para avaliar diferentes crenças sobre a preocupação. Quanto à questão de não ser uma escolha, dizemos ao paciente para deixar de lado a resposta a essa pergunta no momento imediato e, em vez disso, torne-se mais atento e consciente da preocupação como uma atividade mental. Tornar-se consciente de alguma coisa – por exemplo, de comer em excesso – pode ajudar a obter controle e a finalmente experimentar um sentimento de escolha.

Referência cruzada com outras técnicas

Outras técnicas que são úteis na identificação dos custos e benefícios de preocupar-se incluem identificação de pensamentos automáticos, utilização da seta descendente, automonitoramento de preocupações, exame das consequências comportamentais e identificação de pressupostos subjacentes.

Formulário

Formulário 8.2 (Custos e benefícios da preocupação).

TÉCNICA: Transformação de preocupações em previsões

Descrição

Conforme observado, muitas preocupações são expressas em termos vagos ou do tipo "e se..."; é difícil testar preocupações que são perguntas ou afirmações muito retóricas. Consequentemente, incentivamos os pacientes a reafirmarem suas preocupações como previsões específicas sobre os eventos no mundo real.

Perguntas a formular/intervenção

"Especificamente, o que você prevê que irá acontecer? Quando vai acontecer? Tente especificar exatamente o que vai acontecer para que possamos saber se as suas previsões são precisas ou não. O quão ruim seria? Quais seriam as consequências de longo prazo do que está prevendo? Há coisas positivas que você não poderá mais fazer se a sua preocupação se tornar realidade? O quanto você está seguro dessas previsões?"

Exemplo

Uma estudante universitária queixou-se de preocupação com seus exames, que aconteceriam dentro de duas semanas. Suas preocupações eram: "Não estou preparada para o exame. Há assuntos dados que eu não sei. Não vou me sair bem".

TERAPEUTA: Você tem muitas preocupações com o exame. Vamos ver se consegue reformulá-las como previsões específicas. Por exemplo, você disse: "Não estou preparada". Exatamente o quê você prevê que irá acontecer?

PACIENTE: Não vou me sair bem no exame.

TERAPEUTA: O exame será em duas semanas. Que nota você prevê que irá tirar?

PACIENTE: Não sei. Só sei que não vou me sair bem.

TERAPEUTA: Que nota refletiria "não se sair bem"?

PACIENTE: Creio que em torno de 70%.

Tarefa de casa

Os pacientes podem usar o Formulário 8.3 para escrever as preocupações quando elas ocorrem, mesmo que sejam preocupações do tipo "e se...". Em seguida, devem transformá-las em previsões específicas. O terapeuta pode explicar: "Depois que escrever sua preocupação na primeira coluna, gostaria que você escrevesse a previsão específica que está fazendo na segunda coluna. Por exemplo, se você se preocupa que não está preparada para o exame, escreva essa preocupação geral e, depois, anote uma previsão específica – por exemplo, como acabou de dizer, você vai acertar em torno de 70% no exame". A resposta de uma paciente para esse formulário é apresentada na Figura 8.1.

Possíveis problemas

Como no monitoramento da preocupação já descrito neste capítulo, os pacientes podem confundir preocupação com sentimento. Essa confusão pode ser esclarecida, como já fizemos anteriormente. Outro problema mais provável é o indivíduo fazer uma previsão vaga, em vez de específica – por exemplo, "Não vou me sair bem no exame" ou "Vou me dar mal no exame". Estimulamos o paciente a "se comportar como um bom jornalista" fazendo a si mesmo as perguntas: o quê, onde e quando. "Exatamente *o quê* vai acontecer, *onde* vai acontecer e *quando* vai acontecer?" Outro problema é que os pacientes podem não pensar além da preocupação inicial – por exemplo, "Não estou preparada" –, mas concentrarem-se em resolver o problema antes que ele surja – por exemplo, "Preciso me esforçar muito". Essa confusão pode ser abordada na sessão por meio da identificação da corrente de preocupações e previsões que acompanham os pensamentos iniciais.

Na primeira coluna, escreva sua preocupação como uma previsão – por exemplo: "Serei reprovada no exame".

Minha previsão	Confiança (0-100)	Resultado real	Conclusões
Serei reprovada no exame.	80%	Acertei 85% no exame, então me saí razoavelmente bem.	Minha previsão estava errada.
Vai me dar um branco e não vou me lembrar de nada no exame.	75%	Fiquei ansiosa e parei algumas vezes, mas então retomei o rumo e terminei a prova.	Eu estava apenas parcialmente certa e somente por alguns minutos. De modo geral, me saí bem.

FIGURA 8.1 Transformação de preocupações em previsões.

Referência cruzada com outras técnicas

As técnicas adicionais mais relevantes incluem identificação e categorização de pensamentos automáticos, associação de um pensamento com um sentimento e utilização da seta descendente.

Formulário

Formulário 8.3 (Transformação de preocupações em previsões).

TÉCNICA: Como avaliar se a previsão é testável

Descrição

Muitas pessoas se rotulam ou fazem previsões que estão baseadas em pensamentos ou afirmações que jamais poderão se revelar falsas. Por exemplo, termos como "pessoa sem valor" ou "inútil" não são nem mesmo definíveis. Na realidade, não sabemos do que estamos falando quando utilizamos esses termos. Ironicamente, podemos ficar incomodados com alguma coisa que não tem significado.

Os pacientes devem examinar seus pensamentos como hipóteses ou afirmações sobre o que pensam a respeito dos fatos. Consideremos as seguintes afirmações expressas como "fatos":

"Bill tem 1,82m de altura."

"Vou ser reprovado no teste."

"Vai chover amanhã."

"Ela não vai falar comigo."

"Ninguém gosta de mim."

Podemos "testar" a veracidade de cada uma dessas afirmações coletando informações – fazendo observações sobre o que é verdadeiro ou falso. Podemos medir a altura de Bill, podemos ver como me saio no teste, olhar para a rua pela manhã para ver se está chovendo, observar se ela fala comigo e coletar informações para saber se as pessoas gostam de mim. Esses são *pensamentos testáveis que podem ser verdadeiros ou falsos*.

No entanto, alguns pensamentos afirmados como fatos não são testáveis. Dizemos que não são passíveis de refutação: não podemos "desmenti-los" (Popper, 1959). Se não houver uma forma de refutar uma afirmação, então ela não tem significado. Aqui estão alguns exemplos de afirmações que não são passíveis de refutação:

1. "Não importa o que eu faça, não tenho valor."
2. "Anjos existem."
3. "Há espíritos que nos controlam."
4. "É possível que eu enlouqueça."
5. "Preciso saber com certeza."

Considere como cada uma dessas afirmações poderia ser refutada – ou não.

1. Se "não importa o que eu faça, não tenho valor", então como eu posso refutar isso? Já que descarta todas as evidências de comportamentos que indicam que você tem valor, então você está afirmando *como um axioma* – como uma afirmação que não pode ser contestada – que não tem valor. Você está simplesmente dizendo: "Não tenho valor, e nada do que você disser pode mudar essa crença".

2. A afirmação "Anjos existem" também não está aberta à refutação. Poderíamos confirmá-la somente observando anjos, mas como eles geralmente não são observáveis, o fato de não os observarmos não prova nada. Não podemos refutar a ideia de que "anjos existem".

3. O mesmo vale para os "espíritos" não observáveis que nos controlam. Não podemos observá-los, portanto não podemos refutar uma possível influência que tenham sobre nós.

4. A afirmação "É possível que eu enlouqueça" também não pode ser refutada, já que a possibilidade existe para todos.
5. Todos nós fazemos muitas coisas – por exemplo, dirigimos até o trabalho, almoçamos, iniciamos conversas – sem que tenhamos *certeza* sobre o que irá acontecer em seguida. No entanto, as fazemos. Mas a crença de precisar saber alguma coisa *com certeza* não pode ser refutada. Isso é uma preferência, uma emoção, uma "necessidade" ou um "desejo", e não há nada a comprovar ou refutar.

O critério de desmentimento é importante porque nos permite testar a veracidade das afirmações. A ciência está baseada em tomar as afirmações e testá-las em comparação com os fatos. Se os pensamentos não puderem ser testados, então o pensador jamais descobrirá o que é verdadeiro e o que é falso. Do ponto de vista científico, tais pensamentos não têm significado porque não podem ser testados.

Perguntas a formular/intervenção

"Existe alguma forma de testar sua preocupação? É realmente possível contestá-la? Quando você faz uma previsão de que alguma coisa ruim irá acontecer, como saberemos se você está certo ou errado?"

Exemplo

TERAPEUTA: Você está dizendo que está preocupado com a possibilidade de não se sair bem na festa.

PACIENTE: Sim, acho que vou estragar tudo.

TERAPEUTA: Quando nos preocupamos e fazemos previsões sobre o que vai acontecer, geralmente esperamos que alguma coisa não dê certo. Como você vai saber se há algumas coisas que *realmente* não dão certo? O que poderia ser considerado como resultado positivo?

PACIENTE: Acho que se as pessoas falarem comigo e sorrirem para mim.

TERAPEUTA: OK. Essa seria uma forma de mostrar que a sua previsão negativa pode estar errada. O que mais?

PACIENTE: Se eu me divertisse.

TERAPEUTA: Como saberíamos que você se divertiu?

PACIENTE: Se eu conhecesse algumas pessoas, conversasse e não entrasse em pânico.

TERAPEUTA: OK. Então vamos escrever isso como possíveis resultados para ver se a sua previsão está errada.

Tarefa de casa

O terapeuta pode explicar a tarefa da seguinte forma: "Usando este formulário [Formulário 8.4], considere os pensamentos que o incomodam – 'Sou um perdedor' e 'Vou fracassar' – e indique como você poderia testar sua veracidade ou falsidade. O que você precisaria observar ou saber para concluir que é de fato um perdedor ou que fracassou? Em contrapartida, como saberia que não é um perdedor e que não fracassou?".

Possíveis problemas

Algumas pessoas predizem sua própria preocupação e emoções – por exemplo: "Irei à festa e vou me preocupar e ficar nervoso". Esse tipo de previsão se torna circular: "Vou me preocupar porque estou ansioso". O terapeuta deve pedir ao paciente para prever eventos positivos que envolvam comportamentos exibidos por ele e por outras pessoas – por exemplo, "Vou conversar e sorrir para alguém" ou "Alguém vai puxar conversa comigo". Em outros casos, as pessoas podem descartar os resultados positivos, referindo que isso não é garantia de futuros resultados positivos. Nesse caso, a exigência de certeza pode ser abordada por meio do "treinamento de incertezas", conforme descrito posteriormente neste capítulo.

Referência cruzada com outras técnicas

Alternativas relevantes incluem a distinção entre pensamentos e fatos, teste de previsões negativas, técnica semântica (de definição) e exame das evidências.

Formulário

Formulário 8.4 (Como tornar pensamentos e previsões testáveis).

TÉCNICA: Teste das previsões negativas

Descrição

Ao descrever este exercício para o paciente, o terapeuta pode dizer: "Vamos voltar e examinar seus pensamentos e previsões. Digamos que você pense: 'Sou um perdedor'. O que esse pensamento prediz para o futuro? Se ele não prediz nada, você provavelmente concordaria que não é muito significativo. Mas você está perturbado com o pensamento porque acha que ele significa alguma coisa em relação ao que vai acontecer. Por exemplo, você pode pensar 'Sou um perdedor' e, portanto:

'Jamais serei feliz'

'Judy não vai falar comigo na festa'

'Jamais encontrarei outra namorada'

'Serei demitido'.

É claro, você pode estar certo. Mas agora temos previsões claras que podemos testar e ver se você está certo sobre a ideia de ser um perdedor. Se as suas previsões não se realizarem, você terá que reexaminar seu pensamento negativo".

No entanto, muitas vezes as pessoas que têm pensamentos negativos fazem previsões que são verdadeiras para todos. Por exemplo, considere as seguintes previsões:

"Serei infeliz."

"Alguém não gostará de mim."

"Ficarei sozinho em um sábado à noite."

"Terei problemas no trabalho."

Cada uma dessas situações é verdadeira para quase todas as pessoas no mundo. Dizer que essas situações provam que "sou um perdedor" significaria que todas as pessoas são perdedoras. É importante examinar se as previsões são bons *testes* da ideia que está perturbando o paciente. Para ser um bom teste de uma crença, a previsão tem que diferenciar o indivíduo das outras pessoas; ela não pode ser uma previsão que vale para todos.

Outro aspecto importante de uma previsão funcional e útil é que ela deve nos dar um tempo razoável. Por exemplo, a previsão "serei demitido" deve ser ampliada para especificar a data em que esse evento irá acontecer. Uma vez que é plausível que a maioria das pessoas possa perder o emprego em algum momento da vida, seria difícil dizer que perder o emprego daqui a 10 anos tornaria aquela pessoa única.

Por fim, assim como pedimos aos pacientes para preverem o que irá acontecer, também lhes pedimos para preverem o que *não* irá acontecer. Exemplos de previsões de coisas que não irão acontecer:

"Não vou conseguir marcar um encontro com ninguém nos próximos três meses."

"Não vou ganhar aumento de salário no próximo ano."

"Não vou conseguir iniciar uma conversa com uma pessoa estranha."

"Não vou conseguir terminar este projeto."

"Não vou conseguir pagar as minhas contas neste mês."

Utilizando o Formulário 8.5, o paciente testa suas crenças negativas sobre si mesmo ou o futuro, listando os eventos que predizem que se tornarão realidade, aqueles que predizem que não irão acontecer e, depois, os desfechos reais.

Perguntas a formular/intervenção

"Faça uma lista de previsões específicas para a próxima semana e registre os resultados. Por exemplo, preveja a quantidade de estresse que você vai experimentar em atividades específicas e depois tome nota do resultado real."

Exemplo

Por exemplo, uma mulher está sentada em seu apartamento sentindo-se solitária e pensando: "Não acredito que estou sozinha de novo! Sinto-me péssima". Essas preocupações ou ruminações foram abordadas da seguinte maneira:

TERAPEUTA: Quando você estava ali sentada, pensando em como se sentia mal, o que imaginava que iria acontecer?

PACIENTE: Imaginei que ficaria sozinha para sempre.

TERAPEUTA: Como você poderia testar essa previsão?

PACIENTE: Vendo se eu conseguiria desenvolver um relacionamento?

TERAPEUTA: OK. Essa seria uma maneira. Você também poderia manter um cronograma de atividades durante uma semana e ver se passou todo o tempo sozinha ou se passou algum tempo com outras pessoas.

PACIENTE: Já sei o que vou descobrir. Passo todos os dias com as pessoas no trabalho e vejo meus amigos pelo menos duas vezes por semana.

TERAPEUTA: Então a previsão de que você ficará sozinha para sempre não é verdade na maior parte dos dias da semana.

PACIENTE: Mas eu não tenho ninguém *especial* no momento.

TERAPEUTA: Você está prevendo que jamais terá?

PACIENTE: Acho que sim.

TERAPEUTA: OK. Podemos ter essa previsão em mente e testá-la no futuro. Mas vamos examinar as razões pelas quais você pensa que nunca mais terá um relacionamento...

Tarefa de casa

A tarefa de casa envolve coletar informações sobre previsões específicas durante certo tempo e testá-las com a realidade. Os pacientes são solicitados a escrever as previsões para a semana seguinte a respeito de uma variedade de pensamentos negativos e preocupações – por exemplo: "Não vou conseguir me concentrar" ou "Não terei nada a dizer" ou "Não vou conseguir dormir". Então, os dados são coletados e testados em comparação com os resultados.

Possíveis problemas

O teste das previsões derivadas de preocupações requer uma maneira de refutá-las. Se os pacientes expressam a preocupação em termos de possibilidades – por exemplo: "É possível que eu tenha câncer" –, então não existe uma maneira de provar que isso é impossível. Outro problema: as previsões referentes a um tempo distante ou vago – por exemplo: "Poderei falir algum dia". Para criar experimentos comportamentais que testem as previsões, é necessário posicioná-los na estrutura de tempo atual. Além disso, algumas previsões podem se revelar parcialmente verdadeiras – por exemplo, o resultado da previsão "Não vou conseguir dormir" pode ser "Tive 5 horas de sono".

Referência cruzada com outras técnicas

Outras técnicas relevantes incluem identificação de pensamentos automáticos, transformação de preocupações em previsões, seta descendente e monitoramento do humor.

Formulário

Formulário 8.5 (Teste das previsões negativas).

TÉCNICA: Exame de previsões e pensamentos passados

Descrição

Os indivíduos que se preocupam estão frequentemente mergulhados em seu estado mental ansioso presente, esquecendo que muitas das suas preocupações passadas não se realizaram. De fato, mesmo quando chamamos atenção para esse fato, o paciente pode dizer: "Sim, mas pode acontecer desta vez". Ao examinar as previsões passadas, o terapeuta pode sugerir que as preocupações com frequência se revelam falsas, mas os clientes tendem a esquecer disso e depois voltam a se preocupar. O terapeuta pode dizer: "Você pode estar preso à maneira como está pensando e se sentindo aqui e agora. Talvez *agora* possa estar pensando: 'Vou ficar sozinho para sempre' ou 'Vou sempre me sentir deprimido'. Mas, se olhar para trás, para os seus pensamentos negativos do passado, descobrirá que existe um padrão: você geralmente prevê que eventos ou sentimentos negativos continuarão indefinidamente. Examinando as previsões negativas passadas que você já fez, pode perceber que o seu pessimismo raramente é acurado. Assim sendo, *fazer uma previsão é muito diferente de constatar que essa previsão se realiza*". Se os pacientes conseguirem perceber que, na verdade, são maus prognosticadores, isso pode reduzir a credibilidade das preocupações atuais.

Perguntas a formular/intervenção

"Você já fez previsões negativas no passado? Elas se confirmaram ou provaram ser falsas? Você já teve pensamentos negativos no passado sobre si mesmo, sobre outras pessoas e sobre experiências que não se revelaram verdadeiras? Você já se preocupou com eventos no passado nos quais já nem pensa mais? Liste o máximo que puder dessas preocupações passadas e pergunte a si mesmo por que elas já não são importantes para você. O que isso lhe diz sobre sua tendência a criar alarmes falsos? Sua preocupação atual poderia ser outro alarme falso?"

Exemplo

Considere o seguinte: Judy se separou recentemente do marido porque achava que não o amava mais. Embora tenha sido sua a decisão de se separar, na verdade a experiência da separação desencadeou pensamentos sobre solidão que a levaram a se sentir deprimida. Ela, então, previu que jamais encontraria outra pessoa para amar e que ficaria deprimida para sempre.

TERAPEUTA: Você me contou que este é seu segundo casamento e que também já teve alguns relacionamentos significativos além desses dois casamentos.

PACIENTE: Sim. Antes de Bill, eu fui casada com Ted, e tive relacionamentos com Dave e Ed – Ed foi antes de Ted, e Dave foi com quem tive o caso no ano passado.

TERAPEUTA: Como foi para você no passado quando os relacionamentos terminaram?

PACIENTE: Oh, sempre ficava deprimida e sem esperança. Exatamente como agora.

TERAPEUTA: Então poderíamos prever que, quando os relacionamentos terminarem, você irá pensar: "Nunca mais vou amar alguém" e "Vou ficar deprimida para sempre"?

PACIENTE: Sim. Eu sempre faço isso. Como estou fazendo agora.

TERAPEUTA: Mas você amou novamente, não foi? Depois de Ted, houve Ed, e depois Bill e então Dave.

PACIENTE: Acho que é verdade. Tenho a tendência a fazer essas previsões, mas depois sempre tenho outro relacionamento.

TERAPEUTA: Então o que poderíamos prever sobre você amar novamente e sempre se sentir deprimida?

PACIENTE: Bem, o padrão é: eu vou amar novamente e vou superar a minha depressão.

Além disso, foi importante examinarmos a crença de Judy de que a única forma pela qual poderia ser feliz era estar envolvida com um homem. E ajudar a paciente a recuar de suas previsões e sentimentos atuais para perceber que apresentava um padrão recorrente de previsões negativas que não se confirmavam foi bastante útil.

Outra aplicação desta técnica é com pacientes ansiosos que continuamente predizem que terão um ataque cardíaco ou perderão o controle. Essas pessoas sofrem de *transtorno de pânico* – temem ter ataques de pânico. Por exemplo, durante quatro anos Betsy previu que perderia o controle e desmaiaria no metrô.

TERAPEUTA: Quantas vezes no ano passado você pegou o metrô ou ônibus?

PACIENTE: Eu tento evitá-los, mas diria que umas 25 vezes.

TERAPEUTA: E nos últimos quatro anos?

PACIENTE: Eu usava o transporte público com mais frequência, eu diria que umas 150 vezes.

TERAPEUTA: E que porcentagem de tempo você previu que cairia desmaiada?

PACIENTE: Perto de 100%!

TERAPEUTA: Quantas vezes você desmaiou?

PACIENTE: Nenhuma.

TERAPEUTA: Então suas previsões estiveram erradas 150 vezes – 100% do tempo?

PACIENTE: Acho que essas previsões não vão se realizar.

Tarefa de casa

O terapeuta explica esta tarefa da seguinte maneira: "Examine alguns eventos negativos em sua vida ou que você considerava negativos na época. Liste seus pensamentos e as previsões, e depois liste os resultados reais. Por exemplo, um evento passado seria 'fazer uma palestra', com a previsão ou o pensamento negativo 'Vou parecer um idiota' ou 'Vou paralisar de medo', e com o resultado real de 'A palestra correu bem, apesar do meu nervosismo'. Você também pode ter feito previsões negativas que se confirmaram. Faça uma lista das diferentes previsões negativas que fez no passado, tentando recuar no tempo o máximo possível, e então examine os resultados reais". Os pacientes podem usar o Formulário 8.6.

Possíveis problemas

Alguns pacientes acreditam que suas previsões negativas não eram realmente previsões porque foram colocadas como possibilidades, tal como: "*Talvez* eu fracasse". Examine como uma preocupação pode ser transformada numa previsão específica: "Você estava na verdade pensando: 'Eu vou fracassar'?". Preocupações passadas, mesmo quando qualificadas, devem ser transformadas em previsões.

Outro problema: A preocupação passada continua – por exemplo: "Talvez eu tenha câncer". Essa possibilidade ainda existe – mas não pode ser abordada dessa forma. Esses tipos de preocupações podem ser reformulados como: "Minha preocupação ou previsão não se confirmou nesta semana". Ainda outro problema: Alguns pacientes preferem esquecer os eventos passados que lhes causaram preocupação, acreditando que relembrá-los só faria com que se sentissem pior. O terapeuta salienta que examinar preocupações passadas sobre eventos específicos que não se realizaram fortalecerá sua nova crença de que as preocupações atuais podem constituir outro conjunto de falsas previsões.

Referência cruzada com outras técnicas

Técnicas relacionadas incluem evocação, identificação e categorização de pensamentos automáticos; monitoramento do humor e dos pensamentos; e técnicas de imaginação. Além disso, convém examinar com esses pacientes a técnica como transformar preocupações em previsões.

Formulário

Formulário 8.6 (Exame das previsões negativas passadas).

TÉCNICA: Como imaginar os melhores resultados

Descrição

A pessoa que se preocupa está tão focada na possibilidade do pior resultado possível que os melhores desfechos possíveis são ignorados. Esse viés seletivo só estimula ainda mais preocupações. O paciente pode compensar tal viés considerando uma fantasia de melhores resultados que poderiam seria verdadeiros. Por exemplo, o terapeuta pode sugerir que o cliente descreva o pior desfecho possível, o melhor possível e o mais provável. Depois disso, ele elabora o melhor resultado possível ou um bom desfecho, descrevendo o que tem de acontecer para que esse desfecho se realize.

Perguntas a formular/intervenção

"Quando nos preocupamos, em geral focamos nos piores desfechos que conseguimos imaginar e, então, ficamos presos a eles. É claro, tudo é possível, incluindo desfechos bons e neutros. Qual seria o melhor, o pior e o mais provável desfecho? Você consegue descrever alguns resultados neutros ou bons e o que tem de acontecer para que se tornem verdade?"

Exemplo

TERAPEUTA: Você tem focado na possibilidade de que seu chefe fique zangado com você e, então, passa precipitadamente para a ideia de que será demitido. Será que há outros desfechos possíveis?

PACIENTE: Acho que eu poderia imaginar que não irá acontecer nada. Imagino que esse seria um resultado neutro. Mas ele está realmente aborrecido.

TERAPEUTA: OK, então vamos dizer que não acontecer nada é o desfecho neutro. Qual seria o pior desfecho possível?

PACIENTE: Acho que seria eu ser demitido e não encontrar outro emprego.

TERAPEUTA: OK, então você ficaria desempregado para sempre?

PACIENTE: Sim. Eu sei que isso parece loucura. Eu conseguiria outro emprego.

TERAPEUTA: Por que você acredita que conseguiria outro emprego?

PACIENTE: Tenho habilidades de que as pessoas precisam. Eu conseguiria um emprego.

TERAPEUTA: OK, então qual seria a melhor possibilidade?

PACIENTE: Não sei... meu chefe me promover? Isso não vai acontecer.

TERAPEUTA: Qual seria o resultado mais provável?

PACIENTE: Pode ser que ele só queira me dar um *feedback*. Então eu uso seu *feedback*, me saio melhor e as coisas ficam bem.

TERAPEUTA: Dê alguns detalhes sobre essa possibilidade.

PACIENTE: Eu teria que usar as suas críticas de uma forma construtiva, tentar fazer o que ele quer e lhe dar um retorno.

TERAPEUTA: Isso poderia acontecer?

PACIENTE: Acho que sim.

TERAPEUTA: Agora vamos imaginar que você se concentre nesse desfecho. Este poderia ser o objetivo: "usar o *feedback*". Agora você tem coisas para fazer e pode começar hoje mesmo. Como isso seria?

PACIENTE: Muito melhor do que me preocupar com isso.

Tarefa de casa

O paciente pode identificar o seguinte: o pior desfecho possível, o melhor possível, um desfecho neutro e o desfecho mais provável. Além disso, ele pode descrever com alguns detalhes o que teria de acontecer para que ocorresse o melhor resultado, um neutro e o mais provável (ver Formulário 8.7). Por fim, o paciente descreve possíveis desfechos e o que teria de acontecer – e o que ele precisaria fazer – para promovê-los (ver Formulário 8.8).

Possíveis problemas

Alguns pacientes focam na ideia de que "é possível que aconteça o pior resultado" e "se é possível, então devo me preocupar com isso". O terapeuta pode pedir que o paciente considere as implicações de concentrar-se quase exclusivamente no pior desfecho possível. Quais são os custos e os benefícios? Qual seria a vantagem de focar no resultado mais *provável*?

Referência cruzada com outras técnicas

Outras técnicas que podem ser usadas incluem teste das previsões, exame de previsões passadas, como o paciente lidou com desfechos negativos passados e fazer previsões e termos claramente testáveis.

Formulários

Formulário 8.7 (Possíveis desfechos); Formulário 8.8 (Histórias sobre desfechos).

TÉCNICA: Evitação da rejeição de soluções imperfeitas

Descrição

Algumas pessoas que se preocupam procuram solucões perfeitas e que eliminem completamente alguma desvantagem. Elas pensam sobre qual pode ser o problema, geram possíveis soluções, testam as soluções comparando-as com um padrão de perfeição e, então, rejeitam a solução. Prontamente voltam a se preocupar e geram mais problemas, depois mais soluções, numa interminável busca da perfeição. O terapeuta pode pedir que o paciente considere a possibilidade de não haver soluções perfeitas em um mundo imperfeito, e que aceitar soluções prováveis e pragmáticas que não são ideais pode ser uma alternativa melhor. Também sugere que podemos fazer progresso praticando a "imperfeição bem-sucedida" – ou seja, dando pequenos passos imperfeitos na direção certa de modo que o sucesso se acumule com o tempo.

Perguntas a formular/intervenção

"Às vezes, quando nos preocupamos, pensamos em soluções que poderíamos buscar, mas, então, as rejeitamos porque não são soluções perfeitas. Pensamos: 'Esta não vai ser a melhor solução' ou 'Não estou certo se isto vai funcionar' ou 'Isto pode ser desagradável'. Nossas exigências de perfeição podem não permitir que sejamos práticos. Em um mundo imperfeito, soluções imperfeitas talvez sejam as únicas disponíveis. Quais seriam alguns exemplos da sua exigência de uma solução perfeita? Quais seriam algumas soluções imperfeitas que você consideraria? Quais são os custos e benefícios de aceitar uma solução imperfeita?"

Exemplo

Terapeuta: Você se preocupa em perder seu emprego, e então pensa em coisas que pode fazer – como receber *feedback* do seu chefe, melhorar seu desempenho, procurar outro emprego e adquirir novas habilidades – mas, então rejeita cada uma das soluções. Parece que quando se preocupa, você gera problemas e rejeita as soluções que encontra.

Paciente: Só estou tentando ser realista.

Terapeuta: É importante ser realista. Sim, é claro. Mas se você rejeitar as soluções, isso é realista ou pessimista?

Paciente: Talvez seja ambos.

Terapeuta: Pode ser. Mas uma maneira de pensar sobre as possíveis soluções é vê-las como tendo prós e contras. Cada solução tem suas compensações. Então, se você focar no seu trabalho e tentar progredir, há compensações. Talvez você tenha que fazer coisas que não quer fazer. Este pode ser o caso. Ou se considerar outros empregos, existem compensações. Existe alguma solução para alguma coisa quando não há compensações?

Paciente: Acho que não. Mas algumas são melhores que outras.

Terapeuta: Com certeza. Sim, algumas são melhores que outras. Mas nenhuma delas é perfeita. Quais são os custos e benefícios de procurar uma solução perfeita?

Paciente: Acho que o custo é que jamais encontrarei uma. Isso é frustrante. Deixa-me ainda mais ansioso.

Terapeuta: Sim. Algum benefício de procurar a solução perfeita?

Paciente: Talvez eu encontre alguma coisa realmente ótima. Talvez dê certo.

Terapeuta: Como você está se saindo na procura dessa solução perfeita?

Paciente: Não muito bem, eu acho.

Terapeuta: E que tal procurar alternativas razoáveis, algo que possa ser prático, ainda que imperfeito?

Paciente: Acho que é isso que vou ter que acabar fazendo, não é?

Terapeuta: Talvez focar e aceitar as soluções imperfeitas em um mundo imperfeito ajudasse com suas preocupações.

Paciente: Talvez. Talvez ajudasse.

Tarefa de casa

O paciente avalia se as soluções que ele encontra são rejeitadas por não serem perfeitas. Elas são rejeitadas porque não há garantia de que resolverão o problema, pois as informações são incertas, pareceriam desagradáveis ou injustas ou há outros aspectos negativos que levam à rejeição? Quais seriam os custos e os benefícios de aceitar soluções imperfeitas? Qual seria a atitude produtiva que poderíamos tomar para usar uma solução imperfeita?

Possíveis problemas

Alguns pacientes alegam que buscar ou considerar uma solução imperfeita é muito arriscado ou é contentar-se com pouco. No caso da avaliação dos riscos, o terapeuta sugere que há dois conjuntos de risco: o primeiro é o risco de continuar a se preocupar e ficar mais deprimido, e o segundo é o de buscar uma solução que pode ser menos do que o ideal. No que diz respeito ao risco de continuidade da preocupação, o terapeuta alerta que há o "custo de oportunidade" da preocupação, que envolve o "custo da busca" com mais gasto de tempo e energia gerando problemas e soluções, e o custo de se privar de desfrutar a vida porque a preocupação irá interferir no funcionamento diário. A objeção de que estamos nos contentando com pouco pode ser reestruturada desta maneira: "Você está escolhendo entre alternativas imperfeitas, e a tarefa é encontrar a melhor delas". O terapeuta também pode sugerir a definição de um limite de tempo para a busca de soluções – pelo menos no momento presente em que a pessoa está preocupada. Por exemplo, o limite de tempo pode ser 15 minutos, e depois o paciente faz uma avaliação, para aquele momento, hierarquizando a melhor das soluções como aquela que será aceita por enquanto. Essa abordagem permite que o indivíduo reavalie as soluções à medida que novas informações são disponibilizadas.

Referência cruzada com outras técnicas

As técnicas relacionadas incluem exame dos custos e benefícios do perfeccionismo, exame das alternativas e soluções, aceitação e estratégias para solução de problemas.

Formulário

Formulário 8.9 (Exemplos de soluções imperfeitas).

TÉCNICA: Revisão da forma como lidei com eventos negativos no passado

Descrição

As pessoas que se preocupam podem ser boas na solução de problemas reais, mas não são particularmente boas na solução de problemas que criam em suas mentes. Elas acreditam que, na verdade, não são boas para lidar com problemas reais, entretanto podem ser tão competentes quanto qualquer outra pessoa. Além disso, podem acreditar que a preocupação é uma forma de solução de problemas, na medida em que geram uma preocupação, pensam nela como um problema para o qual precisam gerar soluções, testam as soluções em comparação com um padrão de perfeição, as rejeitam e continuam a se preocupar (Leahy, 2006).

Os pacientes podem examinar problemas passados que realmente ocorreram e ver como os resolveram. Ao descrever este exercício, o terapeuta pode dizer: "Muitas pessoas ansiosas e deprimidas preveem que os resultados serão negativos, e muitas vezes elas estão erradas. Mas, algumas vezes, estão certas. Coisas ruins realmente acontecem às pessoas. Às vezes elas acontecem mesmo quando não as prevemos. A verdadeira questão é: 'Você já conseguiu lidar com eventos negativos?'. As pesquisas sobre pessoas que se preocupam mostram que, quando ocorre um desfecho negativo, elas lidam muito melhor com a situação do que imaginavam que fariam. Esse é um achado importante, já que sugere que parte da preocupação acontece porque essas pessoas subestimam a própria capacidade de lidar com resultados negativos. Se a pessoa acredita que será capaz lidar com eles, então haverá menos razão para se preocupar".

Com frequência recorro à seguinte história para salientar esse ponto: "Henry é um consultor de negócios que trabalha para uma empresa de médio porte. Ele e seu chefe tiveram muitos conflitos no mês passado, resultando no seu medo de perder o emprego. Henry ficou obcecado pela ideia de que seria despedido. Examinamos sua capacidade de se sustentar independentemente da empresa, o que foi relativamente útil, mas sua ansiedade persistia. Então, decidimos examinar sua história, passada de manejo de eventos negativos. Constatamos que Henry foi bastante hábil para lidar com eventos negativos no passado, como as dificuldades que teve na faculdade, encontrar seu primeiro emprego, lidar com problemas de comportamento do seu filho e ajudar a reerguer uma empresa que não estava bem financeiramente.

Contei a Henry uma história que ouvi de outro psicólogo. O terapeuta tinha um paciente obcecado com a ideia de contrair uma doença sexualmente transmissível. Nada parecia ajudá-lo. O psicólogo e o paciente analisaram tudo o que ele poderia fazer se realmente contraísse uma doença, mas o paciente continuava ansioso. Então, certo dia, ele chegou ao consultório e anunciou que, de fato, havia contraído sífilis. Para surpresa do terapeuta e do próprio paciente, este respondeu à situação com excelentes habilidades adaptativas, fez o tratamento adequado e se recuperou rapidamente.

Um mês depois de contar essa história a Henry, ele me ligou e disse: 'Bob, peguei sífilis'. Inicialmente, eu não tinha ideia do que ele estava querendo dizer, até que me lembrei da história que havia contado. Henry tinha sido demitido – e agora se sentia cheio de energia! Ligou para todos os seus clientes, e a maioria resolveu acompanhá-lo em sua nova empresa de consultoria. Assim como no passado, ele mostrou-se um sobrevivente.

Para que possamos examinar como você lidou com eventos negativos no passado, você pode listar esses eventos e a forma como os abordou. Se você teve problemas em lidar com eventos negativos no passado, irá se beneficiar com este e outros exercícios que iremos explorar.

Se você sabe que lidou bem com eventos negativos no passado, talvez queira examinar as habilidades, recursos, capacidades de solução de problemas e outras capacidades que utilizou para enfrentar esses problemas e adversidades. Por exemplo, outra paciente, que chamarei de Kathy, preocupava-se com frequência que pudessem acontecer coisas negativas no futuro, acreditando que precisaria do seu marido para resolver todos os problemas. Examinamos os problemas que ela já havia enfrentado e resolvido em sua vida – depressão, câncer de mama, enfrentar sua mãe, aprender a dirigir, superar seu medo de voar e negociar seu contrato de trabalho. De fato, quando constatei o quanto ela era cheia de recursos, assertiva e inteligente, percebi que era o tipo de pessoa a quem *eu* mesmo procuraria numa situação de crise!".

Perguntas a formular/intervenção

"Você já fez previsões negativas no passado que se realizaram? Conseguiu lidar com o desfecho? Já enfrentou eventos negativos antes? Você tende a subestimar sua capacidade de lidar com desfechos negativos?"

Exemplo

PACIENTE: Simplesmente não sei o que vai acontecer entre mim e Ted.

TERAPEUTA: Você está preocupada que seu relacionamento com Ted possa chegar ao fim?

PACIENTE: Sim. Estamos sempre brigando e não temos intimidade há uns dois meses.

TERAPEUTA: Você já passou por algumas coisas negativas no passado, não é?

PACIENTE: Sim. Pedi o emprego três anos atrás e minha mãe morreu no ano passado. Parece que não consigo ter sorte.

TEAPEUTA: Você já passou por algum rompimento antes?

PACIENTE: Oh, sim. Quando estava na faculdade, Ed e eu terminamos. Depois, dois anos atrás, eu estava namorando Glen e terminamos. Foi muito difícil.

TERAPEUTA: Foi muito difícil, sim, mas você conseguiu se recuperar daquela separação. O que a ajudou a se recuperar?

PACIENTE: Bem, eu pude contar com muitos amigos, e então comecei a me concentrar muito mais no trabalho. Meus amigos foram incríveis.

TERAPEUTA: Você se lembra de uma conversa que tivemos algumas semanas atrás, quando você contou do rompimento com Glen? Você disse que pensou que jamais iria encontrar outra pessoa.

PACIENTE: Sim, mas encontrei. Conheci várias pessoas – de algumas eu gostei, de outras não.

TERAPEUTA: Parece que você conseguiu se recuperar do rompimento. Talvez você não se separe de Ted, mas, se isso acontece, talvez você possa pensar em como lidou com algumas dessas situações no passado e recorrer às mesmas habilidades e recursos.

Tarefa de casa

A tarefa de casa a ser proposta pode ser a seguinte: "Se você conseguiu lidar com problemas no passado, então poderá ser capaz de lidar com novos problemas que possam surgir. Eu gostaria que você listasse durante a próxima semana alguns problemas que teve no passado relacionados a escola, trabalho, família, relacionamentos, finanças, saúde, mudança de locação, fazer novos amigos – todas as categorias que se apliquem. Use este formulário (Formulário 8.10). Escreva o tipo de coisas que fez que ajudaram a resolver esses problemas, assim como a coisas que não ajudaram". Um exemplo da resposta de um paciente a esse formulário é apresentado na Figura 8.2.

Possíveis problemas

Muitas pessoas que se preocupam excessivamente mantêm padrões impossíveis de perfeccionismo. Elas acreditam que devem ser capazes de lidar excepcionalmente com desfechos negativos; quando ocorre o evento negativo, sempre acham que poderiam ter lidado melhor com ele. Como as crenças perfeccionistas são um componente central da depressão, ansiedade e raiva, o terapeuta deve examinar os padrões do paciente. A análise de custos e benefícios, a técnica do duplo padrão, além do exame das evidências de como o indivíduo e os outros lidam com

Evento negativo no passado	Como lidei	Formas inúteis de lidar com eles
Romper com a namorada.	Busquei o apoio dos amigos.	Senti e me isolei por algum tempo.
	Entrei na internet para ter novos encontros.	Ruminei sobre o passado.
	Comecei a me exercitar na academia.	Queixei-me com as pessoas sobre a minha ex.
	Examinar quais são minhas habilidades e como encontrar o par certo para mim.	
Problema atual que me preocupa	Como posso lidar efetivamente com ele	Formas inúteis de lidar com o problema
Irei perder meu emprego? Eles estão fazendo cortes de pessoal.	Tentar fazer o melhor trabalho possível.	Queixar-me no trabalho.
		Afastar-me e me isolar.
	Fazer contato com amigos que possam ter conhecimento de outras oportunidades de trabalho.	Beber para acalmar os nervos.

FIGURA 8.2 Exame de como lidei com eventos negativos no passado.

eventos negativos, são ferramentas úteis para esse propósito. Além disso, alguns tipos de eventos negativos podem ser muito mais problemáticos do que outros. Por exemplo, o paciente pode se sentir particularmente abalado por eventos negativos nos relacionamentos, mas lidar melhor com problemas no trabalho. O terapeuta pode examinar os esquemas e pressupostos ativados nessas diferentes categorias e pedir ao paciente que aplique as habilidades já demonstradas a uma área mais problemática (p. ex., solução de problemas, ativação comportamental e habilidades de comunicação).

Referência cruzada com outras técnicas

Técnicas relevantes incluem planejamento de atividades, solução de problemas, previsão de prazer, exame das evidências, duplo padrão, seta descendente e experimentos comportamentais.

Formulário

Formulário 8.10 (Revisão de como lidei com eventos negativos no passado).

TÉCNICA: Exame dos desfechos e utilização do ponto-contraponto

Descrição

Algumas pessoas são capazes de revisar suas previsões passadas negativas e reconhecer que são quase sempre excessivamente negativas. Por exemplo, Laura temia ter um ataque de pânico ao atravessar pontes. Quando examinou suas previsões passadas de que perderia o controle e bateria o carro, percebeu que isso nunca havia acontecido. No entanto, em vez de perceber que fazia previsões inexatas, descartava informações passadas e dizia: "*Mas isso pode acontecer!*".

Muitas pessoas ansiosas descartam a validade das informações passadas porque isso não lhes dá a garantia que esperam ter no futuro. Querem excluir tanto a *probabilidade* quanto a *possibilidade*. O passado pode ser um bom indicador de probabilidade, mas não diz nada sobre possibilidade. Consequentemente, ele é considerado irrelevante para o problema de exigir certeza quanto ao futuro. Afinal de contas, é possível que Laura perca o controle e bata o carro.

Uma segunda razão pela qual as pessoas não se dão conta de que suas previsões negativas não se tornam realidade é que elas ficam tão aliviadas quando as coisas têm um bom desfecho que não querem reexaminar as distorções em seu pensamento. Faz parte da natureza do processamento da memória que recordemos eventos que *realmente ocorreram*, em vez de eventos que *não ocorreram*. Por exemplo, tente lembrar todos os eventos que *não ocorreram* ontem. A instrução parece absurda – mas, em alguns aspectos, é relevante para o padrão de fazer muitas previsões negativas que não se realizam e não observar a ausência dessas ocorrências indesejadas.

Uma terceira razão pela qual as pessoas não aprendem com as experiências passadas é que elas desenvolvem *exceções à regra*, às quais nos referimos como *desqualificação*. Por exemplo, Gary previu que Paula o rejeitaria na festa. Entretanto, quando conversou com ela, Paula foi muito amistosa. Gary desqualificou esta receptividade inesperada dizendo: "Ela só estava *agindo* de forma amistosa. Ela é falsa". Assim, ele não foi capaz de aprender com a experiência porque não permitiu que sua crença fosse refutada.

Uma quarta razão que impede as pessoas de aprender com experiências passadas é que elas investem pesadamente em sua crença negativa. Talvez achem que suas crenças negativas as protegem de alguma forma, ou simplesmente porque têm dificuldade em reconhecer que estão erradas. Em alguns casos, os pacientes entram em disputas de poder com o terapeuta – ou com outras pessoas – e acreditam que ficarão "desacreditados" se admitirem que estão errados.

Perguntas a formular/intervenção

"Você é capaz de aprender com suas previsões negativas passadas? Procure recordar previsões negativas que fez no passado. Alguma delas *não* se realizou? Quando você pensa no fato de que algumas delas não se realizaram, o que conclui dessa informação? Você descarta as evidências de previsões incorretas? Você acha que, por algum motivo, suas novas previsões negativas devem ser válidas?"

O terapeuta pode examinar com o paciente sua tendência a descartar experiências passadas, pedindo que liste evidências do passado que pareçam contradizer os pensamentos negativos do presente e considere os seguintes pontos:

1. Eles precisam de garantias que não são viáveis no mundo "real".
2. Não reexaminam ocorrências que contradizem sua crença.
3. Descartam as evidências de previsões incorretas.
4. Demonstram uma necessidade de manter sua crença e de estar certos.

Exemplo

TERAPEUTA: Você está pensando agora que a descoloração no seu rosto é um sinal de câncer de pele. Você já fez esse tipo de previsão antes?

PACIENTE: Sim. Sempre tem alguma coisa. No ano passado achei que tinha aids. Alguns meses atrás, pensei que tivesse um tumor cerebral.

TERAPEUTA: Então você já vez várias previsões que não se realizaram. Quais são as evidências de que essa descoloração na sua pele não seja câncer?

PACIENTE: A médica me examinou e disse que não há com o que me preocupar. Já tive isso no rosto muitas outras vezes.

TERAPEUTA: Então o que você acha do diagnóstico da médica?

PACIENTE: Ela pode estar enganada.

TERAPEUTA: Isso é verdade. E se ela estiver enganada...?

PACIENTE: Então eu não deveria aceitar o que ela diz – o que *qualquer* médico disser –, a não ser que eu possa ter certeza.

TERAPEUTA: E se você aceitasse o que a sua médica disse, mas não tivesse certeza?

PACIENTE: Eu me arrependeria se, no final das contas, fosse câncer de pele.

TERAPEUTA: O seu pensamento é: "Devo continuar me preocupando e verificando até ter certeza"?

PACIENTE: É isso mesmo.

Tarefa de casa

O paciente pode listar algumas previsões negativas passadas que não se realizaram e, depois, listar as razões por que não utilizou essas informações para mudar o padrão das previsões negativas. O Formulário 8.11 pode ser usado para esse propósito. Exemplos de por que o passado não leva à correção da negatividade atual podem indicar pensamentos como: "Não vou me contentar com nada menor do que uma garantia", "Não dou atenção a evidências de que eu possa estar errado sobre minhas previsões atuais" ou "Não dou atenção a evidências de previsões passadas incorretas". O paciente é encorajado a descobrir suas razões para descartar essas previsões. Além disso, ele pode discutir consigo mesmo, contestando cada ponto na discussão e mudando de posição: a favor e contra. O cliente é convidado a fazer um exercício de ponto-contraponto. Esse exercício envolve dar uma resposta racional ao pensamento negativo atual (p. ex., "Posso estar com aids"), depois questiona a resposta racional e, mais uma, vez questiona o pensamento negativo. O paciente pode usar o Formulário 8.12 para questionar o pensamento automático à resposta racional neste exercício de ponto-contraponto.

Possíveis problemas

Um problema é que o paciente pode alegar que não consegue pensar em nenhuma contestação à resposta racional. Ele pode concordar com o terapeuta. Neste caso, o terapeuta deve tentar transformar a tarefa em uma dramatização, na qual o profissional argumenta negativamente contra a resposta racional. Isso pode revelar pensamentos automáticos e pressupostos que o paciente não é capaz de contestar adequadamente.

Referência cruzada com outras técnicas

Técnicas relacionadas incluem o exame de custos e benefícios, dramatização de ambos os lados do pensamento, exame das evidências, exame da lógica e utilização do duplo padrão.

Formulários

Formulário 8.11 (Por que não aprendo com previsões passadas); Formulário 8.12 (Ponto-contraponto).

TÉCNICA: Distinção entre preocupações produtivas e improdutivas

Descrição

Muitas pessoas que se preocupam resistirão em considerar – quanto mais em aceitar – a ideia de que é inútil se preocupar. Na verdade, preocupar-se *pode* ser um catalisador útil para se preparar e impedir desfechos negativos. O objetivo da terapia não é o paciente eliminar todas as preocupações, mas aprender a distinguir as preocupações úteis das inúteis e a transformar preocupações em soluções. O terapeuta pode usar a seguinte explicação.

"Vamos imaginar que você está começando uma viagem de 1.200 km. Você pode começar a viagem com preocupações produtivas, como 'Tenho combustível suficiente? Verifiquei o óleo e o líquido de refrigeração? Conheço o caminho? Tenho tempo suficiente para chegar lá?'. Todas essas são preocupações úteis porque são prudentes, estão focadas nos eventos ou problemas que têm uma probabilidade razoável de ser relevantes para sua viagem, podem causar problemas se não forem examinadas e, o que é mais importante, *conduzem à solução dos problemas*. Porém, suponha que o seu fluxo de pensamentos segue na seguinte direção: 'E se eu tiver um ataque cardíaco enquanto estiver dirigindo? E se os pneus explodirem na estrada? E se eu for sequestrado? E se eu sair em viagem e minha mulher fugir com outro homem?'. Cada uma dessas preocupações descreve alguma coisa que é *possível*, mas altamente *improvável*, está enunciada em termos catastróficos e descreve coisas sobre as quais você tem muito pouco controle.

Costumo distinguir entre preocupações produtivas e improdutivas como a diferença entre uma lista de 'coisas a fazer' e uma lista de 'e se...'. Uma lista de 'coisas a fazer' leva a um série de ações razoáveis que posso colocar em prática. Por exemplo, posso verificar a gasolina, o óleo e o líquido de refrigeração, bem como comprar um mapa. Essa é uma lista de ações prudentes. Em contraste, preocupações com ataques cardíacos, pneus estourando, sequestros e infidelidade não levam a uma lista de 'coisas a fazer'. Pensar nesses 'e se...' leva apenas a um sentimento de tragédia e impotência. São preocupações improdutivas.

Mas nem todos os pensamentos do tipo 'e se...' são improdutivos. Alguns 'e se...' podem ser traduzidos em uma lista de 'coisas a fazer'. Por exemplo: 'E se meu computador estragar e acabar com a CPU? Meus arquivos serão perdidos!'. Essa preocupação poderia ser traduzida para uma pergunta solucionadora de problemas: 'O que posso fazer para manter em segurança meus arquivos no computador?'. 'Posso fazer um *backup* dos arquivos na nuvem'. A mentalidade da lista de 'coisas a fazer' leva à ação produtiva de fazer uma cópia de segurança dos arquivos."

As preocupações improdutivas são tipicamente expressas de maneira não confirmável, como: "Não posso acreditar que isso está acontecendo" ou "Eu me sinto tão mal que não consigo suportar". Essas ruminações provocam, aprofundam e mantêm a depressão (Nolen-Hoeksema, 2000). Elas podem ser reformuladas fazendo-se as seguintes perguntas: "Posso transformar a minha afirmação em previsão?", "Qual é o problema que precisa ser resolvido?" e "Qual seria uma solução possível para o problema?".

Perguntas a formular/intervenção

"Algumas preocupações são produtivas, outras não. Uma preocupação produtiva é relativa a alguma coisa plausível – algo que uma pessoa sensata pode pensar. Por exemplo, se você estivesse dirigindo de Nova York a Washington, DC, seria produtivo perguntar a si mesmo: 'Tenho gasolina suficiente?' e 'Posso usar o GPS?'. A preocupação produtiva leva a uma lista de ações que posso pôr em prática. Em contraste, preocupações improdutivas ou inúteis são acerca de eventos muito improváveis – coisas com as quais uma pessoa sensata não se preocuparia. Muitas vezes, essas preocupações não levam a nada que se possa fazer. Preocupações improdutivas incluem, por exemplo: 'E se um pneu furar e eu perder o controle do carro?', 'E se o motor explodir?' ou 'E se alguém bater no meu carro?'."

Exemplo

TERAPEUTA: Você disse que está preocupado com a prova. Já falamos sobre algumas dessas preocupações – por exemplo, você teme que se for reprovado, não vai entrar na faculdade de Direito e não irá conseguir emprego depois.

PACIENTE: Sim, tenho toda uma corrente de preocupações.

TERAPEUTA: Algumas dessas preocupações são o que chamaríamos de "preocupações improdutivas". Elas não são plausíveis no momento, e você não pode fazer muito a respeito. Por exemplo, a preocupação de acabar sendo um fracasso, sem trabalho, não é nada que você possa fazer a respeito hoje. Você não pode sair e conseguir um emprego porque ainda está estudando.

PACIENTE: Tenho muitas preocupações como essa – do tipo: "E se o meu namorado me deixar?" ou "E se eu ficar doente?".

TERAPEUTA: Alguma dessas preocupações – sair-se mal na prova, não entrar na faculdade de Direito, acabar sem emprego e fracassar na vida – pode levar a uma lista de "coisas a fazer" para hoje e para esta semana?

PACIENTE: Acho que a única coisa é me preparar para a prova.

TERAPEUTA: OK. Vamos fazer uma lista de coisas a fazer para você se preparar para a prova. Quando tiver as outras preocupações improdutivas, pode escrevê-las em sua "lista de preocupações improdutivas" e colocá-las numa gaveta.

PACIENTE: Você está dizendo que eu devo me concentrar em coisas sobre as quais posso fazer alguma coisa?

TERAPEUTA: Isso mesmo. Vamos nos restringir à preocupação produtiva e transformá-la em numa lista de "coisas a fazer".

PACIENTE: Isso parece ser mais fácil de lidar.

Tarefa de casa

Os pacientes podem ser solicitados a monitorar suas preocupações e, depois, verificar quais são produtivas ou quais são improdutivas. Preocupação produtiva é aquela que outros achariam plausível ou sensata e que leva a uma ação específica. Um formulário mais detalhado (Formulário 8.13) solicita que o paciente faça a si mesmo uma série de perguntas sobre suas preocupações, tais como: "Esta preocupação tem uma probabilidade muito baixa de ocorrer? Qual previsão estou fazendo? Qual problema precisa ser resolvido? Quais ações específicas posso pôr em prática? Há uma lista de 'coisas a fazer' para mim hoje? Há alguma coisa que eu possa fazer hoje para as coisas evoluírem? Essas ações parecem ser razoáveis? Estou me preocupando com coisas sobre as quais tenho pouco ou nenhum controle? E esta é uma preocupação produtiva ou improdutiva?".

Possíveis problemas

Alguns pacientes referem que sabem que todas as suas preocupações são irracionais. No entanto, nem todas são inteiramente irracionais ou sem benefício – por exemplo, preocupar-se com um exame médico anual ou com contas que estão por vencer e, então, fazer o exame e pagar as contas dentro do prazo é preferível a ignorar tais tarefas. Queremos indicar aos clientes que algumas preocupações podem rapidamente ser transformadas em uma lista muito útil de "coisas a fazer". Outros pacientes podem confundir preocupações sobre coisas possíveis com aquelas sobre coisas plausíveis. Por exemplo, pode acontecer de um pneu estourar na estrada e perdermos o controle do carro. No entanto, a única lista de "coisas a fazer" para essa preocupação é nos certificarmos de que os pneus estão calibrados e que os limites de velocidade sejam observados. Os indivíduos que alegam precisar ter certeza para se sentirem seguros devem examinar os custos e benefícios desta exigência de certeza e considerar por que estão dispostos a tolerar muitas incertezas no dia a dia, mas exigem certeza na situação atual.

Referência cruzada com outras técnicas

Outras técnicas relevantes incluem identificação e categorização de pensamentos automáticos, seta descendente, monitoramento do humor associado a pensamentos e análise dos custos e benefícios.

Formulário

Formulário 8.13 (Preocupações produtivas e improdutivas).

TÉCNICA: Reserva do tempo da preocupação

Descrição

As preocupações parecem consumir um tempo extraordinário para algumas pessoas, levando-as a se preocupar no trabalho, em casa e quando estão tentando adormecer. Uma técnica útil para tratar essa preocupação crônica é estabelecer o "controle do estímulo" sobre as preocupações – ou seja, limitar a preocupação a um tempo e lugar específicos (i. e., estímulos), diminuindo assim a associação do trabalho, da casa e da cama com a preocupação. Além disso, criar um "tempo de preocupação" específico ajuda a pessoa que se preocupa a reconhecer que pode exercer algum controle sobre as preocupações, ainda que isso signifique retardá-las por algumas horas. Finalmente, estabelecer um tempo específico para as preocupações ajuda a reconhecer a natureza limitada e finita do seu conteúdo – ou seja, ela geralmente se preocupa com o mesmo tipo de coisas. Esse reconhecimento ajuda a reduzir o sentimento esmagador de que está se preocupando com *tudo*.

O terapeuta explica que devem ser reservados um momento e um lugar específicos para se preocupar, e que o paciente deve limitar o tempo durante o qual ocorre sua preocupação, mas preocupar-se intensamente durante esse tempo. Se ocorrerem preocupações antes ou depois desse momento, deverá anotá-las num pedaço de papel e guardá-las para o "tempo da preocupação". Nenhuma outra atividade deve ser realizada durante o tempo da preocupação, e o paciente deve ser incentivado a escrever as preocupações, sem fazer nenhuma tentativa de contestá-las ou resolvê-las. Deve ser determinada uma duração específica – por exemplo, 30 minutos –, e a preocupação deve cessar no tempo-limite, mas não antes disso.

Perguntas a formular/intervenção

"Às vezes, as pessoas sentem que suas preocupações estão fora de controle e que ocorrem o tempo todo. Eu gostaria que você reservasse 30 minutos por dia para se preocupar. Escreva todas as suas preocupações. Se você tiver uma preocupação em outro momento do dia, apenas a escreva num pedaço de papel e reserve-a para o momento de preocupação."

Exemplo

TERAPEUTA: Às vezes, as pessoas sentem que estão se preocupando o tempo todo. Elas sentem que têm pouco controle sobre quando ou o quanto se preocupam. É assim que você se sente?

PACIENTE: Sim. Simplesmente não consigo tirar as preocupações da cabeça. Eu me pego preocupado quando estou no ônibus ou em casa, sozinho.

TERAPEUTA: Como você se sente com toda essa preocupação?

PACIENTE: Como se eu não tivesse controle sobre as minhas preocupações. Então tento dizer a mim mesmo para parar de me preocupar, mas não adianta nada.

TERAPEUTA: Vou sugerir algo que pode lhe parecer um pouco estranho. Chama-se "tempo da preocupação". Sugiro que você reserve algum tempo todos os dias para se concentrar em nada mais além das suas preocupações. Se você tiver uma preocupação antes desse momento, apenas escreva-a e guarde-a para o tempo da preocupação.

PACIENTE: Isso não vai fazer eu me preocupar mais ainda?

TERAPEUTA: Quase todo mundo pensa assim. Mas descobrimos que você acaba limitando a maioria das suas preocupações a esse momento e acaba se preocupando *menos*.

PACIENTE: Parece estranho que reservar um tempo para me preocupar faça com que eu me preocupe menos. Achei que eu estava tentando *me livrar* das minhas preocupações.

TERAPEUTA: Bem, na verdade não estamos tentando nos livrar delas. Estamos tentando obter maior controle sobre elas.

PACIENTE: Quando eu devo fazer isso?

TERAPEUTA: Planeje o mesmo tempo todos os dias – muito antes de ir para a cama. Não deixe o tempo de preocupação para quando estiver na cama. Se elas ocorrerem nessa hora, apenas anote-as e guarde-as para depois.

PACIENTE: OK. Vou tentar fazer isso às 5 e meia, quando chegar em casa do trabalho.

Tarefa de casa

O terapeuta explica a tarefa da seguinte maneira: "Reserve 30 minutos, todos os dias, durante os quais irá se preocupar intensamente. Escreva todas as suas preocupações, anotando o quanto está ansioso antes de começar o tempo da preocupação e o quanto está ansioso depois dos 30 minutos. Por favor, defina um período do dia muito antes de ir para a cama. Sente-se à mesa – não na cama – e escreva todas as preocupações que lhe vierem à cabeça. Se tiver alguma preocupação em algum momento anterior do dia, escreva-a num pedaço de papel e guarde-a para o tempo da preocupação. Quando já tiver feito este exercício por uma semana, examine suas preocupações e veja se há temas comuns que se repetem". O Formulário 8.14 pode ser usado para anotar as preocupações reservadas para esse momento. A resposta de uma paciente a esse formulário é apresentada na Figura 8.3.

Possíveis problemas

Às vezes, as pessoas que se preocupam descobrem que não conseguem preencher seu período de tempo reservado para as preocupações. Esse "problema" sugere que as preocupações são limitadas – assim como o reconhecimento de que têm conteúdo semelhante. O tempo da preocupação intensiva serve ao propósito de fornecer exposição ao estímulo não mediada pela neutralização (i. e., por tentar resolver as preocupações – como no tipo de exposição usada ao tratar pessoas com obsessões e compulsões).

Capítulo 8   Modificação de preocupações e ruminação

Situação que desencadeou esta preocupação	Minha preocupação específica	Já tive essa preocupação antes?
Pensando sobre este fim de semana.	Vou ficar deprimida e solitária.	Sim, antes dos fins de semana após a separação.
Planejando sair com minha amiga para jantar.	Quando encontrar meus amigos eles vão me achar chata.	Às vezes – depende de como estou me sentindo no momento.
Em casa sozinha.	Vou ficar sempre sozinha e infeliz.	Regularmente desde o a separação. E também depois de outras separações.

Tempo da preocupação

Tempo/data: 12 de setembro	Duração (minutos): 20

Local: Em meu apartamento, sozinha.

Ansiedade no começo do tempo da preocupação (0-100%): 60	Ansiedade no fim do tempo da preocupação (0-100%): 20

Preocupações:
Vou ficar sozinha para sempre.
Jamais serei feliz.
Vou morrer sozinha.

Temas comuns nas minhas preocupações:
Solidão, depressão e isolamento.

Quais são os custos e os benefícios de me preocupar com isso?
Custos: Fico ansiosa e infeliz e não consigo aproveitar a vida.

Benefícios: Talvez eu fique motivada me preocupando. Talvez eu encontre uma solução.

Esta é uma preocupação produtiva ou improdutiva?
A preocupação é improdutiva. Só me deixa infeliz.

Há alguma ação produtiva que eu possa colocar em prática hoje que ajudará a resolver esse problema?
Posso fazer contato com meus amigos, ver um filme, fazer planos de sair, ir à academia, ler um livro, fazer ioga.

Eu me sentiria melhor se aceitasse minha limitação no momento atual – que eu posso não saber, que não há nada que eu possa fazer ou que sempre há alguma incerteza?
Acho que eu ficaria melhor. Realmente não tenho escolha. Sempre há alguma incerteza, não importa o quanto eu me preocupe.

FIGURA 8.3   Registro de preocupações para o tempo da preocupação.

Possivelmente, as pessoas que se preocupam tentam neutralizar suas imagens temidas, buscando encontrar soluções. Em contraste, o tempo de preocupação as obriga a se concentrarem em suas preocupações sem neutralização, o que leva à habituação ao padrão de preocupação.

Referência cruzada com outras técnicas

O tempo da preocupação envolve a identificação de pensamentos automáticos. Outras técnicas relacionadas incluem monitoramento de pensamentos e sentimentos, seta descendente, técnicas de imaginação e categorização das distorções de pensamentos automáticos.

Formulário

Formulário 8.14 (Registro das preocupações para o tempo da preocupação).

TÉCNICA: Profecias autorrealizáveis

Descrição

Quando tentamos explicar por que ocorrem eventos negativos, com frequência ignoramos nosso papel em sua existência. Esquiva, procrastinação e coerção são três tipos de comportamentos que estimulam as profecias autorrealizáveis. A pessoa que se esquiva foge de interações com as pessoas e explica sua falta de relacionamentos alegando que existem poucas pessoas boas disponíveis. O procrastinador afirma que ficará ansioso se trabalhar em alguma coisa, não se dando conta de que a razão de geralmente estar tão ansioso quando trabalha nesses projetos é porque os adia até o último minuto. O marido coercivo ou punitivo que se queixa da frieza da esposa não reconhece que suas críticas fizeram com que ela se afastasse.

Perguntas a formular/intervenção

"Seus problemas resultam de como você mesmo faz com que suas previsões se realizem? Você já se comportou como se seus pensamentos fossem verdadeiros e, portanto, não teve a oportunidade de descobrir que estava errado? Por exemplo, supor que ninguém gostaria de você, então não interagir com as pessoas ou se afastar delas tão logo se sente desconfortável e, em consequência, ter poucas oportunidades de contestar seus pensamentos negativos."

Exemplo

Considere uma jovem que afirma ser difícil conhecer um homem. Ela diz que vai a festas, mas os homens parecem não se interessar por ela.

TERAPEUTA: Quais são seus pensamentos antes de ir à festa?

PACIENTE: Acho que é: "Jamais encontrarei um homem".

TERAPEUTA: Se uma mulher quisesse demonstrar interesse em conhecer um homem, como ela faria isso?

PACIENTE: Não entendi.

TERAPEUTA: Ela olharia para o homem, olharia em seus olhos quando o conhecesse, sorriria para ele, o cumprimentaria, faria perguntas?

PACIENTE: Bem, eu não consigo fazer isso!

TERAPEUTA: Você quer dizer: "Eu não faço isso". Se fizesse isso, em vez de olhar para baixo e se afastar no segundo em que acha que o homem não está interessado – se persistisse –, o que aconteceria?

PACIENTE: Seria rejeitada.

TERAPEUTA: Não poderia acontecer de o homem responder positivamente, sorrir de volta, fazer perguntas sobre você, talvez até a convidar para sair?

Neste ponto, a paciente reconheceu que sua timidez e esquiva poderiam, na verdade, ser a razão pela qual os homens não se interessavam por ela. Disse-lhe para monitorar o número de vezes em que eles sorriam e olhavam para ela e para retribuir o olhar, sorrir e fazer perguntas. O resultado nos dois meses seguintes foi um aumento no interesse demonstrado pelos homens que ela conheceu.

Agora, considere um homem que procrastinou o pagamento dos impostos até a semana anterior ao vencimento, resultando em uma pressão excessiva para conseguir as informações com seu contador. Seu pensamento era: "Toda vez que penso em fazer meu imposto de renda fico ansioso porque imagino que será desagradável". Em consequência, ele adiou a tabela até o último minuto. O terapeuta perguntou: "Fazer sua declaração de imposto de renda é que é desagradável? Ou fazê-la *no último minuto* é que é desagradável?". Como ele jamais havia tentado fazer isso com antecedência, não conseguia distinguir entre as duas coisas e concluiu que adiar uma tarefa desagradável seria a melhor opção. Essa era uma profecia autorrealizável.

A pergunta que esses pacientes precisam responder é: "Meu comportamento [ou ausência de um determinado comportamento] pode ser a causa do que estou me queixando?".

Os indivíduos deprimidos muitas vezes se queixam com os amigos e se concentram excessivamente nos aspectos negativos. Depois, lamentam que as pessoas não gostam deles. Se a crença for: "Não tenho amigos" ou "As pessoas não gostam de mim", a pergunta pode ser: "Estou fazendo alguma coisa que possa estar afastando as pessoas?". Alguns pacientes veem essa pergunta como uma crítica. O terapeuta pode explicar que a pergunta e a resposta podem capacitá-los, ao direcionar o foco para o comportamento que precisa ser mudado – como, por exemplo, reduzir as queixas e o foco negativo.

Tarefa de casa

O propósito da tarefa é ajudar o paciente a reconhecer que previsões negativas levam a desfechos negativos. Essas são "profecias autorrealizáveis". O terapeuta pede ao cliente que liste algumas previsões negativas passadas ou da sua experiência atual. Então, solicita que identifique coisas que provavelmente transformarão essas previsões negativas em verdade. Por exemplo, como procrastinação, esquiva, falta de esforço, desistência ou mesmo comportamentos hostis e agressivos levam à confirmação dessas previsões negativas. O formulário para exame das profecias autorrealizáveis (Formulário 8.15) deve ser usado como tarefa de casa para ajudar o paciente a reconhecer como ele se envolve nisso.

Possíveis problemas

Pacientes autocríticos frequentemente veem o fato de terem um papel nos próprios problemas como mais uma evidência do seu fracasso. Eles acreditam que o terapeuta os está acusando. O profissional deve validar essas preocupações e concentrar-se em "resolver o problema em vez de resolver a culpa". O exame dos custos e benefícios de reconhecer o próprio papel no problema e examinar formas alternativas de comportamento – por exemplo, agindo contra as próprias previsões negativas – pode ajudar.

Referência cruzada com outras técnicas

Outras técnicas úteis incluem tarefas de dificuldade crescente, planejamento de atividades, exame das alternativas, solução de problemas, técnica do duplo padrão e dramatizações racionais.

Formulário

Formulário 8.15 (Previsões negativas que se tornam verdade: profecias autorrealizáveis).

TÉCNICA: Inundação com incertezas

Descrição

As pessoas que se preocupam geralmente alegam a *possibilidade* de ocorrência do evento temido – por exemplo: "Bem, é *possível* que o avião caia... *Posso* contrair aids no consultório do dentista... *Posso* enlouquecer... *Posso* perder todo meu dinheiro". *Não* é possível eliminar a possibilidade – embora muitas pessoas que se preocupam certamente tentem fazer isso. O terapeuta deve se concentrar em como o paciente pode estimar a probabilidade, considerando as informações disponíveis e o que sabemos sobre as taxas de base de várias categorias experienciais humanas no mundo real. Assim sendo, é possível contrair aids indo ao dentista, mas a probabilidade é tão baixa que se aproxima de 0%. Também é possível que um avião que decola de Chicago caia, mas, novamente, essa probabilidade é remota.

Perguntas a formular/intervenção

"Muitas vezes nos preocupamos com coisas que são possíveis, mas, na verdade, não são prováveis. Por exemplo, é possível ter um ataque cardíaco quando estamos ansiosos, mas qual é a probabilidade disso? Se nos preocupássemos com tudo o que é possível, então nos preocuparíamos com *tudo*. Por exemplo, é possível que você esteja andando pela rua e alguém pense que você é Satanás, o ataque e o mate. Mas qual é a probabilidade de tal evento acontecer? Obtemos informações sobre probabilidades examinando a frequência com que as coisas geralmente acontecem no mundo real. Às vezes, nos referimos às informações sobre probabilidades como 'taxas de base'. Por exemplo, qual a taxa de base (ou porcentagem) de pessoas que sentem dores de cabeça também têm um tumor cerebral? Conversaríamos com todas as pessoas que têm dor de cabeça – praticamente todas – e perguntaríamos quantas delas também têm tumor cerebral. A resposta seria uma taxa de base ou porcentagem muito pequena."

Exemplo

O paciente relatou que teve dor de cabeça e estava preocupado, temendo que a causa fosse um tumor cerebral. Ele recentemente ficou sabendo no noticiário que uma pessoa teve um tumor no cérebro.

TERAPEUTA: Quais são as evidências de que você tem um tumor no cérebro?

PACIENTE: Tenho dor de cabeça. Esse não é um dos sinais de tumor cerebral?

TERAPEUTA: Por quanto tempo você teve a dor de cabeça?

PACIENTE: Por umas duas horas.

TERAPEUTA: O que faz você pensar que é um tumor cerebral?

PACIENTE: Ouvi falar sobre esse cara que morreu de tumor no cérebro – disseram que ele tinha dores de cabeça.

TERAPEUTA: Quantas pessoas na cidade de Nova York têm dor de cabeça em determinado ano?

PACIENTE: Imagino que mais da metade.

TERAPEUTA: Quantas dessas dores de cabeça são causadas por tumores cerebrais?

PACIENTE: Quase nenhuma.

TERAPEUTA: Então, se você fosse estimar a probabilidade de alguém que sente dor de cabeça também ter um tumor no cérebro, qual seria essa probabilidade?

PACIENTE: Mas é possível, não é? Mesmo que seja uma probabilidade muito baixa. Eu poderia ser essa pessoa azarada em um milhão.

Terapeuta: Você está tentando excluir todas as probabilidades e ter certeza absoluta?

Paciente: Eu sei, isso é impossível. Mas eu gostaria de ter certeza.

Terapeuta: Quais são os custos e benefícios de exigir certeza?

Paciente: O custo é que eu fico muito ansioso. E o benefício – não sei, talvez que eu possa identificar algo errado mais precocemente.

Terapeuta: Mas você vive com incerteza todos os momentos do dia. Como você lida com isso?

Paciente: Simplesmente aceito muitas coisas que estão além do meu controle.

Terapeuta: E se você aceitasse essa dor de cabeça da mesma maneira?

Paciente: Talvez eu ficasse melhor, mas também poderia deixar de identificar um sintoma de alguma condição grave.

Terapeuta: Qual é a probabilidade de você ter um tumor cerebral?

Paciente: Quase 0%.

Terapeuta: Se você quisesse eliminar as possibilidades, poderia passar todo o tempo se preocupando. Que tal se você simplesmente se concentrasse em coisas que parecem ser plausíveis ou que têm alguma probabilidade? Por exemplo, qual é a probabilidade, se você não pagar a conta do cartão de crédito em dia, de ser multado?

Paciente: 100%.

Terapeuta: Essa é uma probabilidade que faz sentido. Não existe certeza em um mundo incerto. Quais seriam as vantagens e desvantagens de aceitar que você jamais saberá muitas coisas com certeza e aceitar a incerteza como uma condição humana?

Paciente: Eu me sentiria melhor. Fico louco por exigir tanta certeza. Acho que eu penso que se tentar ter certeza ficarei menos ansioso – mas isso só me deixa mais ansioso.

Terapeuta: Exatamente.

Depois que o paciente estabeleceu que a certeza é impossível, o terapeuta lhe pediu para repetir esta frase por 10 minutos: "Não importa o que eu faça, jamais poderei ter certeza". Depois de um aumento inicial, seu nível de ansiedade diminuiu.

Tarefa de casa

Pede-se ao paciente que escreva exemplos de preocupações que envolvem uma exigência de certeza – por exemplo, preocupações sobre saúde, finanças, relacionamentos ou trabalho. Cada preocupação é reformulada como: "Não tenho certeza de que X acontecerá" – por exemplo: "Não tenho certeza de que tenho câncer". Então, o cliente deve escrever os custos e benefícios de exigir certeza para resolver ou despotencializar essa preocupação específica. Finalmente, o paciente é solicitado a repetir a preocupação que foi reformulada como: "Não tenho certeza se..." por 15 minutos, todos os dias. O objetivo é ficar entediado com a incerteza. O Formulário 8.16 pode ser usado para registrar esse processo de inundação, cujo objetivo é habituar o paciente à incerteza.

Possíveis problemas

Alguns pacientes temem que repetir sua preocupação como uma declaração de incerteza os deixará mais ansiosos. Essa inundação de pensamentos deve ser feita dentro da sessão, na primeira vez, para demonstrar que a ansiedade irá diminuir. Alguns pacientes podem precisar de mais do que 15 minutos; eles devem ser instruídos a continuar repetindo seu pensamento até que a excitação tenha sido reduzida à metade. Os clientes podem interromper o efeito da inundação, repetindo o pensamento de maneira mecânica ou distraindo-se com outro comportamento ou estímulo. Isso pode interferir no processo de habituação. Esses "comportamentos de segurança" devem ser eliminados.

Referência cruzada com outras técnicas

Outras técnicas relevantes incluem análise de custos e benefícios, treinamento de aceitação, técnica do duplo padrão e seta descendente.

Formulário

Formulário 8.16 (Inundação com incertezas).

TÉCNICA: Distanciamento/ desaparecimento

Descrição

Muitas das nossas preocupações se referem a algo que pode acontecer conosco ou algo que achamos que precisamos fazer. Por exemplo: "Não vou ser aprovado no exame" ou "Essa pessoa acha que sou chato" ou "Preciso convencê-los". Temos a tendência a ver o mundo como se fôssemos o centro das coisas e que o controle, aprovação e desfechos dependem todos de nós. A técnica distanciamento permite que os pacientes imaginem que desapareceram temporariamente e que o que está acontecendo, ou pode acontecer, não os envolve. Essa técnica permite que os indivíduos imaginem a possibilidade de não terem o controle das coisas e que o mundo não é pessoalmente relevante para eles muitas vezes.

Perguntas a formular/intervenção

"Frequentemente nos preocupamos com algo que precisamos fazer ou sobre alguma coisa que poderia nos acontecer. Isso nos coloca no centro do que as pessoas pensam ou fazem ou do que poderia acontecer. Então, pensamos que precisamos saber, fazer alguma coisa e controlar os desfechos. Mas vamos tentar imaginar que você desapareceu por algum tempo e que o que está acontecendo não tem a ver com você. Você não faz parte do quadro."

Exemplo

Terapeuta: Sei que está preocupado com o que as pessoas pensarão sobre você nessa festa. Você me disse que elas poderiam não achá-la atraente ou interessante, então se preocupa com isso. É como se todos os olhares estivessem voltados para você.

Paciente: Sim, acho que eu pareço ser um tipo de *nerd*.

Terapeuta: Então isso é sobre *você*, sua aparência e o que as pessoas pensam a seu respeito. Deve ser uma carga muito pesada imaginar que todos os olhares estão voltados para você. Que tal se você se imaginasse indo à festa, mas estando *invisível*, simplesmente observando as outras pessoas interagirem.

Paciente: Mas não sou invisível.

Terapeuta: É claro que não. Mas vamos imaginar que ninguém conseguisse vê-lo e você estivesse simplesmente observando e descrevendo o que as outras pessoas estão fazendo – como se estivesse contando um filme que você está assistindo.

Paciente: Eu ficaria muito menos ansioso.

Terapeuta: Então vamos imaginar isso. Você entra na festa e diz: "Olá", mas então recua e simplesmente observa as pessoas interagindo. O que elas estão vestindo, quem está sorrindo, quem está falando, o que estão dizendo?

Paciente: Fico muito menos ansioso dessa maneira. Não é como se eu tivesse que fazer alguma coisa.

Terapeuta: Sim, você pode escolher dizer alguma coisa se desejar, mas imagine-se apenas observando e descrevendo. Você está ali, parado, e eles estão conversando entre si.

Paciente: OK.

Terapeuta: Agora, esta é outra maneira de se distanciar. Imagine que está conversando com sua amiga, Linda, e você não gosta da sua visão política, mas não quer se envolver em uma discussão. Em vez de ficar zangada ou discutir com ela, simplesmente recue, observe e finja que isso não tem nada a ver com você. Você desapareceu momentaneamente. Ela estaria dizendo a mesma coisas sobre política, mesmo que você não estivesse ali. Então imagine que não está ali. Você desapareceu.

PACIENTE: Isso seria ótimo. Às vezes, tenho vontade de desaparecer.

TERAPEUTA: Mas você pode desaparecer por um momento. Porque pode imaginar que não está participando, que não está fazendo nada. Você está lá, mas não fazendo parte, como se assistisse a um filme sobre Linda enquanto ela conversa com alguém.

Tarefa de casa

O paciente pode imaginar que desapareceu, está invisível ou que na verdade não existe. Enquanto está invisível, ele pode se imaginar observando o que está acontecendo, não como um participante ou alguém que *faz* alguma coisa, mas como um observador que vê o que está acontecendo e não precisa fazer nada. "Imagine que essas coisas acontecessem mesmo que você não existisse no momento." O Formulário 8.17 pode ser usado para examinar como seria estar invisível, desaparecer. A Figura 8.4 demonstra a utilização dessa técnica por um jovem que está decidindo se vai a uma festa e se sente pouco à vontade.

Possíveis problemas

Alguns pacientes argumentam que não conseguem imaginar que não existem ou que são invisíveis. O terapeuta pode sugerir que eles pensem sobre todas as coisas que estão acontecendo no momento e que não os envolvem, como uma forma de reconhecer a experiência de invisibilidade. Por exemplo: "Pense em alguém com quem está preocupado. É possível que ele não esteja pensando em você neste momento?". Além disso, o profissional pode sugerir: "Pense nesta situação. É possível que ela acontecesse mesmo que você não existisse?". Por fim, o terapeuta pode indicar: "O exercício de desaparecer por um momento não quer dizer que você não existe. Simplesmente significa que *você pode imaginar que não está ali*". Isso é momentâneo. O objetivo é se imaginar como observador, não como um participante ou um alvo.

Referência cruzada com outras técnicas

Técnicas relacionadas incluem aceitação, balão de pensamentos, observação a partir da sacada, exame de como me sentirei no futuro.

Formulário

Formulário 8.17 (Distanciamento/desaparecimento).

Situação que me incomoda	O que me preocupa	Quando desapareço, o que observo?
Ir a uma festa em que há mulheres que não conheço.	Vou parecer idiota. Não terei nada para dizer. As pessoas vão olhar para mim e pensar que sou um idiota.	Observo muitas pessoas de pé, conversando sobre nada em particular. É só conversa superficial, e não há nada realmente animador ou importante que esteja sendo dito por alguém. E me sinto mais relaxado apenas observando isso.

FIGURA 8.4 Técnica: distanciamento/desaparecimento.

TÉCNICA: Imaginar-se como um grão de areia

Descrição

Muitas preocupações estão relacionadas a nós mesmos, ao que precisamos fazer e a como as pessoas nos veem. Em nossas preocupações, nos vemos muito grandes, no centro de tudo, e as coisas que estão acontecendo à nossa volta parecem ser muito relevantes. A técnica do grão de areia permite que o paciente se imagine tão pequeno – na verdade, infinitesimal – que seja simplesmente um elemento em meio a um universo infinito. Ao se imaginar como um grão de areia em uma praia imensa com bilhões de outros grãos, o paciente pode ter em conta a perspectiva de que o que acontece não depende dele. Renunciar à visão de que sou o centro das coisas me libera da preocupação sobre o que pode acontecer comigo, o que as pessoas pensam de mim ou o que eu tenho que fazer.

Perguntas a formular/intervenção

"Frequentemente, quando estamos preocupados, pensamos em nós mesmos como o centro das coisas – por exemplo: 'O que as pessoas estão pensando de mim?' ou 'O que tenho que fazer?'. É quase como se os sete bilhões de pessoas no mundo fossem relevantes para mim. É uma enorme carga sermos tão grandes e centrais assim. Mas nós podemos tentar algo diferente de ser o *self* imenso e o central. Imagine que você é um grão de areia numa praia imensa. Você é como todos os outros grãos: o vento sopra e o carrega para um lado e para outro, a maré sobe e desce e você é tão pequeno e indistinguível que desapareceu momentaneamente. Tente imaginar esse grão de areia como uma forma de experimentar as coisas às vezes, de modo que você se torna tão pequeno que o mundo está além do seu controle."

Exemplo

TERAPEUTA: Você está tão preocupado com o que seus colegas pensam de você, como se o mundo inteiro e todas as outras pessoas se focassem exclusivamente em você. Acredito que todos nós fazemos isso, às vezes. Vemos as coisas pela nossa perspectiva e concluímos que somos o centro das coisas. Depois nos preocupamos sobre o que as pessoas pensam e o que precisamos fazer. Tudo tem a ver conosco.

PACIENTE: Eu sei, sempre que entro no escritório fico alerta. Eu me preocupo com o que Jan está pensando ou com o que posso ter feito de errado.

TERAPEUTA: Sim, todos nós fazemos isso, não é? Mas imagine-se por um momento, a cada dia, como um grão de areia numa praia imensa com bilhões de grãos de areia. Todos são exatamente iguais. O vento sopra e espalha a areia. As ondas vêm e vão. Como um grão de areia, você não existe, e tudo à sua volta também é apenas um grão.

PACIENTE: Inicialmente me senti um pouco assustado quando você mencionou isso. Mas quando imagino isso por mais tempo, parece ser relaxante.

TERAPEUTA: Será que é relaxante porque não esperamos que um grão de areia faça muita coisa? E você pode abandonar a sua preocupação sobre o que as pessoas pensam a seu respeito. Ao se transformar em nada, tornando-se tão pequeno que não existe nada ali, além de um grão de areia, você está liberado. Está livre para não se preocupar.

Tarefa de casa

O paciente pode imaginar-se não como "eu", mas como um grão de areia numa praia imensa. Cada um deles é igual a todos os outros grãos. Cada grão é levado pelo vento e pelas mudanças na praia de acordo com a maré que sobe e desce. O Formulário 8.18 pode ser usado para que o paciente imagine que é um grão de areia e, a partir dessa perspectiva, abra mão do controle. A Figura 8.5 demonstra a utiliza-

O que me preocupa	Pensamentos e sentimentos como um grão de areia	Como eu me sentiria melhor se conseguisse me imaginar como um grão de areia
As pessoas vão dizer coisas idiotas que me aborrecem.	Posso me distanciar, observar e me dar conta de que não me diz respeito. Não tem nada a ver comigo. Posso deixar acontecer simplesmente.	Não tenho que fazer nada e não tenho que me preocupar com o que as pessoas dizem ou pensam. Isto é um alívio.
As pessoas vão discutir comigo.		

FIGURA 8.5 Imaginar-se como um grão de areia.

ção dessa técnica com uma pessoa com ansiedade em relação a um jantar em família.

Possíveis problemas

Alguns pacientes podem ver este exercício como uma negação da realidade, como um exercício superficial que é totalmente um faz-de-conta. Essa não é uma reação rara. Mas o terapeuta pode ilustrar dizendo que, atualmente, há sete bilhões de pessoas no mundo e cada uma delas, num determinado momento, pensa que é o centro das coisas. Se conseguíssemos momentaneamente abrir mão dessa carga do *self*, abandonar a ideia de que precisamos fazer alguma coisa ou que precisamos obter alguma coisa – como aprovação –, poderíamos, então, nos permitir apenas observar, em vez de nos preocuparmos. Não fazer coisa alguma pode ser libertador.

Referência cruzada com outras técnicas

Técnicas relacionadas incluem observação a partir da sacada, desaparecimento, aceitação e olhar por outra perspectiva.

Formulário

Formulário 8.18 (Grão de areia).

TÉCNICA: Observação a partir da sacada

Descrição

Conforme indicado, a preocupação geralmente envolve o sentimento de que precisamos fazer alguma coisa, que algo está acontecendo conosco, que as pessoas estão pensando alguma coisa sobre nós e que somos o centro de algo importante. Como vemos o mundo segundo a perspectiva de um participante que vê os outros olhando para nós, falando conosco, fazendo coisas com a gente, com frequência respondemos que esse *"self"* deve *fazer* alguma coisa. Precisamos dizer alguma coisa, fazer alguma coisa, impressionar alguém, controlar alguma coisa. A técnica de observação a partir da sacada permite que nos afastemos da interação ou situação atual e nos imaginemos como se estivéssemos observando do alto. Desta forma, em vez de "você" e "eu", nosso ponto de vista agora é "aqueles dois lá embaixo". Esta é uma perspectiva metacognitiva, na medida em que permite que nos afastemos de nós mesmos (e do outro), assumindo uma perspectiva que está acima e além do *self* egocêntrico.

Perguntas a formular/intervenção

"Quando estamos preocupados, vemos as coisas segundo nossa própria perspectiva e não conseguimos imaginar que não somos o centro das coisas. Preocupamo-nos com o que alguém está pensando sobre nós, o que está acontecendo conosco, o que precisamos fazer. Estamos ali parados e vemos a pessoa à nossa frente – ou o desafio à nossa frente. Mas imagine, por um momento, se você decidisse se afastar, subir até uma sacada bem alta e observar o que está acontecendo pela perspectiva de um observador – alguém que não se importa tanto assim, alguém que está observando as pessoas lá embaixo. E você é uma das muitas pessoas lá embaixo que estão sendo observadas. Você está lá fora, lá embaixo, enquanto ao mesmo tempo – como um observador – está aqui em cima, bem longe."

Exemplo

TERAPEUTA: Quando você está interagindo na festa, parece que está pensando muito sobre o que alguém pensa sobre você, como está sua aparência ou se você está sendo aborrecido ou ansioso. É um foco constante em você mesmo.

PACIENTE: Eu sei, não consigo tirar isso da cabeça. No mesmo minuto em que começo a interagir com alguém, penso que devo estar sendo chato.

TERAPEUTA: Então, quando você entra na sala, é como se todos estivessem pensando alguma coisa sobre você. Ou quando está conversando, você fica concentrado em si mesmo e nos seus pensamentos.

PACIENTE: Sim, isso me deixa louco.

TERAEUTA: OK, vamos imaginar que tem uma sacada acima de você – cinco andares acima. E você está olhando as pessoas lá embaixo e nota que você e Jane estão lá e fica observando os dois. O que vê?

PACIENTE: Se eu imaginar isso, daqui de cima posso ver duas figuras muito pequenas e muitas outras pessoas por ali.

TERAPEUTA: E enquanto observa a cena daqui de cima, você é pequeno e apenas mais um entre os muitos que estão lá embaixo. Você está separado aqui em cima, na sacada.

PACIENTE: OK, consigo imaginar isso.

TERAPEUTA: Como você se sente estando aqui em cima, só observando?

PACIENTE: Menos preocupado.

TERAPEUTA: Talvez você esteja menos preocupado porque não está participando no momento, mas apenas observando. E está afastado de tudo.

PACIENTE: Isso dá uma sensação de liberdade.

Tarefa de casa

O paciente pode imaginar-se subindo até uma sacada alta e acima da situação atual, e então descreve o que vê lá embaixo. Se ele estiver preocupado com um exame, poderá imaginar a descrição de uma pessoa como ele, sentada lá embaixo, estudando. O que ele vê? Ou, se estiver preocupado sobre o que os outros pensam dele, poderá imaginar vendo duas pessoas – ele e outra – a partir de uma sacada muito alta. O objetivo é que o indivíduo se separe do seu papel como participante e se transforme em observador. O paciente pode usar o Formulário 8.19 para se imaginar assumindo a perspectiva a partir da sacada, em vez de estar lá embaixo interagindo como participante. A Figura 8.6 demonstra a utilização desta técnica por uma pessoa preocupada com conflitos no trabalho.

Possíveis problemas

Alguns pacientes se opõem, dizendo que não conseguem se imaginar à parte da situação imediata. Eles pensam: "Isto *está* acontecendo" ou "Tenho que *fazer* alguma coisa". O terapeuta pode reconhecer que esses pensa-

Como penso e me sinto quando estou preocupado	O que vejo abaixo de mim do alto da sacada	Como penso e me sinto do alto da sacada
Penso que as pessoas no trabalho não valorizam o que eu faço, e estão falando de mim, e acham que não sou muito importante.	*Vejo meus colegas conversando sobre o trabalho, tendo conversas triviais, e isso faz parte da vida cotidiana.*	*Acho que não sou o centro do universo. Isso é um alívio. Acontecem coisas que não têm nada a ver comigo. Trabalho é trabalho.*

FIGURA 8.6   Observação a partir da sacada.

mentos – de que algo está acontecendo e que é preciso fazer alguma coisa – são muito poderosos, mas, depois, sugerir que recuar e observar de cima não significa negá-los. Apenas nos permite recuar um pouco e ver a situação de uma perspectiva diferente. De fato, muitas vezes fazemos isso quando nos recordamos de coisas que aconteceram no passado. Não temos essa sensação de que temos que fazer alguma coisa, já que agora isso está no passado. E deve ser por esse motivo que nos preocupamos menos.

Referência cruzada com outras técnicas

Técnicas relevantes incluem assumir a perspectiva de outra pessoa, imaginar-se como um grão de areia, desaparecer para ver a realidade e assumir a perspectiva de um tempo futuro.

Formulário

Formulário 8.19 (Observação a partir da sacada).

TÉCNICA: Máquina do tempo (A própria pessoa)

Descrição

Frequentemente acreditamos que o que está acontecendo conosco agora continuará a nos perturbar para sempre. Somos engolfados, aprisionados pelo momento e encontramos dificuldade em escapar de nossas emoções e de nossa perspectiva atual. Às vezes, nos concentramos inteiramente no que está logo à nossa frente no momento, não percebendo que nossos pensamentos e sentimentos irão mudar. Quando somos aprisionados pelo instante, não conseguimos imaginar variações em como nos sentiremos em outro momento e em uma situação diferente. A descentralização envolve recuar e observar como os sentimentos e as experiências mudam.

O propósito da técnica da máquina do tempo é estimular a perspectiva em relação a um problema atual. Os clientes podem usar este exercício para recuar ou avançar no tempo. O terapeuta pede ao paciente que imagine que entrou numa máquina do tempo que o levará de volta ao seu passado ou até o seu futuro.

Perguntas a formular/intervenção

"Volte no tempo e relembre experiências muito agradáveis. Observe como seu humor muda quando você se lembra de experiências positivas passadas.

Você está muito preocupado com isso neste momento, mas eu me pergunto como se sentirá a respeito daqui a uma semana, um mês, um ano, cinco anos. Quais seriam as razões pelas quais você se incomodaria menos com isso no futuro? Você pode estar se sentindo engolfado pelo momento agora. Que outras coisas (não relacionadas a este evento) acontecerão amanhã, daqui a uma semana, um mês e um ano que o levarão a não dar importância a este evento?"

Exemplo

TERAPEUTA: Você está muito chateado por não se sair bem no trabalho. Você me disse que seu chefe criticou seu desempenho na última terça-feira. Vamos entrar na máquina do tempo e voltar até um momento em que você estava se sentindo feliz. Talvez seja algum momento durante a sua infância.

PACIENTE: Posso me imaginar sentado na varanda da casa com meus pais. É verão, e estamos tomando limonada. Está quente lá fora, mas estamos sentados à sombra e está fresco.

TERAPEUTA: Como você está se sentindo nessa lembrança?

PACIENTE: Sinto-me relaxado. Tenho um sentimento de bem-estar.

Voltar no tempo até uma lembrança agradável ajuda o paciente a reconhecer que ele pode escapar deste momento que o incomoda e experimentar sentimentos de prazer e de paz. O passo seguinte é colocá-lo em uma máquina do tempo que avance para o futuro até um momento em que ele não se importará mais com o que está acontecendo agora.

TERAPEUTA: Agora, quero que você imagine que está avançando na máquina do tempo até o futuro. Vamos imaginar que é daqui a um mês. Como você acha que irá se sentir em relação às críticas ao seu trabalho que seu chefe fez na terça-feira passada?

PACIENTE: Acho que não me importaria tanto. Mas ainda pensaria nisso.

TERAPEUTA: E daqui a seis meses? Como você se sentiria?

PACIENTE: Provavelmente não me importaria mais.

TERAPEUTA: E daqui a um ano?

PACIENTE: Provavelmente já teria esquecido.

TERAPEUTA: Isso é interessante. Fico pensando quantas coisas já o incomodaram na vida – coisas que sentiu como devastadoras na época – com as quais você não se importa agora e nem mesmo se recorda delas.

PACIENTE: Provavelmente quase todas elas.

Este exercício ajuda os pacientes a entender que a reação imediata a uma situação pode ser muito perturbadora, mas que a sua negatividade desaparece com o tempo.

Tarefa de casa

O terapeuta pode explicar esta tarefa da seguinte maneira: "Uma forma de mudar suas preocupações é colocá-las em perspectiva – isto é, imaginar como você se sentiria em relação a essas preocupações no futuro. Podemos chamar este método de 'máquina do tempo', já que você irá se imaginar recuando ou avançando no tempo. Pergunte a si mesmo como se sentiria em relação a essa preocupação em diferentes momentos no futuro. Quais seriam as razões pelas quais você se sentiria menos incomodado por ela? Você teria encontrado outras coisas valiosas – e coisas de que simplesmente gosta – que suplantariam essas coisas que o preocupam agora? Utilize o Formulário 8.20 para escrever suas diferentes preocupações e depois indique como você se sentiria a respeito delas em diferentes momentos no futuro".

Possíveis problemas

Alguns pacientes que se sentem desesperançados acreditam que se sentirão pior no futuro. Por exemplo, o paciente que passa por uma separação pode acreditar que se sentirá cada vez mais solitário no futuro. O terapeuta deve perguntar sobre ações positivas que poderiam ser colocadas em prática para lidar com a solidão – por exemplo, planejar atividades, ser proativo e buscar contato com as pessoas ou fazer alguma coisa desafiadora e interessante, como fazer algum curso ou participar de um grupo de caminhada. Ou, então, ele pergunta se o paciente já vivenciou perdas anteriormente e como conseguiu retomar uma vida social satisfatória. Com frequência, o cliente que se preocupa subestima sua capacidade para lidar com os problemas que surgem, mas pode lembrar que no passado conseguiu lidar de forma competente.

Referência cruzada com outras técnicas

Outras técnicas relevantes incluem a técnica de duplo padrão, técnicas para solução de problemas, dramatizações racionais, seta descendente e exame das evidências.

Formulário

Formulário 8.20 (Máquina do tempo).

TÉCNICA: Máquina do tempo (Os outros)

Descrição

Assim como tomar distância no tempo nos ajuda a nos sentirmos melhor em relação ao que está acontecendo no momento, podemos imaginar que também os outros, com o passar do tempo, se importarão menos com o que está acontecendo. Por exemplo, o paciente socialmente ansioso acredita que as pessoas perceberão sua ansiedade e se lembrarão dela, resultando na impressão de que ele é fraco e inadequado. Na verdade, é raro alguém se lembrar da ansiedade alheia (já que isso costuma ser irrelevante para o que é importante para os outros).

Perguntas a formular/intervenção

"Você está preocupado com o que os outros estão pensando de você, mas as pessoas geralmente param de pensar nas coisas depois de algum tempo. Você consegue se imaginar em uma máquina do tempo que avança uma semana, um mês, um ano, para saber o que os outros estão pensando? Se você está preocupado com o que pensam de você, coloque-os em sua máquina do tempo e pergunte a si mesmo como vão se sentir sobre o que o preocupa daqui a uma semana, um mês, um ano. Eles estarão pensando em você e no seu desempenho? Ou estarão pensando em alguma outra coisa?"

Exemplo

Este exercício foi usado com um jovem executivo que temia que as pessoas percebessem sua ansiedade em uma reunião e formassem uma impressão negativa e duradoura a seu respeito. Seus pensamentos automáticos eram: "Eles vão ver que estou ansioso, pensarão que sou fraco e vão contar ao meu chefe. Isso pode ter consequências terríveis". A simples evocação desses pensamentos automáticos reduziu um pouco a sua ansiedade, pois ele percebeu o quanto era improvável essa sequência de eventos. No entanto, continuamos a examinar suas suposições envolvendo leitura mental a respeito do que as pessoas estavam pensando da sua ansiedade, utilizando a seguinte versão da máquina do tempo.

TERAPEUTA: OK. Vamos imaginar que você está nessa reunião. Quem estará lá?

PACIENTE: Provavelmente seis executivos das outras companhias. Sou o único representante da minha companhia.

TERAPEUTA: Agora, vamos imaginar que alguém chamado John está nessa reunião. Ele é da Companhia X. Ele vê que seu rosto está corado e pensa: "Esse cara está ansioso". Como você se sentiria com isso?

PACIENTE: Mais ansioso!

TERAPEUTA: Tudo bem. Agora, uma das suas suposições é que as pessoas estão pensando muito sobre a sua ansiedade. Vamos ver se isso faz sentido. Quero que você me descreva, hora a hora, o que John poderia fazer depois que a reunião acabar.

PACIENTE: Bem, na verdade não sei, mas imagino que a reunião irá terminar por volta das 11 da manhã, e ele provavelmente ligará para seu escritório e depois irá almoçar.

TERAPEUTA: Ele está pensando na sua ansiedade durante o almoço?

PACIENTE: Acho que não.

TERAPEUTA: Então o que acontece?

PACIENTE: Ele termina de almoçar e volta para o aeroporto, onde fica esperando seu avião. Então ele entra no avião.

TERAPEUTA: Ele está pensando na sua ansiedade?

PACIENTE: Não.

TERAPEUTA: Então o que acontece?

PACIENTE: Ele provavelmente está fazendo algum trabalho no avião. Talvez tomando um drinque. Então, depois de algumas horas, o avião aterrissa, ele pega seu carro e vai para casa. Então, encontra sua família...

TERAPEUTA: Será que John terá alguma preocupação ou pensamento ocupando sua mente durante o dia?

PACIENTE: Talvez ele esteja pensando se a reunião correu bem para ele ou se tem algum problema no seu trabalho. Talvez ele pense sobre seu casamento ou sua saúde. Pode haver um milhão de coisas.

TERAPEUTA: Parece provável que ele esteja pensando sobre a sua ansiedade?

PACIENTE: Não, ele tem outras coisas em mente. É engraçado. Parece convencimento de minha parte achar que ele pensaria sobre a minha ansiedade.

TERAPEUTA: Bem, provavelmente não é convencimento, porque na verdade você se sente mal quando pensa nessas coisas. Mas imagine se os seus pensamentos automáticos fossem verdade. Veja como seria. John está na reunião, percebendo a sua ansiedade. Ele se perde ao voltar para o aeroporto porque só consegue pensar na sua ansiedade. Sua esposa acha que ele a está ignorando porque quando ele chega em casa só pensa na sua ansiedade. Muito exagerado, não é?

PACIENTE: Não consigo imaginar que isso possa acontecer.

TERAPEUTA: Então, se ele percebesse que você estava ansioso, por quanto tempo pensaria sobre isso?

PACIENTE: Possivelmente uns 10 segundos.

Tarefa de casa

O terapeuta pode explicar a tarefa da seguinte forma: "Usando este formulário (Formulário 8.21), escreva o tipo de coisas com que você se preocupa – especialmente a impressão que acha que causa nos outros e o que poderiam pensar de você. Depois, imagine-se numa máquina do tempo e pergunte-se o que eles pensariam disso no futuro nos vários momentos que estão listados. Sobre que coisas – além do seu comportamento – eles poderiam pensar?". Na Figura 8.7, um homem pensa sobre o que os outros irão pensar dele depois de uma festa.

Possíveis problemas

Os pacientes podem pensar que as pessoas formam crenças negativas rígidas sobre eles, baseadas em seu comportamento ou desempenho atual. Por exemplo, um homem temia que, se perdesse a ereção com uma mulher, ela formaria uma crença negativa duradoura sobre ele. Esse medo foi examinado de várias maneiras: "Imagine como ela se sentirá sobre essa perda da ereção daqui a um semana, um mês e um ano. Se você continuasse a se encontrar com ela, poderia haver outras vezes em que o sexo seria satisfatório para os dois? Ela poderia ficar sabendo de outras coisas sobre você? Mesmo que ela formasse uma visão negativa a seu respeito – e mantivesse essa visão daqui a um ano ou não se encontrasse mais com você –, de que maneira isso seria um problema para você?".

Meu comportamento negativo	Outras coisas que a pessoa fará ou pensará que não têm a ver comigo
Perdi o curso do pensamento quando estava bêbado na festa. Talvez eu tenha dito alguma coisa idiota.	Eles vão pensar sobre o que gostaram e o que não gostaram na festa. Eles vão pensar sobre seus amigos, seus relacionamentos, os exames que estão se aproximando, o time pelo qual torcem.

FIGURA 8.7 Por que os outros não se importarão mais tarde com meu comportamento "negativo".

Referência cruzada com outras técnicas

Técnicas relevantes incluem transformação de preocupações em previsões, identificação e monitoramento de pensamentos automáticos e seta descendente.

Formulário

Formulário 8.21 (Por que os outros não se importarão mais tarde com meu comportamento "negativo").

TÉCNICA: Negação de problemas

Descrição

A terapia, muitas vezes, parece servir para levantar problemas, com cada sessão focando "no que deu errado". É claro, queremos ajudar as pessoas a resolver seus problemas, mas também pode ser útil colocar os eventos em perspectiva, reconhecendo que alguns problemas que parecem intransponíveis são, na verdade, pequenas inconveniências ou nem chegam a ser problemas. Este exercício, "negação de problemas", não tem como objetivo (obviamente) a negação ou a repressão. Ao contrário, ele é utilizado com outras técnicas de terapia cognitiva para ajudar o paciente a compreender que seus problemas não são, necessariamente, entraves que impedem o progresso. Ao examinar como algo não é "realmente um problema", o indivíduo coloca as coisas em perspectiva. Esse foco chama sua atenção para como os problemas podem ser resolvidos e reduz a ruminação sobre eles.

Perguntas a formular/intervenção

"Você se preocupa com a possibilidade de algo dar errado. Vejamos se consegue encontrar algumas razões pelas quais isso não é um problema. Imagine que isso aconteça – seja lá o que for. Você consegue pensar em algumas razões pelas quais isso talvez não seja um problema – mesmo que acontecesse? Você poderia pensar em como resolvê-lo, colocá-lo em perspectiva ou até mesmo ignorá-lo."

Exemplo

Nesta técnica, pede-se ao paciente que reformule cada "problema" começando com: "Isso não é um problema porque...".

TERAPEUTA: Neste momento, você está se sentindo muito deprimido pois está sem trabalho e procurando um emprego. Você teve alguns pensamentos de desesperança que já examinamos, e parece que agora consegue ver algumas soluções. Vamos tentar o seguinte: eu começo apresentando os problemas que o têm incomodado e você responde: "Isso não é um problema porque..." – e então me diz qual é a solução. Por exemplo, se eu disser: "Você acha que é um problema estar chovendo lá fora", você poderia responder: "Isso não é um problema porque tenho um guarda-chuva". OK. Vamos começar com: "Você não tem um emprego no momento...".

PACIENTE: Isso não é um problema porque eu sei que sou capaz de conseguir outro.

TERAPEUTA: Sim, mas há muitas pessoas procurando emprego.

PACIENTE: Isso não é um problema porque tenho um currículo excelente. Tenho muita experiência.

TERAPEUTA: Você não tem nenhuma estrutura no seu dia.

PACIENTE: Isso não é problema porque posso passar o dia procurando emprego, e posso fazer exercícios e ver os amigos.

TERAPEUTA: Mas algumas pessoas podem pensar mal de você porque está sem emprego no momento.

PACIENTE: Isso não é problema porque meus amigos e família me dão apoio, e não tenho que me preocupar com o que as outras pessoas pensam ou deixam de pensar.

O valor de negar os problemas é que isso mobiliza os pacientes para minimizar a negatividade na estrutura semântica das suas respostas. Eles imediatamente respondem com a ideia de que isso não é um problema e, então, apresentam uma perspectiva mais positiva ou uma solução.

Tarefa de casa

O terapeuta pode pedir ao paciente que faça uma lista de algumas coisas com que se preocupa e, depois, encontre o máximo de razões possíveis que expliquem por que essas preocupações não seriam realmente um problema. A negação do problema pode incluir listar soluções, colocá-lo em perspectiva, argumentar que isso não interfere em outros objetivos valorizados ou outras contestações lógicas e empíricas. O Formulário 8.22 pode ser usado para agilizar este exercício. Na Figura 8.8, um jovem reflete sobre por que não é realmente um problema o fato de ter dito alguma coisa idiota numa festa.

Possíveis problemas

Como ocorre com qualquer técnica que procura minimizar um problema, o paciente pode vivenciá-la como algo que o desqualifica e o diminui. O terapeuta pode investigar esses sentimentos e sugerir que este é um experimento que envolve o pensamento, e não uma descrição final dos fatos. Técnicas de duplo padrão e dramatização racional podem ser utilizadas para ajudar o paciente a colocar as coisas em perspectiva. Listar todos os comportamentos que ainda estão disponíveis – mesmo que o "problema" exista – ajuda a colocar as coisas em perspectiva.

Referência cruzada com outras técnicas

Outras intervenções relevantes incluem técnicas de solução de problemas, uso do *continuum*, dramatização racional, uso da máquina do tempo, técnica do duplo padrão e o exame de pressupostos alternativos mais adaptados.

Formulário

Formulário 8.22 (Negação de "problemas").

Problema	Por que isso não é um problema
Fiquei bêbado e disse alguma coisa idiota.	Mesmo assim ainda posso ver meus amigos, estudar, me exercitar, ir a outras festas, passar um tempo com minha família nas férias, conseguir um trabalho de verão e conhecer outras mulheres. Não há nada que eu possa fazer quanto ao fato de ter feito alguma coisa idiota na outra noite.

FIGURA 8.8 Negação de "problemas".

TÉCNICA: Preocupação da fantasia temida

Descrição

As pessoas muitas vezes se preocupam porque estão tentando evitar uma imagem ou pensamento perturbador (Borkovec & Hu, 1990; Borkovec et al., 2004). Por exemplo, um indivíduo pode se preocupar por achar que está gastando muito dinheiro ou que não está ganhando dinheiro suficiente. Ele pensa em todas as maneiras de reduzir os gastos. Mas, se utilizarmos a seta descendente, veremos que ele tem um medo básico de ficar desprovido e acabar como morador de rua. Toda sua energia cognitiva está investida em tentar evitar que esse pensamento aterrador se torne realidade. Igualmente, um indivíduo pode ficar deitado na cama, preocupado por não estar dormindo o suficiente, concentrando toda a sua energia mental em sua excitação física e cognitiva e, assim, piorando ainda mais seu padrão de sono (Harvey, 2002). Mas e se esses pacientes *praticassem* a preocupação da fantasia temida? E se praticassem a manutenção da imagem por longos períodos de tempo, a imagem de acabar na rua, empobrecido, ou nunca mais conseguindo dormir o suficiente? Essa inundação paradoxal da fantasia temida deve resultar na habituação ao pior medo, abreviando assim as preocupações que a precedem.

Perguntas a formular/intervenção

"Grande parte do tempo nos preocupamos porque tememos que alguma coisa ainda pior aconteça. Por exemplo, você pode se preocupar em não conseguir pegar no sono na próxima hora. Mas se fôssemos mais a fundo, encontraríamos a preocupação de não conseguir dormir absolutamente nada e se sentir exausto no dia seguinte. Vou pedir que você identifique seu 'pior medo' – a preocupação que mais teme. Depois, quero que pratique a repetição dessa preocupação, muitas e muitas vezes, até ficar entediado com isso."

Exemplo

TERAPEUTA: Você estava preocupado com a possibilidade de perder mais dinheiro. Tente me contar o que isso significaria para você: "Se eu perder mais dinheiro, então...".

PACIENTE: Estarei falido.

TERAPEUTA: Ok. Então seu medo real não é apenas perder dinheiro, mas falir. Percebemos que, grande parte do tempo, as pessoas se preocupam com diversas coisas e procuram criar inúmeras formas de evitar essas imagens ou pensamentos.

PACIENTE: Bem, tento me reassegurar com as pessoas. Pergunto à minha esposa o que ela acha, e ela me diz que tudo vai dar certo.

TERAPEUTA: Mas o problema real é conseguir aceitar a ideia da falência. É difícil viver tendo esse pensamento. Isso é o que você tem que praticar – o pensamento de realmente vir a falir.

PACIENTE: Isso é muito perturbador.

TERAPEUTA: Vejamos. Quais são algumas razões pelas quais você *não irá* falir?

PACIENTE: Tenho muitos outros investimentos, e tenho um emprego e minha esposa também. Não vou falir.

TERAPEUTA: Mas vamos praticar a imagem e o pensamento da falência. Que imagem ou cena vem à sua mente quando pensa em falência?

PACIENTE: Eu me vejo um sem-teto, sem dinheiro.

TERAPEUTA: OK. Feche os olhos e crie essa imagem claramente em sua cabeça. Agora, repita: "Vou falir e acabarei um sem-teto".

PACIENTE: Vou falir e acabarei um sem-teto.

TERAPEUTA: O quanto você se sente ansioso, de 0 a 100%?

PACIENTE: Cerca de 80%.

TERAPEUTA: Continue repetindo isso...

PACIENTE: (*Repete o pensamento e a imagem por 10 minutos, e sua ansiedade cai para 5%.*) Estou ficando aborrecido com isso.

TERAPEUTA: Isso acontece porque você consegue tolerar o pensamento de ir à falência.

Tarefa de casa

O terapeuta pede que o paciente use a seta descendente ("O que aconteceria a seguir que o perturbaria?") até que os piores medos sejam identificados. Então, eles são listados e seus custos e benefícios estimados. O paciente pode utilizar o Formulário 8.23 para identificar a série de eventos ou implicações que podem se originar de cada passo no seu processo de pensamento. Isso o ajuda a se concentrar em "Por que isso me perturbaria", em vez de simplesmente focar unicamente no evento que ele imagina. Em seguida, o paciente forma uma imagem visual do pior medo e a afirmação que o acompanha (p. ex.:

"Vou morrer de câncer"). O cliente então se concentra na imagem e repete a afirmação por 15 minutos. Esse processo permite que os pacientes pratiquem a exposição à sua fantasia temida e experimentem habituação à imagem. A resposta de uma cliente à sua fantasia temida é apresentada na Figura 8.9.

Possíveis problemas

Alguns pacientes acreditam que repetir a fantasia temida fará com que se sintam pior. Este exercício pode ser estabelecido como um experimento durante a sessão: "Vamos ver como a sua ansiedade muda ao longo do tempo enquanto mantém a imagem na sua mente". Muitos pacientes que se preocupam consideram esse processo contraintuitivo porque todo o seu esforço estava concentrado em escapar das imagens negativas por meio da preocupação e busca de reasseguramento. Outro problema pode ser a crença do paciente de que a pior fantasia é uma realidade plausível – por exemplo, algumas pessoas *realmente* vão à falência. Neste caso, o paciente pode receber como tarefa de casa a coleta de informações sobre como as pessoas lidam

Identifique seus piores medos por trás da sua preocupação atual	Custos de se preocupar com esses medos	Benefícios de se preocupar com esses medos
Vou ficar sozinha e não terei ninguém com quem conversar. Posso me ver sentada, sozinha.	Ansiosa, deprimida, desesperançada.	Talvez eu possa evitar isso. Talvez eu me motive.

Repita a imagem temida e a afirmação que a acompanha; classifique a ansiedade, de 0 a 100%:

	Ansiedade (0-100%)
1min	80%
5min	70%
10min	50%
15min	20%
20min	10%

FIGURA 8.9 Preocupação da fantasia temida.

com os eventos negativos da vida – por exemplo, como as pessoas lidam com falência, divórcio ou câncer? Modelos de enfrentamento são úteis na redução da ansiedade relativa aos piores resultados possíveis.

Referência cruzada com outras técnicas

O terapeuta pode pedir ao paciente que examine preocupações e desfechos passados; custos e benefícios de se preocupar com o pior desfecho possível; evidências a favor e contra essas preocupações; capacidade de resolver problemas, caso surjam, e técnica do duplo padrão.

Formulário

Formulário 8.23 (Preocupação da fantasia temida).

TÉCNICA: Aceitação do pensamento

Descrição

Ao apresentar este exercício, o terapeuta diz: "Em vez de tentar controlar e mudar tudo, talvez haja algumas coisas que você possa aprender a aceitar e fazer o melhor possível com elas. Por exemplo, talvez você não seja perfeito em seu trabalho, mas pode aprender a valorizar o que é capaz de fazer. Em vez de se criticar por ter um problema ou tornar o problema uma catástrofe, comece com: 'Eu aceito que tenho um problema com (nomeie a dificuldade) e agora vou tentar encontrar uma solução para isso'".

Exemplo

TERAPEUTA: Muitas vezes, nos preocupamos com coisas que achamos que precisamos controlar. Mas e se tentássemos aceitar e observar em vez de nos preocuparmos? Quando aceitamos e observamos, não julgamos, não controlamos. Por exemplo, se estiver frio na rua, em julho, podemos observar e aceitar isso. Obviamente, usaremos roupa quente, mas essa é uma realidade com a qual convivemos. E se você tivesse o objetivo de aceitar as coisas com as quais se preocupa atualmente?

PACIENTE: Não entendi.

TERAPEUTA: Bem, tomemos sua preocupação de que as dores e o desconforto que você sente sejam um sinal de câncer terminal. Mesmo o médico dizendo que tudo de que precisa são exercícios, você ainda se preocupa com a ideia de que vai morrer. Aceitar suas dores e desconforto significa observá-las, mas não julgá-las. Significa simplesmente descrevê-las. Significa não interpretá-las, apenas registrá-las. Como você descreveria suas dores nas pernas?

PACIENTE: Sinto um pouco de tensão na minha perna esquerda. Uma pequena dor. É como uma agulhada, mas ela passa, às vezes.

TERAPEUTA: E o que você sente nos pés?

PACIENTE: Notei que não há nada de diferente. Consigo sentir mais os pés dentro do sapato. Sinto um pouco de calor nas solas.

TERAPEUTA: E quanto a aceitar que algum dia irá morrer? Como isso seria?

PACIENTE: Posso me ver como um cadáver. Vejo que não estou me movendo. Não estou respirando. Eu recuo e me vejo lá.

TERAPEUTA: Como você se sente recuando e observando?

PACIENTE: Sinto-me um pouco nervoso inicialmente, mas também há uma sensação de tranquilidade.

Tarefa de casa

O terapeuta explica a tarefa da seguinte forma: "Nós nos preocupamos com muitas coisas na vida que, na verdade, não somos capazes controlar. Uma técnica útil, se estivermos desconfortáveis assim, é praticar a aceitação. Você já pratica essa aceitação em muitas áreas do cotidiano. Aceita o fato de que sente fome, precisa dormir, tem que pagar suas contas, vai trabalhar, fica preso no trânsito ou se está quente ou frio. Você não protesta ou se preocupa com essas coisas. Aceitação envolve tornar-se um observador que não julga, não interpreta ou não controla. O observador vê e aceita. Vamos examinar algumas coisas com que você se preocupa e ver como poderia aprender a aceitá-las. Use este formulário (Formulário 8.24) para indicar o que o preocupa – por exemplo: 'Não vou ser aprovado no exame' – e descreva o que realmente aconteceu – apenas o essencial. Evite fazer previsões, interpretações, julgamentos ou dar soluções. Simplesmente descreva o evento ou situação. Por exemplo, digamos que você perdeu dinheiro em seus investimentos. Escreva exatamente o que aconteceu. Então, estime os custos e benefícios de simplesmente *aceitar* essa perda. Tente ser passivo, não sentir revolta, apenas aceitação". A resposta de um paciente a esse formulário é apresentada na Figura 8.10.

Possíveis problemas

Muitas pessoas preocupadas se orgulham de evitar que coisas ruins aconteçam. Aceitação é a capacidade de aceitar o que *pode* acontecer. O terapeuta pode ajudar o paciente a examinar custos e benefícios de *resolver* versus *aceitar*. Geralmente, ajuda fazer com que o cliente examine todas as coisas que aceita na sua vida diária.

Referência cruzada com outras técnicas

Outras técnicas relevantes incluem treino de incerteza, duplo padrão, dramatização racional, seta descendente e identificação de pensamentos automáticos.

Formulário

Formulário 8.24 (Prática da aceitação).

O que me preocupa é: *Jamais encontrarei alguém para amar.*

Custos e benefícios da aceitação	Custos: *Ficarei deprimido. Isso é uma desistência. Preciso me livrar deste pensamento.*
	Benefícios: *Posso simplesmente aceitar o pensamento como algo que vivencio. Ele não prediz nada, necessariamente.*
Coisas que aceito diariamente que poderiam me incomodar se eu permitisse:	*Trânsito, barulho, pessoas rudes, metrôs lotados, estar atrasado, às vezes as coisas não serem do meu jeito no trabalho, amigos que não respondem rapidamente.*
Por que aceito essas coisas:	*Não posso controlar tudo, então simplesmente aceito e sigo em frente. Na verdade, não tenho escolha.*
Descreva, com alguns detalhes, o que realmente está acontecendo que causa a preocupação (não julgue, não interprete, não faça previsões):	Observador distante: *Estou sentado sozinho em meu apartamento, a televisão está ligada, acabei de checar meus e-mails e estou comendo uma fatia de pizza.*
Conclusão:	*Se aceitar os pensamentos como algo que acontece apenas de vez em quando e depois não lutar contra, poderia prosseguir com essas outras coisas. É útil, para mim, considerar alguns pensamentos como ruídos.*

FIGURA 8.10 Prática da aceitação

FORMULÁRIO 8.1
Automonitoramento de preocupações

Escreva a data e a hora de cada preocupação, anotando a situação que lhe deu origem, a emoção ou o sentimento que ela provoca (p. ex., ansioso, triste, desamparado, inseguro) e seu conteúdo específico (p. ex., "Isso vai acabar em discussão" ou "Não vou saber o que fazer"). Um exemplo de registro é fornecido como ilustração.

Data/hora	Descreva a situação	Emoção ou sentimento	Preocupação específica
14/6	Decidindo se vou à festa de hoje à noite.	Ansioso	Não vou saber o que dizer. Vou parecer um idiota. Vai haver uma pausa na conversa e ela vai me achar desajeitado e bobo. Vou ficar tão ansioso que terei que ir embora.

Técnicas de terapia cognitiva: manual do terapeuta, segunda edição, Robert L. Leahy. *Copyright* © 2018 Artmed Editora Ltda. É autorizada a reprodução deste material aos compradores deste livro para uso pessoal ou para uso com clientes individuais.

FORMULÁRIO 8.2
Custos e benefícios da preocupação

Escreva suas preocupações específicas e, para cada uma delas, veja se consegue identificar os custos em que você incorre por ter essa preocupação, bem como os benefícios. Classifique-os em uma escala de 0 a 100, e depois calcule o custo ou benefício final de manter a preocupação. Um exemplo inicial é fornecido como ilustração.

Preocupação específica	Custos	Porcentagem dos custos	Benefícios	Porcentagem dos benefícios	Custos--benefícios
Vou parecer um idiota	Fico ansioso. Não consigo me divertir. Quero evitar a festa.	80	Talvez eu consiga me tranquilizar. Talvez eu pense em alguma coisa para dizer.	20	−60

Você consegue apontar algum exemplo específico em que a preocupação torna as coisas mais difíceis para você?

Se você se preocupasse um pouco menos, o que melhoraria em sua vida?

Técnicas de terapia cognitiva: manual do terapeuta, segunda edição, Robert L. Leahy. *Copyright* © 2018 Artmed Editora Ltda.
É autorizada a reprodução deste material aos compradores deste livro para uso pessoal ou para uso com clientes individuais.

FORMULÁRIO 8.3
Transformação de preocupações em previsões

Na primeira coluna, escreva sua preocupação como uma previsão – por exemplo: "Serei reprovado no exame" – e, na segunda, registre o grau de confiança (0-100, onde 100 = certeza absoluta) que você tem de que a sua previsão se realizará. Na terceira coluna, escreva o que realmente aconteceu e, na quarta, descreva suas conclusões.

Minha previsão	Confiança (0-100)	Resultado real	Conclusões

Técnicas de terapia cognitiva: manual do terapeuta, segunda edição, Robert L. Leahy. *Copyright* © 2018 Artmed Editora Ltda. É autorizada a reprodução deste material aos compradores deste livro para uso pessoal ou para uso com clientes individuais.

FORMULÁRIO 8.4
Como tornar pensamentos e previsões testáveis

Frequentemente temos pensamentos muito vagos e não somos capazes de testar se eles são verdadeiros ou falsos. Por exemplo, o pensamento "A vida será vazia" é difícil de testar, pois é difícil saber o que significa "vazia". No entanto, podemos testar o pensamento "Não terei nenhum prazer", registrando o prazer que experimentamos. Às vezes, temos pensamentos bastante irrealistas, como, por exemplo: "Sou um fracasso", e testamos esse pensamento se nos ocorrem falhas ou desapontamentos na vida. Como todos nós temos algumas falhas e desapontamentos, a maioria das pessoas pode não concordar com a ideia de que "ser um fracasso" é o mesmo que falhar em um teste ou ser rejeitado. Liste a seguir alguns dos seus pensamentos problemáticos e depois responda a cada pergunta.

Pensamento	Como posso testá-lo? O que posso observar que provaria que está correto?	Outras pessoas concordariam com meu teste para este pensamento?	Outras pessoas veriam as coisas de forma diferente?	Meus pensamentos são vagos e gerais?

Dupla verificação: Há algo de errado com a forma como seus pensamentos são formulados? Eles são realmente testáveis? Podemos coletar informações que pesem contra seu pensamento?

Técnicas de terapia cognitiva: manual do terapeuta, segunda edição, Robert L. Leahy. Copyright © 2018 Artmed Editora Ltda. É autorizada a reprodução deste material aos compradores deste livro para uso pessoal ou para uso com clientes individuais.

FORMULÁRIO 8.5
Teste das previsões negativas

Durante a próxima semana, escreva previsões sobre seus pensamentos negativos e preocupações – por exemplo: "Não vou conseguir me concentrar", "Não vou ter nada a dizer" ou "Não vou conseguir dormir". Então, no fim da semana, registre o que realmente aconteceu.

Prevejo que . . . irá acontecer.	Prevejo que . . . não irá acontecer.	Resultado real

Técnicas de terapia cognitiva: manual do terapeuta, segunda edição, Robert L. Leahy. *Copyright* © 2018 Artmed Editora Ltda.
É autorizada a reprodução deste material aos compradores deste livro para uso pessoal ou para uso com clientes individuais.

FORMULÁRIO 8.6

Exame das previsões negativas passadas

Convém examinar suas previsões negativas ocorridas no passado para ver se você tem uma tendência de prever o futuro negativamente. Pense em situações (i. e., eventos ativadores) nas quais você fez previsões negativas. Por exemplo, você pode ter enfrentado uma separação e previsto: "Jamais terei outro relacionamento" ou "Jamais serei feliz". Na coluna da esquerda, escreva o evento ativador; na coluna do meio, a sua previsão; e na coluna da direita, escreva o que realmente aconteceu. Um exemplo é fornecido como ilustração.

Evento ativador no passado	Previsão/pensamento	Resultado real
Terminei o relacionamento com um homem.	Ficarei sozinha para sempre. Jamais voltarei a ser feliz. Terei um colapso nervoso.	Conheci alguém 6 meses depois. Fiquei feliz no dia seguinte, quando me encontrei com amigos. Fiquei deprimida por algum tempo, mas me recuperei.

Técnicas de terapia cognitiva: manual do terapeuta, segunda edição, Robert L. Leahy. Copyright © 2018 Artmed Editora Ltda. É autorizada a reprodução deste material aos compradores deste livro para uso pessoal ou para uso com clientes individuais.

FORMULÁRIO 8.7
Possíveis desfechos

Frequentemente nos concentramos nos piores desfechos quando estamos ansiosos. No formulário abaixo, liste o pior resultado possível, o melhor possível, um neutro e o mais provável. Que probabilidades você atribuiria a cada desfecho?

Pior (%)	Melhor (%)	Neutro (%)	Mais provável (%)

Técnicas de terapia cognitiva: manual do terapeuta, segunda edição, Robert L. Leahy. *Copyright* © 2018 Artmed Editora Ltda.
É autorizada a reprodução deste material aos compradores deste livro para uso pessoal ou para uso com clientes individuais.

FORMULÁRIO 8.8
Histórias sobre desfechos

Uma forma de pensar nas alternativas é criar histórias sobre o que teria que acontecer para que ocorresse esse desfecho. No formulário abaixo, liste o desfecho mais provável, o melhor possível e um que seja neutro. Depois, descreva em detalhes o que teria que acontecer para que ocorressem esses desfechos. Que ação específica você poderia colocar em prática?

Tipo de desfecho	O que teria que acontecer? O que eu teria que fazer?
Desfecho mais provável	
Melhor desfecho possível	
Desfecho neutro	

Técnicas de terapia cognitiva: manual do terapeuta, segunda edição, Robert L. Leahy. *Copyright* © 2018 Artmed Editora Ltda. É autorizada a reprodução deste material aos compradores deste livro para uso pessoal ou para uso com clientes individuais.

FORMULÁRIO 8.9
Exemplos de soluções imperfeitas

Às vezes, só conseguimos fazer progresso realizando as coisas de forma imperfeita. Chamamos isso de "imperfeição bem-sucedida". Por exemplo, o ideal seria você fazer exercícios por 45 minutos, cinco vezes por semana, mas pode ser que não consiga fazer isso. Entretanto, você pode fazer progresso "fazendo as coisas de forma imperfeita" – como caminhar mais ou fazer exercícios por 20 minutos, três vezes por semana. Dar início a alguma coisa geralmente significa *avançar dando passos imperfeitos*. No formulário abaixo, liste algumas "soluções imperfeitas" possíveis que você pode colocar em prática (p. ex., "Fazer mais exercícios do que estou fazendo agora"), além dos custos e benefícios de fazer essas coisas de forma imperfeita. Depois liste ações específicas que você poderia colocar em prática (p. ex., "Caminhar 30 minutos por dia").

Possíveis soluções imperfeitas	Custos	Benefícios

Que ação você pode colocar em prática usando essa solução imperfeita?

Ação:

Técnicas de terapia cognitiva: manual do terapeuta, segunda edição, Robert L. Leahy. Copyright © 2018 Artmed Editora Ltda.
É autorizada a reprodução deste material aos compradores deste livro para uso pessoal ou para uso com clientes individuais.

FORMULÁRIO 8.10

Revisão de como lidei com eventos negativos no passado

Todos nós lidamos com eventos negativos de vez em quando. Talvez você ache que não consegue lidar com situações negativas tão bem assim. Pense em experiências negativas que já teve e identifique como conseguiu lidar com elas. O que você fez para melhorar as coisas? Além disso, liste algumas formas problemáticas ou inúteis de lidar com elas – por exemplo, beber, isolar-se, buscar relacionamentos sem futuro, procrastinar ou simplesmente se queixar. Por fim, examine seu problema atual e identifique algumas possíveis formas efetivas e não efetivas de lidar com ele.

Eventos negativos no passado	Como lidei	Formas inúteis de lidar com eles
Problema atual que me preocupa	**Como posso lidar efetivamente com ele**	**Formas inúteis de lidar com o problema**

Técnicas de terapia cognitiva: manual do terapeuta, segunda edição, Robert L. Leahy. *Copyright* © 2018 Artmed Editora Ltda.
É autorizada a reprodução deste material aos compradores deste livro para uso pessoal ou para uso com clientes individuais.

FORMULÁRIO 8.11
Por que não aprendo com previsões passadas

Às vezes percebemos que nossas previsões no passado não se realizaram, mas não vemos nossas previsões atuais como parte dessa corrente de alarmes falsos. Talvez você tenha algumas razões para pensar desta maneira. No formulário a seguir, liste todas as razões possíveis pelas quais os alarmes falsos do passado são menos importantes para você do que sua preocupação atual.

Razões pelas quais não uso os alarmes falsos do passado como evidência de que sou pessimista	Consequência desta crença
1. Não vou me contentar com pouca garantia.	
2. Não examino as evidências de que posso estar errado em relação a minhas previsões atuais.	
3. Não examino as evidências de previsões incorretas no passado.	
4. Desta vez pode acontecer, então devo me preocupar com isso.	
5. Outras razões (especificar)	

Técnicas de terapia cognitiva: manual do terapeuta, segunda edição, Robert L. Leahy. *Copyright* © 2018 Artmed Editora Ltda. É autorizada a reprodução deste material aos compradores deste livro para uso pessoal ou para uso com clientes individuais.

FORMULÁRIO 8.12

Ponto-contraponto

Comece com o pensamento automático e depois o desafie com uma resposta racional. A seguir, questione a resposta racional. Continue avançando e recuando – questionando sua resposta anterior.

Pensamentos automáticos	Respostas racionais

FORMULÁRIO 8.13
Preocupações produtivas e improdutivas

Algumas vezes, todos nós nos preocupamos com alguma coisa. A questão aqui é se sua preocupação atual é produtiva ou improdutiva. Preocupação produtiva é aquela que leva a uma ação concreta específica. É uma preocupação sobre alguma coisa que é plausível ou tem uma probabilidade razoável de ocorrer. Preocupação improdutiva é simplesmente preocupar-se com o que é possível – que poderia acontecer –, mas bastante improvável.

Minha preocupação atual: _____

Pergunta	Resposta
Isso tem probabilidade muito pequena de ocorrer?	
Que previsão estou fazendo?	
Que problema precisa ser resolvido?	
Que ações específicas posso colocar em prática?	
Há uma lista de "coisas a fazer" para mim hoje? Há alguma coisa que eu possa fazer hoje para levar as coisas adiante?	
Essas ações parecem ser razoáveis?	
Estou me preocupando com coisas sobre as quais tenho pouco ou nenhum controle?	
Esta é uma preocupação produtiva ou improdutiva?	
Por que sim ou por que não?	

Técnicas de terapia cognitiva: manual do terapeuta, segunda edição, Robert L. Leahy. *Copyright* © 2018 Artmed Editora Ltda. É autorizada a reprodução deste material aos compradores deste livro para uso pessoal ou para uso com clientes individuais.

FORMULÁRIO 8.14

Registro das preocupações para o tempo da preocupação

No formulário a seguir, você pode fazer o registro das preocupações que tem em diferentes momentos do dia ou da noite. Reserve 30 minutos todos os dias, quando, então, irá se concentrar em suas preocupações. Em todos os outros momentos, escreva as preocupações usando o formulário abaixo.

Situação que desencadeou esta preocupação	Minha preocupação específica	Já tive essa preocupação antes?

Tempo da preocupação

Escreva suas preocupações usando o formulário a seguir. Depois de 30 minutos de tempo de preocupação, responda a cada pergunta.

Tempo/data:	Duração (minutos):
Local:	
Ansiedade no começo do tempo da preocupação (0-100%):	Ansiedade no fim do tempo da preocupação (0-100%):

(continua)

Técnicas de terapia cognitiva: manual do terapeuta, segunda edição, Robert L. Leahy. Copyright © 2018 Artmed Editora Ltda. É autorizada a reprodução deste material aos compradores deste livro para uso pessoal ou para uso com clientes individuais.

Registro das preocupações para o tempo da preocupação (página 2 de 2)

Preocupações:

Temas comuns nas minhas preocupações:

Quais são os custos e os benefícios de me preocupar com isso? Custos: Benefícios:

Esta é uma preocupação produtiva ou improdutiva?

Há alguma ação produtiva que eu possa colocar em prática hoje que ajudará a resolver esse problema?

Eu me sentiria melhor se aceitasse minha limitação no momento atual – que eu posso não saber, que não há nada que eu possa fazer ou que sempre há alguma incerteza?

FORMULÁRIO 8.15

Previsões negativas que se tornam verdade: profecias autorrealizáveis

Na coluna da esquerda, liste suas previsões negativas (p. ex., "Ninguém vai falar comigo na festa"). Na coluna do meio, liste todas as coisas que acabam "realizando" sua previsão (p. ex., "Não converso com as pessoas" ou "Eu me comporto como se estivesse com medo"). Na coluna da direita, liste coisas que poderia fazer para desmentir sua previsão negativa – por exemplo, o que você faria se acreditasse no contrário da previsão negativa (p. ex., "Eu me apresentaria às pessoas" ou "Eu faria perguntas às pessoas sobre elas").

Minhas previsões negativas	Como transformo essas previsões negativas em realidade	Alternativas que podem refutar minhas previsões negativas

---

Técnicas de terapia cognitiva: manual do terapeuta, segunda edição, Robert L. Leahy. *Copyright* © 2018 Artmed Editora Ltda.
É autorizada a reprodução deste material aos compradores deste livro para uso pessoal ou para uso com clientes individuais.

FORMULÁRIO 8.16
Inundação com incertezas

Na coluna da esquerda, escreva o pensamento que você repetirá para si mesmo – por exemplo: "Sempre é possível que (algo terrível) me aconteça". Na coluna do meio, anote que você repetiu o pensamento a intervalos de 3 minutos. Na coluna da direita, anote seu nível de ansiedade, de 0 a 100%. Continue repetindo a afirmação até seu nível de ansiedade ficar reduzido à metade. Assim, se o nível mais alto de ansiedade for 80%, repita o pensamento até que ela esteja abaixo de 40%. Continue repetindo o pensamento por pelo menos 15 minutos, independentemente do seu nível de ansiedade.

Pensamento a ser repetido	Tempo de exposição	Ansiedade (0-100%)

Técnicas de terapia cognitiva: manual do terapeuta, segunda edição, Robert L. Leahy. *Copyright* © 2018 Artmed Editora Ltda. É autorizada a reprodução deste material aos compradores deste livro para uso pessoal ou para uso com clientes individuais.

FORMULÁRIO 8.17

Distanciamento/desaparecimento

Quando nos preocupamos com as coisas, vemos a nós mesmos como o centro de tudo. Ou pensamos que "tem a ver conosco" ou que "precisamos fazer alguma coisa". Como alternativa, podemos imaginar que desaparecemos temporariamente. Nós somos invisíveis. Não tem a ver conosco porque não estamos aqui. Estamos apenas observando o que acontece. Estamos descrevendo o evento. Não temos que fazer nada. Ao desaparecer, observamos. Na tabela a seguir, na coluna da esquerda, descreva uma situação que o incomoda – algo com que se preocupa. Na coluna do meio, anote os pensamentos que o preocupam. Depois imagine que você está invisível ou não existe temporariamente; está apenas observando o que está acontecendo independentemente de você. Agora, na coluna da direita, descreva o que observa.

Situação que me incomoda	O que me preocupa	Quando desapareço, o que observo?

Técnicas de terapia cognitiva: manual do terapeuta, segunda edição, Robert L. Leahy. *Copyright* © 2018 Artmed Editora Ltda. É autorizada a reprodução deste material aos compradores deste livro para uso pessoal ou para uso com clientes individuais.

FORMULÁRIO 8.18
Grão de areia

Frequentemente pensamos em nós mesmos como o centro de alguma coisa quando nos preocupamos. Pensamos sobre o que as pessoas acham de nós, o que pode nos acontecer, o que precisamos fazer. Nessa mente preocupada, somos muito grandes, muito importantes. Mas imagine por um momento que você é somente um grão de areia numa praia imensa, com bilhões de outros grãos de areia. Todos são iguais. O vento sopra, levando-os para todo o lado.

No formulário a seguir, pense em algo que o preocupa e escreva na coluna da esquerda. Na coluna do meio, imagine que você é um grão de areia entre bilhões de outros grãos. Imagine que está à deriva, perdido por um momento, deixando acontecer. Mantenha essa imagem na sua mente. Que novos pensamentos e sentimentos você tem como um grão de areia? Na coluna da direita, descreva como você estaria melhor se conseguisse relaxar e se permitisse se imaginar como um grão de areia.

O que me preocupa	Pensamentos e sentimentos como um grão de areia	Como eu estaria melhor se conseguisse me imaginar como um grão de areia

---

Técnicas de terapia cognitiva: manual do terapeuta, segunda edição, Robert L. Leahy. Copyright © 2018 Artmed Editora Ltda. É autorizada a reprodução deste material aos compradores deste livro para uso pessoal ou para uso com clientes individuais.

FORMULÁRIO 8.19
Observação a partir da sacada

Muitas vezes somos aprisionados pelas coisas quando nos preocupamos. Tudo tem a ver conosco e com o que as pessoas pensam de nós, o que está acontecendo conosco, o que precisamos fazer. Em vez disso, imagine-se elevando-se acima da situação atual e observando-a a partir de uma sacada, lá no alto. Você, agora, está apenas observando o que há lá embaixo. Retirando-se por um momento, pode se liberar de fazer alguma coisa acontecer ou relaxar da sua preocupação sobre o que vai acontecer com você. Na coluna da esquerda, descreva como você pensa e se sente quando está preocupado. Na coluna do meio, imagine-se descrevendo o que vê do alto da sacada. Na coluna da direita, anote como pensa e se sente na sacada.

Como penso e me sinto quando estou preocupado	O que vejo abaixo de mim do alto da sacada	Como penso e me sinto do alto da sacada

Técnicas de terapia cognitiva: manual do terapeuta, segunda edição, Robert L. Leahy. Copyright © 2018 Artmed Editora Ltda.
É autorizada a reprodução deste material aos compradores deste livro para uso pessoal ou para uso com clientes individuais.

FORMULÁRIO 8.20
Máquina do tempo

Quando nos preocupamos, focamos em algo que está acontecendo, e podemos não perceber que, naquele momento, poderiam acontecer muitas outras coisas que fariam com que nos sentíssemos melhor. Imagine que você está preocupado com alguma coisa neste momento, mas então entra numa máquina do tempo que o leva para daqui a uma semana, um mês, um ano, talvez até cinco anos. Como seus pensamentos e sentimentos mudariam? Que coisas boas possivelmente o ajudariam a lidar com isso?

Como me sentirei em relação ao que está me incomodando agora daqui a . . .	Por que não me sentirei tão mal sobre isso
1 semana	
1 mês	
6 meses	
1 ano	
5 anos	

Técnicas de terapia cognitiva: manual do terapeuta, segunda edição, Robert L. Leahy. *Copyright* © 2018 Artmed Editora Ltda.
É autorizada a reprodução deste material aos compradores deste livro para uso pessoal ou para uso com clientes individuais.

FORMULÁRIO 8.21

Por que os outros não se importarão mais tarde com meu comportamento "negativo"

Às vezes nos preocupamos com o que as pessoas pensam sobre algo que aconteceu e que nos envolve. Mas elas esquecem. Elas pensam sobre outras coisas em suas vidas, e podemos não ser o foco da sua atenção ou interesse em outros momentos. Imagine-se entrando numa máquina do tempo e indo para o futuro. Como outras pessoas pensariam sobre aquilo com que você está preocupado em diferentes momentos no futuro?

Meu comportamento negativo	Outras coisas que a pessoa fará ou pensará que não têm a ver comigo

Técnicas de terapia cognitiva: manual do terapeuta, segunda edição, Robert L. Leahy. Copyright © 2018 Artmed Editora Ltda. É autorizada a reprodução deste material aos compradores deste livro para uso pessoal ou para uso com clientes individuais.

FORMULÁRIO 8.22
Negação de "problemas"

Muitas vezes nos preocupamos com alguma coisa por pensarmos que isso é ou poderia tornar-se um problema. Mas há outra maneira de olhar para isso. Talvez não seja um problema tão grande, porque você pode lidar com ele ou existem outras fontes de recompensa ou significado.

Problema	Por que isso não é um problema

Técnicas de terapia cognitiva: manual do terapeuta, segunda edição, Robert L. Leahy. *Copyright* © 2018 Artmed Editora Ltda.
É autorizada a reprodução deste material aos compradores deste livro para uso pessoal ou para uso com clientes individuais.

FORMULÁRIO 8.23

Preocupação da fantasia temida

Primeiro, identifique seus piores medos por trás da sua preocupação atual e estime os custos e benefícios desses piores medos. Depois, concentre-se na imagem do pior medo e repita para si mesmo, por 15 minutos, a afirmação que o acompanha. A intervalos de 3 minutos, classifique e registre seu nível de ansiedade.

Identifique seus piores medos por trás da sua preocupação atual	Custos de se preocupar com esses medos	Benefícios de se preocupar com esses medos

Repita a imagem temida e a afirmação que a acompanha; classifique a ansiedade, de 0 a 100%.

	Ansiedade (0-100%)
1min	
5min	
10min	
15min	
20min	

Técnicas de terapia cognitiva: manual do terapeuta, segunda edição, Robert L. Leahy. Copyright © 2018 Artmed Editora Ltda.
É autorizada a reprodução deste material aos compradores deste livro para uso pessoal ou para uso com clientes individuais.

FORMULÁRIO 8.24
Prática da aceitação

Quando você percebe um pensamento incômodo, geralmente pensa que precisa se livrar dele de imediato. Mas imagine que você aceita o pensamento como um "ruído de fundo" – como aceitamos o barulho do trânsito na rua. Imagine-se simplesmente permitindo que o pensamento "exista", sem fazer nada a respeito. Você pode continuar com outras atividades, e o pensamento permanece em segundo plano. No formulário a seguir, escreva o pensamento que o preocupa e, então, anote os custos e benefícios de simplesmente aceitá-lo. Em seguida, identifique outras coisas que você aceita e por que consegue aceitá-las. Por fim, imagine-se como um observador distante e descreva – sem julgar, interpretar ou prever – o que está lhe causando preocupação, junto com sua conclusão no fim do exercício.

O que me preocupa é: _____

Custos e benefícios da aceitação	Custos:
	Benefícios:

Coisas que aceito diariamente que poderiam me incomodar se eu permitisse:	
Por que aceito essas coisas:	
Descreva, com alguns detalhes, o que realmente está acontecendo que causa a preocupação (não julgue, não interprete, não faça previsões):	Observador distante:
Conclusão:	

Técnicas de terapia cognitiva: manual do terapeuta, segunda edição, Robert L. Leahy. *Copyright* © 2018 Artmed Editora Ltda. É autorizada a reprodução deste material aos compradores deste livro para uso pessoal ou para uso com clientes individuais.

CAPÍTULO 9

Colocação das coisas em perspectiva

A abordagem cognitivo-comportamental reconhece que pensamentos negativos podem, algumas vezes, ser verdadeiros ou parcialmente verdadeiros. No entanto, o problema é geralmente a forma extrema, a seriedade e a disseminação de um pensamento negativo. Não raro, um paciente diz: "Não suporto isso", "Isso é terrível", "Isso é muito difícil" ou "Isso é trágico". Ou o indivíduo pode alegar: "É tudo minha culpa" ou "Estraguei tudo". Vale ressaltar que a palavra "racional" é derivada da palavra grega "ratio" – que significa proporção ou perspectiva. O clínico deve considerar que o indivíduo pode estar vendo as coisas de forma desproporcional sempre que o nível de ansiedade, tristeza ou raiva for extremo. Além disso, como este capítulo enfatiza, eventos que parecem terrivelmente difíceis no momento presente podem perder seu impacto emocional com o passar do tempo.

Pensamentos negativos podem ser parcialmente verdadeiros. Por exemplo, pode ser verdade que a pessoa cometeu erros, não se saiu tão bem quanto outras no teste ou perdeu aquele dinheiro no mercado de ações. O problema ao lidar com esses eventos negativos surge quando estes são vistos da maneira mais extrema imaginável. Por exemplo, o indivíduo que perde 30% do seu portfólio no mercado de ações acha que isso significa que não lhe sobrou dinheiro algum ou que não será capaz de viver a vida que deseja. Neste capítulo, examinamos várias técnicas que podem ajudar os pacientes a colocar as coisas em perspectiva.

TÉCNICA: Gráfico em forma de torta

Descrição

Um paciente diz: "É tudo minha culpa" e então cai num período de autocrítica intensa. Quando ocorre um evento ruim, podemos acreditar que somos 100% culpados. A mulher que está passando por um divórcio se culpa totalmente pelo fim do relacionamento, e a pessoa que está procurando emprego se culpa 100% por não conseguir uma vaga. O indivíduo personaliza o problema inteiro, cuja causalidade é atribuída em termos de tudo-ou-nada. No caso de um resultado negativo, o indivíduo pode focar em uma única causa, excluindo todas as outras. Por exemplo, a mulher que se culpa pelo divórcio pode ignorar outros fatores que podem ter causado o rompimento, incluindo os problemas de raiva do seu marido, a falta de comprometimento dele, o impacto que a perda do trabalho teve no relacionamento e o estresse de ter que cuidar dos filhos sem o apoio do companheiro.

Com frequência, existe a tendência a encarar um evento em termos de "causalidade única" – culpando somente a nós mesmos ou somente outra pessoa –, em vez de reconhecer uma variedade de causas possíveis.

Uma intervenção útil na contestação do pensamento do tipo tudo-ou-nada é utilizar o gráfico em forma de torta, no qual o indivíduo é solicitado a pensar numa torta com pedaços de tamanhos diferentes, representando diferentes graus de responsabilidade por um acontecimento. O cliente indica todas as possíveis causas para o evento e o tamanho da fatia que deve ser atribuída a cada causa. Por fim, considera a causa restante – ele mesmo – e pondera como esta "fatia da torta" reflete seu grau de responsabilidade.

Perguntas a formular/intervenção

"Vamos considerar uma torta cortada em fatias. (*O terapeuta desenha um círculo com segmentos de diferentes tamanhos.*) Agora quero que você considere todas as diferentes causas para este acontecimento (o evento que incomoda o paciente e pelo qual ele se culpa). Cada fatia da torta representa uma causa possível do evento. Qual deve ser o tamanho de cada fatia para cada uma dessas causas? Que quantidade da torta cabe a você?"

Exemplo

Por exemplo, uma mulher que trabalhava em um escritório onde recebia demandas excessivas criticava seu desempenho profissional, rotulando-se como um "fracasso". Seu pressuposto era: "Devo dar conta de todo o trabalho e, se não o fizer, a culpa será inteiramente minha". Decidimos listar possíveis fatores que contribuíam para os problemas no trabalho, atribuindo várias porcentagens de causalidade a cada um, com a condição de que o total deveria ser igual ou inferior a 100%:

Limitações do programa do computador	10%
A equipe não me fornece informações suficientes	10%
Expectativas absurdas da equipe sênior	30%
Falta de suporte técnico e de pessoal	45%
Falta de esforço da minha parte	0%
Falta de capacidade da minha parte	5%

Depois disso, convertemos esses valores em um gráfico em forma de torta (Fig. 9.1). O Formulário 9.1 é um gráfico em forma de torta que os pacientes podem usar.

Tarefa de casa

O terapeuta pede ao paciente para pensar sobre o evento ou desfecho ruim pelo qual se culpa (ou culpa outra pessoa). Ele pode explicar: "Quero que você considere todas as razões possíveis para que isso (evento ruim) tenha acontecido, incluindo o seu papel e o papel de outras pessoas, ou a importância da situação. Considere também o papel da 'má sorte'. Além disso, considere a possibilidade de haver causas desconhecidas. Agora, examine esta cópia do gráfico em forma de torta [Formulário 9.1] e divida-o em fatias representando diferentes causas ou elementos. O quanto da torta sobra para a autocrítica?".

(Uma variação deste exercício pode ser usada para contestar a rotulação. Por exemplo, o paciente pode ser convidado a listar o rótulo negativo atribuído a si mesmo, como "Sou um idiota", e depois listar todas as suas outras qualidades e comportamentos. Um gráfico em forma de torta pode ser usado para dividir os vários componentes do autoconceito do indivíduo).

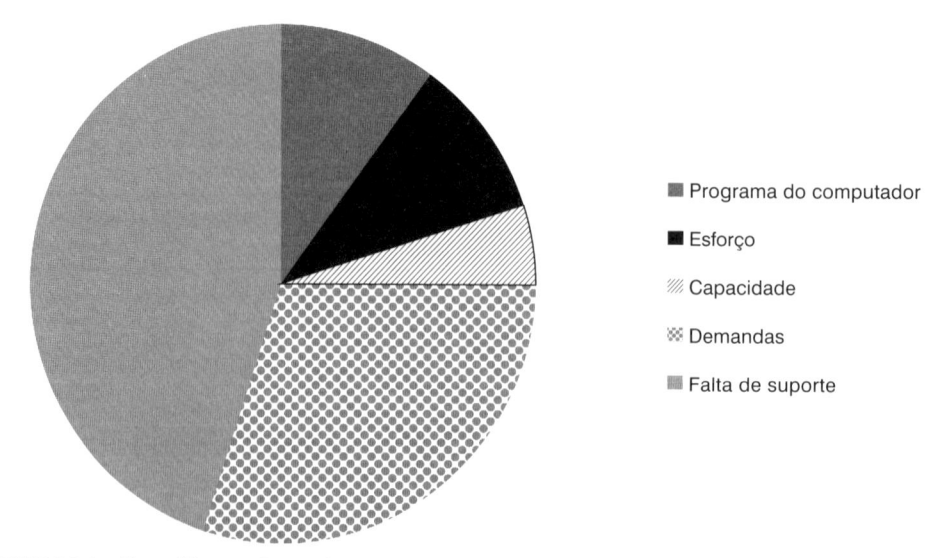

FIGURA 9.1 Um gráfico em forma de torta.

- Programa do computador
- Esforço
- Capacidade
- Demandas
- Falta de suporte

Possíveis problemas

Os pacientes podem ter dificuldade em identificar outras causas possíveis do evento, sobretudo se estiverem culpando exclusivamente a si mesmos. O terapeuta pede que o cliente assuma o papel de seu próprio advogado de defesa, o qual deve encontrar novas formas de ver a situação de modo que ele não se culpe inteiramente. O que diria o advogado de defesa? O profissional também pode dar sugestões de possíveis causas – por exemplo, as outras pessoas envolvidas podem ter tido comportamentos negligentes, aquela foi uma má escolha, o paciente deu azar ou não tentou tanto quanto poderia, etc. Além disso, o terapeuta pode sugerir que as causas talvez incluam a dificuldade da tarefa, má sorte, falta de esforço e falta de capacidade. Alguns pacientes acreditam que esta reatribuição é simplesmente outro conjunto de desculpas para si mesmos – isto é, acreditam que são "moralmente obrigados" a culpar inteiramente a si mesmos. O clínico examina a racionalidade de ver a coleta de informações sobre as causas reais ou possíveis como algo bem diferente de inventar desculpas. Se as causas forem fatos verdadeiros, então não são o mesmo que desculpas para fugir da responsabilidade. Além disso, o terapeuta pode usar a técnica do duplo padrão para examinar a gravidade do julgamento.

Referência cruzada com outras técnicas

Outras técnicas relevantes incluem ponto-contraponto, exame das evidências, análise dos custos-benefícios, uso do *continuum*, observar o problema a partir da sacada e dramatização racional.

Formulário

Formulário 9.1 (Exercício do gráfico em forma de torta).

TÉCNICA: *Continuum*

Descrição

Muito do pensamento depressivo é dicotômico (do tipo tudo-ou-nada): "Sou um perdedor ou um vencedor"; "Sou brilhante ou burro". Ou os resultados são vistos como catastróficos ou neutros: "Meu amigo foi rude comigo – não suporto isso" se torna "É terrível que isso tenha acontecido". Esse tipo de pensamento dicotômico carece de qualificadores como "levemente", "um tanto" e "às vezes", resultando num pensamento do tipo preto-e-branco. Em vez de dizer: "Às vezes não me saio bem em um teste", o indivíduo diz: "Sempre me saio mal". Do mesmo modo, ele pode ver os resultados como totalmente bons ou totalmente ruins.

Esse tipo de pensamento pode ser examinado com o uso da técnica do *continuum*. O objetivo desta técnica é ajudar o paciente a pensar em termos de graus ou variações em vez de totalmente bom ou totalmente ruim. Muitas vezes, as pessoas deprimidas, ansiosas ou irritadas respondem aos eventos como se fossem catastróficos. Em vez de encarar um evento como uma inconveniência ou uma frustração, o indivíduo pensa que o mundo está chegando ao fim e que as coisas não podem ser toleradas como estão. Assim sendo, ele acredita que "não consegue lidar com isso", mesmo que o resultado que experimenta ou prevê não represente mais do que um inconveniente temporário.

A técnica do *continuum* requer que o indivíduo avalie o evento em uma escala de 0 a 100%, onde 0% corresponde à ausência de algo negativo e 100% corresponde ao pior resultado possível imaginável – por exemplo, o Holocausto ou ter a própria pele queimada lentamente. Pede-se ao paciente que avalie o quanto se sente mal em relação ao acontecimento atual, coloque essa avaliação dentro de uma escala de 100 pontos de desfechos ruins possíveis e, então, considere outros pontos na escala. Ao marcar os pontos "intermediários" da escala, o cliente deve ver os eventos ao longo de um *continuum*. Cada ponto ao longo desse *continuum*, em incrementos de 10 pontos, é identificado e tem um evento correspondente associado. Tipicamente, os pacientes têm dificuldade de identificar eventos ou resultados inferiores na escala dos resultados negativos, especialmente pontos ao longo da escala que estão abaixo de 75%, ilustrando a tendência a ver as coisas em termos de tudo-ou-nada. Esse é um reconhecimento importante, já que olhar para essas nuanças será importante para colocar as coisas em perspectiva. Pede-se, então, que o paciente reavalie o desfecho, atribuindo-lhe um novo valor percentual, e indique por que esse resultado não é tão ruim quanto parece.

Perguntas a formular/intervenção

"Você disse que esse evento foi muito ruim. O quanto você se sente mal, numa escala de 0 a 100%, onde 100% representa o pior sentimento que você pode imaginar – algo como o Holocausto – e 0% representa a ausência de qualquer coisa negativa? (Utilizando o Formulário 9.2) Vou desenhar uma linha, marcando cada incremento de 10 pontos.

Você atribuiu ao evento atual uma pontuação ruim, 90%. Agora, vamos examinar alguns outros pontos da escala. Vamos considerar 95%. O que poderia acontecer a alguém que fosse 95, 80, 70, 60, 50, 40, 30, 20, 10%? Há alguns pontos que você acha difícil de marcar? Por que seria difícil marcar os pontos abaixo de 60%? Será que é por que você está vendo o que acontece agora em termos extremos? Você pode pensar em mudar o ponto em que colocou este evento na escala? Quais as razões pelas quais isso não é tão ruim quanto você pensou que fosse?"

Exemplo

TERAPEUTA: Você disse que está aborrecida porque Roger não lhe telefonou de novo. Você saiu com ele duas vezes. Parece muito chateada agora. Diga-me, em uma escala de 0 a 100%, onde 100% representa o mais chateada que já se sentiu, o quanto está chateada agora, ao pensar sobre isso?

PACIENTE: Eu diria que uns 95%. Estou realmente muito zangada e magoada.

TERAPEUTA: OK. Isso é bem ruim. Agora, vamos imaginar que Roger não telefone nunca mais. Onde você colocaria essa possibilidade em termos de coisas ruins que poderiam acontecer – de 0 a 100%, onde 100% representa o Holocausto?

PACIENTE: Eu daria uns 75%. Estou sempre sendo rejeitada.

TERAPEUTA: OK. Vamos desenhar uma escala de 0 a 100% – chamamos isso de *continuum*. Agora, 100% representa o Holocausto, e 75% representa o fato de Roger não ligar para você. Vejamos o que você colocaria em 90%?

PACIENTE: Acho que ser agredida fisicamente.

TERAPEUTA: OK, o que você colocaria em 85%?

PACIENTE: Me machucar, mas depois me recuperar.

TERAPEUTA: 60%?

PACIENTE: Não sei. Perder meu emprego.

TERAPEUTA: 50%?

PACIENTE: Minha amiga ficar zangada comigo sem motivo.

TERAPEUTA: 40%?

PACIENTE: Isso está ficando meio monótono. Não sei. Estar acima do peso – engordei 3 kg.

TERAPEUTA: Você tem dificuldade em marcar os pontos abaixo de 50%? Por que será?

PACIENTE: Acho que é porque a maior parte das coisas não é tão ruim assim. A maioria está abaixo de 50%.

TERAPEUTA: Você realmente acha que o fato de Roger não lhe telefonar de novo seja 75% tão ruim quanto o Holocausto? Ou quase tão ruim quanto ser agredida?

PACIENTE: Provavelmente não. Só parece ser assim.

TERAPEUTA: Seus sentimentos são realmente importantes, mas também pode ser importante olhar para este evento em perspectiva. Por exemplo, por que isso não é realmente tão ruim quanto perder seu emprego?

PACIENTE: Porque preciso do meu emprego para pagar minhas contas. Não preciso de Roger.

Tarefa de casa

O terapeuta pede que o paciente examine alguns dos seus rótulos negativos, pensamentos catastróficos e julgamentos/conclusões do tipo tudo-ou-nada. "Quero que você pense em algumas coisas que realmente o incomodaram esta semana ou que o preocupam em relação ao futuro próximo, coisas que o deixaram ou o deixam muito ansioso, deprimido ou zangado, e escolha uma delas como foco. Pense no quanto esse evento ou situação parece ruim ou quais são seus pensamentos automáticos sobre isso. Agora, escreva o que o está incomodando – digamos que você vai fazer uma palestra na semana que vem e acha que alguém poderá não gostar. O quanto isso lhe parece ruim – alguém não gostar da sua palestra – de 0 a 100%? Use este formulário (Formulário 9.2). Ele ilustra o que chamamos de *continuum* e vai de 0 a 100%, onde 0% representa a ausência de qualquer coisa negativa e 100% representa o Holocausto. Onde você colocaria esse evento (o fato de alguém não gostar da sua palestra) nesta escala? Depois, preencha cada marca de 10 pontos na escala com um evento ou situação que você classificaria naquele grau de negatividade."

Possíveis problemas

Alguns pacientes podem ver a técnica do *continuum* como algo que os desqualifica, talvez até se ressentindo com a comparação com algo tão catastrófico que automaticamente diminuiria a gravidade do seu problema. Neste caso, o terapeuta pede que o indivíduo considere os custos e benefícios de ver as coisas de modo tão terrível ou desagradável. Algumas pessoas acreditam que precisam catastrofizar os acontecimentos, caso contrário suas necessidades serão desvalorizadas como triviais. O profissional pode examinar as origens deste esquema de invalidação por meio do trabalho com os esquemas (ver Cap. 10). Outro problema comum é que os pacientes ficam frustrados ao preencherem os pontos abaixo de 60% –, e o terapeuta pode hesitar em insistir na conclusão do preenchimento do formulário. Descobrimos que persistir no preenchimento de cada incremento de 10 pontos na escala, até os 10%, é "positivamente frustrante", pois remete o cliente ao extremismo das suas classificações iniciais.

Referência cruzada com outras técnicas

Outras técnicas relevantes incluem análise dos custos-benefícios, categorização das distorções cognitivas (pensamento catastrófico, raciocínio emocional, rotulação, pensamento do tipo tudo-ou-nada), construção de alternativas e técnica do duplo padrão.

Formulário

Formulário 9.2 (Exercício do *continuum*).

TÉCNICA: O que ainda posso fazer

Descrição

Em muitos casos, um evento negativo é visto em termos extremos, e a perda de alguma coisa (p. ex., um relacionamento, um trabalho, uma oportunidade) é vista como devastadora. O indivíduo se concentra na única coisa que não está mais ali – que foi perdida – e não consegue ver as muitas fontes possíveis de gratificação que ainda estão disponíveis – ou potencialmente disponíveis. Por exemplo, um homem que está vivendo uma separação se concentra exclusivamente no fato de que não terá mais sua namorada ao seu lado, e não consegue ver as muitas outras fontes de gratificação que estão disponíveis atualmente ou estarão no futuro. Ou uma mulher vai a uma festa e um homem que acha atraente não demonstra interesse em conversar com ela. Em cada um dos casos mencionados, o indivíduo ficou exclusivamente focado no momento presente – ou na perda presente –, e não consegue recuar e considerar outras opções que podem ainda estar disponíveis.

Perguntas a formular/intervenção

"Posso ver que você está incomodado por isso ter acontecido, e parece que acredita que esta é uma perda terrível. Às vezes nos concentramos exclusivamente no que é perdido ou vivenciado no momento presente e deixamos de considerar as muitas outras opções que ainda estão disponíveis. Vamos imaginar que eu vou a um bufê para jantar. Particularmente, gosto de salmão, mas eles me dizem que o salmão acabou. Fico desapontado, até que percebo que há outras 20 entradas disponíveis. Posso escolher outras coisas para comer e ainda desfrutar do bufê. Então, imagino se você não poderia perguntar a si mesmo: 'Mesmo que isso tenha acontecido – a perda que me deixa incomodado –, o que ainda posso fazer?'."

Além disso, o terapeuta pode perguntar: "Em consequência dessa perda, quais são as coisas que você não poderá mais fazer? Você conseguiria fazer algumas dessas coisas no futuro? Com outra pessoa? Em que circunstâncias conseguiria fazer isso? O que você teria que fazer para buscar essas alternativas? Alguma delas parece ser possível?".

Exemplo

TERAPEUTA: Posso ver que você está chateado com o rompimento com Jenny, e parece que não consegue ver mais nada que possa trazer significado ou prazer à sua vida. Isso deve ser difícil para você.

PACIENTE: Sim, é como se não houvesse mais nada na minha vida, a não ser o vazio.

TERAPEUTA: Deve ser difícil se sentir assim. Só o vazio, nada. Vamos dar uma olhada nisso por um momento e ver o que mais existe. Vamos pensar. Considerando que

Jenny não está mais disponível, que outras coisas você ainda pode fazer? Vamos começar pelo trabalho e amigos.

PACIENTE: OK. Bem, ainda posso ir para o trabalho. Só perdi um dia de trabalho – logo depois da separação. Mas, sim, ainda posso trabalhar. E realmente esqueço-me do resto no trabalho.

TERAPEUTA: E quanto aos amigos?

PACIENTE: Sim. Ainda vejo meus amigos. Não tanto quanto antes.

TERAPEUTA: OK. Vamos escrever os nomes de alguns amigos na sua vida – pessoas que você viu nos últimos meses e pessoas que não vê há algum tempo.

PACIENTE: (*escrevendo os nomes*) Tem o Phil, meu melhor amigo. Saímos uma noite dessas para jantar. Tem também Jim, Wendy, Xavier, Marianne. E, sim, não vejo Alan há algum tempo – ele mora em Boston – mas é um amigo.

TERAPEUTA: OK, então tem amigos perto de você e também longe. Essas ainda são coisas a fazer. E quanto a outras atividades, como fazer exercícios, ir ao cinema, praticar esportes ou buscar outros interesses seus?

PACIENTE: Sim, tenho que voltar a me exercitar. E também gostaria de ir ao cinema assistir àquele novo filme francês. Há muitas coisas que posso fazer.

TERAPEUTA: Então, mesmo que a perda seja muito difícil – não ter Jenny em sua vida – há muitas coisas que você ainda pode fazer.

PACIENTE: É verdade. Acho que eu estava focando em apenas uma coisa – a perda.

Tarefa de casa

O terapeuta pode pedir ao paciente para preencher o Formulário 9.3, que avalia "O que ainda posso fazer", listando todas as atividades em um futuro próximo nas quais pode se envolver. Além disso, pode pedir que faça uma lista de todas as coisas em que não pode mais se engajar devido a esse acontecimento.

Possíveis problemas

Alguns pacientes podem encarar essas perguntas como algo que desqualifica a perda ou o evento negativo que atualmente é tão perturbador. O terapeuta indica que a perda é real e importante e que há razões para se sentir triste, irritado ou ansioso, mas que olhar para fontes alternativas de recompensa e significado pode ajudar a lidar com a perda, não negá-la. Na verdade, invalidar a negatividade da perda significa dizer que não há nada de negativo ali. Em contraste, o fato de procurar atividades de apoio e alternativas reconhece a existência de uma negatividade que é real e com a qual se deve lidar. Em alguns casos, o paciente irá se concentrar no que ele verdadeiramente não pode fazer – no caso citado, estar com Jenny. Essa "perda" é real e inevitável, mas a perda em uma área pode criar novas possibilidades em outras. Por exemplo, o terapeuta pode examinar se novas oportunidades para viajar, relacionamentos, crescimento pessoal e flexibilidade podem, agora, ser buscadas.

Referência cruzada com outras técnicas

Outras técnicas relevantes incluem ver os eventos ao longo de um *continuum*, previsão de prazer, identificação de objetivos de curto e longo prazo e reestruturação da mudança como ganho em vez de perda.

Formulário

Formulário 9.3 (O que ainda posso fazer).

TÉCNICA: Construção de alternativas

Descrição

George Kelly (1955) propôs o "alternativismo construtivo" como um método para modificar pensamentos rígidos. Essa abordagem envolve considerar múltiplas perspectivas e ações possíveis, levando em conta a situação atual. Estilos de pensamento ansioso, depressivo e irritado são com frequência caracterizados por rigidez ou inflexibilidade que imobiliza o paciente em uma resposta – geralmente mal-adaptada. A construção de alternativas permite que os pacientes considerem outros pensamentos e ações que possam mitigar sua resposta atual. A ideia é que sempre há outra maneira de olhar para as coisas. O alternativismo construtivo estimula uma forma de flexibilidade psicológica que permite que sejam imaginadas outras maneiras de pensar e se comportar.

Considere o indivíduo que está fazendo um teste e acredita que irá se sair mal. Utilizando este método, ele iria considerar diversas razões pelas quais poderia se sair bem, pois os resultados do teste não são essenciais para a sua sobrevivência, e quais atitudes ele poderia tomar se de fato tirasse uma nota baixa. Essa estrutura coloca o teste em perspectiva como uma inconveniência menor em vez de uma avaliação que envolve mudança de vida. A construção de alternativas também é similar à ideia de flexibilidade psicológica que é proposta na terapia 4de aceitação e compromisso. A capacidade de ser flexível nos objetivos, comportamentos, pensamentos e a forma como nos relacionamos com as experiências pode nos ajudar a lidar com as dificuldades de forma mais efetiva (Hayes, Strosahl, & Wilson, 2012). De fato, essa flexibilidade pode ser entendida como adaptação.

Perguntas a formular/intervenção

"Vamos imaginar que esse resultado negativo que você teme realmente aconteça. Que tipo de pensamentos você poderia ter e quais atitudes poderia tomar que levariam a resultados positivos? O que você ainda poderia fazer? Que alternativas estão à sua disposição? Quais são os planos de ação a curto e longo prazos que você poderia colocar em prática?"

Exemplo

TERAPEUTA: Você está preocupada com a possibilidade de rompimento com Ken. Como se sente com isso?

PACIENTE: Sinto-me sem esperança porque eu dependo muito dele.

TERAPEUTA: Bem, nunca sabemos o que vai acontecer, e é sempre possível que um relacionamento chegue ao fim. Se for o caso, podemos tentar examinar algumas coisas que você poderia fazer por si mesma para se sentir melhor.

PACIENTE: Parece que eu nunca poderia ser feliz sem ele.

TERAPEUTA: Que tipo de atividades agradáveis você realizava antes de conhecer Ken?

PACIENTE: Bem, gosto do meu trabalho e dos meus amigos. Eu via meus amigos com mais frequência e gostava de caminhadas, esquiar e praticar exercícios. Não tenho ido muito à academia. Ganhei peso nos últimos dois meses, preocupada com esse relacionamento.

TERAPEUTA: OK, então essas são algumas coisas que você poderia voltar a fazer. Que outras coisas você estaria mais livre para fazer se Ken não estivesse por perto?

PACIENTE: Gosto muito desse cara, Phil, que conheci no trabalho. Nós flertamos muito.

TERAPEUTA: Você poderia continuar com Phil. Existem pontos negativos em Ken com os quais você não teria que se preocupar mais?

PACIENTE: Eu não teria que me preocupar com as brigas, discussões, separação e com o que ele está fazendo ou pensando. Às vezes, isso é horrível.

TERAPEUTA: OK, então essas são algumas alternativas que você teria à disposição se Ken saísse de cena?

PACIENTE: Acho que sim. As coisas não seriam tão ruins. De fato, algumas coisas poderiam ficar melhores.

Tarefa de casa

Usando o Formulário 9.4, o terapeuta pede ao paciente para descrever a situação problemática atual e seus pensamentos negativos a respeito. Em seguida, pode orientá-lo a considerar os vários comportamentos alternativos e oportunidades disponíveis. Como essas alternativas se comparam com seu foco negativo atual?

Possíveis problemas

Os pacientes podem acreditar que sua perspectiva é a única visão verdadeira. O terapeuta pode introduzir a ideia de que existem muitas verdades possíveis e reais – ou seja, há muitos ângulos diferentes, informações ou comportamentos disponíveis. Considere a pessoa que está passando por um divórcio. Existem inúmeras "verdades" nessa situação complexa: por exemplo, muito menos tempo com o antigo parceiro, menos tempo com os filhos, pressões financeiras e aprender a construir relacionamentos melhores. Cada uma delas é "verdadeira", mas nenhuma isoladamente corresponde a toda a verdade.

Referência cruzada com outras técnicas

Outras técnicas relevantes incluem seta descendente, exame das evidências, técnica do duplo padrão, *continuum*, máquina do tempo, solução de problemas e dramatização.

Formulário

Formulário 9.4 (Consideração das alternativas).

TÉCNICA: Estabelecimento do ponto zero para avaliação

Descrição

Depressão e ansiedade estão com frequência relacionadas a uma visão dos eventos em termos de perda, privação e negatividade. Semelhante à teoria prospectiva de Kahneman e Tversky (1979), que propõe que os indivíduos geralmente focam mais em uma perda do que em um ganho, muitos indivíduos focam em como um evento ou situação atual fica aquém das expectativas ou padrões que foram estabelecidos. Os políticos são muito competentes em utilizar o "jogo das expectativas", tentando administrar as expectativas do eleitorado depois que foram eleitos. Assim, um prefeito ou governador recentemente eleito pode querer mostrar o quanto é difícil a tarefa que herdou. Do mesmo modo, o valor de uma ação pode ser afetado de forma extremamente negativa se "os lucros forem insuficientes". Muitos indivíduos deprimidos se comparam com uma pessoa perfeita, capaz de realizar tudo num nível máximo de desempenho, 100% – e com pouco esforço. Raramente consideram a faixa inteira do desempenho normal e menos que normal. O perfeito se torna inimigo do melhor e o melhor se torna inimigo do "suficientemente bom". Outros indivíduos perfeccionistas se comparam com o melhor desempenho que já tiveram. Ao reverter esse padrão e definir um ponto zero para avaliação, os pacientes devem focar em *todas* as coisas que fazem como sendo "positivas".

Perguntas a formular/intervenção

"Você parece se comparar ao melhor desempenho que já teve ou com o melhor que outras pessoas já fizeram. Que tal se você se comparasse com uma avaliação a partir do ponto zero? O que você já fez ou o que tem que é melhor do que zero?"

Exemplo

Por exemplo, um gerente aposentado que teve algum sucesso no trabalho e era respeitado na sua comunidade se comparava a pessoas extraordinariamente ricas e famosas. Seu foco estava naquilo que não tinha, em vez de naquilo que havia conseguido. Esse foco refletia seu pensamento dicotômico, do tipo tudo-ou-nada, e impedia qualquer apreço pelo que possuía.

TERAPEUTA: Você parece pensar sobre outras pessoas que têm milhões de dólares e são famosas. Você nunca se compara com a pessoa mais pobre da sua comunidade?

PACIENTE: Não.

TERAPEUTA: Vamos imaginar que você se comparasse com um morador de rua. O que essa pessoa tem, comparada a você?

PACIENTE: Bem, já vi pessoas sem-teto na rua, é claro. Acho que tudo o que eles têm são as roupas e algumas poucas posses. Elas têm tudo o que conseguem ganhar das pessoas.

TERAPEUTA: Agora, vamos examinar o que você tem. Você tem uma bela casa, uma aposentadoria, uma esposa, duas filhas, vai a restaurantes e tem amigos. Como isso se compara com o que os moradores de rua têm?

PACIENTE: Acho que estou muito melhor.

TERAPEUTA: Você deve ter isso em mente quando estiver se sentindo um fracasso.

Uma variação deste exercício é perguntar ao paciente como seria tentar convencer alguém que se encontra no ponto zero de que ele (o paciente) não tem nada e, portanto, é um fracasso. A comparação com o ponto zero pode ser usada com pessoas que criticam a própria inteligência, aparência, habilidades sociais, realizações e outras qualidades pessoais. O terapeuta pode assinalar que, ao pensar naquilo que possuem como "mais do que zero", elas poderão se imaginar com mais qualidades positivas em vez de ter menos que o ideal.

Tarefa de casa

O terapeuta pode introduzir este exercício dando ao paciente o Formulário 9.5, explicando que, às vezes, é importante ser criativo ao pensar sobre si mesmo. "Uma maneira de ser criativo é pensar em algo que você tem ou em alguma coisa que faça que esteja acima, ou seja, melhor do que zero, e depois focar em melhorias que poderia fazer em sua situação presente. Pense nas coisas que o fazem sentir-se mal na vida. Faça uma lista. Depois, indique como cada uma delas é melhor que zero. Este é um exercício de desenvolvimento da apreciação por aquilo que é verdadeiro hoje." A Figura 9.2 oferece um exemplo de como um paciente usou esse formulário.

Possíveis problemas

Como acontece em qualquer atividade que estimula uma perspectiva mais ampla, os pacientes podem ver este exercício como algo que os desqualifica. É importante assinalar que a intenção do exercício não é invalidar seu sofrimento, mas colocar o sofrimento no contexto de apreciação do que também é verdadeiro num sentido positivo. Em vez de focar no que está faltando, pede-se que o paciente reserve alguns momentos para focar naquilo que *realmente* tem. Algumas pessoas alegam que compará-las ao ponto zero não é realista, uma vez que o grupo de comparação, ou os pares, são muito mais bem-sucedidos. O terapeuta pode observar que, ao nos compararmos com o ponto zero, isso nos ajuda a reconhecer e apreciar o que *realmente temos* e nos mantém cientes do fato de que a vida pode ser muito pior do que já parece ser. Este exercício pode ser usado como introdução a outro, descrito mais adiante, chamado subtração de tudo.

A pessoa no ponto zero tem estas qualidades ou coisas	Eu tenho estas qualidades ou coisas
Sem amigos, sem dinheiro, sem interesses.	*Tenho muitos amigos e faço novos amigos com facilidade.* *Tenho uma boa renda e posso realizar muitas coisas que desejo.*

Como me diferencio de alguém que está no ponto zero?
Tenho amigos, dinheiro e muitos interesses.
Eu avancei comparado com o ponto zero?
Nunca estive no ponto zero. Estou crescendo e aprendendo coisas novas o tempo todo. Tenho mais a oferecer agora do que cinco anos atrás.
Eu conseguiria convencer alguém de que estou no ponto zero? Por que não?
Ninguém pensaria em mim como estando no ponto zero. Tenho muitos aspectos positivos em minha vida. Algumas pessoas podem me admirar e me invejar.
Qual seria a maneira mais realista de olhar para onde estou?
Não tenho tudo o que quero, mas tenho muito, e posso melhorar ainda mais as coisas se correr alguns riscos, se for mais gentil comigo mesmo e não me isolar quando me sinto triste.

FIGURA 9.2 Comparações com o ponto zero.

Referência cruzada com outras técnicas

Outras técnicas relevantes incluem o uso do *continuum*, registro de pontos positivos, despolarização das comparações, dramatização racional, duplo padrão, gráfico em forma de torta e negação do problema.

Formulário

Formulário 9.5 (Comparações com o ponto zero).

TÉCNICA: Despolarização das comparações

Descrição

Semelhante à pessoa que faz comparações perfeccionistas, assim é aquela que pensa inteiramente em termos de 0 *versus* 100%, tudo-ou-nada. "Ou sou extremamente bem-sucedida (bonita, rica, interessante), ou sou um fracasso". Comparações envolvem apenas os polos extremos. A consequência desse tipo de pensamento é o sentimento: "Não importa o que eu faça, nunca é suficientemente bom". Da mesma forma que a técnica do *continuum*, o exercício de despolarização das comparações incentiva os pacientes a se compararem com pessoas ao longo da faixa de avaliações de desempenho – de 0 a 100%, passando por 25, 50 e 75%.

Por exemplo, uma mulher acreditava que era "burra" por não ser tão inteligente quanto outra pessoa em seu escritório, que era um advogado excepcionalmente brilhante. Seus pensamentos automáticos eram: "Sou burra. Não consigo fazer nada direito. Nunca chegarei a lugar algum". Seus padrões perfeccionistas a levaram a se comparar com a pessoa mais inteligente que podia imaginar e, depois, a polarizar-se ao extremo.

Ela foi apresentada ao conceito de curva de distribuição normal, em que o QI médio é 100 e 75% da amostra da população total não têm formação universitária. O terapeuta pediu-lhe que se comparasse com 5 pontos ao longo da distribuição: (1) o ponto que representa a pessoa mais burra do mundo; (2) o ponto que indica QI abaixo da média (85); (3) o ponto que indica QI médio de 100; (4) o ponto para QI acima da média (115); e (5) o ponto de QI de gênio (175). Ao despolarizar suas comparações e incluir uma faixa de pontos para avaliação, ela foi capaz de reconhecer que era muito mais inteligente e culta do que 90% da população. Ficou surpresa ao perceber que é mais inteligente do que 90% da população, em vez de pensar que é burra porque uma pessoa é mais inteligente do que ela.

Assim como na técnica do ponto zero, este exercício exigiu que a cliente identificasse como se diferenciava de pessoas que tinham escore em cada um dos cinco pontos ao longo da escala e como seria tentar convencer essas pessoas que ela era uma perdedora porque não era mais inteligente do que todos. Esta experiência reduziu consideravelmente seus pensamentos autocríticos em relação à própria competência.

É desnecessário dizer que nem todos os pacientes estão entre os 10% que se encontram no topo. E se o cliente estiver na média ou abaixo da média? Constatamos que a maioria das pessoas que estão na média está disposta a aceitar a norma como sua realização, especialmente quando referem-se às qualidades que envolvem integridade e gentileza, que podem ser mais importantes do que realização. Por exemplo, um contramestre em uma fábrica criticava-se por não ser um bom escritor. Quando examinamos as evidências, ficou claro que ele estava abaixo da média nessa área específica. No entanto, o que realmente o incomodava era sua crença de que deveria ser um excelente escritor. Reestruturamos essa ideia como uma *preferência*, não uma exigência, e examinamos outras coisas que ele fazia bem (ver Diversificação dos critérios, mais adiante).

Perguntas a formular/intervenção

"Você parece estar se comparando com pessoas que estão no ponto mais extremo – aquelas absolutamente melhores na sua área. E se você se comparasse com pessoas em diferentes níveis – digamos, em 20, 50, 75% – em vez de apenas 95 ou 100%?"

Exemplo

Neste caso, a paciente achava que era burra porque não se saiu "bem" na prova de química. Na verdade, ela recebeu nota B e sua média de notas cumulativas era bem alta.

TERAPEUTA: Você sente que foi mal na prova porque tirou B. Em uma escala de 0 a 100%, o quanto você se sente mal?

PACIENTE: Sinto-me horrível. Eu diria que perto de 90%. Eu esperava tirar um A. Acho que não sou tão inteligente assim.

TERAPEUTA: OK, seu pensamento é que você não é tão inteligente. O que mais esse pensamento a leva a concluir?

PACIENTE: Acho que sou realmente medíocre. Ken tirou A, e sempre pensei que eu era tão inteligente quanto ele.

TERAPEUTA: Às vezes, focamos na pessoa que está no topo quando nos comparamos aos outros. Imagino que Ken se saiu melhor do que todos os demais na prova. Como você se compararia com o restante da classe – como eles se saíram?

PACIENTE: A nota média foi C.

TERAPEUTA: Então, se você se comparar com as pessoas na média – que é C –, você se saiu melhor. Que porcentagem das pessoas tiraram nota mais alta do que B?

PACIENTE: Eu diria que uns 10% das pessoas.

TERAPEUTA: Em que percentil você estava?

PACIENTE: Provavelmente no percentil 80.

TERAPEUTA: Como você se compararia às pessoas que estavam no percentil 40?

PACIENTE: Fui duas vezes melhor do que elas.

TERAPEUTA: Parece que o único percentil melhor do que o seu foi 90. Por que você se sentiria mal por ter se saído melhor do que 80% das pessoas?

PACIENTE: Acho que isso não é tão ruim quanto parece. A maioria das pessoas não se saiu tão bem quanto eu.

Tarefa de casa

O terapeuta introduz a questão da despolarização das comparações sugerindo que "frequentemente nos comparamos com pessoas que estão no topo, mas é mais realista nos compararmos com aquelas em diferentes níveis de desempenho. Durante a próxima semana, gostaria que você considerasse as coisas negativas que está dizendo sobre si mesma (p. ex., Sou um fracasso/burra/feia). Usando este formulário (Formulário 9.6), faça uma lista dessas qualidades negativas que você pensa ter e, depois, compare-se com pessoas em cada nível – aquelas no nível de 25, 50, 75 e 100%. Como você se compara com as pessoas nesses níveis? Como essa comparação faz você se sentir e o que faz você pensar?". Veja a Figura 9.3 para uma ilustração de como um cliente preencheu esse formulário.

Possíveis problemas

Muitos pacientes perfeccionistas têm dificuldade com esta técnica. Eles alegam que não faz sentido usar a faixa toda, já que esperam mais deles mesmos. Encontramos diversas técnicas que auxiliam em tais situações. Primeiro, considere os custos e benefícios de usar a faixa toda de comparações. Ao usá-la por inteiro, os pacientes conseguem apreciar o que conseguiram realizar. No entanto, eles podem argumentar que irão perder a motivação (seu "limite") ou tornarem-se medíocres se começarem a se comparar com pessoas que estão na metade inferior. Segundo, examine as evidências de que as pessoas perdem seu limite quando vão além de comparações estreitas no nível mais alto. De fato, alguns indivíduos procrastinam por acreditarem que não são capazes de ter um desempenho de 100%. Terceiro, considere possíveis desfechos positivos a partir do desempenho em um nível menos que perfeito – ou seja, as pessoas em 50 ou 40% têm aspectos positivos em suas vidas, como menos pressão?

Referência cruzada com outras técnicas

Outras técnicas que podem ser úteis incluem análise dos custos e benefícios, construção de alternativas, técnica do *continuum*, seta descendente e tarefas com dificuldade crescente.

Formulário

Formulário 9.6 (Despolarização das comparações).

TÉCNICA: Observação da forma como os outros lidam com as coisas

Descrição

Conforme indicado anteriormente, muitas vezes acreditamos que as pessoas que se saíram mal estão em situação muito pior do que a nossa. Na verdade, esse geralmente não é o caso. Considere a questão da renda. Podemos acreditar que precisamos juntar uma determinada quantia de dinheiro para que possamos ter alguma autoestima, mas, na verdade, há milhões de pessoas que ganham menos do que nós e se sentem bem consigo mesmas e gostam de muitas coisas em suas vidas. Ao usar este exercício, pedimos que os pacientes considerem pessoas que se saíram mal, como um modelo positivo de sucesso apesar do desempenho inferior. Esta técnica parece ser contraintuitiva, mas pode livrar os pacientes dos padrões exigentes e comparações injustas que contribuem para a baixa autoestima.

Pergunta	Resposta
Que qualidade critico em mim? Tenho menos sucesso do que outras pessoas?	Tenho algum sucesso. Cursei a universidade, tenho um emprego, faço mais do que a maioria das pessoas da minha idade, tenho muitos amigos legais.
Como eu poderia me comparar com pessoas que têm 0% dessa qualidade?	Tenho muito mais do que elas. Tenho um emprego, amigos, renda e sou saudável.
25%?	Mais uma vez, estou me saindo muito melhor do que a maioria das pessoas em todas essas qualidades que mencionei.
50%?	Melhor do que a maioria dessas pessoas, embora algumas delas sejam mais felizes do que eu. Não tenho sorte, eu acho, pois tenho a tendência a ficar deprimido e a me preocupar muito.
75%?	Provavelmente tão bem quanto a maioria delas, embora algumas possam ter um melhor relacionamento.
100%?	Não conheço ninguém em 100%, mas posso dizer que certamente não estou em 100%.
Ignorei algum aspecto positivo?	Sim, eu foco nos conflitos recentes em meu relacionamento e ignoro os aspectos positivos na minha vida.
Quais aspectos positivos?	Meu emprego, amigos, boa renda, saúde, minha inteligência, meu caráter.
Qual seria a maneira mais racional de ver a mim mesmo?	Ver as coisas em perspectiva e dar os créditos a mim mesmo pelos meus aspectos positivos e reconhecer que os aspectos negativos são poucos comparados com os positivos.

FIGURA 9.3 Despolarização das comparações.

Uma variação deste exercício envolve pedir aos pacientes que considerem como as pessoas que sofreram uma perda similar (trauma, contratempo, conflito, etc.) lidaram com isso de forma produtiva. Por exemplo, se o paciente perdeu o emprego, ele pode considerar como outras pessoas lidaram bem com a perda do trabalho. Qual é o segredo delas?

Perguntas a formular/intervenção

"Você está focando em como *não* correspondeu aos seus altos padrões. Você está focando nas coisas negativas que estão acontecendo em sua vida. Considere outras pessoas que não se saíram tão bem quanto você (ou que também vivenciaram uma perda). Que aspectos positivos elas vivenciam em suas vidas? Como as outras pessoas sobreviveram? O que elas foram capazes de fazer de positivo?"

Exemplo

TERAPEUTA: Você parece triste consigo mesmo porque não ganhou tanto dinheiro quanto gostaria este ano. Existem pessoas que ganham menos dinheiro do que você?

PACIENTE: A maioria das pessoas ganha menos do que eu, mas eu esperava ganhar muito mais.

TERAPEUTA: Então as coisas não estão à altura das suas expectativas. Você conhece alguma pessoa que ganha menos?

PACIENTE: Quase todas as pessoas com quem trabalho.

TERAPEUTA: O que você pode dizer sobre elas? Por exemplo, elas conseguem vivenciar coisas positivas na vida?

PACIENTE: Na verdade, Jane ganha quase metade do que eu ganho. Ela gosta dos seus amigos, tem uma vida simples, mas um belo apartamento, e parece ter uma atitude otimista.

TERAPEUTA: Como ela consegue ter esse prazer se ganha muito menos que você?

PACIENTE: Ela não tem as minhas expectativas.

TERAPEUTA: Talvez haja algo que Jane possa lhe ensinar sobre a vida. O que poderia ser?

PACIENTE: Como me divertir?

Outro paciente estava preocupado em relação a seu divórcio iminente e, repentinamente, vendo-se como um fracassado solitário.

TERAPEUTA: Você tem amigos divorciados?

PACIENTE: Sim. Larry é divorciado, e Frank passou por isso duas vezes.

TERAPEUTA: Como Larry lidou com as coisas quando se divorciou?

PACIENTE: Bem, na verdade ele estava bem feliz de ter saído do casamento. Ele reclamava dos aspectos financeiros, mas comprou seu próprio apartamento e começou um namoro na internet.

TERAPEUTA: O que você poderia aprender com Larry sobre como lidar com essa situação?

PACIENTE: Bem, acho que quando há dinheiro envolvido, isso atrai sua atenção (*risos*).

TERAPEUTA: Isso é verdade. Talvez isso o ajude a lidar com os sentimentos de culpa. Provavelmente, quando os advogados entrarem em jogo, você se sentirá menos culpado e mais preocupado com a proteção dos seus bens. A propósito, como Larry lidou com esse aspecto?

PACIENTE: Ele contratou um bom advogado.

TERAPEUTA: OK. O que mais ele fez para que o divórcio fosse bom para ele?

PACIENTE: Ele comprou um belo apartamento. Isso vai sair caro.

TERAPEUTA: Você não merece?

PACIENTE: Tem razão. É o *meu* dinheiro!

TERAPEUTA: OK. O que mais você pode aprender com ele?

PACIENTE: A não ficar sentado esquentando a cabeça. Sair e conhecer pessoas. Fazer coisas.

TERAPEUTA: Então, uma maneira de colocar as coisas em perspectiva é ver como outras pessoas já lidaram com o divórcio.

PACIENTE: É verdade. Isso não parece tão ruim agora. Se os outros conseguem lidar com isso, por que eu não conseguiria?

Tarefa de casa

Usando o Formulário 9.7, o terapeuta pede para os pacientes descreverem o conflito, a perda do emprego, a renda, o relacionamento, a rejeição ou a desaprovação em que estão focados. Então, os clientes devem considerar outras pessoas que conhecem (ou tenham conhecido no passado) que viveram uma situação semelhante ou mais difícil e lidaram bem com a adversidade. O que poderia ser aprendido com elas? Descreva a situação atual. Isso inclui a descrição da situação atual; quem mais experimentou algo parecido; como essa pessoa encarou e lidou com a situação; o que posso aprender com sua experiência e o que posso fazer para que as coisas evoluam; quais são minhas habilidades e meus recursos; se eu acreditasse que tenho as habilidades e recursos, como pensaria e me sentiria agora; e o que estou disposto a fazer esta semana para fazer as coisas evoluírem.

Possíveis problemas

Da mesma forma que outras técnicas que procuram colocar as coisas em perspectiva, este exercício pode ser experimentado como algo que invalida o paciente. Um cliente alegou: "Você está tentando fazer isso parecer bom – mas me machuca muito". O terapeuta deve tentar balancear a validação das experiências emocionais dolorosas dos pacientes com o reconhecimento de que outros lidaram bem com perdas dolorosas e que podemos adquirir sabedoria e perspectiva com essas pessoas.

Referência cruzada com outras técnicas

Outras técnicas relevantes incluem duplo padrão, solução de problemas, construção de alternativas, descatastrofização, negação de problemas e planejamento de atividades.

Formulário

Formulário 9.7 (Como os outros lidaram com isso?).

TÉCNICA: Virada da mesa – afirmação do negativo

Descrição

Embora muitas das técnicas usadas contestem a ideia de que o negativo é verdadeiro, a técnica da "Virada da mesa" afirma o negativo, ao mesmo tempo afirmando que os aspectos negativos fazem parte do ser humano e que podemos lidar bem com isso e ter uma vida com significado, mesmo que os aceitemos. Num certo sentido, pergunta-se aos pacientes se são capazes de dar espaço para seus aspectos negativos, de acolher bem suas imperfeições e ver beleza na fragilidade humana. Ao invocar a aceitação, a compaixão, o reconhecimento da imperfeição e a diferenciação de todas as facetas do *self*, esta técnica permite que os pacientes finalmente afirmem os aspectos negativos sem censurar-se.

Perguntas a formular/intervenção

"Todos nós temos comportamentos ou qualidades que vemos como negativos. Isso faz parte da condição humana. Você e eu não conhecemos ninguém que seja perfeito, e é irrealista esforçar-se para atingir a perfeição. Vamos examinar algumas coisas que você critica em si mesmo – algumas coisas que não gosta em si. Você pode ficar preso a esses aspectos negativos. Mas quem sabe possa simplesmente reconhecê-los como comportamentos, erros, escolhas ou qualidades que tem às vezes. Todos eles fazem parte de um quadro mais amplo de quem você é – uma pessoa complexa e imperfeita que atravessa a vida com altos e baixos."

Exemplo

TERAPEUTA: Frequentemente ficamos incomodados quando nos deparamos com um pensamento negativo que é central para a forma como queremos pensar sobre nós mesmos. Por exemplo, você fica incomodado quando pensa que pode fracassar, e isso o leva a concluir: "Eu *sou* um fracasso". O medo real é de "tornar-se um fracassado". Então, vamos examinar o que isso significaria. Por favor, complete a seguinte frase: "Se eu me tornar um fracassado, isso me incomodaria porque..."

PACIENTE: Oh, eu simplesmente não suportaria. Não sei. Eu não poderia ser feliz, ninguém iria querer estar comigo e a vida não valeria a pena.

TERAPEUTA: Essas coisas parecem muito ruins. Então vamos imaginar por um momento que eu me tornei um fracassado. Gostaria de fazer uma dramatização com você, na qual eu sou um fracasso e você tem que me convencer de que todas essas coisas terríveis são verdadeiras. Então tente fazer com que eu me sinta mal.

PACIENTE: [*dramatizando*] Bem, você é um fracasso. Não há mais nada para você fazer.

TERAPEUTA: [*dramatizando*] Não acho que isso seja verdade. Eu posso passar um tempo com a minha esposa e meu filho, e posso ler, assistir à TV, ver meus amigos, fazer exercícios e muitas outra coisas.

PACIENTE: Mas você não pode mais desfrutar nenhuma dessas coisas.

TERAPEUTA: Isso não é verdade. Agora que sou um fracassado, não tenho que me preocupar em ter sucesso ou fracassar e posso simplesmente desfrutar a vida cotidiana.

PACIENTE: Como você pode desfrutar a vida cotidiana se é um fracassado?

TERAPEUTA: Acho que simplesmente aceito isso. É como perder o cabelo – você aprende a viver com isso. E eu tenho muito mais tempo e energia para usufruir de coisas simples em vez de ficar constantemente me avaliando, me comparando e me criticando.

PACIENTE: Mas quem iria querer estar com você?

TERAPEUTA: Você sabe, considerando a sua definição de que um fracassado é alguém que não está se sobressaindo em tudo, observei que há muitos de nós, fracassados, por aí. Poderíamos ganhar com facilidade das pessoas perfeitas e vencer todas as eleições. Sim, nós somos quase todos no mundo. Então tenho muita companhia. Todos nós que fracassamos em alguma coisa estamos realmente nos divertindo.

PACIENTE: Mas seus amigos irão menosprezá-lo.

TERAPEUTA: Todos os meus amigos já fracassaram em alguma coisa, portanto, segundo você, eles também são fracassados. Mas, você sabe, achamos que entendemos uns aos outros; entendemos que não somos perfeitos, e é muito bom conviver com pessoas que são imperfeitas – as fracassadas do mundo.

PACIENTE: [*fora do papel*] Sabe, é engraçado, de certa forma, pensar em me aceitar como um fracassado. Sei que o exercício é engraçado, mas também me faz perceber que tenho medo de algo que parece tão tolo.

TERAPEUTA: Se todos nós já fracassamos – e, portanto, somos "fracassados" –, então nós somos a raça humana.

Tarefa de casa

O terapeuta pede ao paciente que imagine que a qualidade temida é verdadeira – que ele é um "fracasso", um "perdedor", "maluco" ou "feio". Agora ele pode descrever como é possível aceitar que essa qualidade é verdadeira e como isso também vale para muitas outras pessoas. Imagine como é possível lidar com isso, mesmo que a qualidade temida seja verdadeira. O que ele seria capaz de fazer? O paciente pode usar o Formulá-

Minha qualidade ou comportamento negativo	Cite algo verdadeiro sobre isso	Por que isso não é um problema. O que ainda posso fazer de positivo. Outras qualidades positivas que tenho.
Tenho a tendência a invejar outras pessoas e reclamar das coisas no trabalho.	Sim, é verdade que tenho inveja de outras pessoas e reclamo de coisas que não são justas, e isso pode incomodar outras pessoas e fazer meu chefe e meus colegas ficarem insatisfeitos comigo.	Será um problema se eu continuar a fazer isso. Mas posso mudar. Não vejo nenhuma vantagem no longo prazo de reclamar e ser invejoso. Devo focar em fazer o melhor trabalho possível e manter a boca fechada.
Às vezes, tenho tendência a procrastinar.	Tenho tendência a adiar as coisas e me distraio com coisas inúteis na Internet.	Posso focar nos meus objetivos diários e monitorar cada vez que me desvio para websites que não estão relacionados ao meu trabalho. Posso me dar o crédito por fazer essas coisas.

FIGURA 9.4   Como eu poderia lidar com as coisas se isso fosse verdade para mim.

rio 9.8 para examinar como lidaria com as coisas se isso fosse verdade – por meio da afirmação do aspecto negativo. Ver a Figura 9.4, para examinar como esse formulário pode ser usado.

Possíveis problemas

Alguns pacientes podem pensar que a afirmação de qualidades negativas é o mesmo que criticar a si mesmos, e podem, incorretamente, acreditar que o terapeuta está se unindo aos outros para depreciá-los. O terapeuta indica que a aceitação de que todos nós somos humanos e temos imperfeições é o oposto da crítica; é aceitação, compaixão e compreensão. Além disso, o terapeuta pode perguntar quais as vantagens e desvantagens de afirmar os aspectos negativos como imperfeições humanas. Além disso, se o paciente amasse uma criança com imperfeições, isso não incluiria afirmar e aceitar as imperfeições da criança? Isso não é diferente de criticar a criança?

Referência cruzada com outras técnicas

Outras técnicas incluem aceitação, universalização das qualidades humanas, mente compassiva, visão das coisas pela perspectiva de outra pessoa, preocupação da fantasia temida, visão das coisas ao longo de um *continuum* e por que isso não é um problema.

Formulário

Formulário 9.8 (Como eu poderia lidar se isso fosse verdade para mim).

TÉCNICA: Diversificação dos critérios

Descrição

Muito frequentemente, julgamos a nós mesmos ou aos outros com base em um fator, excluindo todos os outros aspectos possíveis. Por exemplo, a estudante universitária que recebe uma nota mediana em uma prova de história e conclui: "Sou um fracasso. Não aprendi nada" está focando somente nas questões que errou e desconsiderando todas as outras que acertou. É uma forma racional de pensar de sua parte? Será que ela não aprendeu algo no curso que não caiu na prova, além das respostas corretas? E quanto às outras matérias? Certamente ela também aprendeu alguma coisa nelas. Também aprendeu muito na interação com seus amigos e em todas as facetas da vida universitária – nada disso foi testado. Ela focou em apenas uma dimensão para se avaliar e não considerou as outras áreas nas quais aprendeu muitas coisas.

Outro exemplo é o indivíduo socialmente ansioso que pensa: "Eu parecia um bobo naquela reunião". A evidência que ele aponta é que hesitou quando falou. Mas quais seriam alguns critérios adicionais ou exemplos de comportamento competente nessa ou em todas as outras reuniões das quais participou? A seção Exemplo, a seguir, apresenta um trecho de um diálogo com um empresário com fobia social.

Perguntas a formular/intervenção

"Às vezes, pensamos que não possuímos uma determinada qualidade porque não nos saímos bem em uma ou duas situações. Por exemplo, trabalhei com um homem que acreditava ser burro porque não tinha se saído bem em sua entrevista de trabalho. Mas ele teve outras maneiras de mostrar a sua inteligência – por exemplo, era bom no trabalho (se não considerarmos apenas a entrevista) e era bom em lidar com as pessoas. Quando você se critica, pode perder de vista suas qualidades e comportamentos positivos. Pense na qualidade que você julga não ter. Agora, pense em algumas maneiras criativas de observar essa qualidade em si mesmo e nos outros."

Exemplo

TERAPEUTA: Você disse que parecia um tolo na reunião por ter hesitado. Quanto tempo durou a reunião?

PACIENTE: Uns 90 minutos.

TERAPEUTA: Quantas vezes você falou?

PACIENTE: Provavelmente umas 10 vezes.

TERAPEUTA: Quais seriam as formas de avaliarmos a competência de alguém numa reunião?

PACIENTE: Bem, acho que chegar na hora, dispor das informações de que precisa, comunicar essas informações, convencer as outras pessoas, chegar a um acordo – esses seriam alguns sinais de realizar um bom trabalho.

TERAPEUTA: Você fez alguma dessas coisas?

PACIENTE: Sim, fiz todas elas.

TERAPEUTA: Então quando você foca somente na sua hesitação como significando um desempenho fraco, não está considerando todas as outras formas pelas quais teve um bom desempenho na reunião? Talvez você precise expandir seus critérios de sucesso.

O estreitamento desses critérios foi exemplificado por uma mulher de 73 anos que estava casada há quase 50 anos. Sua crença era: "Meu marido não me ama porque não quer fazer sexo comigo". Ela manteve essa crença durante a maior parte do seu casamento. Decidimos expandir seus critérios em relação a "amor".

TERAPEUTA: De que outras maneiras um marido pode demonstrar que ama sua esposa?

PACIENTE: Ele pode ser fiel, afetuoso, dar presentes, ajudá-la quando ela se sente triste, fazer coisas com ela.

TERAPEUTA: Seu marido já fez algumas dessas coisas?

PACIENTE: Sim. E ele diz que me ama.

TERAPEUTA: Talvez você esteja focando em um único sinal de amor – o sexo. Parece que você está dizendo que ele demonstra que a ama de várias outras maneiras.

Quando examinamos a história passada de seu marido, veio à tona que o médico da família – que também era médico do seu marido antes de se casarem – a havia alertado que ele não era assim tão interessado em sexo. Como foi verificado, ele sofria de uma depressão duradoura, a qual reduziu seu desejo sexual, mas que não o impediu de amar a esposa de outras maneiras.

Tarefa de casa

Usando o Formulário 9.9, os pacientes listam uma qualidade que desejam muito (i. e., uma qualidade que acreditam não possuir), indicam todas as diferentes maneiras de observar a qualidade e identificam exemplos de como demonstrá-la.

Possíveis problemas

Alguns indivíduos são "rastreadores negativos": contam apenas os aspectos negativos. Eles descartam os aspectos positivos porque acreditam que estes são "esperados". Este pensamento pode ser questionado ao pedir-lhes que listem exemplos de pessoas que não possuem alguns desses aspectos positivos que damos por certos. Por exemplo, se o paciente acredita que "ser educado" é uma obrigação, então ele deve listar exemplos de pessoas que não demonstraram bons modos.

Referência cruzada com outras técnicas

Outras intervenções relevantes incluem técnica semântica, evidências a favor e contra, exame da busca de informações insuficientes, duplo padrão e registro positivo.

Formulário

Formulário 9.9 (Desenvolvimento de novas maneiras de avaliar uma qualidade).

TÉCNICA: Subtração de tudo

Descrição

Damos por certo muito do que experimentamos na vida diária, presumindo que sempre vai existir. A depressão é frequentemente a consequência de não serem considerados os aspectos positivos em nossas vidas, não apreciando as fontes de recompensa que estão disponíveis, não notando as coisas boas à nossa volta. Uma forma de terapia (terapia de Morita) vê os indivíduos deprimidos como pessoas que perderam o contato com seu ambiente – com os objetos e com as pessoas. No tratamento com essa forma de terapia, os pacientes são isolados pelo terapeuta em uma sala com pouca luz, onde contemplam os objetos e as pessoas com que não têm mais contato (Morita, Akihisa, & Levine, 1998). Essa privação intensifica a consciência do paciente sobre o significado desses objetos e pessoas. O terapeuta, então, reintroduz, um a um, os objetos e pessoas. Pede-se ao cliente para focar no objeto ou pessoa e descrever o que aprecia nele ou nela. Por exemplo, uma laranja é descascada e colocada na frente do paciente, o qual comenta: "Posso sentir o cheiro da laranja e recordar a doçura do seu suco". Igualmente, os parceiros dos pacientes são trazidos para a sala e eles descrevem as experiências das quais se lembram com satisfação. Dessa maneira, a consciência e a reconexão com o mundo são reconstruídas.

Adaptei este exercício para o formato da nossa terapia. Peço aos pacientes que acreditam que nada valem para imaginar que *tudo* lhes foi tirado – seu corpo, memória, família, emprego, casa, carro, todas as suas posses, sua capacidade de sentir –, tudo. Agora, eles precisam pedir a um Ser Supremo, que lhes tirou todas essas coisas, para devolvê-las uma a uma, sem saber quantas terão de volta. Mas eles têm que justificar cada uma delas. E devem provar que vale a pena tê-las. Caso contrário, terão que descrever como suas vidas seriam sem elas.

Perguntas a formular/intervenção

"Imagine que tudo o que você tem – e é – lhe fosse tirado. O que você iria querer de volta e por quê? Imagine que existe um Ser Supremo a quem você deve pedir a restituição de cada pessoa ou coisa que deseja de volta. Você não sabe quantos desses pedidos serão atendidos. O Ser Supremo terá que ser convencido de que o que você quer de volta é realmente importante para você – que você realmente o aprecia. Eu farei o papel do Ser Supremo e você pode me pedir para lhe devolver as pessoas e coisas que lhe foram tiradas. Tenha em mente que *tudo* lhe foi tirado. Você não tem absolutamente nada agora – nem corpo, nem mente, nem memória, nem amigos, nem família, nem bens. Você foi reduzido a absolutamente nada. Agora, comece me pedindo uma coisa de cada vez, e tente me convencer de que você realmente a quer de volta e poderia realmente apreciá-la."

Exemplo

Usei esta técnica com um jovem corretor que acreditava que sua vida tinha acabado e não valia a pena porque havia tomado uma decisão errada sobre uma transação.

TERAPEUTA: Feche os olhos e imagine que tudo lhe foi tirado – sua memória, todos os sentidos, seu corpo, sua família – sua esposa e seu filho – seus pais, amigos, seu emprego, casa, carro, todos os seus bens. Agora, quero que imagine que está pedindo a Deus, ou algum Ser Supremo, que lhe devolva essas coisas. Deus precisa ser convencido de que você tem uma boa justificativa para a valorização dessas coisas, caso ele as devolva.

PACIENTE: (*Parece desconfortável, mas primeiramente pede seus sentidos de volta. Justifica esta priorização dizendo que não poderia apreciar nenhuma das outras coisas sem a capacidade de ver, ouvir e sentir.*)

TERAPEUTA: O que você quer ver, ouvir e sentir?

PACIENTE: Quero ver minha esposa, meu filho. Quero senti-los perto de mim.

TERAPEUTA: Mas por que você quer isso? O que isso vai lhe trazer de bom?

PACIENTE: Porque os amo.

TERAPEUTA: E se limitarmos suas habilidades sensoriais a apenas percebê-los? Seria suficiente?

PACIENTE: Não, quero poder ver o sol novamente. Quero ouvir meus pais, meu irmão. Quero ouvir música.

TERAPEUTA: E se você nunca mais ouvisse música? Ou visse o sol?

PACIENTE: Eu sentiria muita falta!

Prosseguimos com uma variedade de outras coisas que ele tinha que pedir de volta e justificar seu apreço por elas. O que me intrigou foi o quanto esse exercício foi emocionalmente carregado para ele. Ali estava um "durão de Wall Street" que tinha começado a ver que as coisas mais importantes em sua vida estavam literalmente diante dos seus olhos.

Duas semanas mais tarde, sua depressão havia melhorado. Ele me disse que o exercício o havia impressionado sobre o quanto sua vida era importante – apesar de a transação com as ações não ter dado certo. Ele recordou o seguinte incidente: "Nossa vizinha que mora ao lado apareceu lá em casa outro dia. É uma mulher poucos anos mais velha do que minha esposa. Para nosso espanto, ela disse: 'Vocês devem ter notado que meu filho Jerry não apareceu no mês passado. Achei que deveria lhes dizer que ele está perturbado desde que seu pai morreu de câncer'. Comecei a chorar e me dei conta do quanto minha família significa para mim e do quanto significo para ela".

Tarefa de casa

Usando o Formulário 9.10, o terapeuta pede que os pacientes envolvam sua imaginação em uma fantasia na qual perderam tudo – seu corpo, seus sentidos, memória, família, bens, trabalho, amigos –, bem como recebem a tarefa de encontrar o significado ou importância de cada uma dessas perdas e apresentar justificativas para recebê-las de volta. Descreva por que cada uma é importante e por que é apreciada. Este é um exercício poderoso que desafia a ideia de que nada vale a pena, e o estado no qual tudo é tido como garantido. O Formulário 9.10 pode ser útil na evocação de alguns pensamentos e sentimentos sobre o valor do que está à nossa volta.

Possíveis problemas

Mais uma vez, os pacientes podem considerar este exercício como algo que os invalida porque a perda ou conflito é "real" para eles. Perdas e conflitos *são* reais, como tudo o mais que pedimos que os clientes considerem. Se eles vivenciam essas outras possibilidades ou experiências em suas vidas, isso vai depender da sua habilidade de reconhecer seu papel na existência deles. Esse reconhecimento deriva do desenvolvimento de atenção plena – maior atenção sintonizada com a realidade atual. O terapeuta pode dizer: "Considere que a cada segundo você está respirando, mas raramente percebe isso. Agora se concentre em sua respiração e imagine que ela fosse interrompida por 5 minutos. Obviamente, você morreria. Ela é real, mas você não a tinha percebido até que a imaginou parando".

Referência cruzada com outras técnicas

Outras técnicas relevantes incluem *continuum*, estabelecimento do ponto zero, descatastrofização, construção de alternativas, solução de problemas, duplo padrão, observação a partir da sacada e planejamento de atividades (p. ex., foco na apreciação e no ato de tornar-se mais consciente dos itens da lista).

Formulário

Formulário 9.10 (Pedido de coisas que são importantes para mim).

TÉCNICA: Exame das oportunidades e novos significados que se originam da perda ou conflito

Descrição

Perdas e conflitos são aspectos inevitáveis da vida. Mesmo reconhecendo que essas perdas e conflitos podem ser dolorosas e requerem ajuste significativo, também é possível reconhecer que podem representar oportunidades para reconstruir significados, abrir nova consciência ou responder a novos desafios com crescimento pessoal. A paciente que está se divorciando pode relatar que está deprimida devido à perda da intimidade e continuidade em sua vida, mas o divórcio também pode (1) proporcionar uma oportunidade para reconhecer e redefinir valores pessoais de intimidade e apego, (2) criar novas oportunidades para novos relacionamentos com amigos ou um novo parceiro e (3) catalisar o crescimento em seu ambiente de trabalho e em sua experiência de conexão com os outros. Em vez de olhar para o lado negro da perda, o paciente pode ser incentivado a considerar as oportunidades, desafios e significados que são as possíveis consequências da situação atual. Tedeschi e Calhoun (1995) constataram que mais de 90% dos sobreviventes de um evento traumático descreveram pelo menos uma experiência positiva ou *insight* decorrente da sua experiência traumática. Perdas e traumas podem ajudar as pessoas a reconhecer o que é importante na vida, a transformar seus valores e aumentar sua resiliência (Tedeschi & Calhoun, 2004).

Essa trajetória positiva tornou-se clara para Rebecca, que tinha 72 anos quando seu marido morreu. Sempre uma pessoa extrovertida, ela havia focado muito em seu marido, filhos e netos. Mas não tinha feito esforço para fazer muitos amigos. A morte de seu marido colocou-a em uma posição em que se sentiria solitária diariamente ou teria que se aproximar dos amigos e vizinhos.

Ela se envolveu em uma organização voluntária de um hospital local, servindo como tesoureira em uma das iniciativas para levantamento de fundos. Começou a frequentar a igreja, saiu para jantar em um restaurante local onde começou a fazer novas amizades e viajou com sua filha e o marido dela. Rebecca aprendeu a viver como uma pessoa solteira, a se abrir para novas pessoas que anteriormente havia evitado e a sair sozinha para fazer suas coisas. As perdas podem exigir novo crescimento, novas oportunidades e novos relacionamentos.

Perguntas a formular/intervenção

"Embora você esteja focado, neste momento, na perda (ou conflito) – e isso possa lhe parecer muito negativo –, também é possível considerá-la à luz de novos significados que você pode dar à sua vida. Que coisas boas podem surgir dessa situação? O que você aprendeu sobre o que valoriza? Sobre o que é importante para você? Há novas oportunidades, novos comportamentos, novos relacionamentos, novos desafios ou novas maneiras de ver as coisas que você pode experimentar em função da perda (ou conflito)?"

Exemplo

TERAPEUTA: Então, Jane, você está se sentindo triste desde que rompeu com Bill. Quando se sente triste, que tipo de pensamentos você tem?

PACIENTE: Penso no fato de não ter mais alguém que amo em minha vida.

TERAPEUTA: Parece que ter um relacionamento profundo e significativo é importante para você. É algo que você valoriza.

PACIENTE: Sim, embora eu saiba que tenho amigos e que meu trabalho vai bem. Mas me sinto muito melhor quando estou perto de alguém.

TERAPEUTA: Isso revela algo de bom sobre você?

PACIENTE: Acho que revela que tenho muito amor para dar. Gosto de intimidade, de conexão.

TERAPEUTA: Parece que intimidade e conexão e ser capaz de amar alguém são partes importantes da pessoa que você é.

PACIENTE: Sim. É difícil viver sem isso.

TERAPEUTA: Sim, é difícil não ter essas coisas agora. A dor que experimenta deve estar dizendo algo sobre quem você é. O que ela lhe diz?

PACIENTE: Ela me diz que quero ter amor em minha vida.

TERAPEUTA: Talvez possamos examinar o que isso diz sobre você que seja bom, mesmo que doloroso.

PACIENTE: Quero um relacionamento significativo com alguém que seja especial para mim.

TERAPEUTA: Então, ser capaz de amar e se dar, e conectar-se com alguém faz parte da pessoa que você é. Não queremos mudar isso.

PACIENTE: Não. Mas como vou encontrar alguém se estou tão deprimida?

TERAPEUTA: Pode não ser o momento certo agora. Mas, uma vez que isso é um valor importante para você, precisamos ter em mente que é algo especial que deseja compartilhar apenas com uma pessoa especial. Nem todo mundo está pronto para isso.

PACIENTE: Mas vou me sentir sozinha.

TERAPEUTA: Talvez, por um momento, a sua solidão possa lhe dizer que você tem muito para dar. É doloroso, mas revela algo de bom sobre você. Talvez um pouco desse amor e ternura possam ser direcionados para que você cuide de si mesma.

PACIENTE: Gosto de ouvir isso.

Tarefa de casa

O terapeuta pode pedir aos pacientes que se concentrem no que a perda ou conflito lhes revela sobre o que valorizam e o que é importante para eles: "Muitas experiências negativas nos ajudam a esclarecer o que valorizamos e o que é importante para nós. Esta experiência lhe ensina algo assim?". Além disso, pode pedir que listem algumas novas oportunidades de aprendizagem ou crescimento ou comportamento que podem se desenvolver a partir da situação atual. Os pacientes podem usar o Formulário 9.11 para registrar suas respostas.

Possíveis problemas

Para alguns indivíduos, encontrar o sentido ou o significado do evento pode desencadear ainda mais depressão, pois acreditam que atualmente não têm o que desejam e talvez nunca o tenham. É essencial que o terapeuta valorize a dor emocional na situação atual, mas também enfatize como os valores e desejos implícitos nas respostas dos pacientes podem apontar para pontos fortes em potencial. Cada valor pode ser uma força motivadora em sua vida. Conforme observado no diálogo anterior, a resposta da pessoa ao fim de um relacionamento, desencadeando sentimentos de solidão e desejo de intimidade, pode ser transformada num valor importante – a importância de conexões significativas com outras pessoas. Esse valor, então, motiva o paciente a aprofundar outros relacionamentos e a se relacionar de maneira mais honesta e direta.

Referência cruzada com outras técnicas

Outras técnicas relevantes incluem construção de alternativas, reestruturação positiva, solução de problemas, dramatização contra os pensamentos negativos, planejamento de atividades e identificação e modificação dos esquemas pessoais.

Formulário

Formulário 9.11 (Exame das oportunidades e novos significados).

TÉCNICA: Viagem ao futuro

Descrição

As pessoas muitas vezes perdem a perspectiva por acreditar que o momento atual – ou situação atual – continuará a ter efeito sobre elas indefinidamente. Essa forma de "previsão afetiva" – ou seja, previsão de como a pessoa se sentirá no futuro – com frequência leva os indivíduos a supergeneralizar que sua experiência atual terá efeitos negativos extremos e duradouros. Aqueles que estão envolvidos em suas dificuldades emocionais atuais preveem sua emoção futura com base na sua emoção atual ("heurística da emoção"), focam em um único elemento, excluindo os outros fatores ("focalismo"), e subestimam eventos que podem intervir no futuro ou não consideram suas próprias habilidades para lidar com as situações ("negligência imune"). O conhecido dito "O tempo cura todas as feridas" reconhece que, com tempo e experiência, os eventos atuais e as perdas são colocados em perspectiva. De fato, pesquisas sobre resiliência indicam de forma clara que uma porcentagem esmagadora da população geral se recupera dentro de um ano até níveis de bem-estar psicológico que existiam antes do evento importante na vida (Bonanno, 2004). Com esta técnica – examinando como poderá lidar com isso em um futuro distante –, o paciente é convidado a se afastar da experiência atual, "alongar o tempo" e considerar todos os fatores envolvidos e as habilidades de enfrentamento que podem reduzir a negatividade da experiência atual.

Perguntas a formular/intervenção

"Frequentemente nos vemos presos à forma como nos sentimos no momento presente e temos dificuldade considerável para imaginar como lidar com as situações no longo prazo. Assim, por exemplo, pessoas que vivenciam um evento maior na vida, como divórcio, a morte do cônjuge, perda da renda ou outras experiências negativas importantes, na verdade, ficam bem um ano mais tarde. Isso pode ocorrer porque elas encontram maneiras de lidar com a situação que as ajudam a superar as dificuldades ou porque eventos ou relacionamentos positivos ocorrem no ano seguinte. Gostaria de saber se você consegue se imaginar daqui a dois anos e como se sentiria em relação à situação atual. O que poderia acontecer durante o próximo ano que poderia fazer isso parecer menos negativo?"

Exemplo

TERAPEUTA: Sei que o fim do seu casamento com Tom é um momento difícil, e você me diz que está desanimada em relação ao futuro. Neste momento, como vê o seu futuro?

PACIENTE: Só consigo ver muita solidão. Tenho uma filha de 8 anos e é realmente muito difícil encontrar um homem na cidade – especialmente quando você está ficando mais velha.

TERAPEUTA: Parece que você está predizendo que será solitária, triste e que sua vida não envolverá um relacionamento para você. Isso parece desanimador.

PACIENTE: Sim, eu realmente queria que meu casamento desse certo, mas Tom queria outras coisas.

TERAPEUTA: Às vezes predizemos o futuro com base em nossos sentimentos presentes e no que está acontecendo no momento atual. Talvez você esteja fazendo isso, pensando que ficará solteira para sempre, e que ser solteira significa ser solitária e triste.

PACIENTE: É assim que me sinto.

TERAPEUTA: Você me disse que, quando era mais jovem, passou por um rompimento. Como foi aquilo para você?

PACIENTE: Bem, no começo fiquei triste e solitária – eu sentia falta de Brian –, sim, e achei que não conseguiria viver sem ele. Eu chorei muito no começo.

TERAPEUTA: E depois, o que aconteceu?

PACIENTE: Comecei a ver mais os meus amigos e me envolvi no trabalho. Viajei com meus amigos, fui esquiar – Brian não esquiava, a propósito. E fui à praia durante o verão. Fiquei mais ativa. E eu realmente cresci durante aquele tempo. Demorou alguns anos até meu relacionamento seguinte – com Tom –, mas eu estava muito feliz na época.

TERAPEUTA: Então, parece que você realmente cresceu durante aquele tempo, apesar de haver previsto que seria triste, solitária e que haveria muito pouca diversão em sua vida. Suas previsões não eram acuradas, eram?

PACIENTE: Não, eu era muito negativa.

TERAPEUTA: Às vezes, quando prevemos o futuro, subestimamos nossa habilidade para lidar com as situações e não consideramos as coisas positivas que podem acontecer. Que coisas positivas poderiam acontecer este ano?

PACIENTE: Posso passar mais tempo com meus amigos e evitar ter discussões com Tom. Isso seria um aspecto positivo. Eu poderia recomeçar meu trabalho. Eu tinha um pequeno negócio que deixei de lado, mas realmente queria desenvolvê-lo. Estava pensando em conseguir uma licença para trabalhar como corretora de imóveis. Isso seria uma coisa boa de ter.

TERAPEUTA: Essas são coisas positivas que poderiam acontecer para você?

PACIENTE: Sim, acho que eu descobriria que o meu negócio pode desenvolver-se, e eu teria um dinheiro extra. Também me orgulho de construir meu próprio negócio. E eu poderia conhecer um homem de quem gostasse, mas não sei se estou pronta para isso. Talvez apenas alguém para ficar sem compromisso.

TERAPEUTA: Você consegue se imaginar tendo uma vida boa este ano sem um novo namorado?

PACIENTE: Sim, consigo. Acho que preciso me encontrar e crescer e me permitir descobrir quem eu sou sem um namorado. Muitos dos meus sentimentos estavam vinculados a Tom, e ele não era tão comprometido assim.

TERAPEUTA: Então talvez você descubra que pode vislumbrar coisas novas e novos relacionamentos e até mesmo uma "nova você" durante o próximo ano. Isso vai exigir algum planejamento.

PACIENTE: Sim, preciso pensar em tomar conta da minha vida.

Tarefa de casa

O terapeuta pede ao paciente para descrever como irá se sentir e por que se sentiria dessa maneira. Previsões específicas sobre o que irá acontecer devem ser evocadas e escritas. O clínico pede que o cliente considere a possibilidade de que suas previsões estejam baseadas em como se sente no momento atual, em eventos recentes desanimadores e em uma visão seletiva das possibilidades negativas no futuro. O terapeuta pode, ainda, fazer uma série de perguntas. Que eventos positivos poderiam ocorrer no futuro? Que novas possibilidades podem se abrir? Como o paciente se sentiria se essas coisas positivas acontecessem? Como ele lidou de maneiras positivas com problemas ou perdas que ocorreram no passado? Os pacientes usam o Formulário 9.12 para considerar como podem funcionar no futuro.

Possíveis problemas

Com frequência, os clientes alegam que suas previsões são acuradas e que é irrealista e ingênuo esperar que haja alguma coisa positiva no futuro. O terapeuta reconhece que esses pensamentos e sentimentos são válidos, dado como o paciente vê as coisas no momento presente, mas que o futuro está aberto a possibilidades que, em geral, não somos precisos ao prever. Experiências passadas de enfrentamento podem ser identificadas, bem como momentos passados de enfrentamento problemático. Por exemplo, se o indivíduo se isolou ou ficou passivo depois de uma perda, então esse comportamento pode ser identificado como um estilo inútil de resposta a ser testado em comparação com prescrições comportamentais mais proativas. Do mesmo modo, alguns pacientes alegam que a consideração de resultados positivos no futuro ignora o quanto se sentem mal no momento presente e é algo que os invalida. O terapeuta pode assinalar que as emoções atuais são reais e importantes, mas que as emoções mudam à medida que as circunstâncias se alteram. Feridas podem ser curadas.

Referência cruzada com outras técnicas

Outras técnicas relevantes incluem tomada de decisão para um *self* futuro, solução de problemas, definição de objetivos de mais longo prazo e clarificação dos valores.

Formulário

Formulário 9.12 (Viagem ao futuro).

FORMULÁRIO 9.1

Exercício do gráfico em forma de torta

Considere as diferentes fatias da torta. Cada fatia representa uma causa do evento; algumas causas requerem uma fatia maior do que outras porque tiveram mais influência sobre o evento. Rotule cada fatia como uma possível causa do evento. Qual o tamanho do pedaço que sobra para você como causa do evento?

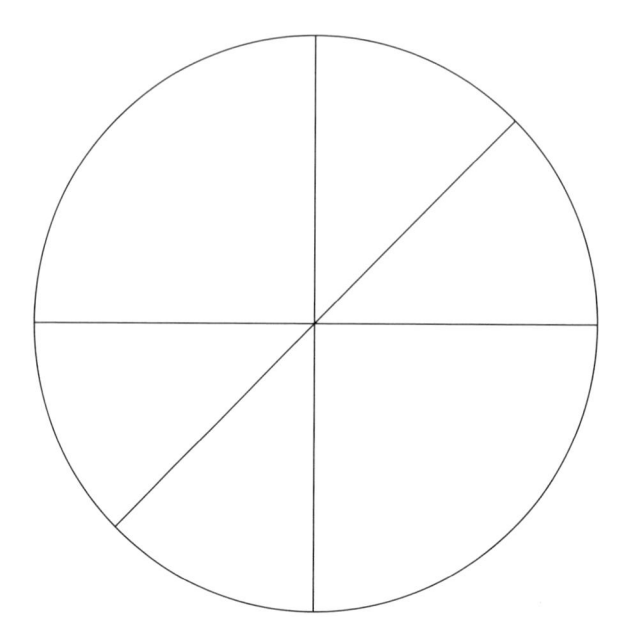

Qual é o evento negativo que o incomoda: _____

Enumere todas as causas possíveis deste evento, incluindo seu próprio papel nele, e liste a porcentagem da torta que você atribuiria a cada causa.

Causas	%

Técnicas de terapia cognitiva: manual do terapeuta, segunda edição, Robert L. Leahy. *Copyright* © 2018 Artmed Editora Ltda. É autorizada a reprodução deste material aos compradores deste livro para uso pessoal ou para uso com clientes individuais.

FORMULÁRIO 9.2
Exercício do *continuum*

Usando a escala a seguir, indique onde você posicionaria o evento atual que o incomoda. Então, insira outros eventos negativos para cada marca de 10 pontos na escala. É difícil preencher alguns pontos que estão abaixo do seu evento atual? Por quê? Você consideraria reclassificar o desfecho ou acontecimento atual depois de ter preenchido esta escala? Qual é a razão pela qual você reclassificaria – ou não – o desfecho ou evento?

```
            0     10    20    30    40    50    60    70    80    90    100%
Sem aspectos  ↑     ↑     ↑     ↑     ↑     ↑     ↑     ↑     ↑         Holocausto
 negativos
```

Pergunta: Onde você colocaria o evento atual?

FORMULÁRIO 9.3

O que ainda posso fazer

Estamos frequentemente preocupados que, se alguma coisa acontecer, isso seria terrível ou trágico. O fato é que coisas ruins acontecem, e temos que pensar em como lidaríamos com esses eventos. No formulário a seguir, escreva o evento que o preocupa. Depois, na coluna da esquerda, liste as coisas que acha que aconteceriam como consequência. Na coluna do meio, liste todas as coisas que você ainda poderia fazer mesmo que isso acontecesse. Na coluna da direita, liste todas as coisas que você não poderia mais fazer.

Evento que me preocupa: _____

Se isso acontecesse	Ainda poderia fazer	Não poderia mais fazer

FORMULÁRIO 9.4
Consideração das alternativas

Quando estamos incomodados, focamos em um ponto de vista – o nosso –, não percebendo que existem muitas maneiras diferentes de ver as coisas. Considere a situação atual e seu ponto de vista. Descreva a situação na coluna da esquerda, e seus pensamentos negativos – suas "interpretações" –, na coluna do meio. Na coluna da direita, liste diferentes maneiras de ver a situação atual – diferentes interpretações, comportamentos e oportunidades que você pode buscar, etc.

Descreva a situação atual que o incomoda.	**Quais são seus pensamentos negativos?**	**Quais são as diferentes maneiras de ver essa situação? Existem novas oportunidades disponíveis? Existem diferentes possibilidades que você poderia buscar? Liste-as.**

Técnicas de terapia cognitiva: manual do terapeuta, segunda edição, Robert L. Leahy. *Copyright* © 2018 Artmed Editora Ltda. É autorizada a reprodução deste material aos compradores deste livro para uso pessoal ou para uso com clientes individuais.

FORMULÁRIO 9.5
Comparações com o ponto zero

Pense em alguém em quem falte completamente a qualidade que você julga estar ausente em você – ou seja, a pessoa que está no ponto zero. Como é essa pessoa? Como você se diferencia dela? O que você tem ou faz que representa um avanço em comparação ao ponto zero? Como seria tentar convencer alguém que está no ponto zero de que você é um fracasso?

A pessoa no ponto zero tem estas qualidades ou coisas	Eu tenho estas qualidades ou coisas

Como me diferencio de alguém que está no ponto zero?
Eu avancei comparado com o ponto zero?
Eu conseguiria convencer alguém de que estou no ponto zero? Por que não?
Qual seria a maneira mais realista de olhar para onde estou?

FORMULÁRIO 9.6
Despolarização das comparações

Às vezes nos comparamos com pessoas que têm desempenho no nível máximo (100%) e achamos que nos falta algo. Tente usar uma ampla escala de comparações ao avaliar a si mesmo, usando as perguntas a seguir.

Pergunta	Resposta
Que qualidade critico em mim? Tenho menos sucesso do que outras pessoas?	
Como eu poderia me comparar com pessoas que têm 0% dessa qualidade?	
25%?	
50%?	
75%?	
100%?	
Ignorei algum aspecto positivo?	
Quais aspectos positivos?	
Qual seria a maneira mais racional de ver a mim mesmo?	

Técnicas de terapia cognitiva: manual do terapeuta, segunda edição, Robert L. Leahy. *Copyright* © 2018 Artmed Editora Ltda. É autorizada a reprodução deste material aos compradores deste livro para uso pessoal ou para uso com clientes individuais.

FORMULÁRIO 9.7

Como os outros lidaram com isso?

Quando enfrentamos uma perda ou um conflito, em geral focamos no pior desfecho ou significado possível. Pode ser útil dar-se conta de que outras pessoas passaram por experiências similares ou até piores. Muitas delas encontraram maneiras de pensar especialmente úteis. O que você pode aprender com a forma como elas lidaram com isso?

Descreva a situação atual	Quem mais viveu algo assim?	Como essa pessoa viu essa situação e como lidou com ela?	O que posso aprender com sua experiência?	Que coisas específicas posso fazer para avançar e lidar melhor com isso?	Que habilidades eu tenho para lidar com isso?	Que recursos tenho para lidar com isso?	Se eu acreditasse que tenho maneiras de lidar, como pensaria e me sentiria agora?	O que estou disposto a fazer esta semana para evoluir na forma de lidar?

Técnicas de terapia cognitiva: manual do terapeuta, segunda edição, Robert L. Leahy. *Copyright* © 2018 Artmed Editora Ltda. É autorizada a reprodução deste material aos compradores deste livro para uso pessoal ou para uso com clientes individuais.

FORMULÁRIO 9.8
Como eu poderia lidar se isso fosse verdade para mim

Muitas vezes ficamos presos a algo que vemos como negativo sobre nós mesmos. É quase como se não pudéssemos aceitar os erros, falhas ou imperfeições. Mas os temos. Digamos que você nota que pode ser um pouco aborrecido em uma conversa. Em vez de argumentar contra isso, por que não aceitar – até mesmo acolher isso? "Sim, eu fui aborrecido naquela conversa, mas ainda posso continuar a minha vida e fazer muitas coisas interessantes". Na coluna da esquerda, liste alguns pensamentos negativos sobre qualidades ou comportamentos que você observou em si mesmo. Na coluna do meio, reconheça que há alguma verdade nesses pensamentos, às vezes. Na coluna da direita, indique por que esses aspectos negativos não são um problema, pois você tem muitas outras qualidades e pode fazer muitas coisas positivas.

Minha qualidade ou comportamento negativo	Cite algo verdadeiro sobre isso	Por que isso não é um problema. O que ainda posso fazer de positivo. Outras qualidades positivas que tenho.

Técnicas de terapia cognitiva: manual do terapeuta, segunda edição, Robert L. Leahy. *Copyright* © 2018 Artmed Editora Ltda.
É autorizada a reprodução deste material aos compradores deste livro para uso pessoal ou para uso com clientes individuais.

FORMULÁRIO 9.9

Desenvolvimento de novas maneiras de avaliar uma qualidade

Com frequência pensamos que não temos determinada qualidade (p. ex., inteligência) pois não nos saímos bem em certas situações (p. ex., em provas de química). No entanto, há muitas maneiras de mostrar diferentes aspectos da inteligência ou outras qualidades positivas. Pense na qualidade que você mais deseja e, depois, em exemplos de comportamentos positivos que podem mostrar que você tem um pouco dessa qualidade positiva. Utilize termos positivos em vez de negativos quando mencionar a qualidade a ser avaliada – por exemplo, "experiências de sucesso" em vez de "fracasso". Foque em comportamentos ou desempenhos observáveis e verificáveis, em vez de inferências sobre qualidades subjacentes. Pense sobre coisas que você poderia fazer para ter progresso nessas qualidades.

Exemplo:

Qualidade a ser avaliada:	Tenho experiências de sucesso.
Maneiras diferentes de observá-la:	Desempenho nos tempos de escola, notas nas provas, feedback dos professores.

Indique como você pode demonstrar esta qualidade em diferentes situações.

Qualidade a ser avaliada:
Maneiras diferentes de observá-la:
Outros exemplos dessa qualidade:
Eu demonstro exemplos dessa qualidade? Especificar:
Que coisas posso fazer para melhorar essas qualidades? Especificar:
O que estou disposto a fazer esta semana para fazer progresso nesta área?

Técnicas de terapia cognitiva: manual do terapeuta, segunda edição, Robert L. Leahy. Copyright © 2018 Artmed Editora Ltda. É autorizada a reprodução deste material aos compradores deste livro para uso pessoal ou para uso com clientes individuais.

FORMULÁRIO 9.10
Pedido de coisas que são importantes para mim

Imagine que você perdeu tudo – seus sentidos, seu corpo, sua memória, sua família, emprego, bens – absolutamente tudo. A seguir, liste o que quer de volta, em ordem de importância, e explique por que os quer de volta.

O que quero de volta	Por que isso é importante para mim

O que não tenho valorizado em minha vida diária?

Houve uma época em que eu não tinha essas coisas ou essas pessoas na minha vida?

Por que ignorei essas coisas/pessoas?

No que foquei para me distrair de apreciar essas coisas/pessoas?

Como posso demonstrar apreciação esta semana por essas coisas/pessoas?

Como me sentirei se apreciar essas coisas/pessoas?

FORMULÁRIO 9.11
Exame das oportunidades e novos significados

Cada evento em nossas vidas representa novas oportunidades e também perdas potenciais. No formulário a seguir, descreva a situação ou perda atual, indique o que isso lhe informa sobre seus valores e necessidades e, então, liste a que novas oportunidades ou desafios essa situação ou perda pode levar em sua vida. Responda cada uma das perguntas a seguir.

Situação atual (ou perda)	O que isso me informa sobre minhas necessidades e valores	Novas oportunidades e desafios na minha vida

Que valores agora parecem menos importantes para mim?
Que valores parecem mais importantes para mim?
Como posso usar esta experiência para aprofundar meu relacionamento com as pessoas?
Como isso pode me ajudar a viver cada dia mais plenamente?
O que estou disposto a fazer esta semana para avançar na direção de um maior significado em minha vida?

Técnicas de terapia cognitiva: manual do terapeuta, segunda edição, Robert L. Leahy. *Copyright* © 2018 Artmed Editora Ltda. É autorizada a reprodução deste material aos compradores deste livro para uso pessoal ou para uso com clientes individuais.

FORMULÁRIO 9.12
Viagem ao futuro

Frequentemente nos sentimos ansiosos e tristes por termos dificuldade para imaginar como as coisas podem ser melhores no futuro. Isso ocorre em parte porque focamos no que está acontecendo ou em nossos sentimentos neste momento. Mas vamos imaginar que você entre em uma máquina do tempo que o leve até um futuro onde as coisas são melhores. Use sua imaginação. O que você poderia fazer para tornar as coisas melhores daqui a um ano? Quais experiências poderia ter que seriam melhores? Quais relacionamentos poderiam começar ou se tornar mais significativos para você?

Que novas experiências você poderia ter?

Que novos relacionamentos poderia desenvolver?

O que poderia acontecer para melhorar as coisas?

Consegue se imaginar sendo feliz? Como?

Forme uma imagem visual em que se sente melhor daqui a um ano. Descreva uma história sobre sua vida nesse tempo futuro.

Técnicas de terapia cognitiva: manual do terapeuta, segunda edição, Robert L. Leahy. Copyright © 2018 Artmed Editora Ltda. É autorizada a reprodução deste material aos compradores deste livro para uso pessoal ou para uso com clientes individuais.

CAPÍTULO 10

Identificação e modificação dos esquemas

Esquemas podem ser definidos como padrões de processamento das informações que levam a um viés na atenção, memória, valor ou interpretação dos estímulos. Por exemplo, se acredito que o Sr. Jones é extrovertido, prestarei atenção seletivamente a exemplos da sua extroversão, ao mesmo tempo ignorando seletivamente qualquer comportamento introvertido da sua parte. Lembrarei seletivamente de mais exemplos da sua extroversão e, em muitos casos, posso "falsamente recordar" algum comportamento extrovertido que nunca ocorreu. Valorizarei mais exemplos de seu comportamento extrovertido, ao mesmo tempo desconsiderando seu comportamento mais inibido, e interpretarei seus motivos, desempenho passado e desempenho atual em termos de exemplificação da extroversão. Em suma, os esquemas funcionam como lentes tendenciosas através das quais vemos e interpretamos o mundo. Temos esquemas sobre nossos traços pessoais e os dos outros, sobre como as pessoas responderão a nós, sobre nossas emoções e sobre qualquer conteúdo que possamos conceitualizar.

A ideia de que os esquemas podem afetar a memória foi inicialmente desenvolvida por Bartlett (1932), que propôs que a memória é reconstrutiva e com frequência determinada por conceitos ou esquemas que podem levar a uma recordação incorreta dos eventos. Além disso, esses esquemas operam fora do conhecimento consciente, de forma que o indivíduo processa automaticamente informações consistentes com o esquema. Um conceito similar está refletido na visão de Piaget (1970) de que a informação ou experiência é "assimilada" a esquemas preexistentes, no conceito de George Kelly (1955) de "construtos pessoais" e na ideia de "processamento esquemático", em que a informação é processada e reconstruída pelo sistema de filtragem dos esquemas. Os esquemas são caracterizados pela "automaticidade" – ou seja, eles tendem a envolver o processamento da informação que está fora da consciência do indivíduo e, por conseguinte, determinam o próprio processo. A aprendizagem "implícita" opera rapidamente e tende a ser confirmatória – ou seja, os esquemas levam ao "viés de confirmação", em que a busca de informação, a atenção e o valor da informação tendem a confirmar ou a apoiar o esquema preexistente. Assim, os esquemas são "conservadores" ou "automantenedores" e perpetuados mesmo em face de informações opostas. O processamento esquemático é um dos vários processos subjacentes à autoconsistência. Outras teorias relacionadas a esses processos incluem a da dissonância cognitiva, a da autoverificação (Swann & Ely, 1984; Swan, Stein-Seroussi, & Giesler, 1992) e a das necessidades inatas para consistência perceptual e cognitiva, conforme evidenciado pelos princípios da percepção da Gestalt (p. ex., fechamento; ver Koffka, 1935; Köhler, 1929). Além disso, conforme indicado em capítulo anterior, os esquemas podem ser vistos como componentes de outras heurísticas ou regras de ouro que levam a respostas cognitivas rápidas quando há informações limitadas. O que é importante entender é que o processamento esquemático e a heurística são implícitos ou automáticos. O indivíduo não *quer* ser negativo nem *quer* se ver como um "perdedor". O que acontece é que os esquemas são influentes, determinativos e operam fora da percepção consciente.

Beck, em sua descrição inicial da psicopatologia, fez parte da revolução cognitiva na ciência cognitiva e psicologia social que ocorreu na década de 1970. Ele propôs que cada condição diagnóstica era caracterizada por esquemas que marcam uma vulnerabilidade a depressão e ansiedade (Beck, 1976; Weissman & Beck, 1978). Esquemas depressivos refletem preocupações com perda, fracasso, rejeição e depleção; esquemas de ansiedade refletem ameaça e trauma; e esquemas de raiva refletem humilhação, sendo bloqueados em esforços instrumentais, e dominação. Beck desenvolveu esse modelo para incluir a ideia de "modos", que são sistemas e estratégias de organização que incorporam pensamentos automáticos, pressupostos, crenças nucleares e estratégias motivacionais e afetivas para lidar com as situações (Beck & Haigh, 2014).

Beck e colaboradores (2014) desenvolveram um modelo de esquemas específicos para os vários transtornos da personalidade, relacionando a personalidade esquiva a esquemas de inadequação e rejeição, a personalidade narcisista a esquemas de grandiosidade e *status* especial, e assim por diante. Além disso, cada transtorno da personalidade incluía esquemas específicos sobre si mesmo (p. ex., inadequação) e sobre os outros (p. ex., rejeição). Beck (Beck et al., 2014) colocou esses esquemas dentro de um modelo evolucionário de adaptação: por exemplo, esquemas relacionados a abandono seriam úteis na manutenção do vínculo e, portanto, teriam evoluído para ser mantidos em algum grau em quase todas as pessoas. A visão no modelo dos esquemas de Beck é que eles podem ser superdesenvolvidos ou subdesenvolvidos e que os indivíduos lidam com esses esquemas compensando ou evitando situações que os ativam. Cada transtorno da personalidade é caracterizado por estratégias de enfrentamento problemáticas – por exemplo, a personalidade dependente lida por meio do apego e delegação, a personalidade compulsiva pelo excesso de trabalho e organização, e a personalidade esquiva escondendo-se dos outros.

De modo similar, Young (Young & Brown, 1990; Young, Klosko, & Weishaar, 2003) desenvolveu um modelo de esquemas focado no conteúdo específico da vulnerabilidade da personalidade. O modelo de Young descreve 18 esquemas (p. ex., abandono, desconfiança, privação emocional), diferentes modos (p. ex., os modos infantis, os modos de enfrentamento mal-adaptativos, os modos parentais mal-adaptativos e o modo adulto sadio) e três estilos de enfrentamento (rendição, esquiva e supercompensação). Pesquisas apoiam a eficácia da terapia focada nos esquemas de Young para tratamento do transtorno da personalidade *borderline* (Arntz & Van Genderen, 2011).

Neste capítulo, examino como o terapeuta pode auxiliar o paciente a identificar e modificar seus esquemas individuais. O trabalho de modificação de esquemas de longa existência pode exigir maior duração da terapia e levar à ativação de esquemas na relação terapêutica. Por exemplo, esquemas sobre os outros como críticos e rejeitadores podem ser ativados na terapia quando o indivíduo, mantendo crenças sobre si mesmo como chato e inadequado, pode ver o clínico como condescendente e rejeitador. Ou o paciente com esquemas sobre abandono e impotência pode buscar o reasseguramento do terapeuta de que este realmente se importa com ele (Leahy, 2005a).

TÉCNICA: Identificação de esquemas – padrões consistentes

Descrição

O modelo cognitivo propõe que uma vulnerabilidade principal da depressão, raiva e ansiedade é o conjunto de crenças nucleares que o indivíduo mantém sobre si mesmo e sobre os outros. Por exemplo, alguém deprimido pode acreditar que é desinteressante e que os outros são críticos, o indivíduo ansioso pode crer que é indefeso e que os outros são ameaçadores, e o irritado acreditar que está bloqueado para atingir seus objetivos e que os outros são humilhantes. Beck e colaboradores (2014) identificam inúmeros esquemas nucleares que as pessoas endossam e sugerem uma correspondência entre esses esquemas e os transtornos da personalidade. No presente contexto, não me limito à discussão dos esquemas correspondentes aos transtornos da personalidade, mas reconheço que os indivíduos podem ter seus próprios esquemas idiossincráticos que incluem uma maneira consistente na qual cada um vê a si mesmo ou o outro.

Exemplos de crenças nucleares dados por Beck e colaboradores (2014) incluem aquelas em que o indivíduo se sente vulnerável, socialmente inapto, incompetente, necessitado, fraco, indefeso, autossuficiente, facilmente controlado pelos outros, responsável, competente, justo, inocente, especial, único, glamuroso e grandioso. Young e colaboradores (2003) identificam os seguintes esquemas pessoais: abandono, desconfiança, privação emocional, defectividade, isolamento social, dependência, vulnerabilidade, emaranhamento, fracasso, grandiosidade, autocontrole insuficiente, submissão, autossacrifício, busca de aprovação, negatividade, inibição emocional, padrões inflexíveis e caráter punitivo.

Podemos identificar o conteúdo dos esquemas do paciente examinando as consistências do seu comportamento ao longo do tempo e das situações. Por exemplo, ao coletar a história detalhada da vida de um indivíduo, é possível notar o conteúdo de um esquema quando as dificuldades são recorrentes. Estas podem incluir dificuldades no trabalho, nas relações íntimas ou com os pares, bem como fatores precipitantes de episódios depressivos.

O terapeuta pode comentar: "Notei em suas discussões que você continua focando em (padrão comum)". Exemplos de padrões comuns incluem ver a si mesmo como feio, indesejável, incompetente, mau, indefeso ou indigno de amor. A paciente que se refere continuamente à sua aparência percebida como pouco atraente está revelando seu esquema pessoal de se perceber fisicamente imperfeita e possivelmente indigna de amor. É claro, o terapeuta pode investigar mais: "O que aconteceria se você não fosse digna de amor (ou se fosse imperfeita, feia, etc.)?". Em um caso, a paciente acreditava que "Meu marido me abandonaria. Não posso ser feliz se não estiver casada". Seus esquemas pessoais envolviam os temas de imperfeição física, de ser abandonada, de sentir-se necessitada e incapaz de cuidar de si mesma. Nesse caso em particular, foi útil identificar esses esquemas, já que antes do casamento, ela era muito mais feliz sozinha. Ela conseguiu reconhecer que não precisava de um homem para ser feliz.

Perguntas a formular/intervenção

"Vamos examinar alguns momentos – atualmente e durante toda sua vida – para ver se existe um padrão de dificuldades. Por exemplo, suas dificuldades são principalmente no trabalho e nos estudos, nos relacionamentos íntimos, nas relações familiares ou em outros domínios ou áreas da vida? Existem pontos de conflito ou dificuldade específicos que estão sempre vindo à tona? Existem padrões de enfrentamento recorrentes que podem ser problemáticos?"

Exemplo

TERAPEUTA: Você disse que está muito estressado no trabalho, mas ao mesmo tempo se sente com energia. Conte-me mais sobre isso.

PACIENTE: Bem, eu realmente me empenho 100% no trabalho, e acho que algumas vezes fico muito irritado com meus colegas. Eles parecem perder tempo e não são tão focados quanto deveriam. E acho que eles provavelmente não gostam de mim.

TERAPEUTA: Então no trabalho você é muito consciencioso e acha que os outros não o são tanto assim, nem trabalham com tanta dedicação quanto acha que deveriam? E o estresse é que existem conflitos com as pessoas no trabalho.

PACIENTE: Sim, mas eu também sou muito intenso no que faço e me sinto às vezes entusiasmado. Como se eu realmente fosse resolver esses problemas.

TERAPEUTA: Então você tem orgulho de ser consciencioso e competente. Isso o deixa estressado também?

PACIENTE: Bem, eu trabalho 8 a 9 horas por dia, mas surgem outras coisas e isso pode levar muito mais tempo, e na verdade eu não aproveito muito os meus fins de semana. Estou trabalhando o tempo todo.

TERAPEUTA: Então ser consciencioso tem seus custos. Eu me pergunto se essa dedicação e produtividade no trabalho foi algo que já o estressou no passado.

PACIENTE: Sim. Eu era estressado na faculdade. Tinha dificuldades de aprendizagem e as coisas não eram fáceis, então eu trabalhava o tempo todo para apenas tirar uma nota decente.

TERAPEUTA: E isso já interferiu nos seus relacionamentos?

PACIENTE: Bem, eu lhe falei sobre o relacionamento anterior, que durou quatro anos; eu vivia me queixando do trabalho, dos meus colegas e era muito negativo o tempo todo. Na verdade, eu não conseguia relaxar.

TERAPEUTA: Então, ser muito consciencioso tem sido um problema constante. Vamos examinar seus pensamentos aqui. Tente completar esta frase: "Eu me preocupo com o trabalho porque penso que...".

PACIENTE: Não vou conseguir terminar e vou estragar tudo.

TERAPEUTA: "E estou irritado com os meus colegas porque penso que..."

PACIENTE: Eles só estão perdendo tempo. Não suporto ineficiência.

TERAPEUTA: Então, parece que você tem fortes crenças sobre eficiência, produtividade e responsabilidade no trabalho. E já faz muito tempo que é assim. Como era com seus pais?

PACIENTE: Eles estavam sempre discutindo e gritando. E eu nunca fui bom em conversar com as pessoas. Eu não tinha personalidade. Então pensei: "Posso trabalhar neste programa de computador e resolver estes problemas".

TERAPEUTA: Então parece que você tinha essas crenças negativas sobre si mesmo de não ter personalidade e que então se concentrou na produtividade, em ser competente com o programa de computador e apostou todas as fichas nisso. É como: "Se eu conseguir ser competente nisto, então serei suficientemente bom".

PACIENTE: Sim, acho que é verdade. Mas estou esgotado e se não fosse pela dextroanfetamina, não conseguiria trabalhar.

TERAPEUTA: Então os temas recorrentes são: "Não tenho personalidade" e "Tenho que ser produtivo o tempo inteiro" e – sobre os outros – "Eles estão perdendo tempo e são irresponsáveis".

Tarefa de casa

O paciente pode examinar os padrões de dificuldade nos relacionamentos, trabalho, escola e seu funcionamento diário. Que eventos desencadearam ansiedade, depressão e raiva no passado? Atualmente? Existe um padrão? Que outros pensamentos sobre si mesmo e os outros são desencadeados? Como o cliente lidou com esses problemas? Houve estratégias de enfrentamento problemáticas, como evitação ou supercompensação? Os pacientes podem usar o Formulário 10.1 para registrar suas vulnerabilidades numa ampla gama de domínios de funcionamento. Por exemplo, o indivíduo pode conseguir identificar problemas no trabalho, amizades, relações familiares, questões de saúde, questões financeiras ou educação com os quais tinha dificuldade de lidar. Ele pode também identificar os desencadeantes para cada um desses domínios ou problemas, os pensamentos e emoções evocados, bem como as estratégias (tanto as problemáticas quanto as adaptadas) que foram usadas. Ver exemplo na Figura 10.1.

Possíveis problemas

Alguns pacientes consideram este exame dos padrões de dificuldades passadas como evidências adicionais de que possuem traços negativos permanentes. Por exemplo, o cliente pode responder: "Você percebe o perdedor que eu sou? Estou sempre estragando tudo". O terapeuta pode indicar que o exame das dificuldades passadas nos ajuda a entender muitas coisas: (1) Existem padrões nas escolhas que você faz e que levam a problemas? (2) Essas dificuldades refletem formas tendenciosas ou possivelmente incorretas de ver a si mesmo? (3) Existe um padrão de enfrentamento (p. ex., supercompensação, ruminação ou ataque) que poderia ser mudado no futuro? E (4), se as crenças sobre si mesmo e os outros pudessem ser mudadas, isso ajudaria a pessoa a evitar repetir o padrão de dificuldades?

Referência cruzada com outras técnicas

Técnicas adicionais relevantes incluem seta descendente, identificação dos pensamentos automáticos, identificação e modificação dos pressupostos e viés de confirmação.

Formulário

Formulário 10.1 (Exame de padrões problemáticos).

Experiências problemáticas que tive no passado	O que pensei naquela época sobre mim mesmo, os outros ou a experiência	Qual foi minha forma problemática de lidar com isso?
Término de um relacionamento.	Devo ser um perdedor. Ninguém me ama. Vou ficar sozinho para sempre. Nada dá certo para mim. Não se pode confiar nas pessoas.	Me isolar, beber, comer demais, culpar as pessoas, ficar preso ao passado, sentir-me uma vítima.

FIGURA 10.1 Exame de padrões problemáticos.

TÉCNICA: Identificação dos esquemas – seta descendente

Descrição

O terapeuta identifica os esquemas questionando sobre as implicações originadas pelos pensamentos automáticos. Por exemplo, o paciente pode ter o pensamento automático: "Não vou me divertir na festa". O clínico pergunta: "O que você pensaria se isso acontecesse?", e o cliente responde: "Devo ser muito chato". O terapeuta então continua: "Se isso fosse verdade, o que significaria para você?", ao que o paciente poderia responder: "Se outras pessoas não gostam de mim, isso deve significar que ninguém vai gostar de mim". O profissional pode então perguntar: "E a razão para isso seria porque...?". Uma resposta possível seria: "Como eu *sou* chato, não tenho nada a oferecer". A seta descendente nos permite partir de uma série de pensamentos negativos – incluindo leitura mental e previsão do futuro –, passando pelos pressupostos subjacentes ou regras condicionais (afirmações do tipo "se... então") –, até crenças nucleares sobre si mesmo ou os outros. Pode-se, ainda, continuar a seta descendente além da crença nuclear – por exemplo: "E se eu for uma pessoa chata, então ficarei sozinho para sempre".

Perguntas a formular/intervenção

"Quando você pensa que (isso e aquilo poderia acontecer), isso o incomodaria porque faria você pensar que... E se isso fosse verdade, você se sentiria incomodado porque pensaria (ou isso significaria) que... Um exemplo é: 'Se eu não me sair bem na prova, isso significa que eu falhei. O que isso significaria se você realmente falhasse?'. 'Que sou um fracasso'. 'E o que isso o faria pensar?'. 'Não vou ser capaz de cuidar de mim'. 'E o que aconteceria, então?'. 'Eu poderia morrer de fome'. Neste caso, a crença nuclear ou esquema é uma vulnerabilidade a dano/perda, fracasso, ou 'vulnerabilidade biológica'."

Exemplo

Seta descendente

TERAPEUTA: Você disse que está preocupada porque seu rosto não está exatamente do jeito que gostaria. Você está focando excessivamente em algumas imperfeições que percebe, certo?

PACIENTE: Sim. Acho que estou parecendo mais velha.

TERAPEUTA: OK. Vamos ver o que parecer mais velha significa para você. "Se eu parecesse mais velha, isso me incomodaria porque significa o que para mim?"

PACIENTE: Significa que não sou atraente.

TERAPEUTA: OK. Então você está igualando "mais velha" a "não atraente". E se você não for atraente, isso a incomodaria porque significaria que...?

PACIENTE: Meu marido não vai me querer mais.

TERAPEUTA: E se isso acontecesse, então...?

PACIENTE: Então eu ficaria sozinha. E então... Não sei... a vida seria horrível.

TERAPEUTA: Então seu pensamento é que você pareceria mais velha, não seria atraente, seria rejeitada e abandonada e acabaria sozinha e infeliz?

PACIENTE: Certo. É assim que me sinto.

TERAPEUTA: Por que você seria infeliz se não tivesse um marido?

PACIENTE: Acho que eu não acredito que poderia ser feliz sozinha.

TERAPEUTA: Então seu pensamento é que a vida não pode ser gratificante sem um marido?

PACIENTE: Certo.

Neste caso em particular, a paciente revelou vários esquemas sobre si mesma – temas referentes a falta de atratividade, abandono e incapacidade de ser feliz sozinha.

Ela também desqualificou, em perguntas posteriores, as muitas outras qualidades positivas que trouxe para o casamento, como inteligência, interesses comuns, compromissos comuns, empatia e apoio ao marido. Os homens, nos esquemas da paciente, focavam somente nas aparências, e ela não acreditava que pudessem valorizar qualquer outra coisa.

Observação de padrões comuns

TERAPEUTA: Você me contou que em seus relacionamentos com os homens sempre se vê em posição inferior. Por exemplo, disse que seu ex-marido a tratava como uma empregada e nunca satisfazia suas necessidades sexuais ou emocionais. Seu namorado atual parece se aproveitar de você, e você também descreveu como seu pai a ignorava quando estava deprimida quando era criança. Existe algum padrão aqui?

PACIENTE: Sim, os homens me tratam como lixo.

TERAPEUTA: Ok. Então isso é o que você está vendo em relação aos homens. Mas existe um padrão na forma como você se vê nesses relacionamentos?

PACIENTE: Acho que me vejo como alguém que nunca tem suas necessidades atendidas.

TERAPEUTA: Quando você pensa sobre esse padrão – nunca tendo suas necessidades atendidas –, isso a faz pensar em alguma coisa sobre si mesma?

PACIENTE: Minhas necessidades não são importantes.

TERAPEUTA: OK. Então, se você se vê como tendo necessidades que não são importantes, isso a faz pensar alguma coisa sobre si mesma?

PACIENTE: Acho que *não sou* importante.

TERAPEUTA: Por que você não seria importante?

PACIENTE: Porque sou gorda e nunca fui tão bonita quanto a minha irmã mais velha, que sempre atraiu toda atenção.

TERAPEUTA: Então sua visão de si mesma é que você é gorda, e é por isso que suas necessidades não são importantes?

PACIENTE: Eu nunca havia colocado nesses termos antes. Mas acho que é assim que vejo as coisas. Quem poderia amar uma criança gorda e feia?

TERAPEUTA: Então você se vê como não merecedora de amor. Talvez seja por isso que você entra em relacionamentos com homens que não satisfazem as suas necessidades?

PACIENTE: Sim, isso apenas se autoalimenta, não é?

TERAPEUTA: Isso se retroalimenta em sua crença negativa sobre si mesma – "Sou gorda e feia, não sou digna de amor, minhas necessidades não contam, os homens não satisfazem minhas necessidades e isso prova minha teoria". Acho que isso se transforma numa profecia autor-realizável, não é?

PACIENTE: Sim. Sempre acontecendo da mesma maneira.

TERAPEUTA: Sua visão de si mesma como gorda, feia, defeituosa e indigna de amor é o que chamamos de esquema pessoal ou autoconceito. Esse esquema é mantido pelas escolhas que você faz dos homens. Sua visão pessoal ou esquema de si mesma como defeituosa e indigna de amor é mantida.

PACIENTE: É um padrão interminável.

Tarefa de casa

Para ajudar os pacientes a identificar esquemas comuns, o terapeuta pede que identifiquem vários pensamentos automáticos durante a semana e usem a seta descendente em cada um deles. As crenças nucleares, identificadas pela seta descendente, devem gerar vários esquemas comuns. Além disso, os pacientes podem preencher o Questionário de crenças dos transtornos de personalidade – forma reduzida (Personality Belief Questionnaire – Short Form, Butler, Beck, & Cohen, 2007; Formulário 10.2). Também é útil que os examinem tarefas de casa anteriores (p. ex., registros de pensamentos) e verifiquem se emergem esquemas sobre si mesmos ou sobre os outros.

Possíveis problemas

Alguns clínicos podem não avançar muito na seta descendente. Por exemplo, não é incomum que um terapeuta simplesmente permaneça no nível dos pensamentos automáticos: "Então você pensa que as pessoas vão achar que você é chato. Quais são as evidências?". Isso é suficiente em alguns casos, mas com pacientes com problemas de longa data, o nível do pensamento automático pode ser insuficiente. De fato, algumas pessoas *realmente* nos acham chatos. Além disso, o fato de simplesmente avançar para o nível seguinte – as crenças condicionais ("Se alguém não gosta de mim, deve ser minha culpa") – também pode ser insuficiente, pois algumas vezes realmente é nossa culpa. Por exemplo, o indivíduo socialmente tímido pode ser um pouco taciturno e relutar em se engajar numa conversa. É no nível mais geral, pessoal e disseminado do esquema – "Sou chato" ou "Todos são muito críticos" – que é colocada "mais lenha na fogueira". Assim, se o indivíduo não tem a crença de que é intrinsecamente chato, ele poderá aceitar que algumas vezes podemos parecer enfadonhos para os outros.

Além da relutância do terapeuta em avançar o suficiente, alguns clientes podem confundir suas crenças sobre si mesmos com a realidade. Como já mantêm uma crença há muito tempo, podem ter dificuldade em duvidar deles mesmos. Além disso, em alguns casos, o paciente pode ter evidências que apoiam a crença. Por exemplo, o indivíduo tímido se torna retraído, dessa forma apoiando a crença de que não tem nada a dizer. O terapeuta pode indicar que existe uma diferença entre "ser uma pessoa chata" e "agir de uma maneira enfadonha em um contexto específico". O profissional ajuda o paciente a avaliar exemplos de quando não interage de maneira consistente com o esquema: "Você pode me contar sobre conversas que tem com as pessoas quando parece envolvido com elas e elas estão interessadas no que você diz? O que nessas situações é diferente daquelas nas quais você se acha chato?".

Alguns pacientes confundem *esquemas* com *realidade*, acreditando que seus padrões habituais de ver as coisas não são construções pessoais, mas simplesmente "os fatos". O terapeuta pode ajudar esses clientes a perceber que, neste estágio, estamos apenas tentando identificar padrões na maneira como as pessoas veem as coisas – não estamos contestando ou discutindo nada. É possível, por exemplo, que a visão do paciente de que "os outros estão me rejeitando" possa ser apoiada pelos "fatos" – simplesmente porque o paciente constantemente escolhe parceiros que o rejeitam.

Referência cruzada com outras técnicas

Conforme indicado, o procedimento da seta descendente é muito útil na identificação dos esquemas. Outros exercícios úteis incluem a identificação de pensamentos automáticos, pressupostos e regras condicionais; conceitualização de caso; busca de variações em uma crença (i. e., identificação dos desencadeadores) e adivinhação de pensamento.

Formulário

Formulário 10.2 (Questionário de crenças dos transtornos de personalidade – forma reduzida).

TÉCNICA: Explicação do processamento esquemático

Descrição

A maioria de nós tem algum viés na forma como processamos informações sobre nós mesmos ou os outros. Ao explicar o processamento esquemático aos pacientes, é importante reconhecer que isso simplesmente faz parte do ser humano. Todos nós temos crenças subjacentes sobre nós mesmos e os outros, as quais podem levar a uma atenção seletiva para informações que são consistentes com a crença em questão ("viés de confirmação"); recordação mais rápida de informações que são consistentes com o esquema; dificuldade em recordar informações inconsistentes com o esquema; e tendência a desconsiderar informações que não são consistentes com ele. Por exemplo, um indivíduo com esquemas sobre padrões exigentes prestará mais atenção a qualquer imperfeição em seu desempenho nos testes, irá se preocupar em ter um bom desempenho e desqualificará algum desempenho excelente no passado. O esquema pode ser comparado a uma lente através da qual a pessoa vê o mundo de maneira tendenciosa. Se a lente for escura, então o mundo parecerá obscuro. O terapeuta pode indicar que o objetivo aqui é determinar se o indivíduo está usando uma lente tendenciosa e pode não estar vendo a gama completa da realidade.

Perguntas a formular/intervenção

"Todos nós somos, de alguma forma, seletivos naquilo que focamos e julgamos ser importante. Temos tendência a observar e lembrar coisas que outros podem não notar ou recordar. Vamos imaginar que você estivesse usando óculos com lentes vermelhas. Você notaria que quase tudo o que vê está tingido de vermelho. Essas lentes vermelhas são uma metáfora para o *esquema* através do qual você vê a si mesmo e o mundo. Exemplos desses tipos de esquemas incluem o foco excessivo na realização, rejeição, abandono, controle, aprovação, desamparo ou atratividade. Há muitos tipos diferentes de esquemas ou conceitos que todos nós usamos. Vamos tentar ver se existem determinados tipos de esquemas ou conceitos que você usa regularmente.

Um aspecto dos esquemas é que eles nos fazem prestar mais atenção em algumas coisas do que em outras. Por exemplo, se você tem um esquema de rejeição, poderá prestar atenção em muitas coisas que interpreta como rejeição – a forma como as pessoas olham para você, o que dizem ou como agem. É possível que elas não estejam lhe rejeitando, mas você tem esse viés para ver rejeição em muitas coisas. E se realmente estiver focado na rejeição – se esse for seu esquema ou conceito –, então você poderá se lembrar de muitas coisas envolvendo rejeição. Além disso, pode não perceber as pessoas que gostam de você ou o aprovam. Pode ter esse viés que determina como você foca nas coisas e as recorda. Então, é a isto que estamos nos referindo com a ideia de esquema: ele faz você focar sua atenção, lembrar-se e pensar em determinadas coisas mais do que em outras."

Exemplo

TERAPEUTA: Você parece ficar muito ansioso no trabalho e se sente muito tenso. E me diz que, quando estava na faculdade, ficou tão ansioso que teve que tirar uma licença. Você vê algum padrão aqui?

PACIENTE: Sim. Eu quero fazer o melhor possível, mas às vezes me sinto sobrecarregado e parece ser demais.

TERAPEUTA: Então essa ideia de fazer o melhor possível parece ser um tema que surge em diferentes momentos da sua vida. Como está seu desempenho no trabalho?

PACIENTE: Acho que algumas pessoas podem dizer que estou me saindo bem, mas eu poderia fazer melhor e me preocupo que nem tudo está sendo concluído.

TERAPEUTA: Então, parece que você tem padrões muito altos – talvez o que poderíamos chamar de padrões *exigentes*. Você foca nas imperfeições em seu trabalho?

PACIENTE: Acho que sim. Sempre vejo que havia uma maneira melhor de ter feito aquilo.

TERAPEUTA: E o que seu chefe acha do seu trabalho?

PACIENTE: Acho que ele pensa que está OK, mas tenho que ser honesto. Fico preocupado que ele pense que não estou tendo um desempenho tão bom quanto poderia ter.

TERAPEUTA: Então vamos examinar isso. Você tem um conceito ou esquema de padrões exigentes. É como usar lentes escuras e ver tudo escuro – e então não se dar conta de que talvez as lentes é que são tendenciosas.

PACIENTE: Sim, eu vejo o meu trabalho de forma muito sombria, às vezes. E mesmo que eu trabalhe mais horas do que qualquer um, também já procrastinei algumas vezes.

TERAPEUTA: Então, se pensarmos nas lentes ou esquemas – uma forma tendenciosa de ver as coisas –, o esquema aqui é de padrões exigentes. E isso o leva a prestar atenção mesmo à mínima imperfeição, a qual você amplia em sua mente, deixando-a muito maior do que ela realmente é; prediz que a imperfeição causará uma catástrofe; e faz uma leitura da mente, achando que seu chefe pensa que você não está tendo um desempenho suficientemente bom.

PACIENTE: Nunca pensei nesses termos. Mas, você sabe, meu trabalho não é perfeito.

TERAPEUTA: Ninguém realiza um trabalho perfeito. Mas com o esquema de padrões exigentes, você exige um trabalho perfeito – *e* não leva em consideração o bom trabalho que faz e banaliza suas realizações. Então você está sempre tenso e fica esgotado.

Tarefa de casa

Os pacientes podem receber a tarefa de fazer a leitura dos esquemas no Formulário 10.3.

Formulário

Formulário 10.3 (O que são esquemas?).

TÉCNICA: Identificação de esquemas de compensação e esquiva

Descrição

Muitos indivíduos compensam um sentimento de inferioridade ao lutar por poder ou por um funcionamento superior. Os indivíduos que se veem como fracos podem compensar isso agindo de forma agressiva. O modelo focado nos esquemas destaca a importância de identificar o funcionamento compensatório. Estes são alguns exemplos de estratégias compensatórias, com o esquema negativo subjacente entre parênteses: musculação (fraco, "não masculino"), apego excessivo nos relacionamentos (desamparo, indigno de amor), obsessão com acúmulo de dinheiro (fracasso, "comum", não especial) e tentativa de parecer glamuroso (não atraente, indigno de amor). Por exemplo, um jovem que se via como fisicamente frágil quando criança tornou-se hábil em artes marciais. Seu pensamento era: "Se eu consigo derrotar as pessoas em combate corpo a corpo, então jamais serei fraco novamente". Uma mulher que mantinha um esquema desde a infância de que era gorda e feia tornou-se sedutora e sexualmente aventureira durante a adolescência para provar que era atraente.

Relacionada à compensação do esquema está a esquiva. Conforme observado, com o padrão de esquiva, os indivíduos não se colocam em uma posição na qual o esquema possa ser ativado. Por exemplo, a pessoa com um esquema relacionado a baixa atratividade pessoal e defeito (i. e., que se vê como indigna de amor) pode usar a esquiva do esquema, não se permitindo entrar em relacionamentos. Ela pode avaliar o ambiente na busca de qualquer sinal de rejeição e rapidamente sair de cena. O indivíduo que acredita ser incompetente evita situações desafiadoras. Uma pessoa que acredita ser pouco atraente ou desinteressante irá se fixar em um relacionamento porque acredita que ninguém mais iria querer ficar com ela. Alguém que acredita ser preguiçoso ou incompetente pode se tornar compulsivo no trabalho, compensando assim sua percepção de que lhe falta motivação ou capacidade.

Perguntas a formular/intervenção

O terapeuta deve fornecer ao paciente o formulário para identificação das formas de esquiva ou compensação dos seus esquemas (Formulário 10.4). Em seguida, pode perguntar: "Agora que identificou seus esquemas, você consegue pensar em como tenta evitar situações em que seu esquema poderia incomodá-lo? Existem coisas que você faz para compensar seu esquema?".

Exemplo

TERAPEUTA: Parece que você passa muito tempo no trabalho, às vezes até tarde da noite, e chega em casa exausto. Qual é a razão para isso, na sua maneira de ver?

PACIENTE: Eu realmente preciso concluir o trabalho. Quero dizer, não suporto a ideia de falhar.

TERAPEUTA: Você pensa que falharia se não trabalhasse por longas horas?

PACIENTE: Acho que sim. Simplesmente não confio em mim mesmo para fazer as coisas. Não suporto cometer erros.

TERAPEUTA: Parece que você tem um pressuposto de que precisa ser perfeito em seu trabalho e trabalhar o tempo todo para evitar o fracasso. Se você não trabalhasse tanto assim e não fosse tão exigente consigo, o que teria a temer?

PACIENTE: Acho que tenho medo de ficar preguiçoso.

TERAPEUTA: Essa é uma preocupação que você tinha no passado?

PACIENTE: Sim, desde o segundo ano na faculdade. Eu desperdiçava meu tempo, não fazia quase nada e, então, quase fui reprovado em uma matéria. Portanto, sei que posso ser preguiçoso.

TERAPEUTA: Essa visão de ser preguiçoso é o que faz você trabalhar com um esforço extra, abrindo mão da vida social?

PACIENTE: Acho que sim. Mas, às vezes, tudo o que eu quero é desistir.

TERAPEUTA: Sim, posso imaginar que ser perfeccionista é muito difícil. Então você compensa a preguiça percebida sendo perfeccionista. E que relação isso tem com suas preocupações?

PACIENTE: Eu me preocupo em não ser criticado. E tento fazer tudo certo, mas sei que isso não é possível. Se eu for racional, sei que não posso fazer.

TERAPEUTA: Então sua crença subjacente – seu esquema –, conforme discutimos, é que você é basicamente preguiçoso e não tão competente assim, portanto compensa isso sendo perfeccionista e esse esforço o leva à preocupação.

Tarefa de casa

O terapeuta pede aos pacientes para identificar (1) vários rótulos negativos que atribuem a si mesmos e aos outros e (2) as coisas que fazem para compensar ou evitar esses "problemas". Por exemplo, se o cliente acredita no pensamento: "Sou uma pessoa muito comum", em quais comportamentos ele se engaja para se assegurar de que essa característica comum não se manifeste? Se a paciente está preocupada com a ideia de realmente ficar desamparada e incapaz de cuidar de si mesma, quais estratégias emprega para se assegurar de que os outros cuidarão dela? Se o esquema do indivíduo é de incompetência, quais comportamentos ou desafios serão evitados? O Formulário 10.4 pode ser usado para auxiliar os pacientes na identificação de estratégias (esquiva, compensação) de que lançam mão em resposta a seus esquemas; ver o exemplo na Figura 10.2.

Possíveis problemas

Como os esquemas geralmente estão profundamente incorporados à personalidade do indivíduo – e vêm funcionando como padrões habituais há muitos anos –, alguns pacientes têm dificuldade em se distanciar deles. Por exemplo, a pessoa que acredita ser basicamente indigna de amor pode ter evitado relações íntimas ou escolhido parceiros que reforcem seu esquema negativo. Ela pode não considerar seu comportamento como compensação ou esquiva; pode simplesmente vê-lo como lógico, ainda que desfavorável. O terapeuta chama atenção da paciente: "Pode ser que você veja muitas coisas negativas que lhe aconteceram como naturais. Mas vamos pelo menos considerar a possibilidade de que algumas dessas coisas possam estar relacionadas ao seu esquema pessoal". Uma pergunta útil a fazer é: "Se você tivesse um esquema pessoal diferente, que escolhas teria feito?".

Por fim, exemplos de ativação, esquiva e compensação do esquema podem ser evocados na sessão ou como tarefa de casa. Os pacientes podem identificar fatores desencadeantes que ativam esses esquemas negativos: "Quando você acha que está mais propenso a pensar ('Sou inadequado/inferior/desamparado')?". Esses fatores desencadeantes podem, então, ser usados como alvos nos momentos difíceis, quando técnicas de terapia cognitiva podem ser usadas (p. ex., análise dos custos e benefícios, exame das evidências, uso do duplo padrão, questionamento do pensamento e atuação contra o pensamento [esquema]).

Referência cruzada com outras técnicas

Outras técnicas relevantes incluem seta descendente (para identificar os esquemas pessoais), identificação dos pressupostos e regras condicionais e exame do sistema de valores.

Formulário

Formulário 10.4 (Esquiva e compensação do meu esquema).

Esquemas pessoais	Coisas que faço para evitar ou compensar
Incompetente ou inapto	*Evito qualquer trabalho difícil. Evito levantar-me diante de outras pessoas no trabalho. Quando trabalho em alguma coisa, adio seu término porque tenho medo de ser criticado.*
Desamparado	*Às vezes me sinto impotente para terminar meu trabalho. Penso que não importa o que eu faça, não será suficientemente bom. Então tento evitar assumir trabalhos desafiadores, deixo que os outros tomem a iniciativa.*
Fraco	*Sinto-me constrangido pela minha depressão porque vejo isso como fraqueza. Então evito contar às pessoas e acabo não recebendo muito apoio.*

FIGURA 10.2 Esquiva e compensação do meu esquema.

TÉCNICA: Desenvolvimento de motivação para modificar o esquema

Descrição

Os esquemas são, por natureza, resistentes à mudança (Beck, 1976; Beck et al., 2014; Guidano & Liotti, 1983; Leahy, 2001b; Young, 1990), e os pacientes costumam utilizar vários mecanismos para evitá-la – como esquiva cognitiva e emocional, compensação e esquemas de esquiva. No curso da modificação dos esquemas na terapia cognitiva, essa resistência à mudança inclui incapacidade de recordar lembranças importantes, dissociação, faltas à terapia, não fazer as tarefas de casa e desafiar o terapeuta. Os esquemas são automantenedores, e as tentativas de modificá-los podem não ser fáceis. Além disso, o esquema foi reforçado ou confirmado pela exposição seletiva e processamento de informações durante muitos anos. Alguns pacientes acreditam que seus esquemas sobre si mesmos e os outros são dolorosos, mas precisos, e que as tentativas de modificar essas crenças fundamentais os deixarão expostos e sem estratégias adaptativas. Outros podem crer que o processo de modificação dos esquemas será doloroso e interminável, que não levará a lugar algum.

A abordagem que defendo é desmistificar esse processo para os pacientes. Em vez lhes de dar a impressão de que estão embarcando em uma longa jornada rumo a regiões obscuras do inconsciente, dessa forma reproduzindo o tratamento psicanalítico temido por alguns, o terapeuta cognitivo descreve uma abordagem simples, na qual os esquemas são tratados como todos os outros pensamentos – ou seja, eles podem ser identificados e testados na comparação com a realidade. Os esquemas podem ser temporariamente substituídos por crenças alternativas, as quais podem ser experimentadas em contextos que o indivíduo encontra na vida real.

No entanto, para que se envolvam nessa tarefa, a motivação dos pacientes para modificar o esquema deve ser evocada e discutida. Esse estágio inclui dar aos clientes uma ideia sobre o que envolve o trabalho dos esquemas, examinando os medos ou apreensões por acessar memórias precoces, dissuadindo-os da ideia de que esta é uma forma de psicanálise diluída, e enfatizando a abordagem pragmática e de senso comum da terapia cognitiva.

Perguntas a formular/intervenção

"Se trabalharmos em seus esquemas, você provavelmente encontrará alguns pensamentos e comportamentos que poderão ser desconfortáveis. Assim como superar um medo de elevadores requer entrar no elevador e sentir-se desconfortável, iremos trabalhar em seus esquemas de uma forma que você possa fazer e pensar em coisas que envolverão algum desconforto. Mas o objetivo é superar esse desconforto, bem como questionar e mudar o esquema. Vamos examinar os custos e benefícios de modificar seu esquema. Em que aspectos sua vida seria diferente? Como seus relacionamentos, seu trabalho, sua autoconfiança e outras áreas seriam diferentes se você não mais estivesse afetado tão negativamente por esses esquemas?"

Exemplo

TERAPEUTA: Parece que você tem um esquema sobre si mesma como alguém desamparada e incapaz de tomar conta de si própria. O fato de estar pensando dessa maneira a preocupa?

PACIENTE: Sim. Acho que é assim que eu penso desde criança.

TERAPEUTA: Então esse é um problema muito antigo? Se fossemos examinar como esse esquema afeta diferentes partes da sua vida, o que você acha que encontraríamos?

PACIENTE: Ele afeta muito, por exemplo, o relacionamento com meu marido, que me trata como uma criança, e eu permito que faça isso. Ainda não aprendi a dirigir – e tenho 45 anos! Pareço um bebê.

TERAPEUTA: Que outras áreas da sua vida foram afetadas pelo esquema de desamparo e incompetência?

PACIENTE: Bem, eu fiquei em casa por muito tempo, e depois arrumei um emprego que não era muito desafiador. Não me esforço muito para me tornar independente.

TERAPEUTA: Quais são os custos desse esquema para você?

PACIENTE: Eu não sou assertiva com meu marido – nem com ninguém. Permaneci em um emprego imprestável por 12 anos. Não faço as coisas por conta própria. Sinto-me imprestável.

TERAPEUTA: Há algum benefício em pensar que você está desamparada?

PACIENTE: Talvez eu consiga que meu marido faça as coisas para mim.

TERAPEUTA: Alguma desvantagem nisso?

PACIENTE: Isso faz eu me sentir burra e fraca.

TERAPEUTA: Desafiar e modificar seu esquema poderá implicar fazer coisas desconfortáveis. Quero dizer, se você tivesse medo de elevadores, teria que entrar em elevadores muitas e muitas vezes. Isso seria desconfortável. Então, desafiar seu esquema será desconfortável algumas vezes. O que você acha?

PACIENTE: Sei que não vou mudar da noite para o dia. Mas o que você espera que eu faça?

TERAPEUTA: Bem, vamos identificar as diferentes maneiras como seu esquema é ativado. Também identificar os pensamentos e sentimentos que você tem nessa área. Podemos tentar encontrar algumas maneiras mais racionais e adaptativas de pensar. Que tal seria?

PACIENTE: Parece bom.

TERAPEUTA: Sim, mas seu esquema irá reagir. Ele vai dizer: "Isso é um monte de mentiras. Você sabe que é desamparada e incompetente. A quem está querendo enganar?". Seu esquema não vai desistir assim tão facilmente.

PACIENTE: Eu sei. Isso continua voltando. Minha mãe fazia eu me sentir assim.

TERAPEUTA: Também podemos examinar esse material. Não que isso seja psicanálise. É diferente. Vamos lutar ativa e energicamente contra essas crenças negativas. Usaremos todas as técnicas de terapia cognitiva que temos à nossa disposição.

PACIENTE: Bem, eu soube que esta terapia era de curta duração.

TERAPEUTA: Este tipo de trabalho pode exigir um período mais longo. Talvez um ano, pelo menos. Depende de você, do que você quer e do quanto se sente motivada. Podemos trabalhar duro, e você poderá aprender algumas habilidades novas.

PACIENTE: Acho que sempre fui assim a minha vida toda.

TERAPEUTA: Talvez você já tenha sofrido o suficiente! Como eu disse, esta terapia vai exigir que você faça coisas que seu esquema não vai querer que faça. Por exemplo, se você se acha desamparada, talvez tenha que fazer algumas coisas independentes e desconfortáveis. Talvez aprender a dirigir?

PACIENTE: Oh, estou muito velha para isso.

TERAPEUTA: Acho que esse é seu esquema falando. Muito velha? O quanto são inteligentes as pessoas que estão dirigindo na autoestrada?

PACIENTE: Algumas são imbecis.

TERAPEUTA: Seu esquema está lhe dizendo que você é menos que uma imbecil?

PACIENTE: Sim.

TERAPEUTA: Como você contestaria essa afirmação? Como você diria ao esquema que ele está errado?

PACIENTE: Acho que eu teria que dizer: "Imbecil? Eu me formei na universidade. Leio o tempo inteiro. Tive bom desempenho no trabalho. Não sou imbecil!".

TERAPEUTA: Então você começou a contestar seu esquema. Como se sente?

PACIENTE: Muito bem.

TERAPEUTA: Já é um começo.

Tarefa de casa

O terapeuta pede aos pacientes para completarem o Formulário 10.5, a fim de examinar as implicações de modificar seus esquemas pessoais. Além disso, pergunta aos clientes como suas vidas seriam diferentes se tivessem esquemas mais positivos: "Que novos relacionamentos, experiências, sentimentos e pensamentos ocorreriam se você tivesse esquemas mais positivos sobre si mesmo e as outras pessoas?".

Possíveis problemas

Um grande problema para os pacientes é confundir o trabalho focado nos esquemas com psicanálise. O trabalho focado nos esquemas pode ser totalmente incluído no âmbito da terapia cognitiva (Beck et al., 2014) sem referências ao inconsciente ou a qualquer outro conceito psicanalítico. Enfatizamos para os clientes que (1) o trabalho envolvendo esquemas é estruturado, (2) o terapeuta fornece tarefas de autoajuda, (3) as sessões têm agendas e (4) o foco continuará sendo desafiar ativamente, testar e até mesmo atuar contra os esquemas.

Outro problema que surge comumente é o sentimento de desesperança quanto à modificação dos esquemas. Os pacientes podem achar irrealista que suas personalidades possam ser modificadas na terapia, uma vez que sempre foram "desse jeito" durante toda a sua vida adulta. O terapeuta pode responder indicando que o objetivo não é mudar sua personalidade, mas o impacto que seus esquemas exercem sobre eles. Eles continuarão sendo basicamente as mesmas pessoas. No entanto, os esquemas envolvendo ser incompetente ou desamparado, por exemplo, podem ter menos impacto negativo se a terapia for levada adiante. Não há garantias, é claro, mas já que os pacientes nunca experimentaram um trabalho focado nos esquemas, é improvável que tenham evidências contra a sua eficácia. Incentivamos os clientes a adotarem uma atitude experimental – ou seja: "Vamos ver se algumas coisas melhoram". Além disso, é importante estimular expectativas modestas – por exemplo: "Este não é um tratamento do tipo tudo-ou-nada".

Referência cruzada com outras técnicas

Outras técnicas relevantes incluem análise dos custos e benefícios, busca de variações nas crenças relacionadas aos esquemas em diferentes situações, identificação de pressupostos ocultos, regras condicionais, seta descendente e conceitualização do caso.

Formulários

Formulário 10.5 (Desenvolvimento de motivação para mudar meus esquemas).

TÉCNICA: Ativação de lembranças precoces relacionadas aos esquemas

Descrição

Para obter distanciamento de um esquema disfuncional, os clientes examinam as origens do esquema durante a infância ou adolescência. Por exemplo, a paciente que atualmente acredita ser feia e gorda pode examinar onde aprendeu essa autoatribuição negativa. Seus irmãos ou pares o ridicularizavam? Seu pai ou mãe criticava sua aparência? Havia preocupações perfeccionistas quanto à aparência em sua família? O terapeuta pode ativar lembranças precoces perguntando diretamente: "Quem lhe ensinou isso?" ou "Este seu rótulo de si mesma como (gorda, burra, sem valor, etc.) traz de volta alguma lembrança da sua infância?". Alternativamente, o paciente pode focar numa emoção negativa (p. ex., vergonha) e tentar compor uma imagem que acompanhe essa emoção. Essa indução emocional pode, então, ser usada para acessar lembranças mais precoces: "Você consegue recordar quando teve esse sentimento pela primeira vez? Surgem imagens da sua infância?". Quando o paciente acessa essas memórias, o terapeuta deve evocar detalhes adicionais, emoções e pensamentos. (Para outros exemplos, ver Beck et al., 2014; Hackmann, Clark, & McManus, 2000; Wild, Hackman, & Clark, 2008; Young et al., 2003).

Perguntas a formular/intervenção

"Muitas vezes, podemos rastrear a fonte de nossas crenças negativas e esquemas até lembranças precoces – coisas que vivenciamos quando crianças. Vamos tentar entrar em contato com seu esquema de desamparo (ou qualquer outro). Feche os olhos e foque no pensamento de estar realmente desamparado. Tente sentir o que acompanha esse pensamento. Agora, tente montar na sua mente um quadro ou uma cena da sua infância ou algum período anterior quando teve esse sentimento e esse pensamento. Nesse quadro, tente encontrar os detalhes, as cores, os sons, os cheiros e as sensações. Imagine que agora você está ali, naquele momento."

Exemplo

TERAPEUTA: Você tem esse pensamento de ser desamparado. Esse parece ser um dos seus esquemas nucleares. Feche os olhos e tente focar no pensamento: "Estou realmente desamparado; não consigo fazer nada". Mantenha os olhos fechados e tente identificar o sentimento que acompanha esse pensamento.

PACIENTE: (de *olhos fechados*) Parece que o meu corpo não consegue se mover. Como se eu estivesse congelado.

TERAPEUTA: Você consegue encontrar uma imagem na sua mente que acompanhe essa sensação de estar congelado e desamparado?

PACIENTE: Eu me lembro – devia ter uns 5 anos – estava andando pela sala de estar, parei e pensei: "Não sei para que lado ir. Preciso que minha mãe me diga".

TERAPEUTA: Então a sensação é de desamparo e congelamento. É essa a imagem?

PACIENTE: Sim. E perguntei à minha mãe: "Para onde devo ir?".

O diálogo a seguir ocorreu com um paciente que acreditava que nunca conseguiria ser suficientemente bom. Seu esquema era de que os outros esperavam perfeição dele.

TERAPEUTA: Você identificou seu esquema de que deve fazer um trabalho perfeito. Agora, feche os olhos e se concentre nestes pensamentos: "Tenho que ser perfeito" e "Não estou à altura".

PACIENTE: Vou tentar.

TERAPEUTA: Agora se concentre em: "Não estou à altura". Observe as sensações ou sentimentos em seu corpo.

PACIENTE: Percebi que meu coração está acelerando. Estou tenso.

TERAPEUTA: Onde?

PACIENTE: Por todo o corpo.

TERAPEUTA: Continue focando em: "Não sou suficientemente bom". Alguma lembrança ou imagem lhe vem à mente?

PACIENTE: Sim. Minha mãe reclamando que tirei B, quando eu tinha um B e quatro A. Senti como se meu coração fosse parar.

Tarefa de casa

A tarefa de casa repete a demonstração desta técnica. Pede-se aos pacientes para identificarem seus vários esquemas (a partir do questionário de esquemas e das sessões anteriores). Em seguida, esses esquemas são listados. A tarefa é destinar três períodos de 20 minutos, durante os quais eles focam em lembranças precoces ou imagens que acompanham cada esquema, registrando-os no Formulário 10.6, junto com as sensações, sentimentos e pensamentos associados a essa lembrança.

Possíveis problemas

Às vezes, os pacientes acham as lembranças tão dolorosas que começam a duvidar do valor da terapia. O terapeuta deve lembrá-los que algumas lembranças e experiências no trabalho com os esquemas são realmente duras. No entanto, elas podem se tornar muito menos dolorosas quando terapeuta e paciente trabalham na reconstrução do esquema e no estabelecimento de novas formas mais adaptadas de ver a si mesmo e os outros. O profissional pode indicar que se uma lembrança é dolorosa demais para ser mantida, então ela deve ser deixada à parte para ser discutida na sessão.

A recordação de lembranças relevantes para o esquema pode, por um curto período de tempo, "reconfirmar o esquema". A lembrança da mãe lhe dizendo que não era atraente reforçava o esquema de imperfeições para uma mulher adulta. O terapeuta pode explicar que o primeiro passo na mudança de alguma coisa é descobrir mais a seu respeito. A identificação da fonte do esquema não modifica nada automaticamente. Essas técnicas serão utilizadas em sessões posteriores.

Referência cruzada com outras técnicas

Muitos dos exercícios sobre processamento emocional (ou experiencial) são relevantes aqui, incluindo acessar as emoções, escrever uma história e identificar pontos críticos. Além disso, a recordação de uma lembrança precoce também pode envolver a identificação e categorização dos pensamentos automáticos, seta descendente e adivinhação de pensamentos.

Formulário

Formulário 10.6 (Lembranças precoces de esquemas).

TÉCNICA: Redação de cartas dirigidas à fonte

Descrição

Uma técnica comprovadamente útil na modificação dos efeitos de experiências traumáticas ou difíceis é fazer os pacientes se engajarem na atitude assertiva de escrever uma carta à fonte do trauma ou esquema. Os clientes não precisam – e quase nunca o fazem – enviar a carta para a fonte do esquema. Entretanto, em vez de se sentirem dominados e controlados pela experiência precoce, são incentivados a escrever uma declaração de autoafirmação que descreva o que aconteceu; os sentimentos e pensamentos que foram gerados; e como a fonte do esquema era errada, maliciosa ou injusta.

Perguntas a formular/intervenção

"Essa pessoa que o ensinou a acreditar nessas coisas negativas sobre você mesmo – que lhe ensinou seus esquemas negativos – ainda o afeta hoje em dia. Você tem algum assunto inacabado aqui. Vamos voltar à sua lembrança do que aconteceu – o(s) momento(s) em que foi ensinado a acreditar nessas coisas negativas. Quero que você escreva uma declaração assertiva para essa pessoa. Você não precisa enviar nada a ninguém. Mas, agora, irá pensar em si mesmo como uma pessoa forte que está se defendendo. A atitude é: 'Não vou mais aceitar isso'. Nessa carta, descreva a lembrança de quando lhe foi ensinado esse esquema negativo. Diga à pessoa por que ela está errada, como você se sentiu e o que ela deveria ter feito e dito."

Exemplo

TERAPEUTA: Quando você lembra do seu pai chamando-o de burro, como isso o faz sentir-se hoje?

PACIENTE: Tenho sentimentos confusos. Parte de mim tem raiva – mas, depois, sinto medo. Acho que ainda tenho essa sensação de que ele pode me bater. Se eu ficar com raiva, ele vai me bater.

TERAPEUTA: Isso aconteceu quando você era criança. O que você acha da probabilidade do seu pai lhe bater hoje?

PACIENTE: Ele jamais tocaria em mim. Sou bem maior do que ele! Recordo de lhe dizer, quando tinha 15 anos, que se ele voltasse a fazer isso, eu o mataria.

TERAPEUTA: OK, então esse medo vem do passado. Mas parece que você sente como se ele continuasse a lhe chamar de burro. E você sente medo, mesmo quando pensa que pode ser assertivo com ele.

PACIENTE: Acho que ainda é verdade.

TERAPEUTA: OK. O que eu gostaria que fizesse como tarefa de casa é escrever uma carta para ele. Não é necessário enviá-la. Apenas escreva uma carta, lembrando as coisas ruins que ele fez com você, as vezes que o chamou de burro. Diga-lhe como se sentia e como se sente agora. Depois, conte como isso fez você se sentir em relação a ele e por que ele está errado.

PACIENTE: OK. Mas pensar nisso me deixa nervoso.

TERAPEUTA: Por quê?

PACIENTE: Porque sempre que eu tentava enfrentá-lo quando era criança, ele gritava comigo e me batia.

TERAPEUTA: Você não é mais uma criança.

O paciente escreveu sua carta pessoal para o pai e a trouxe na sessão seguinte.

PACIENTE: (*lendo a carta*) "Você nunca me deu crédito por nada que eu fizesse. Tudo o que você fazia era dizer que eu devia obedecer a suas regras estúpidas. O que você fazia era *bullying*. Você me dizia que eu era burro, irresponsável e descuidado. Você é que era burro. Você foi um pai horrível. Um bom pai teria feito seu filho se sentir bem em relação a si mesmo e o ensinaria a ter autoconfiança. Você nunca fez isso comigo. Você também não era responsável. Voltava para casa bêbado e gritava comigo e com minha mãe. Isso não é ser responsável. Houve vezes em que eu o odiei. Eu *não* sou burro. Fui para a faculdade, mas você não. Talvez você não suportasse a ideia de seu filho ter ideias próprias. Meus amigos me acham inteligente, e meu chefe acha que estou fazendo um bom trabalho. Isso é ser burro? Talvez eu devesse perdoá-lo, mas não consigo fazer isso no momento. Estou com muita raiva."

TERAPEUTA: Como se sentiu ao escrever isso?

PACIENTE: Assustado. Como se eu fosse ser punido. Mas depois me senti melhor. Tirei um peso do peito. E isso me fez pensar que ele estava errado a meu respeito.

Tarefa de casa

O terapeuta pode repetir as instruções da seção anterior sobre como escrever uma carta para a fonte do esquema negativo, usando o Formulário 10.7.

Possíveis problemas

Conforme ilustrado no exemplo de caso, muitos pacientes relutam em escrever uma carta para a fonte. Eles temem sofrer retaliação, temem que o fato de escrever uma carta irá reabrir velhas feridas e podem se sentir culpados. Alguns acreditam que este exercício é outra tentativa de "pensamento positivo" e que a fonte pode estar correta quanto ao esquema negativo. O terapeuta deve investigar a relutância ou temores e abordá-los, auxiliando os clientes a normalizar os medos (p. ex., "Você foi ensinado a acreditar nisso e a não se impor – naturalmente você tem sentimentos confusos, agora"). Além disso, o clínico pode evocar pensamentos negativos sobre autoafirmação (p. ex., "Não tenho nenhum direito", "Talvez ela estivesse certa", "Isso só vai piorar as coisas"). Esses pensamentos podem ser tratados por meio da técnica do duplo padrão (p. ex., "Quem teria o direito de ser assertivo?"), examinando as evidências contra o pensamento (p. ex., "Que evidências temos agora de que o esquema está incorreto?" ou "Como poderíamos testar essa crença negativa?") e assumindo uma abordagem empírica em relação à possibilidade de tornar as coisas piores por abordar a fonte do esquema (p. ex., "Vamos testar sua previsão de que vai se sentir pior. O que isso lhe diria de você caso não se sentisse pior? Esta é outra maneira pela qual o esquema se protege contra a mudança?").

Referência cruzada com outras técnicas

Outras técnicas relevantes incluem "ventilação" de histórias, acesso às emoções e imagens, reformulação da história e reestruturação de imagens, exame das evidências a favor e contra, conceitualização do caso, duplo padrão e dramatização racional.

Formulário

Formulário 10.7 (Redação de uma carta dirigida à fonte dos seus esquemas).

TÉCNICA: Contestação do esquema

Descrição

O esquema negativo é como qualquer outro pensamento negativo que pode ser tratado pelo uso de técnicas da terapia cognitiva. Depois que o esquema é ativado e identificado, o terapeuta pode utilizar uma ampla variedade de técnicas da terapia cognitiva, as quais incluem as seguintes, conforme discutido em capítulos anteriores:

1. Distinção entre pensamentos e fatos
2. Avaliação do grau de emoção e do grau de crédito no pensamento
3. Busca de variações em uma crença específica
4. Categorização das distorções de pensamentos
5. Seta descendente
6. Atribuição de probabilidades em sequência
7. Advinhação do pensamento negativo
8. Definição dos termos
9. Análise do custo-benefício de um pensamento
10. Exame das evidências
11. Exame da qualidade das evidências
12. Advogado de defesa
13. Dramatização de ambos os lados do pensamento
14. Distinção entre comportamentos e pessoas
15. Exame das variações do comportamento em diferentes situações
16. Uso do comportamento para resolver o pensamento negativo

Perguntas a formular/intervenção

"Agora que identificamos seu esquema negativo, podemos usar muitas técnicas para modificá-lo. Por exemplo, podemos usar todas as técnicas da terapia cognitiva que você emprega para qualquer outro pensamento."

Exemplo

TERAPEUTA: Seu esquema negativo parece ser o de que você é basicamente burro e incompetente. Não foi isso que seu pai lhe ensinou?

PACIENTE: Sim. Ele estava sempre me rotulando de burro.

TERAPEUTA: OK. Vamos examinar esse rótulo de "burro". Que tipo de experiências esse pensamento desencadeia em você?

PACIENTE: Bem, sempre que tenho uma prova, fico preocupado antes que vou fracassar.

TERAPEUTA: OK. Tem alguma prova se aproximando?

PACIENTE: Na semana que vem.

TERAPEUTA: Que pensamentos automáticos você tem quando pensa na prova?

PACIENTE: Eu penso: "Vou me dar mal. Não sei toda a matéria. Há coisas que realmente não li".

TERAPEUTA: E se você não souber toda a matéria, então...

PACIENTE: Vou fracassar.

TERAPEUTA: E o que significaria se você fracassar?

PACIENTE: Que sou burro. Aí está de novo!

TERAPEUTA: OK. O quanto você acredita ser burro, de 0 a 100%, quando pensa na prova?

PACIENTE: Talvez 75%.

TERAPEUTA: E que sentimentos e emoções acompanham esse pensamento: "Posso ir mal na prova – sou burro"?

PACIENTE: Ansiedade. Muito ansioso. E humilhado.

TERAPEUTA: Quão ansioso, de 0 a 100%?

PACIENTE: Cerca de 90%.

TERAPEUTA: OK. Qual é o custo de pensar que você pode ser burro?

PACIENTE: Sempre fico ansioso antes de uma prova. Fico andando em círculos, preocupado o tempo todo. Não consigo dormir.

TERAPEUTA: E qual é o benefício desses pensamentos de que você é burro e pode fracassar?

PACIENTE: Talvez eu me esforçasse mais.

TERAPEUTA: Existe alguma evidência de que você se esforça mais?

PACIENTE: Às vezes. Mas muitas vezes eu procrastino. E algumas vezes até abandonei cursos por medo de não me sair bem.

TERAPEUTA: Então há custos adicionais para essa ideia de ser burro. Você também disse que tinha esse pensamento de não saber tudo sobre a matéria. "Não saber tudo" é evidência ou razão de fracasso?

PACIENTE: Às vezes penso assim.

TERAPEUTA: Alguém que está fazendo esse curso sabe tudo?

PACIENTE: Não. Sei de algumas pessoas na classe que não leram a maior parte da matéria.

TERAPEUTA: Seu pressuposto, no entanto, é: "Se eu não souber tudo, então vou fracassar" – um tipo de crença perfeccionista, você não acha?

PACIENTE: Sim. Mas é assim que me sinto grande parte do tempo.

TERAPEUTA: Posso perceber isso. Mas gostaria de saber se há alguma evidência de que você poderia ir bem na prova mesmo quando não sabe tudo.

PACIENTE: Já me saí bem em muitas provas, e há muitas coisas que não sei.

TERAPEUTA: Vamos voltar ao significado da palavra "burro". Como você a definiria?

PACIENTE: Não saber as coisas. Não se sair bem.

TERAPEUTA: Qual é o oposto de "burro"?

PACIENTE: "Brilhante". Alguém que simplesmente sabe tudo.

TERAPEUTA: Então você simplesmente pensou: "Não sei tudo, portanto vou me sair mal na prova porque devo ser burro". Parece que você tem apenas dois pontos no *continuum* da inteligência – burro e brilhante.

PACIENTE: Sim. Esse é o pensamento do tipo tudo-ou-nada sobre o qual você falou.

TERAPEUTA: Certo. Quais são os pontos ao longo do *continuum* que estão entre 0 e 100% e refletem alguma inteligência?

PACIENTE: Acho que pontos que significam "brilhante o suficiente" ou "inteligente". Ou "na média". Talvez "acima da média".

TERAPEUTA: Algum desses outros pontos se aplica a você?

PACIENTE: Depende da tarefa, eu acho. Talvez em algumas tarefas eu esteja dentro da média. Mas na maioria delas estou acima da média. Às vezes, sou realmente muito inteligente.

TERAPEUTA: OK. Como isso que você acabou de dizer se ajusta à ideia de que você é burro se não souber tudo?

PACIENTE: Não se ajusta. Não tenho que saber tudo. Ninguém tem.

TERAPEUTA: Se o seu amigo John fosse fazer a prova e dissesse: "Não li toda a matéria, então vou fracassar", o que você lhe diria?

PACIENTE: (*rindo*) Isso é um absurdo! Não. Eu diria que ele é inteligente e que foi bem em outras provas. Ninguém sabe tudo. De qualquer forma, a prova é avaliada em uma curva.

TERAPEUTA: Há alguma razão por que você teria um padrão para você e outro diferente para seu amigo John?

PACIENTE: Acho que sempre me disseram que eu era burro se não fizesse tudo perfeitamente.

TERAPEUTA: E o que você pensa sobre esse tipo de padrão?

PACIENTE: Não é justo.

TERAPEUTA: Está errado? Você é burro?

PACIENTE: Não.

TERAPEUTA: Como você sabe?

PACIENTE: Fui bem em meus cursos e minhas médias eram bem altas. Posso não ser um perfeito gênio, mas também *não* sou burro.

Tarefa de casa

O terapeuta pode listar os esquemas negativos mencionados (p. ex., feio, incompetente, desamparado) no Formulário 10.8 e pedir aos pacientes para usar várias técnicas de terapia cognitiva para contestá-los. Por exemplo, uma tarefa de casa pode ser a seguinte:

1. Escreva cinco esquemas negativos sobre si mesmo e sobre como você vê outras pessoas.
2. Identifique situações (ou pessoas) que desencadeiam os esquemas negativos.
3. Classifique o grau da sua crença no esquema em cada situação. Identifique suas emoções em cada uma e a classifique.
4. Liste as evidências a favor e contra cada esquema negativo.
5. Escreva argumentos justificando por que os esquemas não são realistas.
6. Reavalie a crença negativa em cada esquema e também a intensidade das suas emoções.

Possíveis problemas

É improvável que a simples contestação de um esquema negativo em uma tarefa de casa induza mudanças permanentes ou mesmo mudanças temporárias drásticas. Alguns pacientes dizem: "Sei que é irracional, mas ainda sinto que é verdade". O terapeuta pode explicar o seguinte: "Crenças que você manteve durante a maior parte da sua vida levam muito tempo para ser modificadas. Assim como leva um bom tempo de prática regular de exercícios para entrar em forma fisicamente, leva um bom tempo para modificar seus esquemas. A mudança não é uma tarefa do tipo tudo-ou-nada. Existem graus de mudança. Pequenas alterações no grau da crença ou das emoções desencadeadas podem ser contadas como mudança. Até mesmo estar mais consciente do esquema já é uma mudança".

Outro problema que surge é que o terapeuta pode não ter identificado as intervenções mais adequadas para um determinado cliente. Algumas pessoas obtêm mais de determinados exercícios (p. ex., duplo padrão) do que de outros (p. ex., examinando a lógica). Terapeuta e paciente podem adotar uma abordagem experimental: "Vamos continuar tentando diferentes exercícios e ver quais deles funcionam melhor para você. Então poderemos realmente nos concentrar nesses métodos".

Referência cruzada com outras técnicas

Conforme indicado, todas as técnicas da terapia cognitiva discutidas anteriormente são relevantes para a contestação dos esquemas negativos. Além disso, terapeuta e paciente podem criar cartões de enfrentamento, nos quais o cliente escreve os pensamentos negativos mais comuns de um lado e as melhores respostas racionais do outro. Esses cartões podem ser lidos diariamente, antes de entrar nas situações (p. ex., provas, interações sociais, telefonemas) que funcionam como desencadeantes dos esquemas negativos.

Formulário

Formulário 10.8 (Contestação dos esquemas pessoais).

TÉCNICA: Exame da sua vida usando um esquema mais positivo

Descrição

As histórias das nossas vidas são geralmente vivenciadas como se fossem a única forma como as coisas poderiam ter acontecido. O indivíduo que tem o esquema de inferioridade pode ver suas experiências de vida como inteiramente lógicas e razoáveis. Experiências de não buscar um trabalho mais desafiador ou independente, procrastinar ou ser rejeitado parecerão todas consistentes com o esquema: "É claro que essas coisas aconteceram assim. Eu sou inferior. Isso é o que acontece às pessoas inferiores".

No entanto, desenvolver uma perspectiva alternativa da história de vida de alguém – e ver as escolhas e os acontecimentos como manutenção dos esquemas – pode ajudar o indivíduo a se dar conta de como seus esquemas afetam os resultados. Com esta técnica, pedimos aos pacientes que considerem como suas escolhas de vida poderiam ter sido diferentes se tivessem usado um esquema mais positivo. Por exemplo, um cliente tinha o esquema de incompetência e não merecimento. Quando imaginou aplicar o esquema oposto – de competência e merecimento – percebeu que poderia ter feito escolhas muito diferentes. Ele poderia ter realizado as tarefas da faculdade, ter arrumado um trabalho mais desafiador, ter tido menos aversão a riscos e buscado parceiras mais desejáveis. Ao reconhecer que suas experiências de vida – que usa como evidências de ser incompetente – poderiam realmente ser decorrentes do fato de *acreditar* que é incompetente, ele pode considerar como suas escolhas futuras podem ser afetadas pelo desenvolvimento de um esquema mais positivo.

Uma alternativa é considerar como o *self* teria se desenvolvido sob os cuidados de pais mais protetores e confiáveis. Por exemplo, o indivíduo que foi fisicamente maltratado pelo pai, que o chamava de burro, pode considerar como teria se transformado em uma pessoa diferente se seu genitor tivesse sido atencioso, apoiador e recompensador. O valor desse exercício é o reconhecimento de que pode haver o potencial para desenvolver uma nova perspectiva, tornando-se mais cuidadoso e apoiador em relação a si mesmo – afinal, se o esquema negativo foi aprendido, então um esquema mais positivo pode substituí-lo por meio de novo aprendizado.

Perguntas a formular/intervenção

"Todos enfrentamos a vida pensando sobre nós mesmos de determinada maneira. Mas, se você tem um esquema negativo – digamos, o esquema que diz 'Não sou competente' –, pode fazer determinadas escolhas na escola, no trabalho e, em relação aos amigos e parceiros. Essas escolhas são, então, citadas como evidências de que seu esquema é verdadeiro. Por exemplo, se você se vê como incompetente, pode procrastinar na escola, buscar um trabalho que não seja desafiador e desistir com facilidade. No entanto, seu esquema de incompetência o levou a essas escolhas. E se você tivesse começado com um esquema mais positivo, como 'Sou muito inteligente'? Nesse caso, você teria feito escolhas diferentes, e essas escolhas teriam apoiado seu esquema mais positivo. Assim, esquemas são como profecias autorrealizáveis.

Vamos retomar vários aspectos da sua vida e examinar como você os teria abordado se tivesse tido esquemas mais positivos. Que escolhas diferentes você teria feito em relação à escola? Ao trabalho? Aos amigos? Aos parceiros? (Alimentação, saúde, exercícios físicos, bebida, drogas, dinheiro, estilo de vida, etc.?)."

(Alternativamente) "Vamos imaginar que seus pais fossem mais apoiadores, mais atenciosos e confiáveis. E se eles tivessem sido pais realmente incríveis? Como isso teria afetado seu esquema? Suas escolhas?"

Exemplo

TERAPEUTA: Vamos imaginar que você teve um esquema mais positivo sobre si mesmo quando criança. Em vez de se ver como burro, você teria se visto como realmente inteligente e respeitável. Vamos retomar as escolhas e experiências em sua vida que poderiam ter sido afetadas por esse esquema mais positivo.

PACIENTE: Você quer dizer, voltar e pensar sobre uma vida diferente?

TERAPEUTA: Sim. Vamos ver como seu esquema negativo afetou as coisas examinando como sua vida poderia ter sido diferente – e ainda pode ser diferente no futuro – com um esquema mais positivo.

PACIENTE: OK. Você quer dizer, se quando criança eu tivesse começado a pensar que era inteligente, e não burro, como meu pai me dizia?

TERAPEUTA: Sim.

PACIENTE: Não sei. Eu provavelmente teria estudado mais na escola, na verdade, teria feito as tarefas de casa. Na faculdade, eu teria me dedicado mais, talvez tivesse feito alguns cursos que achava muito difíceis para mim.

TERAPEUTA: E quanto ao trabalho?

PACIENTE: Bem, eu não teria permanecido naquele emprego sem perspectiva por seis anos, com certeza! Eu provavelmente teria me esforçado para me capacitar mais e fazer mais progressos do que fiz.

TERAPEUTA: E quanto à bebida? E se você tivesse tido um esquema mais positivo sobre si mesmo?

PACIENTE: Definitivamente. Meu problema com a bebida está ligado a essa coisa negativa de ser burro e fracassado. Eu provavelmente teria me saído melhor no trabalho se não tivesse bebido tanto.

TERAPEUTA: E se você tivesse tido pais mais amorosos e apoiadores? E se seu pai – em vez de bater em você e lhe chamar de burro – tivesse dito que você era inteligente e um filho realmente incrível?

PACIENTE: Eu não teria me ferrado tanto. Certamente teria sido mais bem-sucedido nas coisas. Teria me esforçado mais na escola para que ele sentisse orgulho de mim.

TERAPEUTA: Se você tivesse tido pais mais amorosos e apoiadores, então teria um esquema mais positivo. E se tivesse um esquema mais positivo – fazendo-o pensar sobre si mesmo como inteligente e respeitável –, teria feito escolhas diferentes.

PACIENTE: Sim, mas a vida não aconteceu assim.

TERAPEUTA: Bem, podemos começar a mudar isso. Duas coisas podem acontecer. Primeiro, você pode começar sendo um bom pai para si mesmo. Isto é, você pode começar amando, apoiando e sendo atencioso consigo mesmo. E, em segundo lugar, pode desenvolver um esquema novo e mais positivo – e começar a fazer escolhas com base nesse novo esquema.

PACIENTE: Seria incrível se eu pudesse. Mas será que posso?

Tarefa de casa

Pede-se aos pacientes para voltarem à infância e a cada estágio da vida e examinarem escolhas importantes, comportamentos e relacionamentos a partir da seguinte perspectiva: "Como essas coisas teriam sido diferentes se você tivesse tido um esquema mais positivo desde o início?". O Formulário 10.9 lista 12 áreas na vida para ajudar os pacientes a revisarem suas experiências.

Possíveis problemas

Como ocorre com qualquer relato retrospectivo de pessoas deprimidas, refletir sobre o passado pode levar a arrependimento e autocrítica: "Eu poderia ter tido uma vida melhor se não tivesse pensado tão negativamente. Sou tão estúpido!". O terapeuta deve alertar que este exercício não tem a intenção de estimular o arrependimento, mas, em vez disso, ajudar os pacientes a reconhecer o quanto os esquemas são poderosos e o quanto suas vidas podem ser modificadas por meio do desenvolvimento de esquemas novos e mais positivos. O foco reside no desenvolvimento desses novos esquemas positivos, de tal forma que os erros cometidos no passado possam ser evitados.

Referência cruzada com outras técnicas

Outras técnicas relevantes incluem identificação de pressupostos subjacentes, contestação de afirmações do tipo "deveria", identificação das regras condicionais, exame do sistema de valores, uso da conceitualização do caso, desenvolvimento de um novo pressuposto adaptado e ativação de lembranças precoces que são a origem dos esquemas.

Formulário

Formulário 10.9 (A vida através das lentes de um esquema diferente).

TÉCNICA: Contestação da fonte do esquema por meio da dramatização

Descrição

Muitos indivíduos se sentem presos a suas lembranças de uma pessoa próxima que as magoou no passado e indefesos para reverter o efeito. Neste exercício, os pacientes se envolvem na dramatização da cadeira vazia, na qual desafiam e argumentam contra a fonte do esquema negativo. O objetivo aqui é envolver o cliente na dominação e derrota da credibilidade da pessoa que os desmoralizou em uma ocasião anterior.

Perguntas a formular/intervenção

"Gostaria que você imaginasse que a pessoa que o tratou tão mal estivesse sentada aqui, nesta cadeira vazia. Imagine que ela está bem aqui, e você vai lhe dizer o quanto ela está errada."

Exemplo

TERAPEUTA: Lembra quando sua mãe disse que você estava sendo egoísta porque chorava e incomodava?

PACIENTE: Sim. Ela me fazia sentir que minhas necessidades não importavam, como se eu fosse egoísta só por estar viva.

TERAPEUTA: OK. Vamos imaginar que ela está sentada aqui, nesta cadeira, e que eu lhe apliquei o soro da verdade. Assim, você tem que lhe dizer exatamente o que pensa. Você não pode guardar nada. Diga-lhe por que ela está errada.

PACIENTE: (*falando para a cadeira vazia*) Você é que estava sendo egoísta, e não eu. Uma boa mãe deve fazer sua filha se sentir amada. Você falhou comigo. Você estava muito envolvida com seus próprios problemas para prestar atenção em mim.

TERAPEUTA: Diga-lhe por que você não é egoísta.

PACIENTE: Não sou nada egoísta. Antes de tudo, eu cuidava de *você*. E a ajudava em casa o tempo todo. Cuidei de Billy (irmão mais novo). E depois, quando me casei, cuidei do meu marido e meus filhos. Se tinha que ser alguma coisa, eu deveria ser mais egoísta.

TERAPEUTA: Diga-lhe como você se sente em relação a ela.

PACIENTE: Sinto raiva e mágoa. Você me decepcionou. Você me magoou.

TERAPEUTA: Diga-lhe sobre o futuro – o que ela não pode fazer para você.

PACIENTE: Você não pode me magoar mais. Não pode me dizer que sou egoísta. Não vou aceitar.

Tarefa de casa

Esta técnica, aplicada durante a sessão, deve ser usada junto com o exercício de redação de uma carta para a fonte (ver Formulário 10.7).

Possíveis problemas

Dramatizações assertivas na sessão às vezes evocam sentimentos de medo, derrota e humilhação. Muitos indivíduos que aprenderam os esquemas negativos por meio de humilhação ou abuso psicológico experimentam considerável medo, vergonha e culpa quando se engajam na dramatização. O terapeuta pode ajudar os pacientes a examinar como esses eram os mesmos sentimentos vivenciados quando aprenderam o esquema, e esses são sentimentos que *derivam* do esquema. Assim, contestar e derrotar a fonte do esquema envolverá contestar quaisquer pensamentos relacionados a vergonha (p. ex., "Isso aconteceu comigo porque não tenho valor") ou medo (p. ex., "Vou ser punido").

Referência cruzada com outras técnicas

Outras técnicas que podem ser usadas incluem a redação de uma carta para a fonte, ativação de lembranças da fonte do esquema, ativação das emoções, exame de como a vida teria sido diferente com um esquema diferente e exame das estratégias de compensação e esquiva do esquema.

Formulário

Consultar o Formulário 10.7.

TÉCNICA: Desenvolvimento de um esquema mais positivo

Descrição

O objetivo da terapia focada nos esquemas é reduzir o impacto dos esquemas negativos no funcionamento atual. Esse objetivo é atingido por meio da conceitualização de um novo esquema, mais positivo e adaptado. Como a maioria dos indivíduos tem mais de um esquema, esse novo esquema adaptado precisa ser multifacetado. O terapeuta auxilia os pacientes a identificar um novo esquema equilibrado e a examinar como este novo esquema pode afetar suas escolhas e experiências. Uma dica: Para tornar o novo esquema mais flexível, estimule os clientes a usar qualificadores – por exemplo: "*Algumas vezes* sou realmente inteligente", "*Geralmente* as pessoas me acham atraente".

Perguntas a formular/intervenção

"Vamos imaginar que você se sinta muito melhor em relação si mesmo porque tem um novo esquema. Em vez de pensar em si como incompetente (ou algum outro esquema negativo), você se imagina como *muito competente*. Qual seria a consequência de pensar dessa nova maneira? Que técnicas de terapia cognitiva você poderia usar para apoiar seu novo esquema?"

Exemplo

TERAPEUTA: Você pensa em si mesmo como muito burro e irresponsável devido à maneira como seu pai o tratava. Qual poderia ser o novo esquema mais positivo sobre si mesmo?

PACIENTE: Que sou inteligente e uma pessoa muito respeitável.

TERAPEUTA: OK. Quais seriam as evidências de que você é inteligente?

PACIENTE: Terminei a faculdade, fiz mestrado e estou me saindo razoavelmente bem no trabalho. E tenho um QI elevado.

TERAPEUTA: Se você pensasse sobre si mesmo como sendo inteligente, que tipos de pensamentos teria quando conhecesse pessoas?

PACIENTE: Eu pensaria sobre como elas veriam que estou ligado ao que está acontecendo.

TERAPEUTA: E quanto ao trabalho – alguma coisa mudaria nesse contexto se você visse a si mesmo nesses termos positivos?

PACIENTE: Eu buscaria um trabalho mais desafiador, talvez tentasse ir além.

TERAPEUTA: E quanto à estabilização das suas finanças?

PACIENTE: Sim. Eu quitaria meus cartões de crédito e começaria a economizar dinheiro – isso definitivamente seria inteligente!

Tarefa de casa

Os pacientes examinam todos seus esquemas negativos e como eles podem ser reformulados em esquemas positivos e mais adaptados. Para cada novo esquema, os clientes devem usar o Formulário 10.10 para listar todas as diferentes decisões, oportunidades, pensamentos e experiências que se tornariam mais prováveis como resultado do novo esquema.

Possíveis problemas

Alguns pacientes veem isso simplesmente como uma "conversa para se sentirem bem" – que não é real e não parece real. O terapeuta explica que "experimentar" um novo esquema requer tempo para se sentir à vontade com ele. Revisar os custos e os benefícios do novo esquema, as evidências que o apoiam e usar a técnica do duplo padrão e dramatizações racionais, quando necessário, para apoiar o novo esquema de forma contínua, são importantes. A simples repetição de "Eu sou competente", por exemplo, não será suficiente. A prática contínua com técnicas cognitivas para contestar o esquema negativo e os velhos pensamentos negativos será essencial.

Referência cruzada com outras técnicas

Os pacientes podem utilizar muitas das técnicas da terapia cognitiva para apoiar o novo esquema mais positivo. Por exemplo, quais pensamentos automáticos positivos, pressupostos e comportamentos decorrem do esquema positivo? Que nova seta descendente positiva poderia ser utilizada? Como os pacientes poderiam agir se acreditassem no esquema positivo, se engajassem na resolução de problemas e planejassem com base nele?

Formulário

Formulário 10.10 (Efeitos do meu esquema positivo).

TÉCNICA: Transcendência: afirmação do esquema

Descrição

Um pressuposto subjacente à abordagem dos esquemas é que o indivíduo precisa modificar ou alterar o esquema que mantém sobre si mesmo e os outros. Por exemplo, o terapeuta pode auxiliar o paciente na modificação de crenças de ser indefeso, defeituoso ou indigno de amor. Embora isso possa ser útil em muitos casos, uma abordagem diferente seria afirmar que existe alguma verdade universal no esquema, mas que o indivíduo pode aceitar-se e amar a si mesmo (e aos outros) apesar desses atributos. Ao usar esta técnica de "transcendência", o terapeuta incentiva o paciente a aceitar algumas verdades que são universais para todos os seres humanos – ou seja, que todos nós temos qualidades deficientes e algumas vezes não somos dignos de amor, tendemos ao isolamento social, somos excessivamente dependentes, etc. A afirmação de que existe uma verdade parcial nessas qualidades universais da natureza humana imperfeita permite que o cliente as aceite sem generalizar para o *self* inteiro. Por exemplo, podemos dizer: "Sim, é verdade, eu tenho algumas qualidades deficientes e indignas de amor, mas aceito isso em mim e ainda posso me amar e me respeitar, mesmo tendo essas qualidades". A ideia implícita da "transcendência" é que as imperfeições ou "defeitos" são vistos como aspectos universais que podem gerar aceitação e compaixão, em vez da tentativa de lutar contra as limitações inevitáveis de todos os seres humanos.

Perguntas a formular

"Você geralmente vê a si mesmo nesses termos globais negativos – por exemplo, que é (deficiente, indefeso, será abandonado) – e, então, se critica ou evita situações em que pode ser lembrado dessas qualidades. Já discutimos formas pelas quais você pode contestar essas ideias sobre si mesmo, e examinamos como esses esquemas ou conceitos resultam de suas experiências na infância. Mas outra maneira de olhar para seus esquemas é aceitar suas imperfeições ou qualidades indesejáveis. Por exemplo, podemos dizer que, às vezes, todo ser humano tem algumas qualidades deficientes ou indignas de amor. Todo ser humano será abandonado – pessoas morrerão, por exemplo. E todo ser humano vivencia privação e vazio, às vezes. Essas são qualidades universais da condição humana. A questão essencial é aceitar que isso faz parte do que somos e parte da nossa vida, e que podemos amar, respeitar e ter compaixão por nós mesmos, ainda que saibamos ser possuidores dessas qualidades."

Exemplo

TERAPEUTA: Você tem ruminado – fica aprisionado – a ideia de que há coisas em relação a si mesma que não são dignas de amor. Você se recorda de coisas que disse ao seu marido e se sente culpada por isso – coisas que foram hostis e, segundo a sua percepção, até mesmo reprováveis. Sim, eu posso entender o que você está pensando. E sei que todos nós temos coisas a lamentar, às vezes.

PACIENTE: Mas eu realmente não deveria ter dito aquelas coisas. Ele ficou muito magoado. Eu estava bêbada, e sei que tenho problemas, mas continuo estragando tudo.

TERAPEUTA: Você já percebeu que todas as pessoas que conhecemos bem fazem besteiras? Todos têm coisas para lamentar.

PACIENTE: Não acho que outras pessoas tenham sido tão horríveis quanto eu.

TERAPEUTA: Vamos imaginar que você tenha dito e feito coisas erradas, e que essas qualidades a tornam indigna de amor. Você poderia dizer: "Eis algumas coisas sobre mim que não são dignas de amor". E agora?

PACIENTE: Nunca vou conseguir superar isso. Deixar de lamentar.

TERAPEUTA: Esse é um lugar difícil de estar, presa ao passado, constantemente ruminando e lamentando. Que tal se você pensasse que todos têm coisas a lamentar? Todos nós somos decepcionantes, às vezes.

PACIENTE: Acho que é verdade. Mas como posso superar isso?

TERAPEUTA: Por que superar? Por que não carregar seus arrependimentos com você? O que estou dizendo é: "Vamos aceitar que nos arrependemos de coisas que fizemos. Vamos reconhecer que foi errado dizer ou fazer aquelas coisas". Mas também podemos dizer que sabemos que temos falhas, defeitos, até mesmo qualidades que não são dignas de amor, mas ainda podemos aceitar a nós mesmos, aceitar que decepcionamos a nós mesmos e aceitar que podemos amar a nós mesmos, mesmo sendo imperfeitos.

PACIENTE: Mas eu não mereço essa aceitação.

TERAPEUTA: Você sabe, quando amamos alguém não mensuramos o que essa pessoa merece. Nós perguntamos do que ela precisa. Você não precisa do seu próprio amor e respeito?

PACIENTE: Acho que sim. Mas como posso me amar quando fiz coisas tão deploráveis?

TERAPEUTA: Perdoando a si mesma. Amor e aceitação incluem perdoar.

PACIENTE: Isso é difícil de fazer.

TERAPEUTA: Não estamos sempre perdoando as pessoas que amamos?

PACIENTE: Sim. Acho que tive que fazer isso com minha irmã. Eu sei que ela tem um parafuso a menos. Ela é bipolar e diz coisas que são absurdas. Mas eu a amo.

TERAPEUTA: Temos duas opções: podemos ficar presos a uma qualidade negativa, e isso se transforma numa âncora que nos afunda e nos afogamos em nosso próprio ódio. Ou então podemos reconhecer que temos defeitos, que há coisas sobre nós que às vezes não são dignas de amor – mas aceitamos que essas qualidades menos desejáveis fazem parte de nossa condição de seres humanos imperfeitos.

PACIENTE: Eu gostaria de poder fazer isso.

TERAPEUTA: Vamos experimentar uma dramatização. Você faz o papel da voz negativa me dizendo que não sou digno de amor e que sou deficiente, e eu vou fazer o papel da voz transcendente que me aceita e me ama independentemente das minhas falhas.

PACIENTE: [*como a voz negativa*] O que você disse ao seu marido foi revoltante. Como suporta viver consigo mesma? Você é uma pessoa desprezível!

TERAPEUTA: Sabe, você está certa – em parte. Sim, eu disse coisas revoltantes, até mesmo repreensíveis. E há coisas que eu disse e fiz que acho realmente que são revoltantes. Eu aceito isso. Aceito que tenho boas qualidades e, às vezes, algumas qualidades muito ruins.

PACIENTE: [*no papel*] Como você consegue se respeitar?

TERAPEUTA: [*no papel*] Acho que aceito que todos nós às vezes temos qualidades revoltantes e indignas de amor. Decepcionamos a nós mesmos – você percebe isso? Nós estragamos tudo. E acabei de decidir que, embora eu vá tentar me sair melhor, vou me amar de qualquer forma.

PACIENTE: [*no papel*] Como consegue se amar se você estragou tudo?

TERAPEUTA: [*no papel*] É justamente *porque* eu estraguei tudo que preciso do meu amor e do meu perdão.

PACIENTE: [*no papel*] Você só está se enganando.

TERAPEUTA: [*no papel*] Não, estou transcendendo minhas falhas, aceitando-as e aceitando e amando a mim mesmo.

Tarefa de casa

Os pacientes podem listar algumas qualidades ou comportamentos que não gostam em si mesmos ou que veem como problemas constantes. Podem estar incluídas crenças de que são deficientes, indignos de amor, sem autocontrole, etc. O terapeuta pode indicar: "Você pode reconhecer que elas contêm alguma verdade". Às vezes, "Não sou digno de amor, sou deficiente e fora de controle, etc.". Então, os clientes podem levar em conta como podem aceitar uma verdade parcial nessas afirmações, que isso os descreve parcialmente e que essas afirmações, em certa medida, podem ser aplicadas a todos. Os pacientes são incentivados a universalizar os problemas e falhas, ao mesmo tempo aceitando e direcionado perdão e compaixão para si mesmos. Eles podem usar o Formulário 10.11 para começar a transcender seus esquemas negativos.

Possíveis problemas

Algumas pessoas têm dificuldade em reconhecer que possuem qualidades ou comportamentos que não gostam. Eles atribuem um comportamento ou qualidade à sua identidade como um todo. O terapeuta pergunta: "Alguém que você respeita já fez alguma coisa estúpida, inapropriada ou algo de que poderia se arrepender? Como você o aceita se ele fez algo assim?". Além disso, "Quais seriam os custos e benefícios de amar e se importar com pessoas que são imperfeitas?". O profissional pode afirmar que perdoar-se e aceitar-se não quer dizer que você não irá tentar melhorar. Significa apenas que você reconhece que é humano.

Referência cruzada com outras técnicas

Outras técnicas relevantes incluem aceitação, mente compassiva, atenção plena (*mindfulness*), tornar universais os problemas na vida e técnica do duplo padrão.

Formulário

Formulário 10.11 (Transcendência do meu esquema).

FORMULÁRIO 10.1
Exame de padrões problemáticos

Todos nós temos vulnerabilidades, e elas podem nos levar a um padrão de dificuldades com o trabalho, a escola, as relações íntimas, as amizades, as relações familiares e outras áreas de nossas vidas. O propósito deste exercício não é fazer você se sentir mal sobre si mesmo ou fazer com que se lamente. Trata-se de examinar uma história para ver se existem padrões que levaram a dificuldades e como elas podem ser modificadas. Na coluna da esquerda, descreva as situações ou experiências no passado que levaram às dificuldades. Na coluna do meio, tente lembrar-se de coisas negativas que você pensou sobre si mesmo e outras pessoas nesses momentos. E, na coluna da direita, descreva as maneiras problemáticas como lidou com essas situações na época. Por exemplo, o enfrentamento problemático pode incluir evitar coisas, ruminar, preocupar-se, queixar-se, usar álcool, comida ou drogas, etc.

Experiências problemáticas que tive no passado	O que pensei naquela época sobre mim mesmo, os outros ou a experiência	Qual foi minha forma problemática de lidar com isso?

Técnicas de terapia cognitiva: manual do terapeuta, segunda edição, Robert L. Leahy. Copyright © 2018 Artmed Editora Ltda.
É autorizada a reprodução deste material aos compradores deste livro para uso pessoal ou para uso com clientes individuais.

FORMULÁRIO 10.2
Questionário de crenças dos transtornos de personalidade – forma reduzida

Nome: _____ Data: _____

Leia os itens abaixo e marque O QUANTO VOCÊ ACREDITA EM CADA UM. Procure avaliar como você se sente em relação a cada afirmação A MAIOR PARTE DO TEMPO. Por favor, não deixe nenhum item em branco.

4	3	2	1	0
Acredito totalmente	Acredito bastante	Acredito moderadamente	Acredito um pouco	Não acredito nisso

Exemplo	O quanto você acredita nisso?				
	4	3	2	1	0
1. O mundo é um lugar perigoso. (Por favor, circule)	Totalmente	Bastante	Moderadamente	Um pouco	Não acredito
1. Ser exposto como inferior ou inadequado é intolerável para mim.	4	3	2	1	0
2. Eu deveria evitar situações desagradáveis a todo custo.	4	3	2	1	0
3. Se as pessoas agem de maneira amistosa, talvez estejam tentando me usar ou me explorar.	4	3	2	1	0
4. Tenho que resistir à dominação das autoridades, mas, ao mesmo tempo, manter sua aprovação e sua aceitação.	4	3	2	1	0
5. Não consigo tolerar sentimentos desagradáveis.	4	3	2	1	0
6. Falhas, defeitos ou erros são intoleráveis.	4	3	2	1	0
7. Outras pessoas são frequentemente muito exigentes.	4	3	2	1	0
8. Eu deveria ser o centro das atenções.	4	3	2	1	0
9. Se eu não tiver sistematização, tudo irá ruir.	4	3	2	1	0
10. É intolerável que eu não receba o respeito que me é devido ou que me é de direito.	4	3	2	1	0
11. É importante fazer tudo perfeito.	4	3	2	1	0
12. Gosto mais de fazer as coisas sozinho do que com outras pessoas.	4	3	2	1	0
13. As pessoas tentarão me usar ou me manipular se eu não tomar cuidado.	4	3	2	1	0
14. As pessoas possuem motivos escusos.	4	3	2	1	0
15. A pior coisa que poderia me acontecer é ser abandonado.	4	3	2	1	0
16. As outras pessoas devem saber que sou especial.	4	3	2	1	0
17. Os outros vão deliberadamente querer me prejudicar.	4	3	2	1	0

(continua)

Copyright © 1990 by Aaron T. Beck, MD, and Judith S. Beck, PhD. Bala Cynwyd, PA: Beck Institute for Cognitive Therapy and Research. For permission to reproduce this form, readers should contact beckinstitute.org.

Técnicas de terapia cognitiva: manual do terapeuta, segunda edição, Robert L. Leahy. *Copyright* © 2018 Artmed Editora Ltda. É autorizada a reprodução deste material aos compradores deste livro para uso pessoal ou para uso com clientes individuais.

Questionário de crenças dos transtornos de personalidade – forma reduzida (página 2 de 4)

	Totalmente	Bastante	Moderadamente	Um pouco	Não acredito
18. Preciso de outras pessoas para tomar decisões ou dizer o que devo fazer.	4	3	2	1	0
19. Os detalhes são extremamente importantes.	4	3	2	1	0
20. O fato de eu achar que alguém é muito autoritário me dá o direito de desrespeitar suas ordens.	4	3	2	1	0
21. Figuras de autoridade tendem a ser intrusivas, exigentes, intrometidas e controladoras.	4	3	2	1	0
22. A maneira para conseguir o que quero é fascinar ou divertir as pessoas.	4	3	2	1	0
23. Devo fazer tudo o que puder para não ser descoberto.	4	3	2	1	0
24. Se os outros descobrirem coisas a meu respeito, eles poderão usar isso contra mim.	4	3	2	1	0
25. Relacionamentos são confusos e complicados e interferem na liberdade.	4	3	2	1	0
26. Somente as pessoas que são tão brilhantes quanto eu podem me entender.	4	3	2	1	0
27. Como sou uma pessoa superior, mereço tratamento e privilégios especiais.	4	3	2	1	0
28. É importante para mim me sentir livre e independente de outras pessoas.	4	3	2	1	0
29. Em muitas situações, prefiro ficar sozinho.	4	3	2	1	0
30. É necessário fixar sempre o padrão mais elevado ou as coisas irão ruir.	4	3	2	1	0
31. Sentimentos desagradáveis podem aumentar e fugir de meu controle.	4	3	2	1	0
32. Vivemos em uma selva, e sobrevive aquele que for mais forte.	4	3	2	1	0
33. Eu deveria evitar situações nas quais poderia atrair atenção ou ser o mais imperceptível possível.	4	3	2	1	0
34. Se eu não mantiver os outros envolvidos comigo, eles não vão gostar de mim.	4	3	2	1	0
35. Quando quero alguma coisa, devo fazer o que for necessário para consegui-la.	4	3	2	1	0
36. É melhor se sentir sozinho do que preso às outras pessoas.	4	3	2	1	0
37. Não sou nada, a menos que eu entretenha ou impressione as pessoas.	4	3	2	1	0
38. As pessoas vão me atacar se eu não as atacar primeiro.	4	3	2	1	0
39. Qualquer sinal de tensão em um relacionamento indica que a relação vai mal e que eu deveria encerrá-la.	4	3	2	1	0
40. Se eu não tiver um desempenho no mais alto nível, falharei.	4	3	2	1	0
41. Cumprir prazos, ceder às exigências e me enquadrar ferem diretamente meu orgulho e minha autossuficiência.	4	3	2	1	0

(continua)

Questionário de crenças dos transtornos de personalidade – forma reduzida (página 3 de 4)

	Total-mente	Bastante	Moderadamente	Um pouco	Não acredito
42. Fui injustiçado e me sinto autorizado a cobrar meus direitos não importando a maneira com que eu faça isso.	4	3	2	1	0
43. Se as pessoas se aproximarem de mim, descobrirão quem realmente sou e me rejeitarão.	4	3	2	1	0
44. Sou carente e frágil.	4	3	2	1	0
45. Sou indefeso quando sou deixado por conta própria.	4	3	2	1	0
46. As outras pessoas devem satisfazer minhas necessidades.	4	3	2	1	0
47. Se eu seguir as regras da maneira que as pessoas esperam, isso inibirá minha liberdade de ação.	4	3	2	1	0
48. Pessoas irão me explorar se eu der a elas a chance.	4	3	2	1	0
49. Tenho que estar atento, na defensiva, a todo instante.	4	3	2	1	0
50. Minha privacidade é mais importante para mim do que estar com as pessoas.	4	3	2	1	0
51. Regras são arbitrárias e me paralisam.	4	3	2	1	0
52. É horrível quando as pessoas me ignoram.	4	3	2	1	0
53. O que as pessoas pensam não me importa.	4	3	2	1	0
54. Para ser feliz, preciso que as outras pessoas prestem atenção em mim.	4	3	2	1	0
55. Se entretenho as pessoas, elas não irão perceber minhas fraquezas.	4	3	2	1	0
56. Preciso de alguém ao meu redor disponível a todo momento para me ajudar a executar aquilo que preciso fazer ou em caso de acontecer algo ruim.	4	3	2	1	0
57. Qualquer defeito ou falha no desempenho pode levar a uma catástrofe.	4	3	2	1	0
58. Como sou muito talentoso, as pessoas deveriam fazer de tudo para promover minha carreira.	4	3	2	1	0
59. Se eu não explorar os outros, eles me explorarão.	4	3	2	1	0
60. Não preciso seguir as mesmas regras que são aplicadas às outras pessoas.	4	3	2	1	0
61. A melhor maneira de conseguir as coisas é por meio da força e da esperteza.	4	3	2	1	0
62. Devo me manter acessível para meu/minha companheiro/a o tempo todo.	4	3	2	1	0
63. Sou preferencialmente uma pessoa só, a menos que eu possa me ligar a alguém mais forte.	4	3	2	1	0
64. Não posso confiar nas pessoas.	4	3	2	1	0
65. Não consigo enfrentar situações como outras pessoas.	4	3	2	1	0

(continua)

Questionário de crenças dos transtornos de personalidade – forma reduzida (página 4 de 4)

Questionário de crenças dos transtornos da personalidade – forma reduzida (QCP-FC)
Chave de escores

Nome do paciente: _____ Data de aplicação: _____

Avaliado por: _____ Data da avaliação: _____

Escala do QCP	Soma dos itens para calcular o escore bruto	Escore bruto	Use a fórmula para calcular o escore-Z	Escore-Z
Evitativa	Soma dos itens 1, 2, 5, 31, 33, 39, & 43	___	(Escore bruto − 10,86) / 6,46	___
Dependente	Soma dos itens 15, 18, 44, 45, 56, 62, & 63	___	(Escore bruto − 9,26) / 6,12	___
Passivo--agressiva	Soma dos itens 4, 7, 20, 21, 41, 47, & 51	___	(Escore bruto − 8,09) / 5,97	___
Obsessivo--compulsiva	Soma dos itens 6, 9, 11, 19, 30, 40, & 57	___	(Escore bruto − 10,56) / 7,20	___
Antissocial	Soma dos itens 23, 32, 35, 38, 42, 59, & 61	___	(Escore bruto − 4,25) / 4,30	___
Narcisista	Soma dos itens 10, 16, 26, 27, 46, 58, & 60	___	(Escore bruto − 3,42) / 4,23	___
Histriônica	Soma dos itens 8, 22, 34, 37, 52, 54, & 55	___	(Escore bruto − 6,47) / 6,09	___
Esquizoide	Soma dos itens 12, 25, 28, 29, 36, 50, & 53	___	(Escore bruto − 8,99) / 5,60	___
Paranoide	Soma dos itens 3, 13, 14, 17, 24, 48, & 49	___	(Escore bruto − 6,99) / 6,22	___
Borderline	Soma dos itens 31, 44, 45, 49, 56, 64, & 65	___	(Escore bruto − 8,07) / 6,05	___

Nota: Os escores-Z são baseados em uma amostra de 683 pacientes psiquiátricos ambulatoriais com diagnósticos mistos.

FORMULÁRIO 10.3
O que são esquemas?

As pessoas diferem naquilo que as deixa deprimidas, ansiosas ou com raiva. Todos nós tendemos a ter vieses ou preferências quanto ao que focamos. Algumas pessoas focam em padrões extremamente altos para si mesmas, outras focam no medo de ser abandonadas, outras, ainda, podem focar em um sentimento de privação emocional, e algumas podem focar no sentimento de ser controladas pelos outros. Há muitos aspectos que nos tornam diferentes uns dos outros. Referimo-nos a essas diferenças como "esquemas". Esquemas são as maneiras habituais por meio das quais vemos as coisas. Por exemplo, a depressão é caracterizada por esquemas relacionados a perda, privação e fracasso; a ansiedade é caracterizada por esquemas relacionados a ameaça ou medo de fracasso; e a raiva é caracterizada por esquemas relacionados a insulto, humilhação ou violação de regras. Pesquisas sobre a personalidade indicam que as pessoas diferem quanto aos temas subjacentes a sua depressão, ansiedade ou raiva. Uma das coisas que podemos fazer é ver se há temas ou questões específicas que surgem constantemente para você e que podem justificar algumas das suas dificuldades.

Cada um de nós vê as próprias experiências em termos de determinados padrões de pensamento. Uma pessoa pode focar muito em questões que envolvem realização, outra em questões sobre rejeição e outra, ainda, no medo de ser abandonada. Digamos que seu esquema – sua questão ou vulnerabilidade particular – está relacionado com realização. As coisas podem estar indo bem no trabalho, mas, então, você tem um contratempo que ativa seu esquema sobre realização – sua questão sobre a necessidade de ser muito bem-sucedido de modo que não se veja como um fracasso. Um contratempo no trabalho pode levar ao esquema de fracasso (ou estar "na média", o que equivale a fracasso), e, então, você fica ansioso ou deprimido.

Ou digamos que seu esquema está relacionado a questões sobre abandono. Você pode estar muito vulnerável a qualquer sinal de rejeição e abandono. Enquanto um relacionamento está indo bem, você não fica preocupado. Mas devido a esse esquema, você se preocupa em ser abandonado ou rejeitado. Se o relacionamento acaba, isso o leva a sentir-se deprimido porque não suporta ficar sozinho.

Agora, como podemos ter um esquema que determina a maneira como olhamos para as coisas, é possível prestar mais atenção a coisas relacionadas a esse esquema. Por exemplo, se estamos preocupados com realização, focamos muito nas imperfeições em nosso desempenho; e se estamos preocupados com abandono, focamos na possibilidade das pessoas que amamos nos deixarem. Os esquemas também afetam nossa memória; temos mais probabilidade de recordar coisas que apoiam nossos esquemas e maior probabilidade de esquecer coisas que não são consistentes com eles. E, como nossos esquemas influenciam nossas percepções da realidade, temos probabilidade de desqualificar ou banalizar informações que não são consistentes com esses esquemas. Por exemplo, podemos dizer: "Essa realização não conta porque qualquer um poderia fazer isso". Também podemos pensar que as outras pessoas estão nos vendo de uma maneira particular – por exemplo: "Eles me acham medíocre", "Eles vão me abandonar" ou "Eles estão tentando me controlar". Em consequência desses vieses contínuos em nosso pensamento, nossos esquemas se tornam mais fixos e rígidos.

Como compensamos nossos esquemas

Se você tem um esquema sobre uma questão específica, pode tentar compensar essa vulnerabilidade. Por exemplo, se tem um esquema de fracasso ou que indica que estar na média é ruim, você trabalha excessivamente porque está tentando compensar a percepção de que é inferior ou não tem um desempenho à altura dos seus padrões de perfeição. Você pode compensar verificando seu trabalho repetidamente. Em consequência, as pessoas podem vê-lo como muito absorvido no trabalho. Você talvez tenha dificuldade em relaxar porque se preocupa que pode não estar trabalhando o suficiente, pois alguma coisa ficou incompleta ou por estar perdendo sua motivação.

(continua)

Técnicas de terapia cognitiva: manual do terapeuta, segunda edição, Robert L. Leahy. Copyright © 2018 Artmed Editora Ltda. É autorizada a reprodução deste material aos compradores deste livro para uso pessoal ou para uso com clientes individuais.

O que são esquemas? (página 2 de 3)

Se o seu esquema é de abandono, você pode compensá-lo dedicando todo seu tempo ao parceiro. Você pode temer ser assertivo devido ao medo de ser abandonado ou constantemente buscar reasseguramento do seu companheiro para que possa sentir-se seguro, mas isso não dura muito tempo. Você continua vendo sinais de que seu parceiro irá embora. Outra forma pela qual você pode compensar seu esquema de abandono é formar relações com pessoas que não satisfazem suas necessidades, mas com quem está disposto a se ligar porque não quer ficar sozinho. Ou, então, permanece em relacionamentos muito além do ponto que parece razoável por pensar que não vai suportar ficar sozinho.

Como você pode ver, a tentativa de compensar seus esquemas subjacentes cria outros problemas. A "compensação" pode levá-lo a sacrificar suas necessidades, trabalhar compulsivamente, buscar relacionamentos desvantajosos, preocupações, exigir reasseguramento e outros comportamentos problemáticos. E a questão mais importante em relação a essas compensações é que você nunca realmente aborda seu esquema subjacente. Por exemplo, pode nem mesmo questionar sua crença de que tem que ser especial, superior, evitar ficar na média, evitar ficar sozinho, etc. Portanto, você nunca realmente modifica seu esquema. Ele continua lá – pronto para ser ativado por determinados acontecimentos. É a sua vulnerabilidade contínua.

Como evitamos enfrentar nossos esquemas

Outro processo que cria problemas é a "esquiva do esquema", que significa que você tenta evitar enfrentar qualquer questão que toque seu esquema. Digamos que você tem um esquema de ser um fracasso. Sua visão é de que, no fundo, você realmente deve ser incompetente. Uma maneira de evitar testar este esquema é nunca assumir tarefas desafiadoras ou abandonar as tarefas precocemente. Ou digamos que você tem um esquema de ser indigno de amor ou não ser atraente. Como você evita enfrentar o esquema? Você pode evitar o contato com outras pessoas que pensa que não irão aceitá-lo. Você evita namorar, evita telefonar aos amigos porque já assume de antemão que as pessoas acham que você não tem nada a oferecer. Ou digamos que tem medo de ser abandonado. Você poderia evitar esse esquema não se permitindo aproximar-se de ninguém ou rompendo com a pessoa precocemente para não ser rejeitado mais tarde.

Outra forma de evitar seus esquemas – sejam eles quais forem – é pela fuga emocional por meio do uso de substâncias ou comportamentos extremos, como beber em excesso, usar drogas para aliviar seus sentimentos, comer compulsivamente ou mesmo atuar sexualmente. Você pode sentir que lidar com seus pensamentos e sentimentos é tão penoso que precisa evitar ou fugir deles por meio desses comportamentos aditivos. Esses comportamentos "escondem" seus medos subjacentes, pelo menos enquanto você se alimenta, bebe compulsivamente ou usa drogas. É claro, os sentimentos ruins voltam outra vez, pois você não está realmente examinando e contestando seus esquemas subjacentes. E, ironicamente, esses comportamentos de adição alimentam seus esquemas negativos, fazendo-o sentir-se ainda pior em relação a si mesmo.

De onde vêm os esquemas?

Aprendemos esses esquemas negativos com nossos pais, irmãos, pares e parceiros. Os pais podem contribuir para esses esquemas negativos ao fazer você achar que não será suficientemente bom, a não ser que seja superior a todos, dizendo que você é muito gordo ou que não é atraente, comparando-o com outras crianças que estão "se saindo melhor", dizendo que você é egoísta porque tem necessidades ou se intrometendo em sua vida e dando ordens, ou, ainda, ameaçando se matarem ou abandoná-lo. Há muitas maneiras diferentes pelas quais os pais ensinam a seus filhos esses esquemas negativos sobre si mesmos e os outros.

Por exemplo, pense nas seguintes experiências reais que algumas pessoas recordaram sobre como seus pais lhes "ensinaram" seus esquemas negativos:

1. "Você poderia se sair melhor – por que tirou B?": esquema envolvendo a necessidade de ser perfeito ou evitar inferioridade.
2. "Suas coxas são muito gordas e seu nariz é feio": esquema envolvendo obesidade e feiúra.
3. "Seu primo foi para Harvard – por que você não pode ser mais parecido com ele?": esquema envolvendo padrões exigentes, inferioridade e incompetência.
4. "Por que vocês estão sempre reclamando? Não percebem que tenho problemas ao cuidar de vocês, crianças?": esquema envolvendo egoísmo com as próprias necessidades.

(continua)

O que são esquemas? (página 3 de 3)

5. "Talvez eu deva simplesmente ir embora e deixar que vocês, crianças, cuidem de si mesmas": esquema envolvendo sobrecarga e abandono.

Outra fonte de esquemas, conforme indicado, podem ser outras pessoas que não nossos pais. Talvez seu irmão ou irmã o tenha maltratado, levando-o a formar esquemas de abuso, não merecimento de amor, rejeição ou controle. Ou talvez seu parceiro tenha dito que você não é suficientemente bom, levando a esquemas de não ser atraente, não ter valor e não ser digno de amor. Também internalizamos esquemas da cultura popular, como imagens de ser magra e bonita, ter um corpo perfeito, "como homens de verdade deveriam ser", sexo perfeito, rios de dinheiro e enorme sucesso. Essas imagens irrealistas reforçam esquemas de perfeição, superioridade, inadequação e imperfeição.

Como a terapia será útil?

A terapia cognitiva pode ajudá-lo de várias maneiras importantes:

- Aprender quais são seus esquemas específicos.
- Aprender como você está evitando e/ou compensando seus esquemas.
- Aprender como seus esquemas afetaram sua capacidade de desfrutar a vida.
- Aprender como seus esquemas são mantidos ou reforçados pelas escolhas que você fez ou pelas experiências que teve.
- Examinar como seus esquemas foram aprendidos.
- Contestar e modificar esses esquemas negativos.
- Desenvolver novos esquemas mais adaptados e positivos.
- Aprender a fazer escolhas baseadas em interesses e valores saudáveis, em vez de nas questões antigas que o assombraram no passado.

FORMULÁRIO 10.4
Esquiva e compensação do meu esquema

No formulário a seguir, há inúmeras maneiras pelas quais as pessoas veem a si mesmas ou aos outros. Examine a lista na coluna da esquerda para ver quais desses pensamentos parecem familiares a você. Se algum deles chamar sua atenção como um dos seus esquemas, liste o que você fez para evitar ou compensar o problema na coluna da direita. Por exemplo, um homem que pensava que basicamente "não era másculo" exercitava-se excessivamente com pesos e aprendeu caratê (compensação). Uma mulher que achava que não podia confiar nas pessoas evitava namorar (esquiva). Tente examinar como você lidou com seus próprios esquemas pessoais. Você pode até mesmo acrescentar alguns outros exemplos de esquemas pessoais na coluna da esquerda.

Esquemas pessoais	Coisas que faço para evitar ou compensar
Incompetente ou inapto	
Desamparado	
Fraco	
Fisicamente vulnerável (a doença ou dano)	
Não consigo confiar nos outros	
Responsável/ irresponsável	
Imoral ou mau	

(continua)

Técnicas de terapia cognitiva: manual do terapeuta, segunda edição, Robert L. Leahy. Copyright © 2018 Artmed Editora Ltda. É autorizada a reprodução deste material aos compradores deste livro para uso pessoal ou para uso com clientes individuais.

Esquiva e compensação do meu esquema (página 2 de 3)

Esquemas pessoais	Coisas que faço para evitar ou compensar
Não posso ser controlado pelos outros	
Incapaz de controlar as emoções	
Forte	
Especial/único	
Preciso me destacar	
Glamuroso	
Capaz de impressionar	
Desconectado dos outros	
Excessivamente envolvido com outra pessoa	
Indigno de amor	

(continua)

Esquiva e compensação do meu esquema (página 3 de 3)

Esquemas pessoais	Coisas que faço para evitar ou compensar
Desinteressante	
Desorganizado	
Desmerecedor	
Egoísta	
Os outros me julgam	
Emocionalmente privado	
Sacrifico minhas necessidades pelos outros	
Outros esquemas:	

FORMULÁRIO 10.5

Desenvolvimento de motivação para modificar meus esquemas

Às vezes, modificar seus esquemas envolve muito esforço e algum desconforto – por exemplo, fazendo coisas que seus esquemas dizem que você não é capaz. Quais são as vantagens e desvantagens de modificar seus esquemas negativos?

Esquemas pessoais	Vantagens	Desvantagens

(continua)

Técnicas de terapia cognitiva: manual do terapeuta, segunda edição, Robert L. Leahy. *Copyright* © 2018 Artmed Editora Ltda.
É autorizada a reprodução deste material aos compradores deste livro para uso pessoal ou para uso com clientes individuais.

Desenvolvimento de motivação para modificar meus esquemas (página 2 de 2)

Você está disposto a ficar desconfortável?
Você está disposto a tolerar a incerteza?
Você está disposto a persistir até que as coisas melhorem?
Se você modificasse seus esquemas para ser mais realista e positivo, como essas mudanças afetariam seus relacionamentos?
Como essas mudanças afetariam seu trabalho?
Como essas mudanças afetariam seu prazer de viver?

FORMULÁRIO 10.6
Lembranças precoces de esquemas

Estamos interessados na identificação de lembranças precoces relacionadas aos seus esquemas pessoais. Em um ambiente silencioso, sem distrações, feche os olhos e foque no esquema que mais o perturba. Repita seu esquema mentalmente – por exemplo: "Sou indigna de amor" ou "Sou incompetente".

    Tente conectar-se com os sentimentos por trás desse esquema. Faça os sentimentos ficarem mais intensos. Agora que tem os sentimentos e pensamentos em sua mente, tente recordar experiências da infância, ou outras épocas da sua vida, quando vivenciou esses sentimentos e pensamentos. Permita-se ver a cena em detalhes. O que estava acontecendo, como eram as pessoas, o que estavam fazendo? Foque em suas sensações físicas (p. ex., tensão, coração acelerado, transpiração, frio no corpo), suas emoções (p. ex., raiva, desamparo, medo, tristeza) e seus pensamentos nessa visualização. Quando sentir-se "pronto", abra os olhos e registre sua experiência no formulário abaixo.

Esquema pessoal	Lembrança da primeira vez que pensou e se sentiu assim	Sensações, sentimentos e pensamentos que acompanham essa lembrança

---

Técnicas de terapia cognitiva: manual do terapeuta, segunda edição, Robert L. Leahy. *Copyright* © 2018 Artmed Editora Ltda.
É autorizada a reprodução deste material aos compradores deste livro para uso pessoal ou para uso com clientes individuais.

FORMULÁRIO 10.7
Redação de uma carta dirigida à fonte dos seus esquemas

Escreva uma carta ou declaração à pessoa (ou pessoas) que é a fonte das suas crenças negativas sobre si mesmo e os outros. Seja assertivo e forte. Diga a essa pessoa por que ela está errada e como você é diferente da maneira como ela o via. Diga que está se mantendo por conta própria e como ela falhou com você. Na parte inferior do formulário, escreva os pensamentos e sentimentos que teve enquanto fazia este exercício.

Sua carta assertiva ou declaração à fonte dos seus esquemas negativos:

Os pensamentos e sentimentos que você tem ao escrever esta carta:

(continua)

Técnicas de terapia cognitiva: manual do terapeuta, segunda edição, Robert L. Leahy. Copyright © 2018 Artmed Editora Ltda. É autorizada a reprodução deste material aos compradores deste livro para uso pessoal ou para uso com clientes individuais.

Redação de uma carta dirigida à fonte dos seus esquemas (página 2 de 2)

Que partes desta carta são mais perturbadoras para você? Por quê?

Como você acha que a outra pessoa responderia se lesse isso?

Como você gostaria que a pessoa respondesse a esta carta? O que o ajudaria?

Qual foi o efeito em você de manter isso por todos esses anos?

FORMULÁRIO 10.8
Contestação dos esquemas pessoais

Frequentemente mantemos crenças sobre nós mesmos e outras pessoas que não examinamos de forma adequada. Essas crenças são denominadas "esquemas". Na coluna da direita, escreva sua resposta a cada afirmação da coluna da esquerda. Por exemplo, digamos que você acredita que não é competente (esquema pessoal). Escreva "incompetente" na coluna da direita em resposta a "Identifique o esquema pessoal". Em resposta a "Defina seu esquema", escreva como definiria "incompetente". Analise cada afirmação na coluna da esquerda e responda a ela na coluna da direita.

Técnica	Resposta
Identifique o esquema pessoal	
Defina seu esquema	
Grau de crédito no esquema (0-100%)	
Emoções desencadeadas pelo esquema	
Qual seria o oposto desse esquema?	
Qual seria o grau moderado desse esquema que você poderia aceitar?	

(continua)

Técnicas de terapia cognitiva: manual do terapeuta, segunda edição, Robert L. Leahy. *Copyright* © 2018 Artmed Editora Ltda.
É autorizada a reprodução deste material aos compradores deste livro para uso pessoal ou para uso com clientes individuais.

Contestação dos esquemas pessoais (página 2 de 2)

Técnica	Resposta
Que situações desencadeiam seu esquema?	
Custo e benefício do esquema	Custo Benefício
Evidências a favor e contra	A favor Contra
Uso da técnica do duplo padrão: Você aplicaria isso a outra pessoa?	
Por que esse esquema é irrealista?	
Imagine-se em um *continuum* – não em termos de tudo-ou-nada (p. ex., avalie a si mesmo e aos outros numa escala de 0 a 100%)	
Atue contra seu esquema (o que você pode fazer que se opõe ao seu esquema?)	
Reavalie a crença no esquema	

FORMULÁRIO 10.9
A vida através das lentes de um esquema diferente

Considere como suas escolhas e comportamentos em cada uma das áreas listadas abaixo teriam sido diferentes se você tivesse tido um esquema mais positivo.

Áreas, escolhas e comportamentos	Como as coisas teriam sido diferentes com um esquema mais positivo
Escola	
Escolha dos empregos	
Desempenho nos empregos	
Procrastinação	
Amizade	
Parceiro/relações íntimas	
Saúde	
Fumo	
Bebida	
Comportamento sexual	
Finanças	
Lazer	
Onde moro	
Correr riscos (a mais ou a menos)	
Outros	

Técnicas de terapia cognitiva: manual do terapeuta, segunda edição, Robert L. Leahy. *Copyright* © 2018 Artmed Editora Ltda.
É autorizada a reprodução deste material aos compradores deste livro para uso pessoal ou para uso com clientes individuais.

FORMULÁRIO 10.10
Efeitos do meu esquema positivo

Assim como podemos ter visões ou esquemas negativos, também é possível considerar a possibilidade de ter um esquema mais positivo sobre nós mesmos e sobre as experiências. Por exemplo, um novo esquema positivo pode ser: "Sou suficientemente bom sem precisar ser perfeito". Liste alguns novos esquemas positivos que você poderia ter e indique como as coisas seriam diferentes nas diferentes áreas da sua vida, nas escolhas que você faz e nos seus comportamentos.

Meu novo esquema positivo é que sou: _____

Áreas, escolhas e comportamentos	Como será diferente no futuro para mim
Escola	
Escolha dos empregos	
Desempenho nos empregos	
Procrastinação	
Amizades	
Parceiro/relações íntimas	
Saúde	
Fumo	
Bebida	

(continua)

Técnicas de terapia cognitiva: manual do terapeuta, segunda edição, Robert L. Leahy. *Copyright* © 2018 Artmed Editora Ltda. É autorizada a reprodução deste material aos compradores deste livro para uso pessoal ou para uso com clientes individuais.

Efeitos do meu esquema positivo (página 2 de 2)

Áreas, escolhas e comportamentos	Como será diferente no futuro para mim
Comportamento sexual	
Finanças	
Lazer	
Onde moro	
Correr riscos (a mais ou a menos)	
Outros	

Quais as áreas principais da minha vida que seriam diferentes com um esquema mais positivo?

FORMULÁRIO 10.11
Transcendência do meu esquema

Uma forma de olhar para nossas qualidades ou comportamentos negativos é reconhecê-los e aceitar que, às vezes, eles são verdadeiros para nós. Isso não quer dizer que estaremos inteiramente condenados se fizermos uma coisa errada. Simplesmente significa que reconhecemos nossas imperfeições e também reconhecemos que todos os seres humanos têm as suas. No formulário abaixo, você deve listar alguns comportamentos ou qualidades negativas na coluna da esquerda. Na coluna do meio, dê alguns exemplos de pessoas que você conhece que também têm qualidades ou comportamentos negativos. E, na coluna da direita, liste algumas coisas que você pode dizer para si mesmo que lhe permitiriam aceitar suas imperfeições e ainda amar e cuidar de si mesmo.

Qualidades ou comportamentos que não gosto em mim	Quem mais tem essas qualidades ou realiza esses comportamentos às vezes?	O que posso dizer a mim mesmo que ajude a me aceitar e me amar com essas qualidades ou comportamentos?

Técnicas de terapia cognitiva: manual do terapeuta, segunda edição, Robert L. Leahy. *Copyright* © 2018 Artmed Editora Ltda. É autorizada a reprodução deste material aos compradores deste livro para uso pessoal ou para uso com clientes individuais.

CAPÍTULO 11

Técnicas de regulação emocional

Nos últimos anos, tem havido ênfase crescente na importância do processamento emocional na TCC (Greenberg, 2015; Mennin & Fresco, 2014; Leahy, 2002a, 2015; Leahy, Tirch, & Napolitano, 2011). É de especial interesse o reconhecimento de que a "esquiva experencial" (ou "esquiva emocional") pode estar subjacente a uma ampla gama de psicopatologias e manter ou exacerbar a forma problemática de lidar com as coisas (Hayes, Luoma, Bond, Masuda, & Lillis, 2006). Por exemplo, estratégias problemáticas de regulação emocional como esquiva, supressão, ruminação e preocupação estão relacionadas à depressão. O grau ou ausência de regulação emocional prediz sintomas de depressão em um período de cinco anos (Berking, Wirtz, Svaldi, & Hofmann, 2014), ansiedade, transtornos alimentares (Oldershaw, Lavender, Sallis, Stahl, & Schmidt, 2015) e transtorno da personalidade *borderline* (Linehan, 2015). Em contraste com a esquiva emocional encontra-se o reconhecimento de que a ativação do "esquema de medo" é essencial na utilização da exposição e no "reaprendizado" de novas associações ou implicações das "emoções temidas" (Foa & Kozak, 1986). Por exemplo, uma exposição mais efetiva é realizada se o indivíduo realmente sente medo – mas consegue colocar em prática a exposição apesar disso.

Neste capítulo, examino uma grande variedade de técnicas relevantes para o processamento e a regulação emocional. É claro, todas as técnicas deste livro que envolvem reestruturação cognitiva, resolução de problemas ou ativação comportamental podem ser usadas para regular as emoções. Neste capítulo, o foco está direcionado para o que podemos fazer depois que uma emoção vem à tona. Podemos ver a regulação emocional como um processo que envolve inúmeros "passos" ou "técnicas": ativação da emoção; rotulação e diferenciação dos sentimentos; identificação de crenças problemáticas em relação à emoção; ligação das emoções e crenças a estratégias de enfrentamento inúteis; e identificação e prática de estratégias de enfrentamento mais úteis. Uma discussão mais abrangente de cada uma dessas questões pode ser encontrada em meus livros *Terapia do esquema emocional* (Leahy, 2016) e *Regulação emocional em psicoterapia* (Leahy et al., 2013).

A terapia focada nas emoções, de Greenberg, com frequência é vista como uma abordagem experiencial um pouco diferente do modelo da terapia cognitiva tradicional. Entretanto, no contexto atual da tentativa de identificar e modificar pensamentos, considero o trabalho de Greenberg extremamente valioso. Ele pode ser empregado para auxiliar os pacientes a (1) identificar emoções específicas, (2) experimentar os pensamentos contidos no "esquema emocional", (3) identificar o que precisam e (4) ganhar direcionamento para ter suas necessidades atendidas. Neste capítulo, examino várias técnicas que auxiliam os clientes a acessar as emoções, os pensamentos associados a elas e, as crenças metacognitivas ou metaemocionais, bem como a modificar o impacto emocional através da reestruturação.

TÉCNICA: Acesso às emoções

Descrição

Conforme indicado anteriormente, o terapeuta pode distinguir entre um pensamento ("Ele pensa que sou chato"), uma emoção ("Sinto-me ansioso") e realidade ("Talvez eu não saiba o que ele pensa"). Alguns pacientes confundem emoção com pensamento – "Sinto que ele pensa que sou um perdedor". Usando a técnica "acesso às emoções", o terapeuta coloca ênfase em observar, identificar e diferenciar as emoções. Em contraste com a terapia cognitiva, que enfatiza o papel central dos pensamentos e crenças na ativação e manutenção da depressão e ansiedade, a abordagem focada nas emoções vê as emoções como primárias. De fato, as emoções são vistas como compreendendo um "esquema emocional" que "contém" o conteúdo cognitivo importante examinado pelos terapeutas cognitivos (Greenberg, 2002, 2015).

Assim, a ativação da emoção ou das emoções é o primeiro passo na ativação dos pensamentos e necessidades que estão "contidos" no sentimento. Greenberg (2015) distingue entre emoções primárias e secundárias. A primária é o sentimento básico, e a secundária pode ser aquela mais manifesta do indivíduo – que encobre ou atua como defesa contra a emoção primária. Por exemplo, a pessoa pode expressar abertamente experimentar raiva (ou seja, a emoção secundária), mas a emoção primária por trás da raiva pode ser mágoa. Pode ser "mais fácil" para uma determinada pessoa sentir raiva porque a mágoa pode transmitir um sentimento de fraqueza ou fracasso insuportável. Além disso, Greenberg (2015) propõe que alguns indivíduos expressam "emoções instrumentais" – isto é, sua expressão emocional "objetiva" evocar respostas em outras pessoas. Por exemplo, um paciente pode chorar a fim de fazer com que os outros se sintam culpados, mas sua emoção subjacente mais primária é o medo. Por fim, Greenberg indica que existem usos adaptativos e mal-adaptativos das emoções e que a terapia pode ajudar o cliente a esclarecer as opções disponíveis. Em qualquer um dos casos, o terapeuta deve auxiliar o paciente a identificar as diferentes camadas das emoções. Greenberg (2002, 2015) sugere inúmeras técnicas experienciais que se mostraram úteis. Elas incluem pedir aos clientes para nomear a emoção; perceber sensações no corpo; focar e permanecer com a emoção; identificar os pensamentos que a acompanham; identificar as informações contidas na emoção; manter um "diário de emoções"; perceber as interrupções ou interferências ao sentir a emoção; expressar o que ela lhe diz; e expressar as necessidades dos pacientes.

No contexto atual, as técnicas focadas nas emoções e a conceitualização podem ser muito úteis para os terapeutas cognitivo-comportamentais, pois ativar e acessar as experiências emocionais auxilia os pacientes no reconhecimento dos elementos cognitivos contidos em cada esquema emocional. Essas técnicas também são úteis para acessar esquemas pessoais fundamentais, os quais muitas vezes estão associados a uma emoção intensa. Por fim, ao tentar acessar as emoções, o terapeuta pode observar se o paciente bloqueia uma emoção, parece confuso ou com medo dela ou tem dificuldade em rotulá-la.

Perguntas a formular/intervenção

"Notei que, quando fala sobre (identificar o problema), você parece sentir algo muito profundamente. Parece que você está experimentando algumas emoções. Quando falarmos sobre emoções, estaremos falando sobre esses sentimentos que você vivencia, como ansiedade, tristeza, raiva, desamparo, alegria, curiosidade, e assim por diante. Tente focar numa situação que represente ou simbolize a questão que o incomoda. Feche os olhos e tente sentir a emoção que acompanha essa lembrança (ou imagem). Enquanto foca nessa emoção, tente observar algumas sensações físicas. Perceba sua respiração. Perceba suas sensações físicas. Você está percebendo algum sentimento? Algum pensamento? Alguma imagem? Essa emoção lhe dá vontade de dizer, perguntar ou fazer alguma coisa?"

Além disso, o terapeuta pode explorar a possibilidade de esquiva emocional fazendo as seguintes perguntas: "Há alguma circunstância em que você se percebe interrompendo ou interferindo na experiência dessa emoção? Você acha que está se desligando, tentando evitar a emoção ou dizendo a si mesmo que não consegue lidar com ela? Foque e descreva suas sensações internas".

Exemplo

O paciente recentemente havia se separado de uma mulher com quem esteve envolvido por dois anos.

TERAPEUTA: Você disse que estava se sentindo triste. Percebe alguma outra emoção ou sentimento?

PACIENTE: Não sei. É difícil para mim pôr o dedo na ferida.

TERAPEUTA: Você observa alguma sensação ou sentimento em seu corpo?

PACIENTE: É uma sensação no peito, uma vontade de chorar. E meu estômago – um tipo de tensão. E depois sinto meu coração começando a acelerar.

TERAPEUTA: Vamos ficar com essa sensação no peito. Feche os olhos e tente se concentrar nisso. O que você percebe?

PACIENTE: É uma sensação no peito... uma sensação de peso, e então posso sentir meu coração acelerando. E depois tenho vontade de chorar. Mas consigo evitar.

TERAPEUTA: Então você nota que o choro está vindo e o interrompe. E depois, como se sente?

PACIENTE: Meu coração está acelerado.

TERAPEUTA: OK. E se você *realmente* chorasse, como acha que se sentiria?

PACIENTE: Não sei. É como extravasar alguma coisa. Deixar sair. Mas então sinto que talvez perdesse o controle. Pareceria que perdi o controle.

TERAPEUTA: E então, o que aconteceria?

PACIENTE: Você pensaria mal de mim.

TERAPEUTA: Então, se você chorasse, eu pensaria mal de você. É assim que se sente. E se você chorasse, o que aconteceria a esse coração acelerado?

PACIENTE: Não sei. Tento não pensar sobre isso.

TERAPEUTA: OK. Vamos voltar àquelas sensações no peito e de que vai chorar. Você consegue focar nessa sensação agora? Pode deixar a sensação acontecer?

PACIENTE: (*começando a chorar*) Não sei. Sinto-me tão mal. Desculpe.

TERAPEUTA: OK. É assim que você está se sentindo neste momento. Pode me dizer se, com essa sensação, algum pensamento acompanha o choro?

PACIENTE: Eu gostaria de dizer: "Não suporto ficar sozinho". Vai ser sempre assim.

TERAPEUTA: Esse sentimento inclui o medo de que ficará sozinho para sempre. E quando está chorando, se fosse pedir alguma coisa, o que seria?

PACIENTE: "Volte, por favor."

TERAPEUTA: Então você quer que ela volte?

PACIENTE: Sim. Sei que não era bom, mas não suporto essa solidão.

TERAPEUTA: E seu coração batendo acelerado?

PACIENTE: Sinto-me envergonhado. Quero me esconder.

TERAPEUTA: Por que quer se esconder?

PACIENTE: Porque pareço tão patético.

TERAPEUTA: Então você acha que é patético estar triste e chorar?

PACIENTE: Sim.

TERAPEUTA: Vamos voltar à tristeza, essa sensação no seu peito e a vontade de chorar. Feche os olhos e se concentre nesse sentimento de tristeza. Vamos imaginar uma tela em branco. Agora, uma imagem aparece nessa tela. Sua tristeza coloca essa imagem na tela. Que imagem surge na tela?

PACIENTE: Eu me vejo em meu quarto, encurvado. Está escuro. Estou sozinho (*chorando*).

TERAPEUTA: E o que está sentindo sozinho nesse quarto?

PACIENTE: Vou ficar sozinho para sempre – como se meu coração estivesse se partindo.

Tarefa de casa

Os elementos importantes da terapia focada nas emoções são consciência, reconhecimento, rotulação e diferenciação das emoções que são experimentadas. Além disso, recordar as emoções vivenciadas e a variação da emoção ao longo do tempo e das situações pode ser um componente importante na modificação de crenças de que as emoções são permanentes ou que nada irá mudar uma emoção. Os pacientes podem usar os Formulários 11.1 e 11.2 para registrar suas emoções.

O terapeuta pode explicar o seguinte: "É importante que possamos descobrir os sentimentos que você está tendo. Essas são emoções muito importantes para você. Podem ser de qualquer tipo – tristeza, felicidade, medo, curiosidade – qualquer coisa. Gostaria que você tentasse perceber essas emoções durante a semana e as registrasse em seu diário de emoções. Poderemos usar esse diário mais tarde para ver a gama de sentimentos que você está experimentando. Também gostaria que escrevesse alguns exemplos durante a semana quando começar a perceber uma emoção e tenta bloqueá-la para que não aconteça. Talvez você perceba que está se sentindo ansioso e tente fazer a ansiedade ir embora, ou talvez tente se distrair. Pode ser que você perceba alguma tristeza ou sinta vontade de chorar e tente bloqueá-la. Tente perceber se está tentando bloquear algum desses sentimentos. Tome nota de exemplos".

Possíveis problemas

Alguns pacientes podem ter dificuldades para identificar uma emoção quando ela ocorre, associá-la a um evento, ou rotulá-la. Esses indivíduos podem ser "alexitímicos" – ou seja, não possuem uma linguagem ou consciência da emoção, e é precisamente devido a essa dificuldade de identificar, rotular, diferenciar e "permanecer" com um sentimento que a abordagem focada nas emoções e outras abordagens de regulação emocional podem ser particularmente úteis. O terapeuta pode introduzir o diário de emoções na sessão, pedindo ao paciente quando este sente alguma coisa: "Observe se você tem sensações corporais", "Observe se está sentindo alguma coisa" ou "Observe se você está se distanciando". O clínico pode, então, pedir que o cliente permaneça com essa experiência, observe onde as sensações ocorrem, tente intensificá-las, identifique o que foi dito ou pensado antes ou durante as sensações, sugira alguns "rótulos" – ansiedade, tristeza, raiva, tédio – e monitore essas experiências durante e entre as sessões.

Alguns pacientes que procuram a terapia cognitiva têm a concepção errônea de que ela é antiemocional. Na verdade, eles podem acreditar que o objetivo da terapia é a esquiva ou eliminação das "emoções ruins". Eles acreditam que o objetivo é sentir e se comportar inteiramente de "forma racional". O terapeuta pode explicar que o papel da racionalidade é somente ajudar os clientes a lidarem com as emoções de um modo mais produtivo. O objetivo não é eliminar as emoções. Além disso, ele pode enfatizar que emoções são como fome e dor – elas nos mostram de que precisamos. As emoções contêm pensamentos, e focar nelas é como abrir uma pasta de arquivo com uma profusão de informações importantes. Outros pacientes temem que obter acesso a suas emoções irá inundá-los de sentimentos negativos que os afogarão. O terapeuta pode identificar as respostas do paciente como uma crença sobre perigo e controle das emoções e crenças sobre emoções "boas e ruins" – ou seja, "esquemas emocionais". Essas crenças serão discutidas posteriormente neste capítulo; o profissional pode mostrar aos pacientes como essas crenças podem levar a um enfrentamento problemático, como esquiva, fuga, ruminação e outras estratégias inúteis.

Referência cruzada com outras técnicas

Outras técnicas relevantes incluem explicação de como pensamentos criam sentimentos, indução de imagens, identificação de pontos críticos, identificação de esquemas emocionais e exame dos custos e benefícios das estratégias de regulação emocional.

Formulários

Formulário 11.1 (Diário de emoções); Formulário 11.2 (Emoções que evito).

TÉCNICA: Escrita expressiva

Descrição

Pennebaker e colaboradores propuseram que expressar emoções ao escrever livremente recordações de eventos traumáticos ou perturbadores pode exercer um efeito paliativo na ansiedade, depressão e bem-estar físico (Pennebaker, 1993; Pennebaker & Beall, 1986; Frattaroli, 2006). Na livre expressão das emoções – ou seja, *ventilação* –, os pacientes recordam um evento perturbador e fazem por escrito uma descrição detalhada, prestando atenção especial às emoções que emergem e ao significado do evento. Embora o efeito imediato possa ser um aumento nos sentimentos negativos à medida que o evento negativo e as lembranças se tornam mais evidentes, geralmente há decréscimo na negatividade e redução no estresse em alguns dias ou semanas. Pesquisas sobre o uso da escrita expressiva demonstraram que ocorrem efeitos positivos nos resultados para uma gama de índices de saúde psicológica e física, desde efeitos pequenos a moderados (Petrie, Booth, & Pennebaker, 1998; Pennebaker & Seagal, 1999; Travagin, Margola, & Revenson, 2015; Pennebaker & Chung, 2011), embora os achados também tenham sido inconclusivos (Harris, 2006; Sloan & Marx, 2004). A escrita expressiva pode funcionar como resultado de inúmeros processos: processamento atencional, habituação e/ou processamento cognitivo (Travagin et al., 2015).

Perguntas a formular/intervenção

"Gostaria que você se lembrasse desse acontecimento que a aborreceu tanto. Tente obter uma lembrança clara do evento e da experiência que teve. Gostaria que você reservasse cerca de 20 minutos e escrevesse todos seus pensamentos e sentimentos sobre esse acontecimento. Como foi para você? Seria útil dar o maior número de detalhes possível. Tente fazer a recordação parecer o mais real possível."

É de especial importância na "escrita expressiva efetiva" o grau em que o indivíduo é capaz de "dar um sentido aos acontecimentos". O terapeuta pode fazer perguntas sobre a narrativa escrita: "Que partes dela fazem sentido? Que partes não fazem? Que partes são particularmente difíceis para você? Há imagens, pensamentos ou lembranças que o levam a ter emoções mais intensas? Há partes que você gostaria de evitar? Há partes em que se sentiu paralisado?".

Exemplo

A paciente era uma mulher na casa dos 30 anos que recordou ter sido abusada sexualmente quando criança por um amigo do seu irmão.

TERAPEUTA: Você descreveu como esse garoto mais velho abusou sexualmente de você quando era criança. Deve ser difícil voltar no tempo e descrever essa experiência, mas, juntos, vamos tentar descobrir o que isso representou para você.

PACIENTE: Foi terrível.

TERAPEUTA: OK. O que faremos agora é examinar essa experiência. Dê mais detalhes e fale de seus sentimentos a respeito. Você pode escrever enquanto sua lembrança vem à tona; descreva todos os detalhes e sentimentos. Escreva os pensamentos que se lembra de ter tido naquela situação.

A paciente retornou à sessão seguinte com a tarefa de casa feita.

TERAPEUTA: Vamos ver o que você escreveu, como se sentiu e o que pensou. Você poderia ler para mim a história que escreveu?

PACIENTE: (*lendo*) "Ele era amigo do meu irmão. Eu tinha 13 anos e ele 17. Seu nome era Ken, e ele era maior do que eu, e meu irmão o respeitava. Meus pais tinham saído naquele dia. Meu irmão tinha descido até a sala para ficar com sua namorada, e Ken estava no andar de cima comigo, fazendo brincadeiras. Ele me disse que tinha uma faca. Então me mostrou a faca e eu fiquei com medo. Ele me levou para o quarto e disse que íamos fazer uma brincadeira. Tive medo de dizer alguma coisa porque achei que ele era louco. Então ele começou a me beijar. Pedi que parasse, mas ele disse que iria continuar a brincadeira gostasse eu ou não. Então, me mostrou a faca novamente e disse que era melhor eu fazer o que ele dissesse. Então disse: 'De qualquer modo, você vai gostar'. Eu estava aterrorizada. Mas fiz o que ele mandou. Ele me fez chupá-lo. Senti vontade de vomitar. Mas sabia perfeitamente o que estava acontecendo. Depois que tudo acabou, vesti minhas roupas e ele me disse que se eu contasse para alguém, me mataria. Nunca contei a meu irmão nem a meus pais. Senti medo e, depois, vergonha.

TERAPEUTA: Que parte dessa lembrança a incomoda mais ao lê-la?

PACIENTE: A parte em que pensava que ele ameaçou me matar se eu contasse.

TERAPEUTA: Você leu para mim e está sentada aqui em meu consultório. Como se sente em relação a isso agora?

PACIENTE: Acho que estou nervosa. Mas também me sinto mais segura. Contei a história e nada vai me acontecer agora. Isso foi muito tempo atrás.

TERAPEUTA: Você já havia contado essa história antes?

PACIENTE: Não. Eu só queria esquecê-la e não pensei que fosse trazer algum benefício – só me deixaria mais ansiosa. E, de qualquer forma, eu me sentia envergonhada.

TERAPEUTA: E como se sente agora?

PACIENTE: Bem. Na verdade, não me sinto envergonhada de lhe contar. Você é um profissional. Mas gostaria de saber como meu marido se sentiria. Ele poderia me julgar. Então, sinto que parte de mim precisa guardar isso comigo, pois outra pessoa poderia não entender.

Tarefa de casa

O terapeuta pode dizer o seguinte (os Formulários 11.3 e 11.4 podem ser úteis para o cliente): "É importante ser capaz de recordar algumas lembranças que foram dolorosas e a magoaram porque elas ainda podem continuar existindo para você. Trazer de volta essa lembrança ao escrevê-la e depois contar a história pode nos ajudar a compreender o que a experiência significou para você e como se sentiu. Também podemos usar a lembrança de novas maneiras na terapia – maneiras pelas quais você se sentirá mais no controle mais tarde e que podem ajudá-la a compreender as coisas e deixar o passado para trás. Neste momento, no entanto, poderá ser doloroso recordar algumas dessas coisas, mas essa dor pode ser o começo de um processo muito melhor para você.

Gostaria que recordasse o acontecimento que a aborreceu tanto. Tente obter uma lembrança clara do evento e da experiência que teve. Agora, gostaria que você reservasse cerca de 20 minutos e escrevesse todos seus pensamentos e sentimentos sobre esse acontecimento. Como foi para você? Seria útil dar o maior número de detalhes possível. Tente fazer a recordação parecer o mais real possível."

Possíveis problemas

O terapeuta deve ser cuidadoso para evitar "retraumatizar" os pacientes ao fazê-los recordar lembranças traumáticas sem orientação. Recomenda-se que os clientes descrevam o acontecimento durante a sessão antes de escrever a história de forma mais detalhada. Se a recordação durante a sessão for muito perturbadora – por exemplo, o paciente parece muito afetado pela história – o clínico pode ajudá-lo a tomar alguma distância com o uso de técnicas de relaxamento antes de contar a história. O terapeuta também pode interromper a narrativa para iniciar o manejo da ansiedade por meio de respiração profunda, relaxamento muscular, distração da atenção, etc. Além disso, pode, ainda, lembrar ao paciente que o consultório é seguro, e o profissional, seu aliado; pode até mesmo pedir ao cliente para identificar todas as razões pelas quais está seguro agora em seu consultório, contando a história, e como o indivíduo abusador não aparecerá nem a experiência terrível irá acontecer hoje.

Alguns pacientes acreditam que acessar suas emoções e reviver o trauma irá fazê-los regredir ainda mais. Essa é uma crença metaemocional: "Se eu tiver um sentimento ruim, ele nunca irá passar". O terapeuta pode identificar essa crença e examinar como ela opera para inibir o processamento emocional total. Por exemplo, a crença de que uma emoção negativa deve ser evitada a todo custo contribui para a incapacidade de reexperimentar a lembrança integralmente, descobrir que ela pode ser tolerada e aprender que a realidade atual é diferente da experiência traumática original. Tentativas de bloquear a memória (conforme indicado na discussão posterior "pontos de tensão") incluem atropelar a história, deixar de fora detalhes em momentos cruciais, não relatar sentimentos associados a um evento aparentemente traumático, dissociar durante a sessão ou exibir afeto inapropriado (p. ex., rir ou responder de forma mecânica ou branda).

Referência cruzada com outras técnicas

Conforme indicado anteriormente, o terapeuta pode proporcionar reasseguramento, fazer os pacientes identificarem evidências da segurança atual, utilizar técnicas respiratórias e de relaxamento muscular e evocar elementos da história durante a sessão, antes da tarefa de ventilação escrita. Outras técnicas que acompanham adequadamente a tarefa de ventilação incluem seta descendente, identificação de esquemas, comportamentos de segurança, redação de cartas para a fonte do esquema e reformulação de imagens mentais.

Formulários

Formulário 11.3 (Mantendo um diário); Formulário 11.4 (Redação de uma história).

TÉCNICA: Identificação dos "pontos de tensão"

Descrição

O paciente pode ficar "paralisado" em determinadas partes da imagem ou lembrança. Esses "pontos de tensão" podem evocar fortes emoções (p. ex., vontade de chorar, ansiedade, medo) ou inibir sentimentos (p. ex., dissociação, respostas mecânicas). À medida que os pacientes recordam a imagem ou história, o terapeuta deve prestar atenção a alguma mudança marcante na emoção e pedir que eles repitam a imagem específica ou parte da narrativa. Esses pontos de tensão frequentemente envolvem os esquemas emocionais que contêm os pensamentos automáticos mais problemáticos (ver Grey, Holmes, & Brewin, 2001; Cason, Resick, & Weaver, 2002; Grey & Holmes, 2008; Holmes & Bourne, 2008; Homes & Mathews, 2010). Em alguns casos, o paciente recorda uma imagem ou cena sem qualquer emoção aparente – às vezes ficando paralisado, distante ou até mesmo robótico. Esse tipo de resposta pode indicar que o indivíduo está evitando a lembrança e a emoção, inibindo ainda mais o processamento da experiência.

Perguntas a formular/intervenção

"Conforme relembra a história (ou forma a imagem), tente observar se alguns detalhes específicos ou partes da narrativa são especialmente difíceis para você. Observe se há alguma mudança em sua emoção ou sentimento; você pode ficar mais incomodado com uma imagem ou detalhe específico. Ou dar-se conta de que está 'se desligando' de um detalhe específico, talvez porque seja muito difícil prestar atenção. Conforme repete esse detalhe ou imagem, pergunte a si mesmo o que é especialmente perturbador nisso. Que pensamentos esse detalhe gera? Que sentimentos?"

Exemplo

TERAPEUTA: Enquanto você lia a história sobre sua mãe lhe batendo, percebi que você meio que se distanciou. Parecia não ter nenhuma emoção na parte em que ela começou a gritar com você.

PACIENTE: Mesmo? Não percebi isso.

TERAPEUTA: OK. Vamos voltar. Leia aquela parte novamente, a parte em que ela está gritando com você.

PACIENTE: (*lendo sua história*) "Então ela começou a gritar comigo: 'Você é estúpida!'. Nunca deveria ter tido você!" (*visivelmente nervosa agora*).

TERAPEUTA: Que sentimentos você teve então?

PACIENTE: Senti medo... e vergonha.

TERAPEUTA: Conte-me sobre as sensações de medo e vergonha.

PACIENTE: Senti que eu não era nada e que ela ia me pisotear. E senti como se eu fosse totalmente sem valor, não valesse nada, na verdade.

TERAPEUTA: Essa parte foi difícil de suportar, então você se distanciou, em vez de sentir o que estava acontecendo.

PACIENTE: Certo. É difícil recordar, mesmo agora.

Tarefa de casa

O terapeuta pede aos pacientes para escreverem uma lembrança de um evento traumático ou perturbador com o maior número possível de detalhes. Em seguida, os clientes devem ler a história em voz alta várias vezes, percebendo partes específicas mais perturbadoras e escrevendo quaisquer sentimentos e pensamentos que acompanham esses pontos de tensão. Além disso, podem observar quais imagens ou lembranças estão associadas a entorpecimento ou distração intensa. Ao revisar as imagens ou lembranças associadas a intensa emoção ou entorpecimento, os pacientes podem escrever o que é perturbador em relação a essa imagem ou lembrança específica. O Formulário 11.5 pode ser usado; ver Figura 11.1 para o exemplo de um cliente.

Possíveis problemas

Os pontos de tensão são, por sua própria natureza, difíceis de lidar. Os pacientes podem ficar perturbados a ponto de se recusarem a fazer a tarefa de casa. Nesses casos, será mais útil fazer com que agendem sessões mais longas (duplas), nas quais as lembranças mais difíceis possam ser acessadas, e os pontos de tensão, identificados durante a sessão – *in vivo*. Além disso, como a dissociação é, por natureza, difícil de ser percebida pelos pacientes, o terapeuta deve fazer com que os clientes repitam a história na sessão, enquanto procura sinais de esquiva emocional (p. ex., leitura mecânica/automática da história, leitura de certas partes muito rapidamente ou distanciamento e flutuação).

Referência cruzada com outras técnicas

Outras técnicas que podem ser úteis incluem ventilação escrita, identificação de esquemas emocionais, reformulação de imagens mentais, identificação de pensamentos automáticos e observação a partir da sacada.

Formulário

Formulário 11.5 (Identificação dos pontos de tensão).

Descreva a história ou imagem com o máximo de detalhes que puder.
Eu estava dirigindo quando aquele carro atravessou o cruzamento, e recordo de me ver batendo na lateral do carro e sendo jogado contra o para-brisa. Acho que devo ter ficado inconsciente porque, quando a ambulância chegou, eu estava me perguntando o que havia acontecido.

Que partes específicas dessa história são mais incômodas? Esses são os pontos de tensão.
Sentir-me sendo jogado contra o para-brisa.

Que sentimentos e pensamentos você tem diante desses pontos de tensão?
Tenho medo de morrer. Quase morri antes. Isso poderia acontecer de novo.

FIGURA 11.1 Identificação de pontos de tensão.

TÉCNICA: Descrição dos esquemas emocionais

Descrição

Os indivíduos diferem quanto às suas conceitualizações e estratégias para lidar com as emoções (Leahy, 2002a, 2011, 2015). Depois que uma emoção "desagradável" (p. ex., tristeza, raiva, ansiedade) foi ativada, a pessoa pode responder com uma variedade de pensamentos ou comportamentos. Por exemplo, alguns indivíduos, percebendo que se sentem ansiosos, respondem com as seguintes ideias problemáticas sobre sua ansiedade: ela vai durar muito, não terão controle sobre essa emoção, outros não teriam os mesmos sentimentos (baixo consenso), sentem-se envergonhados ou culpados por sentirem ansiedade e não aceitam a emoção. Além disso, acreditam que não podem permitir-se experimentar essa emoção, que não podem expressá-la porque os outros não os entenderiam ou validariam; eles deveriam ser inteiramente racionais e, certamente, não ter sentimentos confusos. Essas interpretações, avaliações e estratégias são denominadas "esquemas emocionais", refletindo a ideia de que a emoção é parcialmente "construída" pelo indivíduo. Desenvolvi a Escala de Esquemas Emocionais de Leahy – II (LESS-II; Leahy, 2002a, 2011), que pode ser usada para identificar esses vários esquemas emocionais. Muitas dessas dimensões estão relacionadas a depressão, ansiedade e vários transtornos da personalidade (Leahy, 2000, 2012; Leahy, 2015; Tirch, Leahy, Silberstein, & Melwani, 2012).

Perguntas a formular/intervenção

"Todos nós temos emoções como tristeza, ansiedade, raiva, tédio, felicidade e desamparo. Essas emoções fazem parte da natureza humana. Quando sentimos uma emoção, também respondemos a ela. Imagine que um jovem está passando por um rompimento e se sente triste, com raiva e um pouco aliviado. Mas imagine também que ele tem maneiras muito problemáticas de pensar sobre sua emoção. Ele pode pensar: 'Eu deveria ter somente uma emoção – não todas essas diferentes emoções'. Também poderia pensar: 'Outras pessoas não se sentiriam assim', ou poderia achar que seus sentimentos vão durar indefinidamente ou sair do controle e crescerem ainda mais. Ele pode, então, pensar que precisa se livrar desses sentimentos negativos imediatamente ou eles arruinarão sua vida.

Agora, vou lhe mostrar um diagrama (ver Fig. 11.2) que ilustra como as pessoas podem responder a suas emoções. Em alguns casos, o indivíduo pensa que essas emoções dolorosas são normais, que não vão durar indefinidamente e que muitas outras pessoas se sentiriam da mesma maneira. Ele também pode relacionar as emoções dolorosas aos seus valores – coisas que são importantes para ele. Pode, ainda, aceitar sua emoção. Ou seja, esse indivíduo, ao contrário do homem que imaginamos, valoriza os compromissos, e perder um relacionamento importa, pois, para ele, intimidade é um valor importante. Você pode ver no diagrama como essa pessoa responde. No entanto, outra pessoa poderia ter as mesmas emoções – tristeza, raiva, alívio e ansiedade –, mas considerá-las problemáticas. Ela acredita que suas emoções podem durar muito tempo ou sair do controle; sente-se envergonhada ou culpada em relação a essas emoções, e pensa que deve livrar-se delas. Então faz uso de álcool, abusa de drogas ou evita situações que provoquem esses sentimentos. Ela pode ficar preocupada, ruminar ou culpar outras pessoas.

Algumas pessoas acreditam que não devem ter determinados sentimentos, enquanto outras os aceitam. Podemos descobrir como você pensa, reage e se sente em relação às suas emoções e sentimentos completando este formulário (LESS-II; Formulário 11.6)."

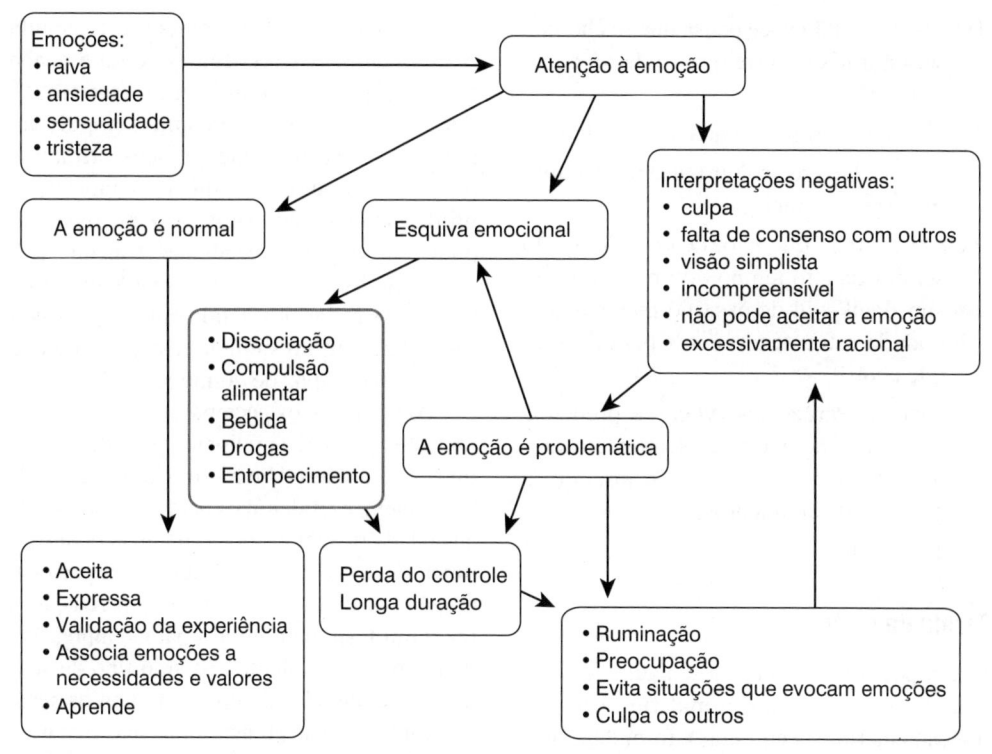

FIGURA 11.2 Um modelo de esquemas emocionais.

Exemplo

A paciente chegou à terapia queixando-se de ansiedade e tristeza depois de ter se separado do marido após 12 anos de casamento.

TERAPEUTA: Você parece confusa por estar triste e ansiosa desde a separação. O que é confuso para você em relação a essa situação?

PACIENTE: Em geral eu sou muito alegre. Não consigo entender por que estou chorando – às vezes, parece que isso vem do nada. Normalmente não sou assim, mas tenho chorado muito e me sinto triste. Não sei o que há de errado comigo.

TERAPEUTA: Então você está tendo sentimentos de tristeza e simplesmente acha que chorar não faz sentido e que não deveria estar assim.

PACIENTE: Sim. Não sei. Sinto falta de ter a família reunida. Adoro as férias, quando todos estão juntos.

TERAPEUTA: Então, eu vejo no formulário (LESS-I; Formulário 11.6) que você diz que suas emoções não fazem sentido e que outras pessoas não se sentiriam da mesma maneira. Como você acha que outros se sentem quando ocorre uma separação depois de 12 anos de casamento?

PACIENTE: (*sorrindo*) Não sei. Eu não sou assim.

TERAPEUTA: Você quer dizer que não é uma pessoa emotiva que chora?

PACIENTE: (*rindo*) Sim. Geralmente sou muito alegre. Minha irmã – ela que é a louca. Ela tem transtorno bipolar. Ela deixa meus pais loucos.

TERAPEUTA: Então você pensa que se chorar e se sentir triste, corre o risco de ser como sua irmã?

PACIENTE: Eu não sou como ela. Ela é louca.

TERAPEUTA: E é preciso ser louca para se sentir triste e chorar?

PACIENTE: Acho que não. (*Pausa*) Mas não sei por quanto tempo vou me sentir assim. Paul saiu de casa no mês passado e ainda estou tendo esses períodos em que choro.

TERAPEUTA: Parece que você se preocupa com o fato de que esses sentimentos podem durar muito tempo e está confusa por ter tais sentimentos.

PACIENTE: Sim.

Tarefa de casa

O terapeuta deve pedir aos pacientes que completem o LESS-II (Formulário 11.6). Ver a seção anterior ("Perguntas a formular/intervenção") para instruções relativas a essa tarefa. O LESS-II tem 14 dimensões envolvendo pensamentos e sentimentos sobre as emoções (ver Formulário 11.7). As respostas do cliente ao LESS-II podem ser foco de investigação futura.

Possíveis problemas

Alguns pacientes demonstram ter dificuldade em refletir sobre como pensam a respeito de suas emoções e como lidam com elas. Eles podem acreditar: "As emoções acontecem para mim", e que pensar sobre elas só irá piorar as coisas. Um paciente descreve suas reflexões sobre emoção e expressar emoções como "abrir uma caixa de Pandora", indicando que suas emoções possuem uma qualidade desagradável e incontrolável. Essa dificuldade costuma ser evidente em indivíduos que utilizam a esquiva emocional como estratégia de enfrentamento. A escala LESS-II pode ser usada com esses clientes durante a sessão. Por exemplo, o terapeuta diz: "Quando você chega em casa e acaba de passar pela porta, que sentimento tem?". Para uma paciente, que comia compulsivamente e abusava de álcool, seus primeiros pensamentos eram: "Aqui está tão vazio, minha vida é tão vazia". O profissional pode, então, percorrer alguns itens da escala LESS-II para identificar suas crenças de ter que se livrar dos sentimentos, que esses sentimentos iriam subjugá-la e que ninguém jamais seria capaz de compreendê-la.

Além disso, os pacientes podem ter diferentes esquemas emocionais para diferentes tipos de emoções. Um mesmo indivíduo pode ter esquemas emocionais para sentimentos de ansiedade diferentes dos esquemas para sentimentos sexuais. Por exemplo, uma paciente acreditava que sua ansiedade em relação a fazer um teste não duraria para sempre, que outras pessoas tinham o mesmo tipo de sentimento e que eles compreenderiam os seus. Em contraste, sua crença sobre suas fantasias sexuais era de que deveria estar no controle de seus sentimentos, que esses sentimentos poderiam fugir ao controle, que eram vergonhosos e pessoas pensariam mal dela se os compartilhasse. Ela, então, culpava os outros por esses sentimentos. Dessa forma, o terapeuta pode explorar se o paciente tem diferentes "teorias" ou "estratégias" para lidar com diferentes emoções.

Referência cruzada com outras técnicas

Como veremos nas seções sobre modificação dos esquemas emocionais e aceitação das emoções, o terapeuta cognitivo pode utilizar uma ampla variedade de técnicas para examinar cada dimensão dos esquemas emocionais. Essa variedade inclui evocação ou acesso às emoções, exame dos custos e benefícios de certas estratégias, evidências a favor e contra essas crenças, técnica do duplo padrão, realização de experimentos (p. ex., ver se os outros o rejeitam por suas emoções), seta descendente, exame da relação entre esquemas emocionais e esquemas pessoais, identificação da fonte das crenças sobre as emoções, dramatização, etc.

Formulários

Formulário 11.6 (LESS-II); Formulário 11.7 (Guia para pontuação das 14 dimensões da Escala de esquemas emocionais de Leahy-II).

TÉCNICA: Modificação dos esquemas emocionais

Descrição

Depois de identificados os esquemas emocionais individuais, o terapeuta auxilia o paciente a examinar as implicações dessas crenças, avaliar as consequências das estratégias de enfrentamento problemáticas e examinar interpretações e estratégias alternativas. Cada dimensão do esquema emocional tem implicações para estratégias de enfretamento úteis e inúteis. Por exemplo, a crença de que as emoções irão durar indefinidamente e estão fora de controle pode levar o indivíduo a utilizar evitação ou supressão, incluindo compulsão alimentar, abuso de drogas ou álcool, ruminação, preocupação ou outras estratégias. Tentativas de suprimir as emoções podem levar ao seu retorno, contribuindo ainda mais para a crença de que elas duram indefinidamente e saem do controle, por sua vez levando a outras tentativas frustradas de suprimi-las. A crença de que outros não teriam emoções similares pode provocar vergonha, isolamento social e ruminação (p. ex., "O que há de errado comigo?"). Para descrições mais detalhadas dos esquemas emocionais e como abordá-los, ver Leahy (2015).

Perguntas a formular/intervenção

"Quando temos emoções como ansiedade, tristeza, raiva, ressentimento ou ciúme, respondemos de acordo com nossas crenças em relação a elas. Por exemplo, podemos pensar que nossa tristeza irá continuar indefinidamente, nos subjugar, ou que não vai fazer sentido e que outras pessoas não se sentiriam da mesma maneira que nós. E também poderíamos responder à nossa tristeza com preocupação em relação ao futuro, buscando reasseguramento, evitando as pessoas ou bebendo ou comendo em excesso. Estou interessado em saber mais sobre como você pensa em relação às emoções que estão lhe perturbando e como responde a elas. Por exemplo, vamos tomar a emoção (X). Quando tem essa emoção ou sentimento, você pensa que ela irá durar para sempre? Pensa que outras pessoas têm esse mesmo sentimento? Ou acredita que há algo diferente com você? Você acredita que suas emoções ficarão fora de controle? Acha que é capaz de expressar seus sentimentos? Acredita que outras pessoas o compreendem e são capazes de confortá-lo? Você se sente confuso quando tem um misto de sentimentos?"

Exemplo

A paciente descrita anteriormente, que estava passando por uma separação conjugal, continuou a discussão de seus esquemas emocionais.

TERAPEUTA: Você disse que tem sentimentos que outras pessoas não têm. Você conhece pessoas que se separaram ou se divorciaram?

PACIENTE: Sim, muitos amigos.

TERAPEUTA: Como eles se sentiram?

PACIENTE: Bem, a maioria deles ficou muito triste; alguns com raiva. Meu amigo Ken se sentiu aliviado – ele vivia discutindo com a esposa. Mas, pensando bem, ele também se sentiu triste. Acho que as pessoas sentem muitas coisas.

TERAPEUTA: Talvez suas emoções sejam similares às de muitas pessoas. Acha que é possível?

PACIENTE: Acho que sim, mas não sei por que tenho tantos sentimentos diferentes. Sabe, às vezes me sinto muito bem por não ter que lidar com o fato de Paul estar com um pé dentro e outro fora da relação.

TERAPEUTA: É difícil dar um sentido a sentimentos confusos?

PACIENTE: Só queria saber como eu *deveria* me sentir.

TERAPEUTA: Será que você tem essa mistura de sentimentos porque cada um deles faz sentido? Faz sentido se sentir um pouco aliviada por não estar mais tendo que lidar com a hesitação de Paul, assim como faz sentido se sentir triste porque você perdeu esse vínculo e ansiosa porque está insegura em relação ao futuro.

PACIENTE: Meus sentimentos me tomam por inteiro.

TERAPEUTA: Bem, cada sentimento se dá no momento presente, e esses momentos vêm e vão. Então quando pensa em não ter discussões, você se sente aliviada, e quando se preocupa em relação ao futuro, sente-se ansiosa.

PACIENTE: Isso é tão confuso.

TERAPEUTA: Só será confuso se você pensar que deveria se sentir de uma única maneira. É como ficar incomodada porque uma sinfonia tem muitas notas diferentes ou uma pintura tem muitas cores diferentes. Talvez essa variedade de sentimentos diga alguma coisa em relação à sua capacidade de sentir e experimentar muitas coisas na vida.

PACIENTE: Mas eu quero as coisas novamente no lugar. Quero meu velho "eu" de volta.

TERAPEUTA: Isso também faz parte do seu "eu" – toda a complexidade e riqueza de quem você é. Percebo que seu rosto expressa muitos sentimentos diferentes e suas mãos se movimentam enquanto fala, e acho que "Você está realmente aqui neste momento". Isso faz parte dessa gama de experiências que fazem de você um ser humano vivo e completo.

Tarefa de casa

O paciente pode identificar cada esquema potencial que parece ser problemático – por exemplo, a crença de que as emoções irão durar um longo tempo, estão fora de controle, não fazem sentido ou são diferentes das emoções das outras pessoas. O terapeuta pode auxiliar o cliente a identificar essas crenças usando a escala LESS-II (Formulário 11.6) descrita anteriormente. Depois que essas crenças são identificadas, o paciente examina seus custos e benefícios e quais estratégias de enfrentamento irá usar (p. ex., supressão, distração, queixa, ruminação, resolução de problemas, observação das coisas de uma maneira diferente, ativação de comportamento positivo, busca de apoio social).

Cada um dos esquemas emocionais pode ser abordado com algumas perguntas para o indivíduo considerar. Em cada caso, os pacientes devem identificar a emoção (p. ex., tristeza, ansiedade, medo, solidão) que lhes parece problemática. Em seguida, podem examinar os custos e benefícios de suas crenças em relação a esse sentimento. Qual seria a vantagem de acreditar que as emoções não duram indefinidamente, que não estão fora de controle, que são similares às emoções que outros têm ou que fazem sentido?

Possíveis problemas

Alguns pacientes podem acreditar que o exame de suas emoções é algo invalidante e excessivamente racional. Eles podem alegar que suas emoções lhes pertencem, e que têm o direito de sentir o que quer que sintam. Essa é uma questão importante – e, de fato, é um esquema emocional por si só: ou seja, a crença de que nossos sentimentos precisam ser validados e que a validação exclui o exame das crenças ou alguma mudança nas emoções. O terapeuta pode concordar que os pacientes realmente têm o direito de sentir o que sentem, mas a questão, na terapia, é saber quais são as emoções que eles gostariam de sentir com mais frequência. Por exemplo, o cliente gostaria de se sentir feliz, satisfeito, curioso, relaxado, etc.? Reconhecendo que o indivíduo começa a falar de uma emoção como: "já que" – ou seja, "já que me sinto triste" –, a questão seguinte é: "Como quero me sentir mais tarde?". Além disso, o exame das crenças relacionadas às emoções não exclui ter um sentimento no momento presente ou sugere que essas crenças não tenham validade. A única questão é se as crenças em relação às emoções estão ajudando ou prejudicando os pacientes.

Referência cruzada com outras técnicas

Outras técnicas relevantes incluem custos e benefícios das crenças, interpretações alternativas, coleta de evidências e exame das predições sobre as emoções.

TÉCNICA: Contestação da culpa em relação às emoções

Descrição

Alguns indivíduos tentam suprimir ou ocultar suas emoções, temendo que seus sentimentos ou fantasias sejam vergonhosos ou um sinal de falha moral. Essa culpa e vergonha podem resultar em menor expressão das emoções, menos validação, menor reconhecimento de que as emoções são universais e mais ruminação (Leahy, Tirch, & Melwani, 2012; Leahy, 2011, 2015). Além disso, culpa e vergonha em relação às emoções com frequência levam a tentativas fracassadas de suprimir o sentimento, junto com seu automonitoramento, acrescentando ainda mais preocupações sobre a falta de controle e relevância pessoal da emoção.

Muitas técnicas são úteis para abordar culpa ou vergonha em relação a uma emoção.

O terapeuta pode sondar a justificativa para que uma emoção seja "proibida". Além disso, ele pode explicar a diferença entre uma emoção e uma ação intencional, indicando que é a ação intencional que constitui uma questão moral (se é que existe), não a ocorrência de uma experiência emocional. Além disso, as emoções podem ser "universalizadas", sugerindo que quase todos têm essas emoções e que elas fazem parte da experiência humana.

Perguntas a formular/intervenção

"Às vezes, nos sentimos culpados ou envergonhados de uma emoção – como se estivéssemos fazendo alguma coisa errada se nos sentimos ansiosos ou tristes ou se temos sentimentos e fantasias sexuais. Podemos examinar algumas emoções ou até mesmo pensamentos e fantasias para ver se você se sente culpado ou envergonhado em relação a eles. Pense neles e então me diga por que acha que não deveria ter esses sentimentos, pensamentos ou fantasias. O que acontece quando você pensa que não deve ter esse tipo de respostas? Como seu julgamento negativo sobre seu (sentimento/pensamento/fantasia) faz você se sentir em relação a si mesmo e sobre estar em contato com outras pessoas ou se mostrar para elas?"

Exemplo

TERAPEUTA: Você disse que se sentiu envergonhada por seus sentimentos sexuais em relação a Mike. O que a faz sentir vergonha por esses sentimentos?

PACIENTE: Sou casada com Larry. Uma boa esposa não tem esse tipo de sentimentos.

TERAPEUTA: Seu pensamento é: "Não posso ser uma boa esposa e ter fantasias sobre outro homem"? Quando tem esses sentimentos em relação a Mike, o que faz com eles?

PACIENTE: Tento dizer a mim mesma que não deveria ter esses sentimentos – não deveria pensar sobre eles. Mas isso só me deixa nervosa e não consigo tirá-lo da cabeça. Sei que ele não seria o homem certo para mim, de qualquer forma. Tenho medo de me deixar levar por essa fantasia e acabar realizando-a na prática. Mas, não sei – provavelmente nunca faria isso.

TERAPEUTA: OK. Então você se sente culpada e envergonhada, e tenta parar de ter esses sentimentos, mas eles ficam mais fortes. O que aconteceria se você simplesmente reconhecesse que teve esses sentimentos e não tentasse suprimi-los?

PACIENTE: Talvez eles ficassem mais fortes?

TERAPEUTA: Você acha que pessoas casadas fantasiam sobre outras pessoas? Ou acha que é a única?

PACIENTE: Ah, tenho certeza de que todos fantasiam.

TERAPEUTA: Existe diferença entre ter uma fantasia e realizá-la? Seus pensamentos não são diferentes do seu comportamento?

PACIENTE: É claro. Certo. Eu jamais faria alguma coisa. É apenas uma fantasia.

TERAPEUTA: Parece que você pensa que só deverá ter um único conjunto de sentimentos – sentimentos de fidelidade, 100% do tempo. O que significaria se você tivesse dúvidas ou fantasias?

PACIENTE: Parte de mim pensa que significa que sou uma má pessoa, mas outra parte me faz pensar – bem, isso é humano.

TERAPEUTA: Se você pensasse nesses sentimentos como outra maneira de ser humana, o que aconteceria?

PACIENTE: Eu me sentiria muito menos culpada – e talvez não fantasiasse tanto.

Tarefa de casa

Utilizando o Formulário 11.8, o terapeuta faz com que os pacientes examinem algumas dimensões de seus esquemas emocionais e respondam, por escrito, a cada uma das questões apresentadas.

Possíveis problemas

Alguns clientes podem achar que não deveriam ter certas emoções ou fantasias – por exemplo, desejos sexuais, sentimentos agressivos ou fantasias. Eles confundem sentimento com uma falha moral. Às vezes, é útil salientar que moralidade envolve fazer uma escolha de não agir de certas maneiras, mesmo diante da tentação ou desejo. Assim, ter uma fantasia sexual de infidelidade e escolher *não* realizá-la envolve uma escolha moral. De modo semelhante, alguns pacientes aderem a uma crença à qual me refiro como "mente pura" – ou seja, a crença de que nossa mente deve estar livre de tentações, pensamentos irracionais, fantasias indesejadas e "ruído mental" similar (Leahy, 2015). Esse tipo de perfeccionismo mental ou emocional leva a autovigilância, na qual o indivíduo monitora quaisquer pensamentos e sentimentos indesejados – um fator metacognitivo na autoconsciência cognitiva descrita por Wells (2007, 2009, 2011). O terapeuta pode sugerir que, em vez de "assistir" a suas fantasias ou emoções com a intenção de controlá-las, o paciente pode simplesmente observar que "Existe outra fantasia ou sentimento" e perceber que ela vem e vai. A técnica da seta descendente pode ser útil quando os clientes têm a crença de que uma emoção ou fantasia não deve ser permitida. Por exemplo, um paciente acreditava que aceitar sua fantasia sexual levaria à sua realização com outras mulheres, ao fim do seu casamento e ao afastamento de seus filhos. O terapeuta questionou por que ele não havia realizado a fantasia e tido casos amorosos, e ele respondeu que havia muita coisa em jogo e não queria magoar sua esposa. O clínico apontou que ele havia demonstrado incontáveis vezes sua habilidade de fazer uma "escolha moral" e que deveria ter orgulho de si mesmo por proteger o que era importante para ele.

Referência cruzada com outras técnicas

Muitas das técnicas usadas para questionar pensamentos automáticos e modificar pressupostos disfuncionais são relevantes na avaliação dos esquemas emocionais. Estas incluem exame dos custos e benefícios, exame das evidências, duplo padrão, seta descendente, dramatização e experimentos comportamentais.

Formulário

Formulário 11.8 (Esquemas emocionais: dimensões e intervenções).

TÉCNICA: Aceitação das emoções

Descrição

Em vez de tentarmos suprimir a emoção ou nos criticarmos por tê-la, podemos aceitar o fato de que ela ocorre ou existe. A "aceitação radical" ou "aceitação" de uma emoção (ou de outros aspectos da realidade) pode ser considerada como o primeiro passo no enfrentamento efetivo da realidade (Hayes, Wilson, Gifford, Follette, & Strosahl, 1996; Hayes et al., 2003; Linehan, 2015). "Aceitação da realidade" simplesmente significa aceitá-la pelo que ela é, reconhecendo que "o que é" realmente existe e tolerando o simples reconhecimento do que é. Por exemplo, se você está andando pela rua sem guarda-chuva e de repente cai uma chuva torrencial, você pode simplesmente aceitar que vai se molhar. Isso não quer dizer que não encontrará meios de lidar com a situação – por exemplo, se abrigar dentro de casa –, tampouco significa que está satisfeito por se molhar. Simplesmente significa que você vê as coisas como elas são. A aceitação de uma emoção ou pensamento envolve o reconhecimento da existência da emoção ou pensamento, que podemos assumir a perspectiva de um observador em relação a essa experiência interna e que não estamos "fundidos" ou "igualados" com a experiência interna (Hayes et al., 2006, Hayes et al., 2012). Exercitar *mindfulness* reforça a aceitação – ou seja, recuar sem fazer julgamentos, sem tentar controlar o que é dado no momento presente. Por exemplo, o sentimento de tristeza pode ser uma emoção que eu reconheço no momento, aceito como parte deste instante atual, tomo distância e a observo pelo que ela é neste exato momento, desisto de lutar contra ela, não equiparo emoção a "quem eu sou" ou "o que posso fazer" e vivo e experimento a vida com essa emoção lado a lado com minha consciência enquanto busco os objetivos que valorizo.

Podemos ver a aceitação como um primeiro passo para lidar com a maneira como as coisas são no momento presente, em vez de ruminar, criticar ou reclamar. As coisas são *o que são*. A aceitação é particularmente importante quando o que ocorre está fora do nosso controle imediato. Por exemplo, pensamentos intrusivos ou a experiência emocional atual pode ser vista como parcial ou inteiramente fora do controle intencional. Aceitação contrasta com supressão.

Perguntas a formular/intervenção

"Em vez de lutar contra a emoção que está experimentando no momento, que tal se você a aceitasse neste exato instante e dissesse: 'No presente, estou me sentindo desta maneira'? Aceitar o que é dado no momento presente não significa que está admitindo que isso é justo, que você gosta ou que isso jamais irá mudar. Significa simplesmente que você está observando onde está neste instante – o que está sentindo, no que está pensando, o que ocorre no presente. Imagine que você está começando uma longa viagem e leva consigo um mapa. Você aceitaria que está onde está neste momento e, então, examinaria o caminho que deseja tomar para chegar ao seu destino. Aceitar uma emoção é diferente de tentar suprimi-la ou dizer a si mesmo que não deveria ter a emoção. Ali é seu ponto de partida."

Exemplo

TERAPEUTA: Sei que você vem se sentindo ansioso desde que perdeu o emprego algumas semanas atrás. Quando se sente ansioso, o que faz?

PACIENTE: Não sei. Acho que me preocupo se vou encontrar outro emprego – vou ficar desempregado para sempre? Às vezes bebo demais, eu sei, mas isso ajuda a acalmar minha ansiedade, pelo menos por algum tempo. E algumas vezes tento dizer a mim mesmo para me acalmar.

TERAPEUTA: Entendo, então parece que você faz várias coisas quando está ansioso. Você se preocupa sobre o futuro, bebe e depois tenta dizer a si mesmo que deve parar de se sentir ansioso. Alguma dessas coisas funciona para você?

PACIENTE: Na verdade, não. Isto é, beber pode me distrair e me acalmar por pouco tempo, mas a ansiedade retorna e minha esposa começa a me criticar por beber, então isso não ajuda.

TERAPEUTA: Deve ser difícil para você. Parece que está tentando se livrar da ansiedade o mais rápido possível. E se você considerasse aceitar que se sente ansioso neste momento, mas, ao mesmo tempo, fixasse sua atenção e comportamento em objetivos positivos, como exercitar-se, fazer contatos na sua rede de amigos, procurar emprego, sair de casa – ou seja, aceitar que "sinto-me ansioso neste exato momento, mas vou tomar alguma atitude positiva".

PACIENTE: É difícil fazer isso quando você está ansioso.

TERAPEUTA: O que aconteceria se você realizasse alguns desses comportamentos, mesmo que estivesse ansioso? Seria como levar sua ansiedade junto com você quando faz exercícios, entra em contato com os amigos ou faz outras coisas.

PACIENTE: Isso é difícil.

TERAPEUTA: Talvez uma das coisas para pensar seja fazer as coisas difíceis que você pode fazer até se tornarem mais fáceis. Não vale a pena tentar? Diga a si mesmo: "Sim, aí está minha velha amiga, a ansiedade. Posso ver você aí, e agora vou focar em alguns objetivos positivos".

PACIENTE: Acho que permiti que a ansiedade me paralisasse.

TERAPEUTA: Esperar que a ansiedade vá embora para que só então possa se comprometer com a ação significa que você terá que esperar muito tempo – e ficará ainda mais ansioso. Você já foi à academia mesmo quando se sentia cansado ou simplesmente não tinha vontade?

PACIENTE: Sim. Sábado passado decidi me exercitar mesmo estando com um pouco de ressaca. Foi difícil no início, mas me senti melhor por ter feito.

TERAPEUTA: Então você aceitou que se sentia péssimo, mas se exercitou mesmo assim?

PACIENTE: Acho que sim.

Tarefa de casa

O paciente pode identificar algumas emoções que acredita serem problemáticas – por exemplo, tristeza, solidão, raiva ou ansiedade – e considerar aceitá-las como experiências que está tendo no presente. Ele pode ser estimulado a responder à emoção dizendo ou pensando: "Sinto tristeza [ou alguma outra emoção] neste momento". Ele é incentivado a procurar atividades significativas e recompensadoras, ao mesmo tempo reconhecendo que está tendo, e consegue aceitar, a emoção no momento presente. Em suma, ter emoções desagradáveis não impede uma ação significativa. O paciente pode usar o Formulário 11.9, com o terapeuta indicando: "Em vez de tentarmos nos livrar de uma emoção desagradável, podemos escolher aceitá-la como uma experiência que estamos tendo no presente. E depois que aceitá-la, você ainda pode escolher realizar algum comportamento significativo ou prazeroso". A Figura 11.3 apresenta um exemplo de como uma paciente usou este formulário.

Possíveis problemas

Alguns clientes acreditam que aceitar uma emoção significa que a terão indefinidamente, e então precisam lutar contra ela, ter raiva dela e eliminá-la imediatamente ou então ficará fora de controle. O terapeuta pode indicar que aceitar uma emoção não implica falta de disposição de fazer algumas coisas para melhorar o momento, distrair-se do que está acontecendo, resolver problemas e modificar a emoção. Aceitação é o ponto de partida e implica que vemos as coisas como elas são e que estamos dispostos a experimentar esse desconforto até que outro sentimento ou sensação já se foram.

Referência cruzada com outras técnicas

Técnicas adicionais relevantes incluem desapego consciente; exame das crenças sobre duração, controle e perigo da emoção; e exame de evidências de que as emoções passadas já se foram.

Formulário

Formulário 11.9 (Aceitação das emoções).

Emoção ou sensação que percebo	Palavras de aceitação	Atividade significativa
Um pouco atordoado	Posso aceitar que me sinto atordoado, que isso vai passar e não vai me impedir de viver a vida que quero viver. Estou um pouco tonto.	Ainda posso ir trabalhar e sair com meus amigos para jantar. Ainda posso ir à academia e me exercitar. A tontura é temporária, e meu médico disse que não é nada grave.
Raiva	Posso aceitar que estou com raiva de Ken porque ele foi rude comigo, mas entendo que minha raiva é uma emoção que vem e vai. Não preciso lutar contra ela. Posso deixar que aconteça. Meu médico me disse para respirar fundo e deixar a raiva sair enquanto expiro. Eu posso percebê-la e deixar que aconteça e vá embora.	Ainda posso fazer tudo que sempre fiz. Hoje vou almoçar com Greta e vai ser bom. Posso deixar a raiva em segundo plano. Ainda posso estar com Ken porque nosso relacionamento é suficientemente forte para permitir um pouco de raiva de vez em quando.

FIGURA 11.3   Aceitação das emoções.

TÉCNICA: Reformulação de imagens mentais

Descrição

Experiências traumáticas podem persistir na memória por anos, resultando em transtorno de estresse pós-traumático (TEPT). Tentativas de modificar imagens traumáticas com base apenas na discussão verbal podem não ativar adequadamente a estrutura do medo e não proporcionar ao paciente um contraponto suficientemente poderoso para os pensamentos e sentimentos contidos na imagem. A reformulação de imagens mentais permite que os clientes recriem sua história, em detalhes dramáticos, de maneira que modifique a natureza do evento traumático original. Por exemplo, o paciente que recorda ter apanhado do pai quando criança pode reformular a imagem de tal forma que o genitor pareça pequeno, fraco e tolo, e o cliente pareça forte, agressivo e hostil diante do pai. A reformulação de imagens mentais ativa um componente emocional mais forte e mais competente do *self* que responde ao *self* mais fraco derrotado e vitimado. Descrições valiosas desta técnica e suas variações podem ser encontradas no trabalho de Arntz e Weertman (1999), Stopa (2009), Tatham (2011), Wild e Clark (2011), Resick (2001) e Smucker e Dancu (1999). A reformulação de imagens mentais é especialmente útil para indivíduos que foram abusados ou vivenciaram outro trauma.

Perguntas a formular/intervenção

"Quando você tem essas imagens e lembranças terríveis, sente-se derrotado e atacado. Vamos voltar e modificar a imagem e a história. Desta vez quero que você se imagine forte, alto, agressivo e zangado. Seu (abusador) é fraco, pequeno e estúpido. Quero que você se imagine dominando, criticando e punindo ele (abusador). Diga-lhe o quanto ele é estúpido e detestável. Diga-lhe que você é uma pessoa muito melhor."

Exemplo

TERAPEUTA: Você disse que seu pai costumava bater em você e trancá-lo no porão. Como você se sentia?

PACIENTE: Eu me sentia um lixo. Sentia-me fraco, como se ninguém se importasse comigo, e não podia fazer nada. Simplesmente era espancado.

TERAPEUTA: E como se sente agora, enquanto falamos sobre isso?

PACIENTE: Assustado. Como se pudesse acontecer de novo.

TERAPEUTA: OK. Então, conforme você descreveu anteriormente, ele voltava para casa bêbado, começava a gritar e batia em você repetidamente.

PACIENTE: Sim, não tinha como escapar dele.

TERAPEUTA: OK. Vamos imaginar que ele é muito, muito pequeno, pouco mais de 60 cm de altura, e que tem uma voz fraca e estridente. E vamos imaginar que você é muito grande, forte e feroz. Gostaria que você cerrasse os punhos, como se fosse dar um soco em alguém. Vamos imaginar que você é imensamente maior que ele.

PACIENTE: (cerrando os punhos) Posso vê-lo como um anãozinho com a voz estridente, gritando comigo e dizendo que não estou fazendo o que deveria fazer.

TERAPEUTA: OK. Agora me deixe ouvir você censurando-o. Diga-lhe que agora você está no comando.

PACIENTE: (*berrando diante do pai imaginário*) Você não pode me dizer o que fazer, seu lixo! Você não é *nada* comparado a mim.

TERAPEUTA: Diga-lhe por que ele não é nada comparado a você.

PACIENTE: Você é só um bêbado, um fracasso e uma porcaria de pai. Eu fiz faculdade – não graças a você – e criei um filho e ganho a vida e sou uma pessoa decente. E você não é ninguém!

TERAPEUTA: Diga-lhe o que vai fazer se ele bater novamente em você.

PACIENTE: Vou matá-lo. Vou pisoteá-lo até reduzi-lo a nada. Vou jogá-lo pela maldita janela.

Tarefa de casa

O terapeuta pede aos pacientes para recordarem uma experiência prévia de abuso ou humilhação e escreverem os detalhes da experiência traumática. Depois disso, é feito um novo relato fantasiado dessa história com base na realidade. Nessa história reescrita, os clientes são instruídos a descrever a si mesmos como fortes, confiantes, agressivos e confrontadores. Eles dominam a cena, reduzindo seu agressor a um aborrecimento sem importância. Em seguida, podem escrever seus pensamentos e sentimentos sobre a realização deste exercício, usando o Formulário 11.10 para reescrever sua história com um desfecho mais adaptado e resiliente para si.

Possíveis problemas

Alguns pacientes ficam ainda mais ansiosos quando confrontam seu agressor temido na versão reformulada. Pensamentos mágicos como "O agressor vai voltar e me machucar" ou "Se eu for assertivo, serei punido" não são raros. O terapeuta deve prestar atenção à hesitação dos clientes ao utilizar a técnica de reformulação. Qualquer sinal de aumento da ansiedade, dissociação, resposta decorada e mecânica ou desejo repentino de terminar a terapia deve ser abordado. O profissional pergunta sobre pensamentos automáticos, talvez fornecendo a sentença inicial: "Se eu enfrentar o agressor nesta imagem, vou ficar com medo porque penso que...". Esse tipo de pensamentos automáticos e pressupostos frequentemente reflete os sentimentos de impotência, vergonha e humilhação que acompanharam o abuso. Técnicas padrão de terapia cognitiva podem ser empregadas para desafiar esses pensamentos negativos sobre autoestima e assertividade. Por exemplo, uma paciente percebeu que tinha pensamentos do tipo: "Eu mereci o abuso", "Se o enfrento, ele vai me matar" e "A passividade irá me proteger". Esses pensamentos assustadores foram então examinados por meio das técnicas de análise de custos e benefícios, dramatização racional, duplo padrão e cadeira vazia.

Referência cruzada com outras técnicas

Técnicas úteis adicionais incluem indução de imagens mentais, trabalho com esquemas (identificação de esquemas nucleares, esquiva de esquemas, manutenção de esquemas), técnicas de conceitualização do caso, fantasia temida, assertividade, redação de uma carta dirigida à fonte dos seus esquemas e duplo padrão.

Formulário

Formulário 11.10 (Reformulação da história).

TÉCNICA: Fazendo o que você não quer

Descrição

Boa parte da TCC implica que os pacientes façam uma escolha consciente de fazer coisas que podem despertar ansiedade ou simplesmente são desagradáveis. Em alguns casos, os clientes relutam em fazer essas coisas porque acham que não deveriam fazer o que não querem. Eles podem acreditar em uma ilusão de "espontaneidade" ("Eu deveria fazer o que me dá vontade espontaneamente") ou "prontidão" ("Preciso estar pronto" ou "Preciso estar motivado"). Ou podem achar que devem se sentir confortáveis, evitar riscos ou esperar até que pareça ser o momento certo. Todas essas crenças resultam em mais procrastinação e esquiva. Uma crença alternativa é a possibilidade de fazer muito progresso se as pessoas estiverem dispostas a fazer o que não querem fazer. Por exemplo, podemos sugerir que os pacientes façam a si mesmos as seguintes perguntas: 1) Qual é meu objetivo? (2) O que tenho que fazer para atingir esse objetivo? e (3) Estou disposto a fazer isso? Observe que não é mencionado o que os pacientes *querem* fazer (Leahy, 2005, 2015). O terapeuta pode apresentar esta habilidade para fazer o que você não quer como uma capacidade de estar disposto a mudar, tolerar desconforto e transcender a inércia atual e a esquiva, o que podemos chamar de "desconforto construtivo".

Perguntas a formular/intervenção

"Muitas vezes, nos sentimos paralisados porque simplesmente não queremos fazer algo. É como se nossa mente nos dissesse: 'Não quero fazer isso', e simplesmente obedecemos e não fazemos nada. Temos a crença de que não podemos ou não faremos aquilo que não queremos. Mas imagine se eu tivesse uma pílula que lhe permitisse fazer as coisas que não deseja, como exercitar-se, trabalhar ou relacionar-se com as pessoas de forma efetiva – todas as coisas que você pode não querer fazer. Essa seria uma pílula que você gostaria de tomar? Há coisas em sua vida, atualmente ou no passado, que você fez, mas não queria fazer. O que aconteceu? O que acontecerá agora se você fizer algumas coisas que não quer fazer?"

Exemplo

TERAPEUTA: Com frequência em nossas vidas surge alguma coisa que simplesmente não queremos fazer. Podem ser exercícios, trabalhar em alguma coisa desagradável, agir de forma educada com alguém de quem não gostamos ou experimentar desconforto em função de algum objetivo importante. Você já teve essas experiências?

PACIENTE: Parece que tenho essas experiências o tempo todo. Simplesmente as evito.

TERAPEUTA: Sim, essa é a natureza humana, não é? Mas digamos que eu tenha uma pílula que lhe permitisse fazer essas coisas, mesmo que não quisesse fazê-las, porque são boas para você. Você toma a pílula e faz essas coisas mesmo assim. Sua mente está lhe dizendo: "Isso é desagradável" ou "Você não deveria ter que fazer essas coisas", mas você toma a pílula e as faz mesmo assim. O que aconteceria?

PACIENTE: (*pausa*) Minha vida poderia ser muito melhor. Mas você sabe, realmente não quero fazer algumas dessas coisas.

TERAPEUTA: Aposto que você já fez muitas coisas que não queria fazer. Como na faculdade, você fez coisas que não queria fazer?

PACIENTE: Sim, foi assim que consegui me formar. Simplesmente estudei e trabalhei duro, e, às vezes, não saía com meus amigos porque estava muito focado. No último ano me esforcei muito.

TERAPEUTA: E como se sentiu em relação a isso?

PACIENTE: Acho que me senti orgulhoso.

TERAPEUTA: Então vamos fazer uma lista de algumas coisas que você não quer fazer, mas que, quando reflete melhor, percebe que seria melhor se as fizesse. Vamos fazer uma lista desses comportamentos-alvo. E depois veremos se você consegue dizer a si mesmo: "Estou escolhendo fazer essas coisas mesmo não querendo fazê-las".

PACIENTE: Isso vai contra a minha natureza.

TERAPEUTA: Você acabou de dizer que fez isso na faculdade.

Tarefa de casa

O terapeuta pede aos pacientes para fazerem uma lista de comportamentos que eles gostariam que deixassem de ser um obstáculo. O foco é nos objetivos de mais longo prazo e no domínio da autodisciplina. Para cada comportamento, pede-se a eles que digam deliberadamente: "Sei que não quero fazer isso, mas estou escolhendo fazer mesmo assim". Os clientes então devem fazer previsões sobre como é fazer essas coisas e como se sentiram depois. Nesse caso, podem usar o Formulário 11.11 para identificar comportamentos que estão relutantes em fazer e examinar os resultados que poderiam obter fazendo o que não queriam fazer.

Referência cruzada com outras técnicas

Outras técnicas úteis são ação oposta, previsão de prazer, previsão de desconforto bem-sucedido e foco em objetivos de mais longo prazo *versus* mais curto prazo.

Formulário

Formulário 11.11 (Fazendo o que não quero).

FORMULÁRIO 11.1
Diário de emoções

Todos os dias vivenciamos uma ampla gama de emoções. Utilizando o formulário a seguir, observe quais emoções você experimenta a cada dia, marcando o quadro ao lado do respectivo sentimento. Por exemplo, se você sentiu medo, marque o quadro ao lado dessa emoção. Faça isso todos os dias. Quando terminar o seu dia, volte e circule as três emoções que foram mais difíceis para você e as três que foram mais agradáveis. Faça isso todos os dias da semana. Você percebe algum padrão? Há determinados eventos ou pessoas que desencadeiam certas emoções? Que tipos de pensamentos você tem com essas emoções?

Dia: _____

☐ Ativo

☐ Amedrontado

☐ Alerta

☐ Irritado

☐ Ansioso

☐ Envergonhado

☐ Impressionado

☐ Aborrecido

☐ Desafiado

☐ Compassivo

☐ Confiante

☐ Curioso

☐ Corajoso

☐ Determinado

☐ Desapontado

☐ Aflito

☐ Desconfiado

☐ Ávido

☐ Embaraçado

☐ Invejoso

☐ Entusiasmado

☐ Frustrado

☐ Culpado

☐ Indefeso

☐ Desesperançado

☐ Hostil

☐ Magoado

☐ Interessado

☐ Inspirado

☐ Enciumado

☐ Solitário

☐ Amado

☐ Amando

☐ Sobrecarregado

☐ Orgulhoso

☐ Rejeitado

☐ Triste

☐ Forte

☐ Aprisionado

☐ Vingativo

Outras emoções:

☐ _____
☐ _____
☐ _____
☐ _____
☐ _____
☐ _____
☐ _____
☐ _____

Técnicas de terapia cognitiva: manual do terapeuta, segunda edição, Robert L. Leahy. Copyright © 2018 Artmed Editora Ltda. É autorizada a reprodução deste material aos compradores deste livro para uso pessoal ou para uso com clientes individuais.

FORMULÁRIO 11.2
Emoções que evito

Existem algumas emoções que você pode evitar ou das quais pode tentar se livrar imediatamente. Registre essas tentativas de evitar ou de livrar-se das emoções usando o formulário a seguir. Indique o que você faz para evitar a emoção. Por exemplo, você evita situações em que poderia ter uma emoção, se distrair, comer compulsivamente, tentar suprimir a emoção, etc.?

	Emoção que tentei evitar	O que fiz para evitá-la
Domingo		
Segunda-feira		
Terça-feira		
Quarta-feira		
Quinta-feira		
Sexta-feira		
Sábado		

Técnicas de terapia cognitiva: manual do terapeuta, segunda edição, Robert L. Leahy. *Copyright* © 2018 Artmed Editora Ltda.
É autorizada a reprodução deste material aos compradores deste livro para uso pessoal ou para uso com clientes individuais.

FORMULÁRIO 11.3
Mantendo um diário

Durante a próxima semana pode ser útil fazer o registro de experiências em que você tem sentimentos positivos ou negativos. Pode ser um diário – lembranças do que você vivencia no dia a dia. Na coluna da esquerda, escreva uma experiência cotidiana em que teve algumas emoções – positivas ou negativas. Depois, escreva, com suas próprias palavras, como isso foi para você – como se sentiu, o que pensou, o que aconteceu, o que fez sentido, o que não fez sentido. Revise seu diário a cada dia para ver se existe um padrão em suas experiências e sentimentos.

Situação que recordo hoje	Descrição do que aconteceu, como me senti, o que pensei, o que fez sentido, o que não fez sentido

Técnicas de terapia cognitiva: manual do terapeuta, segunda edição, Robert L. Leahy. *Copyright* © 2018 Artmed Editora Ltda. É autorizada a reprodução deste material aos compradores deste livro para uso pessoal ou para uso com clientes individuais.

FORMULÁRIO 11.4
Redação de uma história

Às vezes, é útil escrever uma história sobre o que você recorda ter acontecido. Usando o formulário a seguir, responda a cada pergunta.

Descreva a lembrança de sua história com o máximo de detalhes que puder. Tente visualizar os detalhes, o que estava acontecendo, como eram as coisas, de quais sons você recorda, como se sentiu, que sensações teve, e assim sucessivamente.
Que sentimentos ou emoções você experimentou nessa história?
Que pensamentos você tem quando relembra essa história?
Que pensamentos o incomodam quando relembra?
Que partes da história – quais lembranças – foram mais dolorosas? Por quê?
Há partes da história que são difíceis de lembrar? Descreva o que precede essa parte difícil e o que acontece depois.
Como você se sente depois de ter escrito essa história?

Técnicas de terapia cognitiva: manual do terapeuta, segunda edição, Robert L. Leahy. *Copyright* © 2018 Artmed Editora Ltda. É autorizada a reprodução deste material aos compradores deste livro para uso pessoal ou para uso com clientes individuais.

FORMULÁRIO 11.5
Identificação dos pontos de tensão

Quando recordamos experiências, pode ser difícil lembrar de alguns detalhes porque podemos tê-los bloqueado ou porque nos deixam incomodados ao recordá-los. Esses são "pontos de tensão" em nossa memória, e às vezes recuperar os detalhes nos leva a compreender melhor nossas emoções e pensamentos. Na coluna da esquerda, descreva a história ou imagem com o máximo de detalhes que puder. Na coluna do meio, descreva as partes que são mais perturbadoras. Na coluna da direita, tente identificar os sentimentos e pensamentos que surgem com esses pontos de tensão.

Descreva a história ou imagem com o máximo de detalhes que puder.	Que partes específicas dessa história são mais incômodas? Esses são os pontos de tensão.	Que sentimentos e pensamentos você tem diante desses pontos de tensão?

Técnicas de terapia cognitiva: manual do terapeuta, segunda edição, Robert L. Leahy. *Copyright* © 2018 Artmed Editora Ltda. É autorizada a reprodução deste material aos compradores deste livro para uso pessoal ou para uso com clientes individuais.

FORMULÁRIO 11.6

Escala de esquemas emocionais de Leahy-II (LESS-II)

Estamos interessados em como você lida com seus sentimentos ou emoções – por exemplo, como lida com sentimentos de raiva, tristeza, ansiedade ou sentimentos sexuais. Todos diferimos no modo como lidamos com esses sentimentos – assim, não há respostas certas ou erradas. Por favor, leia cada sentença cuidadosamente e classifique o quanto é verdadeira ou falsa para você – usando a escala abaixo – para ver como lidou com seus sentimentos durante o mês passado. Coloque o número referente à sua resposta ao lado da sentença.

1 = muito falso
2 = moderadamente falso
3 = levemente falso
4 = levemente verdadeiro
5 = moderadamente verdadeiro
6 = muito verdadeiro

1. ____ Frequentemente penso que respondo com sentimentos que outras pessoas não teriam.
2. ____ É errado ter determinados sentimentos.
3. ____ Existem coisas a meu respeito que simplesmente não compreendo.
4. ____ Acredito que é importante me permitir chorar para deixar meus sentimentos "saírem".
5. ____ Se me permitir ter alguns desses sentimentos, temo perder o controle.
6. ____ Outras pessoas compreendem e aceitam meus sentimentos.
7. ____ Meus sentimentos não fazem sentido para mim.
8. ____ Se as outras pessoas mudassem, eu me sentiria muito melhor.
9. ____ Às vezes, temo que, se me permitisse ter um sentimento forte, ele não iria mais embora.
10. ____ Sinto vergonha dos meus sentimentos.
11. ____ Coisas que incomodam outras pessoas não me incomodam.
12. ____ Ninguém se importa com meus sentimentos.
13. ____ Para mim, é importante ser razoável e prático em vez de sensível e aberto a meus sentimentos.
14. ____ Quando me sinto para baixo, tento pensar nas coisas mais importantes na vida – o que valorizo.
15. ____ Sinto que posso expressar meus sentimentos abertamente.
16. ____ Frequentemente digo a mim mesmo: "O que há de errado comigo?".

(continua)

Técnicas de terapia cognitiva: manual do terapeuta, segunda edição, Robert L. Leahy. Copyright © 2018 Artmed Editora Ltda.
É autorizada a reprodução deste material aos compradores deste livro para uso pessoal ou para uso com clientes individuais.

Escala de esquemas emocionais de Leahy-II (LESS-II) (página 2 de 2)

17. _____ Fico preocupado com não ser capaz de controlar meus sentimentos.

18. _____ Você precisa se policiar contra determinados sentimentos.

19. _____ Sentimentos fortes duram apenas um curto período de tempo.

20. _____ Frequentemente me sinto "anestesiado" emocionalmente – como se não tivesse sentimentos.

21. _____ Outras pessoas me provocam sentimentos desagradáveis.

22. _____ Quando me sinto para baixo, fico sozinho e penso muito sobre como me sinto mal.

23. _____ Gosto de ter absoluta certeza quanto à maneira como me sinto em relação a *outra pessoa*.

24. _____ Aceito meus sentimentos.

25. _____ Acho que tenho os mesmos sentimentos que as outras pessoas.

26. _____ Aspiro a valores mais elevados.

27. _____ Penso que é importante ser racional e lógico em quase tudo.

28. _____ Gosto de ter absoluta certeza quanto à maneira como me sinto em relação a *mim mesmo*.

FORMULÁRIO 11.7

Guia para pontução das 14 dimensões da Escala de esquemas emocionais de Leahy-II

Observação: R = Escore invertido (1 = 6; 2 = 5; 3 = 4; 4 = 3; 5 = 2; 6 = 1)

Invalidação = (Item 06R + Item 12) / 2
- Item 6.   Outras pessoas compreendem e aceitam meus sentimentos. **(Escore invertido)**
- Item 12. Ninguém realmente se importa com meus sentimentos.

Incompreensibilidade = (Item 03 + Item 07) / 2
- Item 3.   Existem coisas a meu respeito que simplesmente não compreendo.
- Item 7.   Meus sentimentos não fazem sentido para mim.

Culpa = (Item 02 + Item 10) / 2
- Item 2.   É errado ter determinados sentimentos.
- Item 10. Sinto vergonha dos meus sentimentos.

Visão simplista da emoção = (Item 23 + Item 28) / 2
- Item 23. Gosto de ter absoluta certeza quanto à maneira como me sinto em relação a outra pessoa.
- Item 28. Gosto de ter absoluta certeza sobre o modo como me sinto em relação a mim mesmo.

Desvalorizado = (Item 14R + Item 26R) / 2
- Item 14. Quando me sinto para baixo, tento pensar nas coisas mais importantes na vida – o que valorizo. **(Escore invertido)**
- Item 26. Aspiro a valores mais elevados. **(Escore invertido)**

Perda do controle = (Item 05 + Item 17) / 2
- Item 5.   Se me permitir ter alguns desses sentimentos, temo perder o controle.
- Item 17. Fico preocupado com não conseguir controlar meus sentimentos.

Paralisia = (Item 11 + Item 20) / 2
- Item 11. Coisas que incomodam outras pessoas não me incomodam.
- Item 20. Frequentemente me sinto "anestesiado" emocionalmente – como se não tivesse sentimentos.

Excessivamente racional = (Item 13 + Item 27) / 2
- Item 13. Para mim, é importante ser razoável e prático em vez de sensível e aberto a meus sentimentos.
- Item 27. Penso que é importante ser racional e lógico em quase tudo.

Duração = (Item 09 + Item 19R) / 2
- Item 9.   Às vezes, temo que se me permitisse ter um sentimento forte, ele não iria mais embora.
- Item 19. Sentimentos fortes duram apenas um curto período de tempo. **(Escore invertido)**

(continua)

Guia para pontução das 14 dimensões da escala de esquemas emocionais de Leahy-II (página 2 de 2)

Baixo consenso = (Item 01 + Item 25R) / 2

Item 1. Frequentemente penso que respondo com sentimentos que outras pessoas não teriam.

Item 25. Acho que tenho os mesmos sentimentos que as outras pessoas. **(Escore invertido)**

Não aceitação de sentimentos = (Item 24R + Item 18) / 2

Item 24. Aceito meus sentimentos. **(Escore invertido)**

Item 18. Você precisa se policiar contra determinados sentimentos.

Ruminação = (Item 22 + Item 16) / 2

Item 22. Quando me sinto para baixo, fico sozinho e penso muito sobre como me sinto mal.

Item 16. Frequentemente digo a mim mesmo: "O que há de errado comigo?".

Baixa expressão = (Item 04R + Item 15R) / 2

Item 4. Acredito que é importante me permitir chorar para deixar meus sentimentos "saírem". **(Escore invertido)**

Item 15. Sinto que posso expressar meus sentimentos abertamente. **(Escore invertido)**

Acusação = (Item 08 + Item 21) / 2

Item 8. Se as outras pessoas mudassem, eu me sentiria muito melhor.

Item 21. Outras pessoas me provocam sentimentos desagradáveis.

FORMULÁRIO 11.8
Esquemas emocionais: dimensões e intervenções

Validação

Existem pessoas que aceitam e compreendem seus sentimentos? Você tem regras arbitrárias para validação? As pessoas devem concordar com tudo que você diz? Você está compartilhando suas emoções com pessoas críticas? Você aceita e apoia outras pessoas que têm essas emoções? Você tem um duplo padrão? Por quê?

Compreensibilidade

As emoções fazem sentido para você? Quais poderiam ser boas razões para que você esteja triste, ansioso, com raiva, etc.? Em que você pensa (que imagens você tem) quando está triste, etc.? Que situações desencadeiam esses sentimentos? Se outra pessoa passasse por esse acontecimento, que tipos de sentimentos ela poderia ter? Se você acha que seus sentimentos não fazem sentido neste exato momento, o que isso o faz pensar? Você tem medo de ficar louco ou perder o controle? Existem coisas que aconteceram a você quando criança que poderiam explicar por que se sente assim?

Culpa e vergonha

Por que você pensa que suas emoções não são legítimas? Por que não deveria ter os sentimentos que tem? Quais são as razões que dão sentido aos seus sentimentos? É possível que outras pessoas tenham os mesmos sentimentos nessa situação? Você consegue perceber que ter um sentimento (p. ex., raiva) não é o mesmo que colocá-lo em ação (p. ex., ser hostil)? Por que certas emoções são boas e outras ruins? Se outra pessoa tivesse esse sentimento, você pensaria mal dela? Como você sabe se uma emoção é ruim? E se você visse os sentimentos e emoções como sinais que lhe dizem que alguma coisa o está incomodando – como um sinal de alerta, um sinal de "pare" ou uma luz de alerta piscando? Alguém é ferido por suas emoções?

Simplicidade *versus* complexidade

Você acha que ter sentimentos confusos é normal ou anormal? O que significa ter sentimentos confusos em relação a alguém? As pessoas são complicadas, então por que você teria sentimentos diferentes, até mesmo conflitantes? Qual é a desvantagem de você se permitir ter apenas um único sentimento?

Relação com valores mais elevados

Às vezes nos sentimos tristes, ansiosos ou com raiva porque estamos perdendo algo que é importante para nós. Digamos que você se sente triste com o rompimento de um relacionamento. Isso não significa que você tem um valor mais elevado que é importante para você – por exemplo, um valor de proximidade e intimidade? Esse valor não diz algo bom sobre você? Se você aspira a valores mais elevados, isso não significa que ficará desapontado algumas vezes? Você gostaria de ser um cínico que não valoriza nada? Há outras pessoas que compartilham seus valores mais elevados? Que conselho você lhes daria se estivessem passando pela mesma situação que você?

(continua)

Técnicas de terapia cognitiva: manual do terapeuta, segunda edição, Robert L. Leahy. *Copyright* © 2018 Artmed Editora Ltda. É autorizada a reprodução deste material aos compradores deste livro para uso pessoal ou para uso com clientes individuais.

Esquemas emocionais: dimensões e intervenções (página 2 de 4)

Controlável

Você acha que tem controle sobre seus sentimentos e consegue se livrar dos "negativos"? O que pensa que aconteceria se não conseguisse se livrar daquele sentimento completamente? É possível que tentar se livrar de um sentimento completamente o torne muito importante para você? Você teme que ter um sentimento forte seja um sinal de algo pior? Talvez de estar ficando louco? Perdendo o controle completamente? Não há diferença entre controlar suas ações e controlar seus sentimentos? Identifique uma emoção que o preocupa (p. ex., tristeza). Registre essa emoção a cada hora durante a próxima semana, classificando sua intensidade numa escala de 0 a 10. A intensidade da sua emoção apresenta variações?

Torpor

Existem situações que desencadeiam o "distanciamento" em você? Nenhum sentimento? Existem situações que incomodam a maioria das pessoas, mas não o incomodam? As pessoas acham que você tem sentimentos embotados? Não tem sentimentos? Que tipo de sentimentos fortes você tem? Você já percebeu que tem um sentimento forte e, então, tentou não tê-lo? Já teve o sentimento de que ia chorar, mas bloqueou o choro? O que você teme que poderia acontecer se deixasse acontecer e se permitisse ter esses sentimentos? Que tipo de pensamentos você tem quando experimenta sentimentos fortes? Você bebe ou usa drogas ou come compulsivamente para se livrar desses sentimentos fortes?

Racionalidade, antiemocionalidade

Você pensa que deve ser sempre lógico e racional? O que o preocuparia se não fosse racional/lógico? Você acha que as pessoas racionais ou lógicas são melhores? O que aconteceu no passado quando você não foi lógico/racional? É possível que algumas experiências não sejam lógicas/racionais, mas simplesmente emocionais? Existe tal coisa como pintura racional? Uma música racional? Suas emoções podem lhe dizer o que o machuca? As emoções são fonte importante de informações sobre nossas necessidades, desejos e até mesmo nossos direitos como seres humanos? Você conhece outras pessoas que são menos racionais que você, mas que têm uma vida mais feliz ou mais completa?

Duração de sentimentos fortes

Você teme que um sentimento forte dure muito tempo? Você já teve sentimentos fortes antes? O que aconteceu? Eles passaram? Por que passaram? Sentimentos fortes aumentam e diminuem? Se você tivesse um sentimento forte em nossa sessão, o que acha que aconteceria? Se chorasse ou se sentisse muito mal por alguns minutos, o que acha que aconteceria? O que ganharia se descobrisse que seus sentimentos fortes podem ser expressos e em seguida passam? Por exemplo, você está dizendo a si mesmo para parar de se sentir assim? Você está buscando reasseguramento? Está evitando ou fugindo de situações desagradáveis? Em contraste com essas estratégias inúteis, tente o seguinte: imagine-se recuando e observando o que está acontecendo no momento. Imagine-se observando sua respiração enquanto inspira e expira. Apenas observe e deixe que aconteça como é, sem controlá-la. Observe se sua mente divaga e, então, traga sua atenção de volta para sua respiração. Pratique essa respiração consciente por 15 minutos e observe por onde vaga sua atenção. Permanecendo no presente, observando o que existe neste momento em sua respiração, observe sua inspiração e expiração, e deixe que aconteça.

(continua)

Esquemas emocionais: dimensões e intervenções (página 3 de 4)

Consenso com outros

Exatamente quais sentimentos você tem que pensa que outras pessoas não têm? Se outra pessoa tivesse esses sentimentos, o que pensaria dela? Por que você acha que peças de teatro, filmes, romances ou histórias muito emotivas agradam as pessoas? Você acha que as pessoas gostam de descobrir que outros têm os mesmos sentimentos? Existem outras pessoas tristes, com raiva ou ansiosas? É normal ficar incomodado ou ter fantasias? Se você tem vergonha dos seus sentimentos e não conta para as pessoas, esse encobrimento não impede que você descubra que outros têm os mesmos sentimentos?

Aceitação ou inibição

O que acontecerá se você se permitir aceitar uma emoção? Você a transformaria em ação? Você teme que, se aceitar uma emoção, ela não irá mais embora? Ou você acha que *não* aceitar suas emoções irá motivá-lo a mudar? Quais são as consequências negativas de inibir um sentimento? Uso excessivo de atenção e energia? Efeito rebote? A emoção entra em conflito com uma crença em relação a sentimentos bons *versus* ruins? Se você negar que algo o incomoda, como poderá resolver o problema?

Ruminação *versus* estilo instrumental

Quais são as vantagens e desvantagens de focar no quanto você se sente mal? Quando está focando no quanto se sente mal, que tipo de coisas você pensa ou sente? Você se senta e pensa: "O que há de errado comigo?" ou "Por que isso está acontecendo comigo?"? Você foca na tristeza, repetindo na sua mente as mesmas coisas continuamente? Às vezes, pensa que, se continuar pensando no que o perturba, vai encontrar uma solução? Sua preocupação o faz sentir que não consegue controlar seus pensamentos estressantes? Tente reservar 30 minutos por dia, durante os quais você irá se preocupar intensamente. Você deve deixar de lado todas as suas preocupações até aquele momento. Transforme suas preocupações em comportamentos que possa realizar, problemas que possa resolver. Distraia-se fazendo alguma coisa ou ligando para um amigo e conversando sobre outra coisa que não suas preocupações. Exatamente o que você prevê que irá acontecer? Suas previsões já se revelaram falsas? Quando está ruminando, você remói as coisas sem parar. Existe alguma "verdade" ou "realidade" que você simplesmente se recusa a aceitar?

Expressão

Se você expressasse um sentimento, acha que perderia o controle? Iria sentir-se pior? Por quanto tempo se sentiria pior? Expressar um sentimento pode ajudá-lo a clarear seus pensamentos e outros sentimentos? De modo inverso, se você focar apenas na expressão de um sentimento, focará excessivamente nele? Vai ficar autoabsorvido? Existem coisas que você poderia fazer para se distrair ou resolver seus problemas?

(continua)

Esquemas emocionais: dimensões e intervenções (página 4 de 4)

Culpabilização dos outros

O que outras pessoas disseram ou fizeram para você se sentir assim? Que pensamentos você teve que o fizeram sentir-se triste, com raiva ou ansioso? Se você pensasse sobre essa situação de forma diferente, o que sentiria ou pensaria? Seus sentimentos dependem do que os outros pensam de você? Você está focado em obter aprovação, respeito, apreciação ou justiça? Quais seriam as vantagens e desvantagens de não precisar de aprovação, etc.? Que recompensas a outra pessoa controla atualmente? Você pode ter experiências recompensadoras apesar do que a pessoa disse ou fez? É possível que seus sentimentos sejam uma combinação do que está lhe acontecendo e do que você está pensando? Como seria sentir raiva, tristeza, curiosidade, indiferença, aceitação, desafio? Quais são os custos e benefícios desses diferentes sentimentos? Dada a situação, o que você precisaria pensar para ter cada um desses sentimentos? O que gostaria que acontecesse? Como você pode ser mais assertivo? Resolver problemas? Quais pensamentos você teria que modificar?

FORMULÁRIO 11.9
Aceitação das emoções

Em vez de tentarmos nos livrar de uma emoção desagradável, podemos escolher aceitá-la como uma experiência que estamos tendo no momento, e, depois que você aceita que tem uma emoção, ainda pode escolher realizar algum comportamento significativo ou prazeroso. Por exemplo, você pode perceber que se sente triste, mas ainda assim pode ver seus amigos ou fazer seu trabalho. No formulário a seguir, escreva na coluna da esquerda alguns exemplos de emoções que pode experimentar. Na coluna do meio, escreva algumas palavras de aceitação dessa emoção. As "palavras de aceitação" podem incluir o seguinte: "Percebo esse sentimento", "Aí está", "Estou sentindo [X] neste momento". Na coluna da direita, escreva alguma atividade significativa que você pode realizar.

Emoção ou sensação que percebo	Palavras de aceitação	Atividade significativa

Técnicas de terapia cognitiva: manual do terapeuta, segunda edição, Robert L. Leahy. *Copyright* © 2018 Artmed Editora Ltda. É autorizada a reprodução deste material aos compradores deste livro para uso pessoal ou para uso com clientes individuais.

FORMULÁRIO 11.10
Reformulação da história

Quando experimentou originalmente um trauma ou evento estressante, você pode ter visto a outra pessoa como superior ou mais forte. Na coluna da esquerda, faça uma descrição detalhada do que aconteceu: como era a outra pessoa, o que ela disse, fez, etc. Na coluna da direita, reescreva ou refaça o roteiro de toda a história. Desta vez, você é mais forte, e a outra pessoa é fraca e medrosa. Você é maior, a outra pessoa é menor. Você fala alto, a outra está calada. Você é ativo, agressivo, hostil, e a outra pessoa o teme. Reescreva essa história de modo a tornar-se o mais poderoso e dominante. Depois, escreva seus pensamentos e sentimentos em relação a este exercício.

Descrição do evento traumático ou estressante original	Reformulação da história: descrição do evento a partir de uma nova perspectiva
Que pensamentos e sentimentos você teve em relação à outra pessoa e a você mesmo quando isso aconteceu?	Que pensamentos e sentimentos você tem agora?

Técnicas de terapia cognitiva: manual do terapeuta, segunda edição, Robert L. Leahy. *Copyright* © 2018 Artmed Editora Ltda.
É autorizada a reprodução deste material aos compradores deste livro para uso pessoal ou para uso com clientes individuais.

FORMULÁRIO 11.11

Fazendo o que não quero

Muitos de nós ficam paralisados porque há algumas coisas que simplesmente não queremos fazer. Isso pode ser por pensarmos nessas coisas como desagradáveis, acharmos que podemos não nos sair bem ou que não deveríamos ter que fazer coisas que não queremos. Alguns esperam estar "prontos", mas isso raramente ocorre – então continuamos a procrastinar. Na primeira coluna do formulário a seguir, liste alguns comportamentos que, se realizados, melhorariam as coisas. Esses são comportamentos que você evita atualmente. Na segunda coluna, liste algumas razões para não realizá-los. Nas terceira e quarta colunas, liste os custos e benefícios de realizar os comportamentos.

Comportamentos que evito porque não quero realizá-los	Por que não quero realizá-los	Custos de realizá-los	Benefícios de realizá-los

(continua)

Técnicas de terapia cognitiva: manual do terapeuta, segunda edição, Robert L. Leahy. *Copyright* © 2018 Artmed Editora Ltda.
É autorizada a reprodução deste material aos compradores deste livro para uso pessoal ou para uso com clientes individuais.

Fazendo o que não quero (página 2 de 2)

Agora, vamos ver o que acontece quando você escolhe fazer coisas que não quer. Na primeira coluna, liste comportamentos que não quer realizar. Na segunda coluna, liste comportamentos que *está disposto a tentar*, mesmo que não queira. Na terceira coluna, liste os sentimentos e pensamentos que teve enquanto fazia isso. Na quarta coluna, liste como se sentiu e o que pensou depois de fazer isso. O que você conclui?

Comportamentos que evito porque não quero realizá-los	O que estou disposto a tentar fazer	O que senti e pensei enquanto fazia isso	O que senti e pensei depois que fiz isso

Que conclusões você tira depois de ter feito este exercício?

Esta poderia ser uma forma de desenvolver autodisciplina?

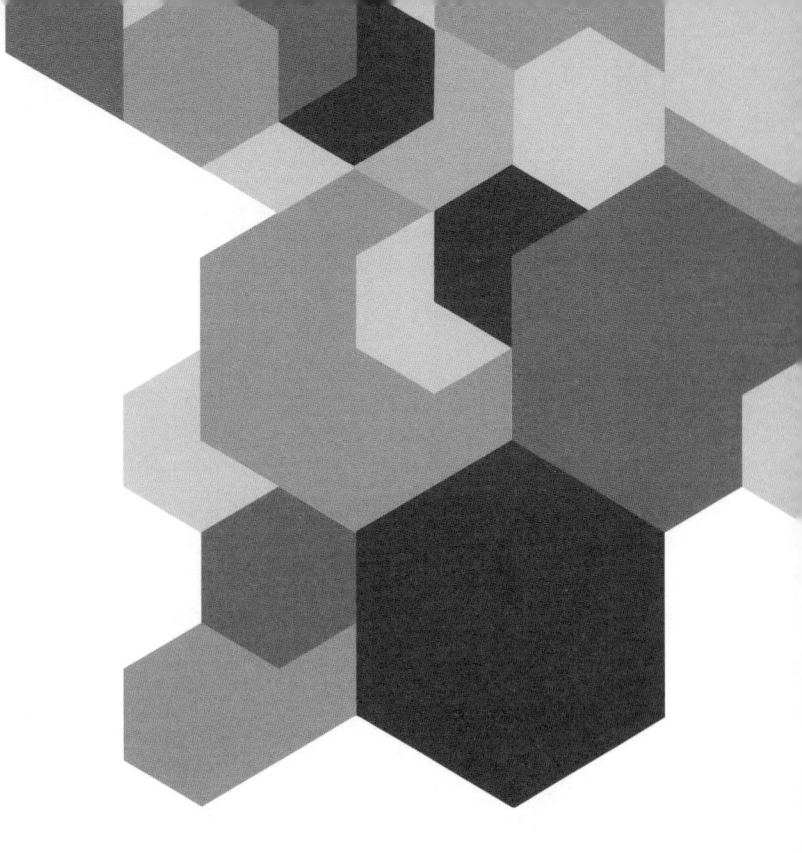

PARTE III

Aplicações específicas

CAPÍTULO 12

Exame e contestação das distorções cognitivas

O modelo da terapia cognitiva propõe que depressão, ansiedade e raiva são, muitas vezes, resultado de padrões recorrentes de vieses ou distorções cognitivas. Por exemplo, o indivíduo deprimido pode fazer leitura mental ("Ele acha que sou um perdedor"), previsão do futuro ("Vou fracassar") ou rotulação ("Sou um fracasso"). A pessoa com raiva também tem seus pensamentos automáticos, como: "Ele está tentando me impedir" (leitura mental e personalização), "Eles estão fazendo isso para me insultar" (leitura mental e personalização) ou "Não suporto quando as pessoas não concordam comigo" (catastrofização). É claro, o mesmo pensamento automático pode se qualificar dentro de duas categorias de distorção, conforme indicado anteriormente. Muitos terapeutas cognitivos podem fazer objeção à utilização da palavra "distorção" e preferem rotulá-la como viés, estilo ou categoria. Neste capítulo, é utilizada a palavra "distorção", embora reconhecendo que muitos podem preferir outro rótulo para essas categorias de pensamento.

Na verdade, muitos pensamentos automáticos podem ser verdadeiros – o indivíduo pode se sair mal na prova ou outras pessoas podem não gostar dele. No caso em que a "distorção" é verdadeira – outros não gostam da pessoa ou ela não se saiu bem em uma prova –, o terapeuta pode utilizar solução de problemas, reatribuição do esforço e mudança dos objetivos ou considerar uma variedade de atividades significativas e prazerosas capazes de indicar que a questão sobre a qual o paciente está incomodado pode não ser tão importante. Além disso, conforme indicado no Capítulo 4 sobre o exame dos pressupostos, um pensamento automático pode ser verdadeiro, mas o pressuposto subjacente ou a crença condicional talvez seja o pensamento mais importante. Por exemplo: "Ele não gosta de mim" pode ser uma afirmação verdadeira, mas o pressuposto subjacente "Preciso que todos gostem de mim para que eu possa me aceitar" pode ser um pensamento mais importante a se abordar.

Neste capítulo, é fornecida uma breve lista das distorções cognitivas mais comuns, bem como algumas intervenções úteis ou perguntas que podem ser empregadas para examiná-las e contestá-las. Certamente muitas outras técnicas discutidas neste livro podem ser usadas para abordar as distorções cognitivas. Este capítulo pretende servir como fonte de referência para técnicas, perguntas ou intervenções que possam ser rapidamente aplicadas para modificar as crenças negativas. (*Observação*: as listas que se seguem aos tópicos "Técnicas" são formuladas como se o terapeuta estivesse se dirigindo ao paciente.)

1. Leitura mental: você assume que sabe o que as pessoas pensam sem ter evidências suficientes com relação a seus pensamentos – por exemplo: "Ele acha que sou um perdedor".

Técnicas

1. Avalie o grau da sua crença e, então, identifique e classifique suas emoções.
2. Identifique exatamente qual é sua previsão – por exemplo: "Ele não gosta de mim, então não falará comigo".
3. Colha informações sobre o que realmente acontece. Por exemplo, quando você falou com a pessoa, ela respondeu?
4. Faça uma análise do custo-benefício de ver as coisas dessa maneira:
   a. Você acha que a leitura mental lhe proporciona informações valiosas? Isso o deixa ansioso? Você tem menos probabilidade de fazer determinadas coisas? Pese os custos e os benefícios.
   b. A leitura mental o ajudará a evitar que seja pego de surpresa ou impedirá que algo ruim aconteça?
   c. Quais são as evidências de que sua leitura mental realmente o ajudou a lidar melhor com as coisas?
   d. Como seus pensamentos, sentimentos e comportamento mudariam se você fizesse menos leitura mental?
   e. Você acha que pessoas que fazem menos leitura mental lidam melhor ou pior com as coisas? Por quê?
5. Examine as evidências a favor e contra sua leitura mental. Quais são as evidências de que as pessoas pensam o que você acredita que elas pensam? Existem evidências contra isso?
6. Qual é a qualidade das evidências que apoiam sua leitura mental? As evidências têm uma qualidade tal que quase todos concordariam com você?
7. Que distorções cognitivas você usa para apoiar sua crença? Você personaliza, prevê o futuro, usa rótulos, desqualifica os aspectos positivos ou usa filtro negativo?
8. Como você poderia provar que seu pensamento está errado? Ele é testável?
9. Vamos fazer o exercício da seta descendente: e se seu pensamento fosse verdadeiro? Por que isso o incomodaria? Se as pessoas estiverem pensando o que você imagina, isso significa algo sobre você (p. ex., "Sou indesejável" ou "Sou tolo") ou algo sobre elas (p. ex., "Elas são más")?
10. Vamos desafiar sua necessidade de aprovação. E se alguém não gostar de você? O que exatamente irá acontecer? Que coisas continuarão sendo as mesmas? Como você conseguiria viver uma vida plena mesmo que algumas pessoas não gostassem de você?

a. Se alguém não concorda com você ou não o aprova, o que isso o faz pensar? Essa discordância ou desaprovação significa que você não vale tanto assim? A outra pessoa vale menos? Por que sim ou por que não?

b. Liste tudo que ainda poderá fazer mesmo que a pessoa não goste de você.

c. Ninguém tem a aprovação de todos. Por que a desaprovação o incomodaria?

d. O que aconteceria se você aceitasse o fato de que alguém poderia não aprová-lo? Quais seriam os custos e os benefícios para você?

11. Existe alguém de quem todos gostam?

12. Há outras pessoas de quem você gosta, mas que outras pessoas não gostem? Por quê?

13. Pratique a repetição da seguinte afirmação durante 20 minutos por dia: "Não importa o que eu faça, algumas pessoas não vão gostar de mim". O que acontece com o pensamento? Ele se torna chato?

14. Atue contra seu pensamento. Faça algo positivo em relação à pessoa que supostamente não gosta de você. Veja o que acontece.

15. Pratique a indiferença. Qual seria a consequência de ficar indiferente a essa desaprovação?

16. Talvez não seja relevante o que outra pessoa pensa de você. Como isso poderia ser verdadeiro? Que objetivos ainda pode perseguir se alguém não gostar de você?

17. Em vez de focar no que outras pessoas podem pensar sobre você, foque no que você está dizendo ou pensando. Foque em seus objetivos.

2. *Previsão do futuro: você prevê o futuro em termos negativos envolvendo fracasso ou perigo – por exemplo: "Vou me sair mal naquela prova" ou "Não vou conseguir o emprego".*

Técnicas

1. Avalie o grau da sua crença e identifique e classifique suas emoções.

2. Identifique exatamente qual é sua previsão – exatamente o que, quando e onde irá acontecer?

3. Vamos fazer uma análise de custo-benefício:

   a. Você acha que a preocupação o protege e o prepara? Você acha que suas previsões negativas irão motivá-lo? Quais são as evidências?

   b. Você tem medo de não conseguir controlar suas preocupações? Acha que suas preocupações irão aumentar se não conseguir controlá-las?

4. Examine as evidências a favor e contra sua previsão do futuro.

5. Qual é a qualidade das evidências que apoiam sua previsão do futuro? Você seria capaz de convencer um júri imparcial?

6. Que distorções cognitivas você usa para apoiar sua crença?

7. Como poderia provar que seu pensamento está errado? Ele é testável?

8. Vamos fazer o exercício da seta descendente: e se o seu pensamento fosse verdadeiro? Por que isso o incomodaria? O que aconteceria em seguida? E depois disso – o que aconteceria? Se o pensamento fosse verdadeiro, o que isso significaria sobre você?

9. Pratique a repetição da seguinte afirmação durante 20 minutos por dia: "Não importa o que eu faça, sempre é possível que algo ruim me aconteça". O que acontece à força do pensamento?
10. Quantas vezes você fez previsões incorretas? Esta poderia ser outra previsão incorreta?
11. Qual é o pior e mais temido desfecho para você – sua fantasia mais temida? Qual a probabilidade de que se realize? Por quê? Por que não?
12. Qual é o pior, o melhor e o mais provável desfecho?
    a. Faça uma descrição detalhada do desfecho que mais teme.
    b. Liste todas as coisas que precisariam dar errado para que esse desfecho aconteça.
    c. Liste todas as coisas que poderiam impedir esse desfecho.
13. Pratique a repetição da imagem e história do pior desfecho durante 20 minutos todos os dias.
14. Descreva em detalhes três desfechos positivos. Escreva histórias detalhadas sobre como eles poderiam ocorrer.
15. Imagine que você está observando o pensamento e deixando que surja e se vá.
16. Considere o pensamento como uma ligação de *telemarketing* que você não aceita. Ou imagine que está parado numa estação de trem e esse pensamento está dentro de um trem no qual você não embarca.
17. Considere o pensamento como um "balão de pensamento" ou um "pensamento palhaço" que está em segundo plano e você o deixa ir (balão) ou o observa como diversão (palhaço).

3. *Catastrofização: você acredita que o que aconteceu, ou irá acontecer, será tão terrível e intolerável que não conseguirá suportar – por exemplo: "Seria terrível se eu fracassasse".*
Técnicas
1. Avalie o grau de sua crença e identifique e classifique suas emoções.
2. Identifique exatamente qual é sua previsão: exatamente o que, quando e onde irá acontecer?
3. Vamos fazer uma análise de custo-benefício:
    a. Você acha que a preocupação o protege e o prepara?
    b. Você tem medo de não conseguir controlar suas preocupações?
4. Examine as evidências a favor e contra seu pensamento catastrófico. Quais são as evidências de que será terrível e que não será capaz de suportar?
5. Qual é a qualidade das evidências que apoiam seu pensamento catastrófico? São realmente evidências de boa qualidade? Um júri acreditaria em você? Por que não?
6. Que distorções cognitivas você usa para apoiar sua crença? Você prevê o futuro, desqualifica os aspectos positivos, usa afirmações do tipo "deveria", usa filtros negativos?
7. Como pode provar que seu pensamento está errado? Ele é testável?
8. Vamos fazer um exercício da seta descendente: e se seu pensamento fosse verdade, por que isso o incomodaria? Exatamente o que aconteceria?
9. Pratique a repetição da seguinte afirmação durante 20 minutos por

dia: "Não importa o que eu faça, é sempre possível que algo muito terrível me aconteça".
10. Quantas vezes você fez previsões incorretas?
11. O que, exatamente, tornaria esse acontecimento terrível e assustador?
12. Como você se sentiria em relação a esse acontecimento um mês, um ano, dois anos mais tarde?
13. Há pessoas com quem essa "catástrofe" aconteceu, mas que acabaram experimentando coisas positivas em suas vidas? Como elas conseguiram superar o acontecimento negativo, passando para experiências positivas?
14. Mesmo que essa catástrofe acontecesse a você, que coisas positivas você ainda poderia experimentar? Como conseguiria lidar com isso?
15. Outras pessoas pensariam que o que está acontecendo ou aconteceu é terrível e assustador? Por que elas veriam isso de forma diferente da sua?
16. Mesmo que essa coisa "terrível" acontecesse, algo positivo poderia derivar dela? Isso poderia levá-lo a aprender algo? A abrir-se para novas oportunidades? Motivá-lo a reexaminar seus valores?
17. Em vez de focar em pensar que algo é terrível ou catastrófico, existem objetivos positivos ou comportamentos que você poderia buscar hoje, nesta semana, neste mês?
18. Há coisas positivas que poderiam ocorrer mesmo que o desfecho temido realmente acontecesse? Você está subestimando sua habilidade de lidar com as dificuldades?

4. Rotulação: Você atribui traços negativos globais a si mesmo e aos outros – por exemplo: "Sou indesejável" ou "Ele não presta".

Técnicas

1. Avalie o grau da sua crença e identifique e classifique suas emoções.
2. Identifique exatamente qual é sua previsão sobre seu próprio comportamento (ou de outra pessoa).
3. Como você definiria (o rótulo)? Por exemplo, como definiria os termos "sem valor" ou "idiota"? Qual é o oposto de (o rótulo)? Por exemplo, qual é o oposto de "pessoa sem valor"? Como você definira o oposto? Como saberíamos se o víssemos?
4. Vamos fazer uma análise de custo-benefício:
    a. Você acha que rotular a si mesmo irá motivá-lo? Isso o encoraja ou desencoraja?
    b. Você acha que rotular a si mesmo é realista?
    c. Se você não se rotulasse, como seus pensamentos, sentimentos e comportamento se modificariam?
5. Examine as evidências a favor e contra seu rótulo negativo.
6. Qual é a qualidade das evidências que apoiam essa crença de que você (não presta, é indesejável, etc.)? Você conseguiria convencer um júri?
7. Quais distorções cognitivas você usa para apoiar sua crença? Pensa em termos de tudo-ou-nada, desqualifica os aspectos positivos, usa afirmações do tipo "deveria", foca no julgamento, aplica filtros negativos?

8. Como poderia provar que seu pensamento está errado? Ele é testável?
9. Em vez de focar em rotular a pessoa inteira, pense em alguns comportamentos diferentes – positivos, negativos, neutros – que você vê nessa pessoa.
10. Descreva as situações nas quais você ou essa pessoa exibe um comportamento positivo e um negativo. Existe algum padrão?
11. Seu comportamento ou o da outra pessoa varia com a situação? Às vezes você observa comportamento diferente?
12. Em vez de rotular a si mesmo ou a pessoa, apenas descreva um comportamento que você observa – tal como: "Ele estava falando em voz alta" ou "Tive dificuldades com aquela questão".
13. É possível que você ou a outra pessoa consigam modificar um comportamento ou adquirir novas habilidades? Você já modificou ou aprendeu alguma coisa?
14. Como essa pessoa estava vendo a situação? Ela tinha um ponto de vista diferente, uma necessidade diferente ou informações diferentes?
15. Usando a pergunta sobre duplo padrão, pergunte a si mesmo: "Será que todos iriam rotular essa pessoa de forma tão negativa? Por que não?".
16. Faça distinção entre *autocrítica* e *autocorreção*. Que comportamento você poderia melhorar? O que poderia aprender? O que você poderia fazer de forma diferente no futuro?
17. Que tal se você afirmasse que parte disso é verdade? Por exemplo: "Sim, às vezes eu fracasso" ou "Às vezes sou chato" e, então, dissesse: "Eu aceito isso"?

5. Desqualificação dos aspectos positivos: você alega que as coisas positivas que você ou que os outros fazem são triviais – por exemplo: "Isso é o que se espera que as esposas façam, então não conta quando ela é legal comigo" ou "Essas conquistas foram fáceis, então elas não têm importância".

Técnicas

1. Avalie o grau de sua crença e identifique e classifique suas emoções.
2. Identifique exatamente o que você está desqualificando.
3. Vamos fazer uma análise de custo-benefício:
   a. Você acha que ser rígido e exigente irá motivá-lo ou aos outros?
   b. Você acha que está sendo "moralmente correto" ou "está defendendo o que é certo"? De onde tirou essa regra? É uma boa regra? Isso torna você ou outros infelizes?
   c. Se você não desqualificasse os aspectos positivos, como seus pensamento, sentimento e comportamento se modificariam?
4. Examine as evidências a favor e contra a desqualificação dos aspectos positivos.
5. Qual é a qualidade das evidências que apoiam a desqualificação dos aspectos positivos?
6. Quais distorções cognitivas você usa para apoiar sua crença? Você usa pensamento dicotômico, filtros negativos, rótulos, afirmações do tipo "deveria", foco no julgamento?
7. Você está usando todas as informações disponíveis ou limitando sua busca a informações que apoiam

sua crença? Qual é a consequência de pensar dessa maneira?

8. Você teme que se der a si mesmo o crédito pelos aspectos positivos se tornará muito convencido e arrogante? Qual a probabilidade de isso acontecer?

9. Vamos experimentar um exercício de duplo padrão. Todos veriam isso dessa maneira? Por que não?

10. Qual é seu pressuposto subjacente? Complete esta sentença: "Essas coisas não contam porque...".

11. E se fizéssemos com que você percebesse que essas coisas não são universais? Qual seria a consequência?

12. Vamos experimentar outro exercício de duplo padrão: se você realmente amasse alguém ou se importasse com ele, você levaria em conta esses aspectos positivos? Por quê? Qual seria a razão para não considerá-los aqui?

13. Experimente registrar os aspectos positivos. Registre seus aspectos positivos (ou os de outras pessoas) todos os dias, durante uma semana. O que esse registro lhe diz?

14. Experimente recompensar os aspectos positivos: toda vez que você ou outra pessoa fizerem algo positivo, elogie a si mesmo ou ao outro. Esse elogio irá aumentar ou diminuir o comportamento positivo?

15. Se você tratasse a si mesmo com compaixão, como pensaria sobre seus aspectos positivos?

16. Você está desqualificando os aspectos positivos porque tem uma crença nuclear negativa sobre si mesmo?

17. Se outra pessoa observasse esses pontos positivos, ela os veria de maneira diferente? Como ela veria esses aspectos positivos? Por que a percepção dos outros é diferente da sua?

6. *Filtro negativo: você foca quase exclusivamente nos aspectos negativos e raramente percebe os aspectos positivos – por exemplo: "Veja todas as pessoas que não gostam de mim".*

Técnicas

1. Liste todas as suas afirmações envolvendo filtro negativo.

2. Quais são os custos e benefícios de filtrar tudo por meio dos elementos negativos?

3. Você está vendo todas as informações? Há alguma informação que está ignorando? Por quê?

4. O que exatamente aconteceria, ou o que significaria, se você realmente considerasse a informação positiva?

5. Aplique a técnica do duplo padrão. Todos veriam as coisas tão negativamente? Por que não?

6. Qual é seu pressuposto subjacente? Complete esta sentença: "Essas coisas não contam porque...".

7. E se fizéssemos você perceber que essas coisas não são universais? Qual seria a consequência?

8. Aplique outro exercício de duplo padrão: se você realmente amasse alguém ou se importasse com ele, você levaria em conta esses aspectos positivos? Por quê? Qual seria a razão para não considerá-los aqui?

9. Experimente registrar os aspectos positivos. Registre seus pontos positivos (ou os de outras pessoas) todos os dias, durante uma semana. O que esse registro lhe diz?

10. Experimente recompensar os aspectos positivos: toda vez que você ou outra pessoa fizer algo positivo, elogie a si mesmo ou ao outro. Esse elogio irá aumentar ou diminuir o comportamento positivo?

7. Supergeneralização: *você percebe um padrão global de aspectos negativos com base em um único incidente – por exemplo: "Isso geralmente acontece comigo. Parece que eu fracasso em muitas coisas".*

Técnicas

1. Avalie o grau de sua crença e identifique e classifique suas emoções.
2. Identifique exatamente qual é sua previsão a respeito do seu comportamento (ou de outra pessoa).
3. Vamos fazer uma análise de custo-benefício:
a. Você acha que a supergeneralização irá motivá-lo?
b. Você acha que a supergeneralização é realista?
c Como seus pensamentos, comportamento e sentimentos se modificariam se você não supergeneralizasse?
4. Examine as evidências a favor e contra sua supergeneralização.
5. Qual é a qualidade das evidências que apoiam sua crença de que "Isso está sempre acontecendo"?
6. Quais distorções cognitivas você usa para apoiar sua crença? Você usa filtros negativos, rótulos, desqualifica os aspectos positivos?
7. Como poderia provar que seu pensamento está errado? Ele é testável?
8. Há situações em que este (comportamento, desfecho, emoção, etc.) não está acontecendo? Como você descreveria essas situações? Registre seu comportamento, pensamentos e sentimentos durante a próxima semana. Quando este problema *não* está acontecendo?
9. Aplique o exercício do duplo padrão: todos veriam as coisas desta maneira? Por que não?
10. Experimente registrar os aspectos positivos: registre seus pontos positivos (ou os de outras pessoas) todos os dias, durante uma semana. O que isso lhe diz?
11. Experimente recompensar os aspectos positivos: toda vez que você ou outra pessoa fizer algo positivo, elogie a si mesmo ou ao outro. Esse elogio irá aumentar ou diminuir o comportamento positivo?
12. Experimente *mindfulness* em vez de julgar. Foque apenas na descrição do que aconteceu sem usar palavras que impliquem julgamento. Evite usar palavras como "sempre" e "nunca" – por exemplo: "Ele é sempre assim" ou "Nunca vou ter sucesso". Foque apenas no comportamento que você pode observar – por exemplo: "Ele estava dirigindo rápido" – em como você se sentiu – "Fiquei nervoso". Permaneça no momento presente. Como se sente?
13. Imagine que você está observando o que está acontecendo a partir de uma sacada e precisa descrever o que vê para um estranho. Exatamente o que você diria que está sendo dito e feito?
14. Experimente pensar sobre si mesmo ou os outros segundo uma perspectiva compassiva e de boa vontade. Como isso afeta seu filtro negativo?

8. Pensamento dicotômico: *você vê os acontecimentos ou as pessoas em termos de tudo-ou-nada – por exemplo: "Sou rejeitado por todos" ou "Foi uma total perda de tempo".*

Técnicas

1. Avalie o grau de sua crença e identifique e classifique suas emoções.

2. Identifique exatamente qual é sua previsão sobre seu próprio comportamento (ou o de outra pessoa).
3. Vamos fazer uma análise de custo-benefício:
   a. Você acha que ver a si mesmo em termos de tudo-ou-nada irá motivá-lo?
   b. Você acha que o pensamento dicotômico é realista?
   c. Como seu pensamento, comportamento e sentimentos se modificariam se você tivesse um pensamento menos dicotômico?
4. Examine as evidências a favor e contra seu pensamento dicotômico. Há exceções ao seu pensamento do tipo tudo-ou-nada?
5. Registre seu comportamento, pensamentos e sentimentos durante uma semana. Quando isso não acontece?
6. Qual é a qualidade das evidências que apoiam sua crença de que as coisas são do tipo "tudo-ou-nada"?
7. Que distorções cognitivas você usa para apoiar sua crença? Desqualifica seus aspectos positivos, usa filtros negativos, rotula?
8. Como poderia provar que seu pensamento está errado? Ele é testável?
9. E se você olhasse para as coisas ao longo de um *continuum* de 0 a 100%? Preencha cada incremento de 10 pontos na escala com um comportamento.
10. Que comportamentos são piores, melhores ou iguais a esse comportamento?
11. Existem situações ou momentos em que esse comportamento não está acontecendo? Como você descreveria essas situações ou momentos?
12. Aplique a técnica do duplo padrão. Todos veriam isso dessa maneira? Por que não?
13. Experimente registrar os aspectos positivos: registre seus pontos positivos (ou os de outra pessoa) todos os dias, durante uma semana. O que esse registro lhe diz?
14. Experimente recompensar os aspectos positivos: toda vez que você ou outra pessoa fizer algo positivo, elogie a si mesmo ou ao outro. Esse elogio irá aumentar ou diminuir o comportamento positivo?

9. Afirmações do tipo "deveria": você interpreta os acontecimentos em termos de como as coisas deveriam ser, em vez de apenas focar no que elas são – por exemplo: "Eu deveria fazer as coisas bem. Se não, sou um fracasso".

Técnicas

1. Avalie o grau da sua crença e identifique e classifique suas emoções.
2. Identifique exatamente qual é sua regra do tipo "deveria" – por exemplo: "Eu deveria ser perfeito" ou "Eu deveria ter a aprovação de todos".
3. Vamos fazer uma análise de custo-benefício:
   a. Você acha que ser rígido e exigente irá motivá-lo ou aos outros?
   b. Você acha que está sendo "moralmente correto" ou "defendendo o que é certo"?
   c. Como seu pensamento, comportamento e sentimentos se modificariam se você fosse menos orientado por exigências do tipo "deveria"?
4. Examine as evidências a favor e contra sua regra do tipo "deveria". Existem pessoas que não têm essa regra?

O que você pensa delas? Como elas funcionam sem essa regra?

5. Quais distorções cognitivas você usa para apoiar sua crença? Você usa rótulos, desqualificação dos aspectos positivos, pensamento dicotômico, supergeneralização?

6. Você rotula a si mesmo em termos de tudo-ou-nada quando não segue suas regras rígidas? Qual é a consequência dessa rotulação?

7. Técnica do duplo padrão: será que todos veriam isso dessa maneira? Por que não? Se as pessoas não usam suas regras do tipo "deveria", como encaram essas coisas?

8. Às vezes, usamos uma afirmação do tipo "deveria" como uma afirmação moral para algo que é simplesmente uma convenção ou preferência. Por exemplo, você pode se pegar usando uma afirmação sobre a maneira como alguém se veste ou utiliza um talher. Mas esse é um "erro de categoria". Você está fazendo um julgamento moral em relação a uma convenção ou preferência. Não há uma questão moral envolvida. Pense sobre suas afirmações do tipo "deveria" e pergunte a si mesmo se elas são realmente questões morais. Ou será que são convenções?

9. E se transformássemos suas regras do tipo "deveria" em um princípio universal? Qual seria a consequência? Isso seria justo?

10. A moral deve melhorar a dignidade humana. Suas regras do tipo "deveria" tratam as pessoas de maneira humana e digna? Ou elas visam condenar e criticar os outros?

11. Sua regra do tipo "deveria" deriva de alguma crença religiosa, moral ou legal? Especifique exatamente onde você aprendeu essa regra. Esta versão atual não poderia ser uma percepção errônea do que foi ensinado ou escrito originalmente?

12. Aplique outra técnica de duplo padrão: se você realmente amasse alguém ou se importasse com essa pessoa, aplicaria essa regra do tipo "deveria" a ela? Por quê? Existe alguma razão pela qual você usaria essa regra com algumas pessoas, mas não com outras?

13. E se você substituísse sua regra do tipo "deveria" pela afirmação de que *preferiria* que algo fosse verdade? E se você fosse menos extremo em sua afirmação? Por exemplo, se, em vez de dizer "Eu deveria ser perfeito", você dissesse: "Eu preferiria me sair bem"? Tente reformular todas as suas regras do tipo "deveria" em termos de preferências menos extremas. O que isso lhe parece?

14. Quais são os custos e benefícios desta nova preferência menos extrema?

15. Liste uma série de preferências (em relação à sua regra do tipo "deveria") variando de 0 a 100%. O que a maioria das pessoas acha que é suficiente ou adequado? Em que aspectos isso é diferente da regra rígida e exigente que você está usando?

16. Experimente *mindfulness* em vez de julgar. Foque apenas na descrição do que aconteceu, sem usar palavras de julgamento nem afirmações do tipo "deveria". Evite usar palavras como "sempre" ou "nunca" – por exemplo: "Ele é sempre assim" ou "Nunca vou ter sucesso". Foque apenas no comportamento que pode observar – por exemplo: "Ele estava dirigindo rápido" – e em como você

se sentiu – "Fiquei nervoso". Permaneça no presente. O que isso lhe parece?

17. De que forma ficar no presente modificará este momento? O que irá acontecer daqui a uma hora, um dia, uma semana?

18. Imagine que você está observando o que acontece a partir de uma sacada, e precisa descrever o que vê para um estranho. Exatamente o que você diria que está sendo dito e feito?

19. Imagine que você aceite as coisas como elas são, sem julgá-las. Ainda seria capaz de funcionar, fazer as coisas, buscar atividades significativas?

20. Imagine que alguém – incluindo você mesmo – tenha feito algo que não deveria ter feito. Como seria se você aceitasse a pessoa e a perdoasse?

21. E se você pensasse em formas de fazer as coisas de uma maneira melhor em vez de focar em seu julgamento? Quais seriam alguns comportamentos melhores? Como as coisas podem melhorar?

10. *Personalização: você atribui a si mesmo uma quantidade desproporcional de culpa por acontecimentos negativos – por exemplo: "O casamento acabou porque eu fracassei" – e não consegue perceber que determinados acontecimentos também são causados pelos outros.*

Técnicas

1. Avalie o grau de sua crença e identifique e classifique suas emoções.

2. Identifique exatamente qual é sua afirmação ou pensamento – por exemplo: "A culpa é totalmente minha".

3. Vamos fazer uma análise de custo-benefício:

   a. Você acha que levar isso para o lado pessoal o motiva a esforçar-se mais ou o protege de alguma maneira?

   b. Você acredita que personalizar este evento/situação é realista?

   c. Quais pensamentos, sentimentos e comportamentos se modificariam se você personalizasse menos suas experiências?

4. Examine as evidências a favor e contra sua afirmação envolvendo personalização.

5. Qual é a qualidade das evidências que apoiam sua crença?

6. Quais distorções cognitivas você usa para apoiar sua crença? Supergeneraliza, faz leitura mental, desqualifica os aspectos positivos, usa filtros negativos, rotula, catastrofiza ou usa afirmações do tipo "deveria"?

7. Como poderia provar que seu pensamento está errado? Ele é testável?

8. Use a técnica do gráfico em forma de torta. Distribua as possíveis causas deste acontecimento usando a metáfora de uma torta. Até que ponto o resultado se deveu a outras causas além de você mesmo ou da outra pessoa?

9. Que variações você vê nesse comportamento? Você (ou a outra pessoa) é sempre assim? O que você concluiria se houvesse variações?

10. Quais eram as suas intenções? E as intenções da outra pessoa? Você tem certeza de que sua crença sobre as intenções da outra pessoa está correta? Como poderia saber?

11. Se outra pessoa além de você estivesse ali, teria ocorrido o mesmo desfecho?

12. Às vezes, quando personalizamos, pensamos em nós mesmos como o centro das coisas. Se um estranho observasse o que aconteceu, ele acharia que isso é pessoal para você? Por que sim ou por que não?
13. Em vez de personalizar o que aconteceu, tente descrever os comportamentos que você observou sem fazer julgamentos.
14. Em vez de personalizar e acusar, que tal se você questionasse quais problemas teriam que ser resolvidos? Por exemplo, se está vivenciando o término de um relacionamento, em vez de culpar a si mesmo ou a outra pessoa, por que não se perguntar sobre os problemas práticos que precisa resolver neste exato momento? Quais seriam as consequências dessa nova maneira de pensar?
15. Imagine que você é um grão de areia na praia sendo levado pela correnteza. Agora considere a situação atual segundo a perspectiva de um grão de areia.

11. Culpabilização: você foca na outra pessoa como a fonte de seus sentimentos negativos e se recusa a assumir a responsabilidade pela sua mudança – por exemplo: "Ela é a culpada pelo modo como me sinto agora" ou "Meus pais causaram todos os meus problemas".

Técnicas

1. Avalie o grau de sua crença e identifique e classifique suas emoções.
2. Identifique exatamente qual é sua afirmação ou pensamento – por exemplo: "A culpa é totalmente [dele ou dela]".
3. Vamos fazer uma análise do custo-benefício:
    a. Você acha que culpar os outros irá motivá-los a se esforçar mais?
    b. Culpar os outros protege você de alguma maneira?
    c. Você acha que culpar os outros é realista?
    d. Que pensamentos, sentimentos e comportamentos se modificariam se você culpasse menos os outros?
4. Examine as evidências a favor e contra sua afirmação de culpa.
5. Qual é a qualidade das evidências que apoiam sua crença de que os outros são culpados?
6. Que distorções cognitivas você usa para apoiar sua crença? Você supergeneraliza, faz leitura mental, personaliza, desqualifica os aspectos positivos, usa filtros negativos, rotula, catastrofiza ou usa afirmações do tipo "deveria"?
7. Se você olhar para o comportamento da pessoa ao longo de um *continuum*, isso é realmente tão ruim quanto parece?
8. Mesmo que essa pessoa tenha feito uma coisa negativa, quais os comportamentos recompensadores que você ainda pode experimentar?
9. Como você poderia provar que seu pensamento (i. e., "Isso é totalmente culpa [dele ou dela]") está errado?
10. Use a técnica do gráfico em forma de torta. Distribua as possíveis causas para este acontecimento usando a metáfora da torta. Até que ponto as causas do acontecimento são devidas a você, aos outros ou à situação?
11. Que variações você vê no comportamento dessa pessoa? Ela sempre se comporta assim?

12. Quais eram as suas intenções? Você tem certeza de sua crença em relação às intenções dessa pessoa? Como poderia saber as intenções dela?
13. Que informações ela estava usando? Que informações você tinha?
14. Faça uma distinção entre criticar os outros e solicitar mudança no comportamento deles. Que comportamento essa pessoa poderia melhorar? O que você poderia aprender? O que você e ela poderiam fazer de forma diferente no futuro?
15. Você rotula as pessoas em termos de tudo-ou-nada quando elas não seguem sua regra rígida? Qual é a consequência dessa rotulação?
16. Aplique o exercício do duplo padrão: Será que todos veriam isso dessa maneira? Por que não?
17. E se transformássemos sua crença numa regra universal? Ou seja, todos deveriam ser severamente culpados por esse comportamento. Qual seria a consequência?
18. A moralidade deve melhorar a dignidade humana. Suas regras do tipo "deveria" tratam as pessoas de maneira humana e digna? Ou elas visam condenar e criticar as pessoas?
19. Sua regra do tipo "deveria" deriva de alguma crença religiosa, moral ou legal? Especifique exatamente onde você aprendeu essa regra. Será possível que essa regra seja uma percepção errônea do que foi originalmente ensinado ou escrito?
20. Aplique outro exercício do duplo padrão: se você realmente amasse alguém ou se importasse com essa pessoa, ainda aplicaria essa regra do tipo "deveria" a ela? Por quê? Há alguma razão pela qual você usaria essa regra para algumas pessoas, mas não para outras?
21. E se você substituísse sua regra do tipo "deveria" por uma afirmação de que *preferiria* que algo fosse verdade? E se você fosse menos extremo em sua afirmação? Por exemplo, em vez de dizer: "Eles deveriam ser perfeitos", você diria: "Eu preferiria que eles se saíssem bem"? Tente reformular todas as suas regras do tipo "deveria" em termos de preferências menos extremas.
22. Quais são os custos e benefícios dessa nova preferência menos extrema?
23. Liste uma série de preferências, de 0 a 100%. O que a maioria das pessoas pensa ser suficiente ou adequado em relação ao comportamento que estamos discutindo?
24. E se você aceitasse esse comportamento sem fazer julgamentos? E se simplesmente dissesse: "Isso é o que é", sem culpar ou julgar?
25. Imagine que você esteja se sentindo compassivo, afetuoso ou atencioso. Você agora observa esse comportamento: aborde-o com compaixão e cuidado.
26. E se você perdoasse a outra pessoa? Qual seria a consequência disso?

12. Comparações injustas: você interpreta os acontecimentos em termos de padrões irrealistas. Você foca basicamente em outras pessoas que se saem melhor que você e se sente inferior na comparação – por exemplo: "Ela é mais bem-sucedida do que eu" ou "Sou um completo fracasso porque outros se saíram melhor do que eu no teste".

Técnicas

1. Avalie o grau de sua crença e identifique e classifique suas emoções.

2. Identifique exatamente o padrão que você usa para seu próprio comportamento (ou o de outra pessoa).
3. Vamos fazer uma análise do custo-benefício:
   a. Você acha que ver a si mesmo em termos extremos irá motivá-lo?
   b. Você acha que usar padrões extremos é realista?
   c. Você teme "comprometer" seus padrões? O que isso significaria? O que aconteceria se você realmente fizesse concessões?
   d. Você tem "orgulho" de seus altos padrões – mesmo que critique a si mesmo quando não corresponde a eles?
   e. Que pensamentos, sentimentos e comportamentos você mudaria se usasse padrões menos extremos?
4. Examine as evidências a favor e contra seu uso de padrões extremos. Esses padrões realmente o motivam? Você evita determinados pensamentos por causa desses padrões? Eles são mesmo realistas?
5. É possível ter altos padrões adaptativos sem ser perfeccionista? Esses altos padrões seriam possíveis de se atingir, mas são excessivamente exigentes? E se seus padrões fossem sair-se um pouco melhor em vez de ser perfeito?
6. O que aconteceria se você parasse de se comparar com os outros? Você se sentiria melhor ou pior?
7. Em vez de se comparar com os outros, simplesmente compare-se com a última coisa que você fez. Tente aprender e melhorar.
8. E se você se comparasse com o ponto zero na escala?
9. Em vez de se comparar com outras pessoas, foque em fazer algo que seja significativo e prazeroso.
10. Qual é a qualidade das evidências de que as coisas deveriam ser vistas de maneira tão extrema? Esses padrões extremos são comuns em nossa sociedade?
11. Quais distorções cognitivas você usa para apoiar sua crença? Desqualifica os aspectos positivos, usa filtros negativos, rotula ou usa afirmações perfeccionistas do tipo "deveria"?
12. E se você olhasse para as coisas ao longo de um *continuum*, de 0 a 100%? Preencha cada incremento de 10 pontos com um comportamento. Como descreveria esses comportamentos que estão entre 0 e 100%?
13. Onde uma pessoa dentro da média se coloca nesse *continuum*? Você está usando a faixa total de comportamento humano? Por exemplo, o QI médio é 100, e a renda média anual de uma família é de 55 mil dólares. Existe alguma razão para que você não use a média como taxa de base para seus padrões?
14. Que comportamentos são piores, melhores ou iguais a esse comportamento?
15. Especificamente, o que significa não "corresponder ao padrão"? Exatamente o que irá acontecer?
16. Há pessoas que, às vezes, não correspondem ao padrão? Exatamente o que aconteceu com elas?
17. Todas as pessoas têm o mesmo padrão que você tem?
18. Use a indiferença. E se você fosse indiferente?
19. Aplique a técnica do duplo padrão: todas as pessoas veriam as coisas

dessa maneira? Todas usariam esses padrões? Por que não?

20. Experimente registrar os aspectos positivos. Registre seus pontos positivos (ou os de outra pessoa) todos os dias, durante uma semana. O que esse registro lhe diz?

21. Tente recompensar os aspectos positivos: toda vez que você (ou outa pessoa) fizer algo positivo, elogie a si mesmo (ou a outra pessoa). Esse elogio aumentará ou diminuirá o comportamento positivo?

13. Tendência à lamentação: você foca na ideia de que poderia ter se saído melhor no passado – por exemplo: "Poderia ter feito um trabalho melhor se tivesse tentado" ou "Eu não deveria ter dito aquilo" – em vez de prestar atenção ao que poderia ser melhor agora. Você acredita que deveria ter tido conhecimento no passado de algo que teria impedido um mau desfecho, mas você realmente não estava em posição de saber com certeza – por exemplo: "Eu deveria saber que o mercado de ações iria entrar em colapso" ou "Eu deveria saber que (ele ou ela) não era de confiança".

Técnicas

1. Avalie o grau de sua crença e identifique e classifique suas emoções.

2. Identifique exatamente do que você se arrepende. Por exemplo, complete a seguinte sentença: "Eu deveria saber que (X) era verdade".

3. Vamos realizar uma análise de custo-benefício:

   a. Você acha que lamentar o passado o motiva a ser mais cuidadoso no futuro?

   b. Você acha que lamentar-se das coisas é realista?

   c. Quais pensamentos, comportamentos e sentimentos você mu-

   daria caso se lamentasse menos das coisas?

4. Você reluta em tomar decisões devido ao seu temor de vir a se arrepender?

5. E se você encarasse arrependimento ou maus resultados como inevitáveis ao tomar decisões?

6. Pense na tomada de decisão como risco *versus* risco – não existe alternativa livre de riscos.

7. Bons tomadores de decisão já tiveram maus resultados?

8. Que oportunidades você perderia se tentasse eliminar o arrependimento?

9. É possível lamentar o que você fez ou *não* fez? É possível que o arrependimento seja inevitável?

10. Examine as evidências a favor e contra suas lamentações.

11. Qual é a qualidade das evidências em apoio às suas lamentações?

12. Por que você deveria saber antes que (X) acontecesse? Você deveria saber tudo? Deveria ser capaz de ler a mente das pessoas? Prever o futuro? Nunca cometer erros? Qual é a consequência dessa maneira de pensar?

13. De que evidências você dispunha? Qual parecia ser a coisa mais importante naquele momento?

14. É possível que você tenha tomado uma boa decisão, considerando as informações disponíveis no momento?

15. Quais distorções cognitivas você usa para apoiar sua crença? Você personaliza, desqualifica os aspectos positivos, faz leitura mental, rotula?

16. Como poderia provar que seu pensamento está errado? Ele é testável?

17. Aplique a seta descendente: e se seu pensamento fosse verdade? Por que

isso o incomodaria? Você acha que isso significa que não é capaz de tomar decisões corretas, que deveria ser mais cauteloso, nunca correr riscos, culpar-se se as coisas não dão certo, nunca confiar em ninguém?

18. Você conclui que, já que não tomou a melhor decisão, é estúpido, incompetente ou toma decisões erradas?
19. Você já tomou outras decisões corretas? O que você conclui a partir dessas decisões?
20. Aplique o exercício do duplo padrão: como a maioria das pessoas vê essa situação? Elas pensariam que você deveria arrepender-se? Assumir toda a culpa?
21. Em vez de criticar a si mesmo, tente a autocorreção. O que você poderia aprender com essa experiência? O que você poderia fazer de forma diferente no futuro?
22. Mesmo que essa decisão não tenha funcionado, quais são os aspectos positivos que derivam dela? Quais coisas positivas você poderia fazer agora ou no futuro?
23. Às vezes, um arrependimento pode durar 1 minuto, outras vezes continua por muito tempo. E se você reconhecesse o arrependimento por 1 minuto – "Eu me arrependo de ter tomado essa direção" –, mas, depois, avançasse com comportamentos produtivos?
24. Você está ruminando em relação a algum arrependimento? Quais são os custos e benefícios de ficar preso a isso? Reserve 20 minutos por dia para o "tempo de lamentação". O foco no arrependimento irá levar a alguma ação produtiva? Qual seria essa ação?

14. E se?: *Você fica fazendo uma série de perguntas relacionadas a "e se" algo acontecer, e não consegue ficar satisfeito com nenhuma das respostas – por exemplo, "Sim, mas e se eu ficar ansioso?" ou "E se seu não conseguir retomar a respiração?"*

Técnicas

1. Avalie o grau de sua crença e identifique e classifique suas emoções.
2. Identifique exatamente qual é sua previsão.
3. Vamos fazer uma análise de custo-benefício:
   a. Você acha que a preocupação o protege e o prepara?
   b. Você teme não conseguir controlar suas preocupações?
   c. Você acha que precisa de uma solução para cada problema possível?
   d. Como seus pensamentos, sentimentos e comportamentos se modificariam se você não estivesse usando tantos pensamentos do tipo "e se"?
4. Quais distorções cognitivas você usa para apoiar seu pensamento do tipo "e se" (adivinhação do futuro, leitura mental, raciocínio emocional, etc.)?
5. Você está tentando tornar as coisas absolutamente certas? É possível ter certeza em um mundo incerto?
6. Que incerteza você aceita atualmente? Por quê? E se você exigisse certeza em relação a tudo?
7. Você está igualando incerteza a um mau desfecho? Isso é lógico?
8. Aplique a seta descendente: e se seus pensamentos fossem verdade? Por que isso o incomodaria? Qual

a probabilidade desses desfechos imaginados?

9. Você acha que as coisas são perigosas a menos que possa ter certeza de que são completamente seguras?

10. Você acha que elaborar ideias baseadas em "e se algo der errado" o ajuda a resolver problemas que precisam ser resolvidos?

11. Você precisa resolver todos os problemas que consiga imaginar?

12. Você é bom em resolver problemas que realmente existem? Dê exemplos.

13. Foque nos problemas e comportamentos atuais. Em vez de tentar resolver cada problema possível no futuro, foque neste exato momento em problemas de curto prazo – ou seja, problemas que precisam ser tratados hoje ou esta semana. Você se sente mais competente com essa perspectiva de tempo limitado?

14. O reasseguramento realmente funciona por mais que alguns minutos? Você acha que não importa quantas vezes receba reasseguramento, a garantia não irá durar? Isso acontece porque não existe completa certeza sobre o futuro?

15. Pratique a repetição da sentença a seguir durante 20 minutos, todos os dias: "Não importa o que eu faça, é sempre possível que algo ruim me aconteça". O pensamento se torna mais ou menos forte?

16. Quantas vezes você fez previsões negativas incorretas? É possível que fazer previsões negativas seja um mau hábito?

17. Qual é o desfecho que você mais teme, e qual sua fantasia mais temida?

a. Qual é o pior, o melhor e o mais provável desfecho?

b. Faça uma descrição detalhada por escrito do desfecho que você mais teme.

c. Liste todas as coisas que teriam que dar errado para que isso que você teme se realize. Qual a probabilidade dessa sequência?

d. Liste todas as coisas que impediriam que isso que você teme acontecesse. Qual a probabilidade dessa sequência?

e. Pratique a repetição da imagem e a história do pior desfecho durante 20 minutos, todos os dias. Como se sente?

18. Descreva em detalhes três desfechos positivos e escreva histórias sobre como eles poderiam ocorrer.

19. Você tem medo de fazer previsões positivas? Você tem uma superstição de que nunca deveria "provocar o destino" fazendo previsões positivas? Teste essa crença fazendo cinco previsões positivas para esta semana e repita cada uma 50 vezes.

20. Recue e pratique *mindfulness* em relação a seus pensamentos do tipo "e se". Observe-os, perceba-os, não lute contra eles. Permita que venham e vão.

21. Trate seu pensamento do tipo "e se" como uma ligação de *telemarketing* que você não atende. Deixe tocar e não atenda.

22. Em vez de focar em seu pensamento do tipo "e se", foque no comportamento positivo.

23. Imagine seu pensamento do tipo "e se" como um balão de pensamento que fica flutuando. Solte o cordão e observe-o subir e se afastar.

15. Raciocínio emocional: *você deixa que seus sentimentos guiem sua interpretação da realidade – por exemplo: "Sinto-me deprimido; portanto, meu casamento não está indo bem".*

Técnicas

1. Avalie o grau de sua crença e identifique e classifique suas emoções.
2. Identifique exatamente qual é seu raciocínio emocional – por exemplo, "Sinto-me ansioso, portanto, algo ruim irá acontecer".
3. Faça distinção entre uma emoção e um fato. Descreva os fatos – coisas que você pode ver ou ouvir – em vez de sua resposta emocional a eles.
4. Vamos fazer uma análise do custo-benefício:
   a. Depender de suas emoções o faz sentir como se estivesse em uma montanha russa?
   b. Você acha que suas emoções o protegem e o preparam para o pior?
   c. Como seus pensamentos, sentimentos e comportamento se modificariam se você dependesse menos das suas emoções para fazer previsões ou julgamentos? O que aconteceria se você se baseasse nos fatos e na lógica?
5. Examine as evidências a favor e contra seu uso do raciocínio emocional. As evidências apoiam a ideia de que suas emoções foram em geral um bom ou mau guia da realidade?
6. Você compraria ações com base em suas emoções? Por que não?
7. Que distorções cognitivas você usa para apoiar sua crença? Você desqualifica os aspectos positivos, personaliza, faz leitura mental, adivinha o futuro, catastrofiza, usa filtros negativos?
8. Como poderia provar que seu pensamento está errado? Ele é testável? Como poderia testar a crença de que suas emoções preveem a realidade?
9. Registre seu humor durante a semana. Quando estiver se sentindo para baixo, faça uma previsão sobre alguma coisa. Quando estiver se sentindo muito bem, faça uma previsão sobre alguma coisa. Existe um padrão?
10. Às vezes, achamos que nossas emoções ou pensamentos determinam a realidade. Se nos sentimos mal, as coisas devem estar mal. Esta é a fusão pensamento-ação. Mas como suas emoções ou pensamentos poderiam determinar a realidade?
11. Aplique a seta descendente: e se seu pensamento fosse verdade? Por que isso o incomodaria?
12. Aplique o exercício do duplo padrão: que conselho você daria a um amigo que dependesse basicamente das emoções para julgar a realidade?
13. Tente recordar alguma experiência realmente maravilhosa que você teve. Envolva-se em um clima de humor realmente positivo. Agora pense sobre algo no futuro e veja se sua visão dele é mais positiva.
14. Experimente a meditação da atenção plena (*mindfulness*). Observe sua respiração, inspirando, expirando e relaxando. Igualmente, não julgue as coisas, não controle as coisas. Tente aceitar sua respiração e aceitar o que está à sua frente.
15. Veja as coisas como elas são, descrevendo-as com termos que não impliquem julgamento.
16. Como alguém que está se sentindo muito confiante e feliz vê as coisas?

16. Incapacidade de refutar: *você rejeita qualquer evidência ou argumento que possa contradizer seus pensamentos negativos. Por exemplo, quando tem o pensamento: "Não sou digno de amor", você rejeita como irrelevante qualquer evidência de que as pessoas gostam de você – por exemplo: "Essa não é a verdadeira questão; existem problemas mais profundos e outros fatores". Consequentemente, seu pensamento não pode ser refutado.*

Técnicas

1. Avalie o grau de sua crença e identifique e classifique suas emoções.
2. Identifique exatamente o que é seu pensamento.
3. Vamos fazer uma análise do custo-benefício:
   a. Qual é a consequência de pensar dessa maneira vaga e indefinível?
   b. Qual é a consequência de pensar em termos que ninguém mais poderá entender?
   c. Você está assumindo que, porque seu pensamento é vago e de difícil compreensão, você é um pensador profundo? É possível que esteja apenas confuso neste exato momento?
4. Examine as evidências a favor e contra sua posição. É possível coletar evidências que contrariem seu pensamento?
5. Qual é a qualidade das evidências que apoiam ou contrariam seu pensamento? Outras pessoas se convenceriam?
6. Que distorções cognitivas você usa para apoiar sua crença? Você se baseia no raciocínio emocional, desqualifica os aspectos positivos ou usa filtros negativos?
7. Como poderia provar que seu pensamento está errado? Ele é testável? Se seu pensamento não puder ser testado – se não houver maneira de provar que você está errado – então ele não é realmente "sem sentido"?
8. Imagine que um cientista que não conhece você estivesse coletando dados. Você diz: "teste a validade desse meu pensamento". Como ele coletaria dados em seu pensamento? De que forma isso é diferente da maneira como você avalia as informações?
9. Aplique o exercício do duplo padrão: se outra pessoa pensasse dessa maneira, que conselho você daria a ela?
10. Se seu pensamento é tão vago que não pode ser testado, isso faz você se sentir impotente para modificar as coisas?
11. Que ações você poderia tomar que "refutariam" seu pensamento?
12. Imagine que você tem que montar um experimento para testar seu pensamento. Como você coletaria informações? Como você descreveria esse experimento para um estranho?

17. Foco no julgamento: *você vê a si mesmo, aos outros e os acontecimentos em termos de avaliações do tipo bom-mau ou superior-inferior, em vez de simplesmente descrever, aceitar ou compreender. Você está continuamente avaliando a si mesmo e aos outros de acordo com padrões arbitrários, e achando que você e os outros estão em falta. Você foca nos julgamentos dos outros, assim como nos seus próprios – por exemplo: "Não fui bem na faculdade" ou "Se for jogar* *tênis, não vou me sair bem" ou "Olhe como ela é bem-sucedida; eu não sou".*

Técnicas

1. Avalie o grau de sua crença e identifique e classifique suas emoções.
2. Identifique exatamente a natureza do seu julgamento – por exemplo: "Eu deveria ser perfeito" ou "Eu deveria ter a aprovação de todos" ou "Eles deveriam fazer o que eu quero que façam".
3. Vamos fazer uma análise do custo-benefício:
   a. Você acha que ser rígido e exigente irá motivá-lo (ou aos outros)?
   b. Você acha que está sendo "moralmente correto" ou "defendendo o que é certo"?
   c. De onde você tirou essa regra?
4. Examine as evidências a favor e contra seus julgamentos. Outras pessoas fazem esses julgamentos de modo tão severo e tão frequentemente quanto você?
5. Que distorções cognitivas você usa para apoiar essa crença? Você rotula, desqualifica os aspectos positivos, tem pensamento dicotômico ou supergeneraliza?
6. Você se rotula e aos outros em termos de tudo-ou-nada quando você ou eles não respeitam suas regras rígidas? Qual é a consequência dessa rotulação?
7. Aplique a técnica do duplo padrão: todos veriam isso dessa maneira? Por que não?
8. E se transformássemos o padrão bom-mau numa regra universal? Isso seria humano e razoável? Por que sim ou por que não?
9. A moralidade deve melhorar a dignidade humana. Seus julgamentos tratam as pessoas de maneira humana e digna? Ou eles visam condenar e criticar as pessoas?
10. Aplique outro exercício do duplo padrão: se você realmente amasse alguém ou se importasse com essa pessoa, você a julgaria dessa maneira? Por quê? Existe alguma razão pela qual você julgaria a si mesmo dessa maneira, mas não os outros?
11. E se você substituísse seus julgamentos pela afirmação de que *preferiria* que algo fosse verdade? E se fosse menos extremo em sua afirmação? Por exemplo, e se você dissesse: "Eu preferiria fazer bem feito", em vez de "Eu deveria ser perfeito"? Tente reformular todas as suas regras do tipo "deveria" em termos de preferências menos extremas.
12. E se você substituísse os julgamentos por melhorias? Por exemplo: "Eu poderia melhorar meu desempenho" ou "Eles também poderiam melhorar". O que você poderia dizer ou fazer para incentivar a melhora?
13. Em vez de julgar os aspectos negativos, que tal se você elogiasse os positivos? Estimulasse mais aspectos positivos?
14. Experimente praticar *mindfulness* em vez de julgar. Foque apenas na descrição do que aconteceu, sem usar palavras de julgamento. Evite usar expressões de tempo como "sempre" e "nunca" – por exemplo: "Ele é sempre assim" ou "Nunca vou estar à altura". Foque apenas no comportamento que você pode observar – por exemplo: "Ele estava dirigindo rápido" – e em como se sentiu – por exemplo: "Senti-me nervoso". Permaneça no presente.

15. Se você permanecer no momento presente, como esse momento vai se modificar? O que irá acontecer daqui a uma hora, um dia, uma semana?
16. Experimente ver essa situação a partir do ponto privilegiado de uma sacada. Imagine que você está observando o que está acontecendo a partir de uma sacada e deve descrever para um estranho o que vê. O que exatamente você relata que está sendo dito e feito?
17. E se você substituísse o julgamento por aceitação? Você poderia dizer: "Aceito que essa é a maneira como alguém se comportou". Se você aceitasse em vez de julgar, o que aconteceria? Quais são os custos e os benefícios da aceitação?
18. Em vez de julgar os outros e a você mesmo, imagine-se direcionando compaixão e atenção para outras pessoas e para si mesmo. Imagine-se pensando e querendo coisas boas, carinhosas, amor e aceitação pelos outros e por si mesmo. O que acontece quando você direciona compaixão em vez de julgamentos, para outras pessoas e para si mesmo?

CAPÍTULO 13

Modificação da necessidade de aprovação

Um elemento central na depressão e na ansiedade é a necessidade excessiva de aprovação. O indivíduo que tem essa necessidade excessiva de aprovação provavelmente mantém inúmeros pensamentos automáticos distorcidos. Estes incluem leitura mental ("Ele acha que sou chato"), personalização ("Ela bocejou porque sou um fracasso"), catastrofização ("É terrível quando as pessoas não gostam de mim"), adivinhação do futuro ("Serei rejeitado"), supergeneralização ("Isso sempre acontece comigo"), rotulação ("Sou um atraso para quem está comigo") e outros. Além disso, o indivíduo pode ter regras condicionais ou pressupostos como esses: "Eu deveria ser interessante o tempo todo", "Eu deveria receber aprovação o tempo todo", "Se as pessoas não gostam de mim, então deve haver algum problema comigo", "Você não pode apreciar a vida, a menos que todos gostem de você" e "Se uma pessoa não gosta de você, então deve evitá-la". Além do mais, esses pressupostos e pensamentos frequentemente estão relacionados a esquemas pessoais subjacentes, tais como ver a si mesmo como deficiente, incompetente ou incapaz de funcionar de forma independente. O clínico também deve avaliar estratégias de enfrentamento problemáticas como preocupação, ruminação, esquiva, fuga, delegar aos outros e uso excessivo de álcool e drogas para reduzir a ansiedade.

Beck (1987) propôs que uma dimensão da personalidade relacionada à vulnerabilidade à depressão é a sociotropia, caracterizada pela preocupação excessiva com ameaças à estabilidade ou segurança de um relacionamento. Essa dimensão contrasta com a autonomia, caracterizada por preocupações com conquistas ou desempenho, que são independentes das relações interpessoais. Em seus extremos, os dois estilos são vulnerabilidades, sendo que a sociotropia é ativada pela perda ou ameaça a um relacionamento, enquanto as questões ligadas à autonomia são ativadas por ameaça ou perda nas aquisições ou no funcionamento individual (Clark, Beck, & Brown, 1992; Hammen, Ellicott, Gitlin, & Jamison, 1989). O clínico deve avaliar o grau em que tendências sociotrópicas gerais podem estar subjacentes ao conjunto de problemas do paciente. Por exemplo, clientes com um estilo sociotrópico têm maior probabilidade de apresentar escores mais elevados nas medidas de personalidade dependente e evitativa e com frequência podem apresentar características *borderline*, enquanto ameaças a um relacionamento podem desencadear desregulação problemática. Questões sociotrópicas geralmente estão subjacentes ao transtorno de ansiedade social e podem explicar os esforços excessivos de detecção de ameaça, retraimento, delegação e esquiva social em geral. Assim, a necessidade de aprovação pode ser considerada como apenas parte de uma conceitualização de caso mais complexa.

No exemplo a seguir, examino trechos de discussões na terapia com um paciente que se sentia inseguro e marginalizado no trabalho. Conforme indicado nos diálogos, suas preocupações atuais com aprovação e marginalização podem estar associadas a esquemas do início da infância de ser burro, deficiente ou diferente dos seus pares. Além disso, seus esforços de enfrentamento problemáticos no contexto atual também são examinados.

Primeira sessão

TERAPEUTA: Você diz que, se alguém discordar de algo que fez, então você será marginalizado.

PACIENTE: Sim, tenho medo de que as pessoas me ignorem.

TERAPEUTA: Quais são as evidências de que as pessoas vão ignorá-lo? (EXAME DAS EVIDÊNCIAS.)

PACIENTE: Não sei – quando eu era criança, algumas crianças não gostavam de mim.

TERAPEUTA: E o que elas faziam?

PACIENTE: Elas não faziam nada especificamente; só que eu nunca me sentia fazendo parte do grupo.

TERAPEUTA: Então parece que este é um assunto antigo para você: que as pessoas podem não gostar de você e excluí-lo.

PACIENTE: Sim. Sempre me senti um homem estranho.

TERAPEUTA: Então, no trabalho, quando acha que é estranho, como você responde? Você é amistoso? (EXAME DA ESTRATÉGIA DE ENFRENTAMENTO.)

PACIENTE: Você sabe, não sou realmente tão extrovertido assim. Acho que sou um pouco tímido. Então, quando entro no escritório, às vezes me sinto ansioso e não ajo de forma amistosa.

TERAPEUTA: Como você acha que as pessoas interpretam seu comportamento? Elas acham que você é tímido, ou poderiam pensar alguma outra coisa? (INTERPRETAÇÃO ALTERNATIVA.)

PACIENTE: Talvez elas me achem antipático.

TERAPEUTA: Então sua maneira de lidar com a ansiedade é se retrair e ser um pouco cauteloso com as pessoas, e elas podem interpretar isso como antipatia da sua parte. É possível que algumas delas até achem que você não gosta delas?

PACIENTE: Sim, é verdade – talvez elas achem que sou antipático.

TERAPEUTA: Então temos aqui uma questão antiga da sua infância sobre não se sentir pertencendo a um grupo e ter uma visão de si mesmo como a de um estranho que é marginalizado pelo grupo. (IDENTIFICAÇÃO DO ESQUEMA.) Você consegue pensar em alguma razão para que algumas daquelas crianças não fossem tão amistosas na sua infância? (INTERPRETAÇÃO ALTERNATIVA.)

PACIENTE: Não sei – sabe, talvez elas pensassem que, pelo fato de eu ser mais inteligente, poderia não estar muito interessado em algumas coisas tolas que elas faziam, que eu fosse julgá-las.

TERAPEUTA: Então talvez você achasse que não pertencia àquele grupo porque tinha interesses diferentes e, na verdade, quem sabe até você não quisesse mesmo fazer parte daquele grupo.

PACIENTE: Sabe, você pode ter razão, mas de alguma forma eu *queria* ser aceito.

TERAPEUTA: Então você acha que essa ideia de ser um estranho ao grupo está relacionada à sua infância e ao fato de que faz muita leitura mental de que as pessoas não gostam de você e, em consequência disso, as evita e não é extrovertido? (RELAÇÃO DO ESQUEMA COM OS PENSAMENTOS AUTOMÁTICOS.)

PACIENTE: Sim, isso pode ser verdade.

TERAPEUTA: Então vamos montar um experimento no qual você agirá de forma amistosa com as pessoas do escritório diariamente. Dizendo, por exemplo: "Olá, como vai? Como foi seu fim de semana?", coisas assim. Como acha que as pessoas irão responder? (TESTE DO PENSAMENTO, COLETA DE EVIDÊNCIAS, FAZER PREVISÕES.)

PACIENTE: Não sei – boa pergunta. Talvez elas sejam antipáticas, talvez sejam amistosas. Simplesmente não sei.

TETAPEUTA: Então podemos testar sua ideia de que as pessoas não gostam de você, montando um experimento.

Sessão seguinte

TERAPEUTA: Então, descobrimos que algumas pessoas parecem responder positivamente quando você é amistoso com elas. É possível que parte do comportamento "antipático" que você vivenciou com seus colegas faça parte de uma profecia autorrealizável, na qual você não age de forma tão amistosa com eles, e eles, por sua vez, não agem de forma amistosa com você? (COLETA DE EVIDÊNCIAS, AVALIAÇÃO DO EXPERIMENTO, AVALIAÇÃO DA PROFECIA AUTORREALIZÁVEL.)

PACIENTE: Sim, esta é certamente uma possibilidade.

TERAPEUTA: OK, vamos tentar algo diferente esta semana. Você esteve muito preocupado com a ideia de que as pessoas podem não gostar de você. E também me disse em outros momentos que age de maneira muito formal e muitas vezes não faz contato visual. (IDENTIFICAÇÃO DO ESTILO DE ENFRENTAMENTO.) Vimos que você poderia agir de maneira mais amistosa e mais informal no escritório, e isso parece estar levando as pessoas a uma atitude mais amistosa em relação a você. Mas vamos tentar algo diferente. Vamos tentar fazer intencionalmente algo que algumas pessoas podem não gostar. Não quero dizer que você deva ser desagradável, mas simplesmente faça solicitações com as quais as pessoas provavelmente não vão concordar. (AÇÃO CONTRA O PENSAMENTO, AÇÃO OPOSTA.)

PACIENTE: O que você quer dizer?

TERAPEUTA: Quero dizer que vamos imaginar que você vá a uma loja e peça ao vendedor que lhe mostre várias camisas. E depois, quando ele lhe diz os preços, você fala: "Eu gostaria de um desconto de 30%". Você sabe que ele não irá lhe dar 30% de desconto, mas continua insistindo mesmo quando ele diz "não" várias vezes. Em outras palavras, você faz algo que provavelmente a outra pessoa não irá aprovar. O objetivo é, na verdade, provocar desaprovação. (TESTE DAS PREVISÕES, EXPOSIÇÃO, PRÁTICA DO MEDO.)

PACIENTE: Isso parece meio engraçado.

TERAPEUTA: O que você acha que aconteceria se o vendedor realmente o desaprovasse?

PACIENTE: Não sei. Acho que meu velho *self* acharia que aquilo era o fim do mundo. Eu poderia pensar que sou uma má pessoa ou desagradável. (IDENTIFICAÇÃO DAS PREVISÕES.)

TERAPEUTA: Bem, posso ver por que esses pensamentos o impediriam de ser assertivo. Mas vamos refletir um pouco. E se o vendedor realmente não gostasse de você? O que você ainda seria capaz de fazer na sua vida, mesmo que esse vendedor não gostasse de você? (EXAME DO QUE VOCÊ AINDA PODE FAZER, DESCATASTROFIZAÇÃO)

PACIENTE: Acho que provavelmente eu poderia fazer tudo o que sempre fiz.

TERAPEUTA: Então esse seria um experimento em que você intencionalmente tentaria obter desaprovação. E, depois disso, poderá ver se as coisas na sua vida mudam para melhor, para pior ou não mudam absolutamente nada. (MONTAGEM DO EXPERIMENTO, TESTE DAS PREVISÕES.)

PACIENTE: Nunca havia pensado dessa maneira.

TERAPEUTA: A maioria das pessoas não se submete à experiência de ser rejeitada. Mas aqui o objetivo é descobrir que a rejeição, na verdade, pode não levar a nenhuma mudança em sua vida.

Sessão seguinte

TERAPEUTA: O que aconteceu quando você continuou pedindo o desconto nas camisas?

PACIENTE: O vendedor disse que o preço era aquele.

TERAPEUTA: E você continuou pedindo um preço mais baixo?

PACIENTE: Sim, fiz isso e ele continuou recusando. E depois ele pareceu meio irritado comigo. Inicialmente, eu estava um pouco ansioso e me senti envergonhado, mas então me dei conta de que aquilo era um experimento para descobrir como é ser rejeitado. (TESTE DAS PREVISÕES.)

TERAPEUTA: Vamos imaginar que esse vendedor realmente não goste de você, e na verdade ele esteja achando que você está sendo um idiota nesse exato momento. O que você ainda pode fazer, mesmo que ele não goste de você? (EXAME DO QUE AINDA POSSO FAZER.)

PACIENTE: Não sei. Acho que ainda posso ir trabalhar, ver meus amigos e fazer tudo o que sempre fiz antes.

TERAPEUTA: Bem, se você pode fazer tudo o que fazia antes, então será algo muito trivial se alguém não gostar de você. (COLOCAÇÃO DAS COISAS EM PERSPECTIVA.)

PACIENTE: Acho que se eu olhar por esse ângulo, você está certo.

TERAPEUTA: Como você acha que irá se sentir sobre isso daqui a um mês, sabendo que essa pessoa pode não gostar de você? (PERSPECTIVA DE TEMPO FUTURO.)

PACIENTE: Acho que não vou nem pensar nisso.

TERAPEUTA: Uma técnica que você pode usar é a técnica "e daí?" Por exemplo, você pode dizer para si mesmo: "E daí se o vendedor não gostar de mim?". Você já descobriu que algumas vezes pensa sobre isso? Você às vezes diz: "E daí – quem se importa?" (E DAÍ – TORNE ISSO SEM IMPORTÂNCIA, PORQUE ISSO NÃO É UM PROBLEMA.)

PACIENTE: Eu provavelmente não digo "e daí" o suficiente.

Sessão seguinte

TERAPEUTA: Bem, temos falado sobre como você interage com as pessoas no trabalho. Você obteve algumas rejeições do vendedor na loja e descobriu que não era o fim do mundo ser rejeitado ou o fato de alguém naquela loja não gostar de você. Agora, vamos pensar em outra possibilidade. Vamos imaginar seu pior medo de ser marginalizado. Vou iniciar uma sentença e você a termina. "Fui marginalizado no trabalho e as pessoas não gostam de mim. E agora temo que..." – o que vai acontecer? (SETA DESCENDENTE.)

PACIENTE: Não sei – serei demitido. Acho que me vejo desempregado, sentado em casa sozinho.

TERAPEUTA: "E quando penso em estar sentado em casa sozinho, preocupo-me que..." – o que vai acontecer?

PACIENTE: Não sei... Nunca mais vou conseguir outro emprego.

TERAPEUTA: "Se eu nunca mais conseguir um emprego, o que me preocupa em relação a isso é..." – o quê? (SETA DESCENDENTE, FANTASIA TEMIDA.)

PACIENTE: Acho que irei à falência e vou acabar como um morador de rua.

TERAPEUTA: OK, essa é uma imagem muito forte. Você consegue ter uma imagem visual bem clara de si mesmo como um morador de rua?

PACIENTE: Sim, eu me vejo sentado na calçada com um cartaz de papelão na mão.

TERAPEUTA: OK, vamos ter essa imagem em mente por enquanto – você está sentado na calçada, morando na rua, como um cartaz de papelão na mão. (IMAGEM VISUAL DA FANTASIA TEMIDA, EXPOSIÇÃO À IMAGEM.)

PACIENTE: (*sorrindo*) É difícil imaginar que isso possa acontecer.

TERAPEUTA: Por quê?

PACIENTE: Porque tenho muitas habilidades e sei que conseguiria um emprego.

TERAPEUTA: OK. Então vamos chamar isso de sua "fantasia temida": você está sentado na calçada, como um morador de rua, com roupas esfarrapadas, segurando um cartaz de papelão. Este é seu medo se as pessoas não gostarem de você.

PACIENTE: Sim. Sei que isso é completamente absurdo – quase engraçado.

TERAPEUTA: OK, isso é um absurdo, mas também é uma fantasia que, em algum nível, você teme. Então, como qualquer outro medo, podemos fazer exposição. Exposição é quando você enfrenta sua imagem temida repetidamente até que ela se torne tão entediante que se torna difícil prestar atenção nela. Esta é a minha ideia, caso você esteja disposto a experimentá-la. Gostaria que você encontrasse algumas figuras de moradores de rua sentados nas calçadas. Procure no Google "imagens de moradores de rua". Eu gostaria que você as colocasse na tela do seu computador e olhasse para elas todos os dias. E quando olhar para elas, quero que diga: "Bem, acho que se alguém não aprovar algo que eu diga ou faça, vou acabar como esse morador de rua". (INUNDAÇÃO DA FANTASIA TEMIDA.)

PACIENTE: Isso parece muito engraçado, de certa forma. Você tem certeza de que não está brincando comigo?

TERAPEUTA: É uma brincadeira, em parte. Mas, na verdade, é uma brincadeira séria – o que quero que você faça é assumir sua fantasia temida e vê-la como uma brincadeira.

CAPÍTULO 14

Desafio à autocrítica

Pensamento autocrítico, culpa e vergonha são componentes essenciais do transtorno depressivo maior, e também são encontrados na grande variedade de transtornos de ansiedade e no trauma. O indivíduo propenso à autocrítica tem maior probabilidade de estar focado no lamento, o que contribui para a indecisão e a aversão ao risco. O pensamento autocrítico também é um conteúdo significativo da ruminação, com a qual os indivíduos ficam presos aos erros que acreditam ter cometido. Nos diálogos a seguir, extraídos de várias sessões, podemos ver como o terapeuta pode utilizar uma grande variedade de técnicas da terapia cognitiva para abordar o pensamento autocrítico.

Primeira sessão após a avaliação inicial

O paciente é um homem de 35 anos que recentemente perdeu o emprego em uma empresa de *marketing*. Nas últimas semanas, ele vem se criticando, ruminando e isolando-se dos amigos. Nos diálogos a seguir, o terapeuta utiliza várias técnicas da terapia cognitiva para abordar sua tendência à autocrítica, vergonha e lamentação.

PACIENTE: Estou muito preocupado se vou conseguir um bom emprego, e só fico sentado pensando muito sobre o perdedor que sou.

TERAPEUTA: Parece ser uma situação muito difícil, como seria para qualquer pessoa. Quando você está sentado em seu apartamento e se sentindo para baixo, que tipos de pensamentos passam por sua cabeça? (EVOCAÇÃO DE PENSAMENTOS.)

PACIENTE: Eu apenas penso que sou um verdadeiro fracasso.

TERAPEUTA: Esse é um pensamento muito difícil para ficar remoendo, especialmente quando você está completamente sozinho. Diga-me o que quer dizer com "fracasso". (TÉCNICA SEMÂNTICA.)

PACIENTE: Não sei – alguém que não consegue se organizar. Sinto-me um perdedor.

TERAPEUTA: Quais seriam os sinais de que uma pessoa é um fracasso?

PACIENTE: Acho que eu diria que é alguém que não consegue fazer nada direito.

TERAPEUTA: OK, então um fracassado é alguém que não consegue fazer nada direito, certo?

PACIENTE: Sim, é isso mesmo.

Terapeuta: E você diria que alguém que *não* é um fracassado consegue fazer tudo direito?

Paciente: Acho que sim, OK – certo.

Terapeuta: OK, então vamos dar uma olhada nisso – "alguém que não consegue fazer as coisas direito". O quanto você acredita, numa escala de 0 a 100%, que é um fracasso? (AVALIAÇÃO DO GRAU DE CRENÇA NO PENSAMENTO.)

Paciente: Como estou sentado aqui, agora, eu diria uns 90%.

Terapeuta: Quando você pensa que é 90% um fracasso, que tipo de emoções ou sentimentos você tem? (LIGAÇÃO DE PENSAMENTOS A EMOÇÕES.)

Paciente: Sinto tristeza, desesperança e ansiedade, eu acho.

Terapeuta: E, em uma escala de 0 a 100%, o quanto se sente triste, sem esperança e ansioso?

Paciente: Triste, uns 95%, sem esperança 90% e ansioso 80%.

Terapeuta: Vamos examinar as evidências de que você pensa que não consegue fazer nada direito. Quais são as evidências que você está considerando? (EXAME DAS EVIDÊNCIAS.)

Paciente: Acho que penso ser um perdedor porque acabei de perder o emprego.

Terapeuta: Existe alguma outra evidência de que você não consegue fazer nada direito?

Paciente: Não sei, não consigo pensar em mais nada.

Terapeuta: Você acha que quando tem um pensamento negativo como este – "Sou um fracasso" – você procura evidências de que é um fracasso e, então, quando encontra alguma, para de procurar e não busca evidências contra esse pensamento? (VIÉS DE CONFIRMAÇÃO, BUSCA LIMITADA.)

Paciente: Acho que isso é verdade. Posso ser muito negativo, às vezes.

Terapeuta: Talvez a consequência de limitar sua busca de informações apenas aos aspectos negativos seja que suas crenças negativas ficam cada vez mais fortes. Chamamos isso de "viés de confirmação", pois seu pensamento está automaticamente focado nos aspectos negativos. OK, vamos examinar algumas evidências de que você *consegue* fazer algumas coisas direito. Você consegue pensar em alguma coisa? (EXAME DAS EVIDÊNCIAS.)

Paciente: Bem, na verdade fiz um ótimo trabalho no meu último emprego e recebi bom *feedback* nos últimos dois anos. E também terminei a faculdade e tenho muitos bons amigos.

Terapeuta: Então quando examinamos as evidências de que você consegue fazer algumas coisas direito, existem muitos fatores. Você fez um trabalho tão bom que recebeu um bom *feedback*, terminou a faculdade e tem muitos bons amigos. Mas a evidência de que é um perdedor ou que não consegue fazer nada direito é ter perdido o emprego? (AVALIAÇÃO DAS EVIDÊNCIAS.)

Paciente: Sim, mas muitas pessoas têm amigos que terminaram a faculdade.

Terapeuta: Parece que o que você faz quando examina as evidências é desqualificar os fatos de que consegue fazer as coisas direito. Quais são as consequências de desqualificar esses aspectos positivos? (IDENTIFICAÇÃO DA DISTORÇÃO COGNITIVA, DESQUALIFICAÇÃO DOS ASPECTOS POSITIVOS.)

Paciente: Acho que isso faz com que eu me sinta mal a meu respeito.

Terapeuta: E também o que você está fazendo é rotular a si mesmo. Vamos tomar a sua ideia de que você é um fracasso porque perdeu seu emprego. Você consideraria um fracasso todos aqueles que já perderam o emprego? (DUPLO PADRÃO.)

PACIENTE: Não, absolutamente. Minha irmã perdeu o emprego alguns anos atrás, e ela com certeza não é um fracasso. Eles fizeram uma redução no quadro de funcionários e dispensaram muitas pessoas.

TERAPEUTA: Você parece ser muito crítico consigo mesmo, mas muito compreensivo com sua irmã. É possível que você tenha um duplo padrão aqui?

PACIENTE: Sim, acho que tenho. Sou muito mais rígido comigo mesmo do que seria com qualquer outra pessoa.

TERAPEUTA: Se você tivesse que pesar as evidências a favor e contra a ideia de que é um perdedor, seria 50/50, 60/40, 40/60 ou o quê? (AVALIAÇÃO DAS EVIDÊNCIAS.)

PACIENTE: Eu diria que as evidências são 90% que não sou um perdedor e 10% que *sou* um perdedor.

TERAPEUTA: Vamos examinar essa tendência que você tem de manter esses padrões exigentes para si mesmo. (IDENTIFICAÇÃO DE PRESSUPOSTOS.) Quais são os custos e benefícios desse padrão tão exigente? Vamos examinar os custos para você de ser tão exigente consigo mesmo. Quais são os custos para você? (EXAME DOS CUSTOS E BENEFÍCIOS.)

PACIENTE: Acho que isso me deixa muito autocrítico, deprimido e ansioso.

TERAPEUTA: Você obtém algum benefício com esses padrões tão exigentes?

PACIENTE: Bem, talvez os altos padrões me motivem a me esforçar mais.

TERAPEUTA: Vamos examinar as evidências que você precisa para ter padrões muito exigentes para estar motivado. Quais são as evidências em favor desse ponto de vista? (EXAME DAS EVIDÊNCIAS DO PRESSUPOSTO.)

PACIENTE: Às vezes, trabalho muito, mas outras vezes, sabe, sou tão perfeccionista que tenho dificuldade em fazer as coisas e acabo procrastinando. (EXAME DOS CUSTOS E BENEFÍCIOS DO PRESSUPOSTO.)

TERAPEUTA: Então talvez ter padrões bons ou altos possa ajudar, mas, às vezes, parece impossível, então você adia as coisas e simplesmente as evita e procrastina. Eu me pergunto o que aconteceria se você tivesse altos padrões sadios – mas, digamos, em vez de visar 100%, tivesse o objetivo de 85%? (EXAME DOS CUSTOS E BENEFÍCIOS DO PRESSUPOSTO ADAPTADO.)

PACIENTE: Sabe, pensar nisso me deixa um pouco mais ansioso, mas também um pouco mais esperançoso.

TERAPEUTA: Por que ter 85% o deixaria mais ansioso?

PACIENTE: Porque temo que se abrir mão dos meus altos padrões, vou me tornar realmente medíocre.

TERAPEUTA: Isso é interessante. Você teme abrir mão do seu perfeccionismo porque acha que se tornaria medíocre? Parece que você encara as coisas em termos de tudo-ou-nada. Ou seja, você pensa: "Ou sou 100%, ou não sou nada" (IDENTIFICAÇÃO DA DISTORÇÃO COGNITIVA DO PRESSUPOSTO.)

PACIENTE: Acho que isso é um problema para mim – e a razão de ser autocrítico, às vezes.

TERAPEUTA: Vamos examinar o que você disse. Você acha que é um perdedor porque perdeu seu emprego e define fracassado como alguém que não consegue fazer nada certo. Mas, então, quando olhamos para quem você é, vemos que, algumas vezes, se saiu muito bem no trabalho, recebeu um bom *feedback*, terminou a faculdade e tem muitos amigos. E parece que você tem um duplo padrão, segundo o qual não julga as outras pessoas, inclusive sua irmã, mas é muito crítico consigo mesmo. Além disso, você tem esses padrões perfeccionistas de que, se não for 100% bom em alguma coisa, então considera isso um fracasso. E você também desqualifica seus aspectos positivos, portanto não dá a si mesmo muito crédito pelo que faz. Agora, se modificasse alguns desses pensamentos, o que acha que aconteceria com sua autocrítica?

PACIENTE: Acho que me sentiria muito melhor em relação a mim mesmo.

Sessão seguinte

TERAPEUTA: Nós discutimos como você critica a si mesmo e acha que é um fracasso porque perdeu o emprego. Agora, pode haver inúmeras razões pelas quais alguma coisa não dá certo. O que aconteceu no trabalho que pode ter feito você perder seu emprego? (EXPLICAÇÃO ALTERNATIVA, REATRIBUIÇÃO.)

PACIENTE: Bem, havia muitas coisas acontecendo. Eles contrataram um novo gerente, e ele começou a reorganizar a equipe. E acho que ele queria trazer alguém com que já havia trabalhado antes. E acredito que não havia lugar para mim nos planos dele.

TERAPEUTA: Então, uma razão pela qual você pode ter perdido o emprego é que tinha um novo gerente.

PACIENTE: Sim.

TERAPEUTA: Vamos imaginar que tenhamos um gráfico em forma de torta e dividamos as diferentes razões pelas quais você teria perdido o emprego. E digamos que o gráfico em forma de torta representa 100%. Qual porcentagem da razão para perder o emprego se deveu à nova administração? (GRÁFICO EM FORMA DE TORTA, COLOCAÇÃO DAS COISAS EM PERSPECTIVA.)

PACIENTE: Acho que uns 75%.

TERAPEUTA: Quais poderiam ser outras razões pelas quais você perdeu o emprego?

PACIENTE: Acho que, às vezes, eu me atrasava para concluir algumas coisas porque procrastinava.

TERAPEUTA: Bem, isso é interessante. Procrastinação parece ser algo que estaria relacionado ao seu perfeccionismo, conforme discutimos anteriormente. Você acha que a procrastinação é algo que poderia ser modificado se trabalhássemos nisso? (EXAME DAS CONSEQUÊNCIAS DAS REGRAS E PRESSUPOSTOS.)

PACIENTE: Acho que provavelmente poderia.

TERAPEUTA: Se você examinasse a razão pela qual perdeu seu emprego e perguntasse a si mesmo: "Até que ponto perdi meu emprego devido à falta de habilidade?", como responderia?

PACIENTE: Acho que eu teria que dizer que somente 10% foi por falta de habilidade e 15% foi apenas má sorte – as mudanças no trabalho.

TERAPEUTA: Então a maior porcentagem das razões – ou seja, 75% – deveu-se à nova administração e à vinda de novas pessoas, e apenas 10% à sua falta de habilidade, e parte disso se deveu à procrastinação. E você acha que a procrastinação poderia ser modificada se nós trabalhássemos nela? (REATRIBUIÇÃO, EXAME DA VISÃO FIXA VS. VISÃO DE CRESCIMENTO DO DESEMPENHO E DA HABILIDADE.)

PACIENTE: Sim, acho que é verdade. Mas que estupidez a minha em procrastinar as coisas. O mercado de trabalho é difícil. Eu deveria saber disso.

TERAPEUTA: Então, se olharmos para as coisas que poderiam mudar no futuro, poderíamos dizer que a sua procrastinação pode mudar, seu esforço pode mudar e talvez você não tenha emprego quando a gerência mudar. Se pensássemos sobre isso, há algumas coisas que poderiam ser mais estáveis ou fixas, como sua habilidade, que foi somente 10% da causa da perda de seu emprego, e os outros 90% são coisas que poderiam ser mudadas no futuro.

PACIENTE: Entendo que você está dizendo que algumas dessas coisas poderiam mudar. Mas fui estúpido em procrastinar, ainda assim.

TERAPEUTA: Sabe, todos nós fazemos coisas que poderíamos lamentar. Vejo que você está começando a se criticar. Vamos imaginar que você tivesse um treinador de tênis e rebateu a bola na rede. Agora esse treinador vem até você, pega sua raquete e bate com ela na sua cabeça 10 vezes. Isso ajudaria a melhorar seu jogo de tênis? (EXAME DOS CUSTOS DA AUTOCRÍTICA VS. AUTOCORREÇÃO.)

PACIENTE: Não, isso machucaria a minha cabeça.

TERAPEUTA: Então você bater na própria cabeça não irá ajudar. E se o treinador lhe mostrasse a maneira correta de se movimentar? E então você desse um saque por cima da rede?

PACIENTE: Seria bem melhor.

TERAPEUTA: Então, há uma diferença entre autocrítica e autocorreção. A autocorreção o ajuda a melhorar, então podemos examinar como modificar a procrastinação, como fazer as coisas direito. Isso seria mais produtivo do que autocrítica e ficar preso às lamentações, não é?

PACIENTE: Eu sei, eu simplesmente fico insistindo na minha autocrítica.

TERAPEUTA: Quando pensamos em criticar a nós mesmos, temos que pensar sobre aquelas coisas que poderiam mudar e aquelas que não mudam, e, no seu caso, quase tudo isso é algo que poderia mudar para melhor. De fato, até poderíamos dizer que talvez você tenha tido má sorte por ter chegado uma nova pessoa na sua chefia e ela ter desejado trazer novas pessoas.

PACIENTE: Acho que é assim mesmo. Acho que está correto.

TERAPEUTA: E, como você sabe, a sorte pode mudar. E sua procrastinação pode mudar no futuro. Vamos experimentar uma dramatização: eu serei seus pensamentos muito negativos, e você tenta me contestar. (DRAMATIZAÇÃO CONTRA OS PENSAMENTOS NEGATIVOS.) (*Como crítico*) Você não consegue fazer nada direito.

PACIENTE: (*defendendo-se*) Isso não é verdade! Eu cursei faculdade, tive um bom *feedback* no trabalho, fiz muitas coisas certas e tenho muitos amigos. Faço muitas coisas certas.

TERAPEUTA: (*como crítico*) Nenhuma dessas coisas conta. A única coisa que conta é que você perdeu o emprego – o que faz de você um completo perdedor!

PACIENTE: Isso não é verdade. Milhões de pessoas perdem seus empregos, inclusive Steve Jobs, que perdeu seu emprego na Apple.

TERAPEUTA: (*como crítico*) Sim, mas a razão de ter perdido seu emprego foi que você não conseguia fazer nada direito.

PACIENTE: Não, isso não é verdade. A razão de eu ter perdido meu emprego é que eles trouxeram um novo gerente. E parte disso foi o fato de eu ter procrastinado, mas isso eu seria capaz de mudar – pelo menos, segundo meu terapeuta.

Sessão seguinte

TERAPEUTA: Sabe, você tem dito que pensa ser um fracasso, e quero explorar com você o que significaria se de fato o fosse. Vamos utilizar algumas sentenças, e você me diz o que vem à sua cabeça. "Se eu falhar e for um fracasso, então temo que..." Agora você completa esse pensamento – o que aconteceria? (SETA DESCENDENTE.)

PACIENTE: Minha preocupação é que as pessoas me rejeitem e não queiram ficar perto de mim.

TERAPEUTA: "E se eu for um fracasso e as pessoas não quiserem ficar perto de mim, isso me incomoda porque..." O que você acha que aconteceria?

PACIENTE: Eu ficaria completamente sozinho.

TERAPEUTA: "E se eu ficar completamente sozinho, então..." O que aconteceria?

PACIENTE: Eu ficaria deprimido.

TERAPEUTA: "E se eu ficasse deprimido, preocupo-me que..." O que aconteceria?

PACIENTE: Minha vida não vai valer a pena, e posso até me matar.

TERAPEUTA: Então seu pensamento é que se você for um fracasso, as pessoas não vão querer ficar perto de você e por fim a vida não valeria a pena. (IDENTIFICAÇÃO DE PRESSUPOSTOS.) Vamos fazer uma dramatização. Eu serei você, reconhecendo que sou um fracasso, e quero que você tente fazer com que eu me sinta mal por isso. Quero que você realmente me ataque com os pensamentos mais negativos possíveis. (DRAMATIZAÇÃO CONTRA O PENSAMENTO.)

PACIENTE: OK, então você quer que eu faça com que se sinta mal?

TERAPEUTA: Sim, isso mesmo. Tente fazer com que eu me sinta mal por ser um fracasso. OK? (*Como um fracasso.*) Eu me dei conta de que sou um fracasso, mas na verdade não me sinto mal por isso.

PACIENTE: (*como crítico*) Bem, se você for um fracasso, ninguém irá querer ficar perto de você.

TERAPEUTA: (*como um fracasso*) Não acho que isso seja verdade, pois muitos dos meus amigos falharam em alguma coisa e, segundo você, eles são um fracasso. E nós gostamos de sair juntos, andar por aí. Temos muitas coisas em comum. (TRANSCENDÊNCIA DO RÓTULO NEGATIVO PELA ACEITAÇÃO.)

PACIENTE: (*como crítico*) Bem, eles são apenas uma turma de perdedores.

TERAPEUTA: (*como um fracasso*) Muitos neste mundo falham em alguma coisa, e nós, perdedores, realmente estamos em maior número do que as pessoas perfeitas com as quais você acha que deveríamos estar preocupados.

PACIENTE: (*como crítico*) Bem, você não pode ser feliz estando ao lado de pessoas que são perdedoras, não é?

TERAPEUTA: (*como um fracasso*) Sim, eu posso estar muito feliz ao lado de pessoas comuns, muito legais e divertidas que fracassaram em alguma coisa. E adivinhe só? Todos nós iremos fracassar em mais coisas no futuro porque somos legais e divertidos e, sabe o que mais, iremos apoiar uns aos outros.

Sessão seguinte

TERAPEUTA: Então quando está se sentindo muito mal em relação a si mesmo, parece que você fica sentado em seu apartamento, isolando-se dos amigos. Por que isso? (LIGAÇÃO DE SENTIMENTOS A PENSAMENTOS COM ENFRENTAMENTO PROBLEMÁTICO.)

PACIENTE: Acho que me sinto um pouco constrangido por estar desempregado.

TERAPEUTA: Algum dos seus amigos ou membro da sua família já ficou desempregado?

PACIENTE: Sim, muitos amigos e membros da minha família já ficaram desempregados em diferentes momentos. Minha amiga Bethany está desempregada.

TERAPEUTA: Então parece que você se sente envergonhado por estar desempregado.

Quando sente isso e pensa em se encontrar com seus amigos, o que você acha que eles pensariam sobre você – o que pensa que irá passar pela cabeça deles? (EXAME DA LEITURA MENTAL.)

PACIENTE: Acho que penso que eles irão pensar que sou um perdedor e não vão querer ficar perto de mim.

TERAPEUTA: Então está fazendo leitura mental. Em que isso está baseado? (EXAME DAS EVIDÊNCIAS.)

PACIENTE: Acho que só estou pensando que eles pensam tão mal de mim quanto eu penso ao meu respeito.

TERAPEUTA: Então está fazendo leitura mental. Parece que você acha que seus amigos são tão críticos quanto você é consigo mesmo. Mas eu me pergunto o que você acha que seus amigos realmente pensariam de você? (EXAME DAS EVIDÊNCIAS.)

PACIENTE: Na verdade, eu penso que eles seriam apoiadores.

TERAPEUTA: Então vamos realizar um experimento. Durante a próxima semana, por que você não conversa com seus amigos, conta a eles que perdeu seu emprego e vê o que acontece? Como acha que eles irão responder? (PROSPECÇÃO DE AMIGOS, COLETA DE EVIDÊNCIAS.)

PACIENTE: Acho que eles provavelmente serão apoiadores.

TERAPEUTA: E qual seria a vantagem de receber esse apoio e poder se encontrar com seus amigos?

PACIENTE: Acho que não me sentiria sozinho.

TERAPEUTA: E uma coisa que pode acontecer quando você conversar com outras pessoas é descobrir que o que está se passando ao perder seu emprego é muito normal, e você começa a normalizar o que está acontecendo, sentir-se mais como parte da raça humana e ver que não está sozinho. (UNIVERSALIZAÇÃO DOS PROBLEMAS.)

PACIENTE: Isso seria muito útil para mim – não me sentir esquisito.

Mais adiante na sessão

TERAPEUTA: Nós conversamos sobre como você é autocrítico e rígido consigo mesmo. Uma alternativa para isso é encontrar alguma compaixão por você mesmo. Se tivesse que pensar em um grande amigo com quem se importa profundamente e que estivesse passando por momentos difíceis, que tipo de coisas compassivas você lhe diria durante esse período? (MENTE COMPASSIVA.)

PACIENTE: Diria ao meu amigo que me preocupo com ele, que o amo e sempre estarei aqui para ajudá-lo.

TERAPEUTA: Bem, vamos imaginar que você direcione sua compaixão para si mesmo. Feche os olhos e cruze os braços no peito, como se estivesse abraçando a si mesmo carinhosamente. E agora diga em voz alta essas palavras carinhosas que acabou de dizer. (DRAMATIZAÇÃO DA AUTOCOMPAIXÃO.)

PACIENTE: Eu me preocupo com você, você é uma boa pessoa e já fez coisas boas. Sempre estarei aqui para ajudá-lo e sempre estarei ao seu lado.

TERAPEUTA: E agora, com os olhos fechados, tendo em mente essa atitude carinhosa, tente imaginar uma pessoa em sua vida – talvez de quando você era criança – que era a mais gentil, a mais amorosa. Quem seria ela? (IMAGEM COMPASSIVA.)

PACIENTE: Eu diria que era a minha avó.

TERAPEUTA: Imagine que ela está lhe dizendo essas coisas. Feche os olhos e imagine o que sua avó lhe diria desta vez. Você pode dizer em voz alta o que ela lhe diria? (DRAMATIZAÇÃO DA COMPAIXÃO.)

Paciente: (*interpretando sua avó*) Você sabe o quanto o amo e o quanto me preocupo com você e que sempre estará em meu coração.

Sessão seguinte

Terapeuta: Vamos examinar o que você faz quando está preso a esses pensamentos negativos em relação a si mesmo. O que você acha que acabará fazendo depois que começar a pensar de maneira tão negativa? O que faz em seguida? (LIGAÇÃO DO COMPORTAMENTO A EMOÇÕES NEGATIVAS.)

Paciente: Acho que fico em meu apartamento e não vejo meus amigos. E então fico pensando sobre como tudo está tão ruim.

Terapeuta: Então quando você critica a si mesmo, fica preso a esses pensamentos negativos, tem a tendência a ficar sozinho e se isola intencionalmente. (IDENTIFICAÇÃO DE RUMINAÇÃO.) Então você se encontra com seus amigos. E, em consequência, não se diverte com as pessoas que se importam com você. Depois, se isola e se critica ainda mais. (EXAME DOS CUSTOS DA RUMINAÇÃO E DO ISOLAMENTO.)

Paciente: Sim, isso realmente descreve o que eu faço. Acho que começo a pensar que simplesmente serei um fardo para meus amigos, e também acho que eles vão pensar que sou um perdedor porque perdi meu emprego. Acho que eu pareço um problema, e não quero que eles se sintam ainda piores em relação a mim. Então simplesmente não me encontro com eles.

Terapeuta: Parece que você tem mais probabilidade de ter pensamentos autocríticos quando está sozinho. E tende a repeti-los continuamente. Chamamos isso de "ruminação", que é focar no pensamento negativo repetidamente. Podemos retomar isso mais tarde. Vamos examinar seu pensamento de ser um fardo para seus amigos. Quando se encontrou com seus amigos nas últimas semanas, o que você fez? (PROFECIA AUTORREALIZÁVEL.)

Paciente: Para ser honesto, acho que me lamentei muito em relação à perda do emprego. Depois continuei ruminando, como você diz, e acho que isso pareceu uma chatice.

Terapeuta: Então você tende a ruminar em voz alta com seus amigos. Quem sabe isso seja um problema para você e também para seus amigos? No entanto, certamente faz sentido buscar algum apoio. Quando seus amigos o apoiam, como você responde?

Paciente: Bem, agora me dou conta, falando com você, que eu me lamento ainda mais, e às vezes fico irritado com meus amigos quando eles me dão conselhos – como outro dia, quando Roger sugeriu que eu entrasse em contato com alguns colegas no meu trabalho – fiquei muito zangado com ele e disse: "Você não percebe o quanto isso é difícil", e acho que ele ficou um pouco surpreso com a minha irritabilidade.

Terapeuta: Acho que aqui há algo a ser aprendido: se as pessoas o aconselham, não fique irritado ou zangado com elas porque poderá afastá-las. Sabe, uma coisa a ter em mente quando está falando com os amigos na busca de apoio é também ser apoiador com as pessoas que apoiam você. Por exemplo, você poderia dizer: "Roger, obrigado por ser compreensivo e oferecer seu apoio". Assim seus amigos sabem que você os escuta e valoriza seu apoio. (REFORÇO DO APOIO.)

Paciente: Sim, às vezes eu posso parecer muito negativo.

TERAPEUTA: Bem, você está passando por momentos difíceis. Mas também pode tentar mencionar algumas coisas positivas que está fazendo, para que as pessoas possam ficar sabendo que você está sendo apoiador consigo mesmo.

PACIENTE: Eu *estou* fazendo algumas coisas positivas, isso é verdade. Fiz algumas pesquisas e também alguns contatos. Quem sabe, talvez eu encontre um trabalho.

TERAPEUTA: Agora, você disse que achava que seus amigos iriam menosprezá-lo. Você acha que algum dos seus amigos realmente faria isso? Quais dos seus amigos você acha que realmente o menosprezam por não ter um emprego? (EXAME DAS EVIDÊNCIAS.)

PACIENTE: Bem, provavelmente nenhum deles, embora Valerie seja uma pessoa muito crítica; ela é intolerante com outras pessoas. Por isso, não ficaria surpreso se ela me menosprezasse por eu estar sem trabalho.

TERAPEUTA: Você realmente pensaria em evitar seus bons amigos porque pode ter uma amiga intolerante? Você quer dar a Valerie todo esse poder?

PACIENTE: Sabe, você está certo. De qualquer forma, nunca gostei muito da Valerie.

TERAPEUTA: Bem, vamos fazer uma dramatização. Eu serei Valerie, sendo muito crítica e você contesta o que ela diz. (DRAMATIZAÇÃO CONTRA A CRÍTICA.) Bem, acho que você é meio que um perdedor porque perdeu seu emprego.

PACIENTE: Isso é um absurdo. Milhões de pessoas estão desempregadas em determinado momento. Não sou um perdedor só porque perdi o emprego – eu apenas perdi o emprego.

TERAPEUTA: (*como Valerie*) Somente as pessoas que não têm habilidades perdem seus empregos.

PACIENTE: Isso é um absurdo. Pessoas com muitas habilidades perdem seus empregos. Entra uma nova chefia, as empresas fazem cortes, as pessoas têm desentendimentos com suas gerências, e muitas outras razões. Eu tenho muitas habilidades e já fiz um bom trabalho antes.

TERAPEUTA: (*como Valerie*) Bem, eu o desprezo, e você deveria estar preocupado com isso – porque minha opinião é a mais importante no mundo.

PACIENTE: Sua opinião só é importante para *você*. Não preciso que goste de mim para que eu goste de mim mesmo. Sempre achei você uma pessoa intolerante e crítica. E lamento que você seja assim porque isso deve torná-la detestável para outras pessoas – e provavelmente muita gente não gosta de você. Que vergonha, Valerie!

TERAPEUTA: Agora saia do personagem. Como você acha que está se saindo, contestando essas afirmações detestáveis da Valerie imaginária?

PACIENTE: Sabe, quando penso sobre isso, é meio absurdo. Na verdade, não acho que Valerie seria tão detestável quanto você a está retratando. Mas, se fosse, provavelmente é um absurdo eu tentar obter a aprovação dela.

TERAPEUTA: De certa forma, isso é irônico porque você pensaria em evitar seus bons amigos simplesmente para evitar Valerie. E quando você reflete sobre isso, se Valerie fosse tão crítica assim, você acharia que ela é meio boba. Então você ficaria mais vulnerável à autocrítica e ao isolamento para agradar uma pessoa crítica e boba.

PACIENTE: Sabe, você tem razão. Eu realmente não deveria me importar muito com o que uma pessoa boba pensa.

Sessão seguinte

Terapeuta: Fico imaginando de onde você trouxe essa ideia de que nunca pode falhar em nada. Houve alguém em sua família que tinha esses padrões tão exigentes e que era crítico com você? (IDENTIFICAÇÃO DE PRESSUPOSTOS E DO ESQUEMA, EXAME DA FONTE DO ESQUEMA.)

Paciente: Com certeza, meu pai. Ele realmente não era uma boa pessoa; acho que ele era deprimido, mas era muito crítico comigo, às vezes. E quando eu me saía bem em alguma coisa, ele dizia: "Essa é a sua obrigação". Assim, nunca achei que eu era suficientemente bom aos olhos dele.

Terapeuta: Então podemos ver de onde se originam seus padrões exigentes – ou seja, parece que isso provém dessa voz muito crítica que seu pai tinha em relação a você. Como consequência, você internalizou a voz crítica: "Nunca sou suficientemente bom". E aprendeu a desqualificar os aspectos positivos por causa do que seu pai dizia – "Nunca suficientemente bom".

Paciente: Sim, acabei pensando que não importava o que fizesse, nunca seria suficientemente bom. Eu nunca conseguia ficar satisfeito com o que fazia porque meu pai nunca estava satisfeito.

Terapeuta: E o que você sabe sobre os pais do seu pai? Como eram em relação a ele? (EXAME DA FONTE DOS ESQUEMAS.)

Paciente: O pai dele tinha realmente dificuldades e bebia muito, eu acho. Ele era uma pessoa muito crítica e negativa, e seus pais discutiam muito. A mãe dele costumava criticar seu pai porque achava que ele não era tão bem-sucedido quanto deveria ser ou quanto ela queria que fosse. Ela vinha de uma família mais abastada e, de certa forma, o menosprezava. Acho que a atitude dela, às vezes, fazia com que ele se sentisse muito mal em relação a si mesmo. Provavelmente porque ele bebia muito, também. Não sei o que vem primeiro.

Terapeuta: Então sei pai provém de uma família em que era criticado e depois se casou com alguém que também o criticava por não ser tão bem-sucedido. Parece muito claro que você acabou recebendo o tipo de crítica que seu pai recebeu não só do pai dele, mas também da mãe dele. Parece que a crítica atravessa as gerações entre sua mãe e seu pai, e depois com você.

Paciente: Você está certo. Posso ver isso muito claramente agora: uma crítica após outra.

Terapeuta: Mas você tem escolha agora, não é? Pode escolher aceitar essa voz crítica ou rejeitá-la. (DISTANCIAMENTO DO ESQUEMA, IDENTIFICAÇÃO DE FORMA MAIS ADAPTADA DE ENFRENTAMENTO.)

Paciente: É difícil rejeitar algo que você tem vivenciado por toda a sua vida.

Terapeuta: É verdade – isso não vai acontecer da noite para o dia. Mas você pode começar agora. Pode dizer a si mesmo: "Não preciso me criticar. Posso me aceitar e posso ver que meu pai tinha muitas dificuldades com o pai dele, e ele mesmo aceitou aquela voz autocrítica. Mas agora depende de eu relaxar e ter mais amor e gentileza comigo mesmo". (EXAME DO PRESSUPOSTO ADAPTADO E DO ESQUEMA.) Você poderia dizer a si mesmo: "Eu posso ver que isso não deu certo para meu pai e não vai dar certo para mim. Posso decidir demonstrar mais gentileza, amor e aceitação em relação a mim mesmo. Posso ser melhor comigo mesmo do que meus pais foram para mim ou meu avô foi para meu pai".

PACIENTE: Seria ótimo se eu conseguisse fazer isso.

TERAPEUTA: Vamos fazer uma dramatização em que você se imagina falando com seu pai, que está sentado aqui nesta cadeira vazia. E nessa dramatização, você diz a ele que não vai aceitar sua negatividade em relação a você, que rejeitou essa negatividade. (DRAMATIZAÇÃO CONTRA A FONTE DO ESQUEMA.)

PACIENTE: (*dramatização em que fala com seu pai*) Sabe, você nunca pareceu achar que eu me saía suficientemente bem. Você nunca me apoiou. E isso realmente me deixa irritado, porque, agora, há tantos anos, tenho sido tão autocrítico, nunca me sentindo suficientemente bom. E sei que seu pai era um homem muito difícil – muito difícil – e que ele era muito crítico com você, e sei que minha mãe era, mas isso tem que acabar de alguma maneira. Sempre tentei fazer o que podia para agradá-lo, mas você parecia dizer: "Essa é a sua obrigação" – em vez de dizer que tem orgulho de mim, que me ama e se importa comigo.

TERAPEUTA: Isso parece muito bom, realmente forte. E você poderia acrescentar que sabe se cuidar, elogiar a si mesmo, dar crédito a si mesmo e aceitar-se como alguém que não precisa ser perfeito para ser suficientemente bom. Bom o bastante é bom o bastante.

CAPÍTULO 15

Manejo da raiva

Raiva e hostilidade são questões frequentes na TCC e podem, às vezes, constituir uma crise significativa. O clínico deve ter habilidade para lidar de maneira efetiva com questões relacionadas ao manejo da raiva, uma vez que esse tipo de problema com frequência leva a depressão e conflitos nos relacionamentos, podendo mascarar ansiedade. Existem excelentes revisões sobre o uso da TCC para questões relacionadas à raiva (DiGiuseppe & Tafrate, 2007; Kassinove, Roth, Owens, & Fuller, 2002), além de livros de autoajuda para pacientes que lidam com esse problema comum. Em particular, considero *Anger Management for Everyone: Seven Proven Ways to Control Anger and Live in a Hapier Life*, de Tafrate e Kassinove (2009), um livro especialmente útil. Nos diálogos que se seguem, o clínico poderá constatar que é empregada uma ampla variedade de técnicas da TCC e, com muitos clientes, a ênfase na tarefa de casa é parte essencial do tratamento.

O paciente aqui descrito é um homem na casa dos 50 anos que chegou à terapia porque sua esposa havia ameaçado se separar devido a suas explosões de agressividade. Semelhante a muitos que apresentam problemas relacionados com a raiva, esse homem inicialmente relutou em entrar em tratamento, sugerindo que estava "aqui" porque sua esposa insistiu para que buscasse ajuda. Em sua opinião, sua mulher é desrespeitosa, não o escuta e não faz "o que deveria fazer".

Primeira sessão

TERAPEUTA: Conte-me um pouco sobre as situações em que você ficou realmente com raiva e foi agressivo com sua esposa.

PACIENTE: Ela parece que não me escuta. Quero dizer, ela só faz o que quer. Eu disse que ela precisa controlar mais nosso filho, que não está fazendo suas tarefas de casa, e ela simplesmente não faz nada. Ela simplesmente não me escuta.

TERAPEUTA: Então, o que aconteceu depois?

PACIENTE: Eu gritei com ela – disse que ela é egoísta e estúpida. Eu simplesmente não aguentei aquilo.

TERAPEUTA: Como ela reagiu?

PACIENTE: Ela ficou muito incomodada e saiu da sala. E então, naquela noite, me disse que, se eu não buscasse ajuda para a minha raiva, ela iria querer se separar. Não quero me divorciar, mas simplesmente não sei o que fazer. Eu apenas fico muito zangado.

TERAPEUTA: Sim, posso ver que isso é um problema. Uma das coisas para termos em mente é que existe uma diferença entre sentir raiva e agir de maneira hostil.

PACIENTE: Não entendo. O que você quer dizer?

TERAPEUTA: Raiva é uma emoção. Hostilidade é um comportamento. Você pode sentir raiva, mas escolher não ser hostil. (DISTINÇÃO ENTRE EMOÇÃO E COMPORTAMENTO.)

PACIENTE: Acho que você está certo, mas quando fico com raiva, isso simplesmente acontece.

TERAPEUTA: Então isso deve ser um problema para você – sua hostilidade é como um reflexo automático quando a vivencia. Você não tem consciência, não reflete, nem tem a noção de que existe escolha. Agora, vamos refletir sobre por que é importante reconhecer a diferença entre um sentimento e um comportamento. Alguma vez você já esteve no metrô e percebeu uma dupla de mal-encarados agindo de uma forma que o deixou com raiva, mas então você se dá conta de que, se os criticar – se disser algo que pareça hostil –, as coisas podem ficar muito difíceis para você? Você se dá conta de que, se for hostil com eles, eles podem espancá-lo. Então você opta por ficar quieto e não diz nada?

PACIENTE: Isso aconteceu alguns meses atrás. Sim. Eu percebi que não queria entrar numa briga, então não disse nada, mas fiquei muito irritado.

TERAPEUTA: Se olharmos para trás, poderemos ver que é o comportamento hostil que pode lhe criar problemas, não necessariamente o fato de sentir raiva. E se você conseguisse recuar e dizer: "Percebo que estou sentindo raiva, mas tenho uma opção em relação a agir ou não com hostilidade"? Você faz do comportamento uma escolha, não um reflexo. (TRANSFORMAÇÃO DO COMPORTAMENTO EM UMA ESCOLHA.)

PACIENTE: Isso ajudaria muito. Mas parece que simplesmente acontece. *Bum.* Eu explodo.

TERAPEUTA: Então perceber que está a ponto de ficar com raiva e depois recuar pode ser um desafio. Mas isso ajudaria?

PACIENTE: Se eu conseguisse fazer, ajudaria.

TERAPEUTA: Mas você *fez* isso no metrô, certo?

PACIENTE: Sim, acho que sim.

TERAPEUTA: Agora vamos examinar sua motivação para mudar. Já sei que a razão de você estar aqui é porque sua esposa o advertiu – então você está aqui por causa disso. Mas qual é a desvantagem para *você* desse comportamento hostil? (EXAME DAS DESVANTAGENS.)

PACIENTE: É aqui que eu acabo. (*Rindo*) Acho que eu me arrependo mais tarde, e minha esposa fica zangada comigo por muitos dias. Sem conversa, sem sexo. E então meu filho acha que eu sou um idiota.

TERAPEUTA: Essas consequências parecem importantes, então devemos tê-las em mente. Mas deve haver alguma vantagem que você acredita obter com esse comportamento hostil. O que poderia ser? (EXAME DAS VANTAGENS.)

PACIENTE: Não consigo ver nenhuma.

TERAPEUTA: Sempre acreditamos que teremos alguma vantagem. Não seja racional; tente pensar da forma como você pensa quando está com muita raiva e agressivo.

PACIENTE: Acho que eu penso que ela vai me ouvir e fazer o que eu lhe digo. Acho que tem a ver com conseguir respeito.

TERAPEUTA: Isso é importante, é claro. Mas como você acha que a hostilidade está funcionando para conseguir que ela o escute e o respeite? (EXAME DAS EVIDÊNCIAS.)

Paciente: Nunca funciona.

Terapeuta: Então, se imaginássemos uma situação futura, em que você soubesse que vai ficar zangado com sua esposa novamente, o que você pode dizer a si mesmo para não se mostrar hostil?

Paciente: Acho que eu poderia me lembrar do que estamos falando agora. Que não vai funcionar. Ela não vai me respeitar se eu for hostil.

Terapeuta: Então os primeiros passos a considerar envolvem recuar e observar o que está acontecendo dentro de você: "Estou sentindo raiva; reconheço que tenho uma opção quanto a agir de maneira hostil, e percebo que ser hostil não irá fazer com que ela me respeite nem me escute". Isso tem a ver com o fato de perceber que você pode ter uma opção e que não é controlado pela sua raiva. (INTRODUÇÃO DA AUTOINSTRUÇÃO.)

Paciente: É muita coisa para fazer quando estou com raiva.

Terapeuta: Você já fez isso no metrô. E o que acontece quando está dirigindo e outro carro corta a sua frente? Você vai atrás dele, perseguindo-o para se vingar? (EXAME DE EXEMPLOS PASSADOS DE AUTOCONTROLE.)

Paciente: Antigamente eu era muito agressivo, mas percebi que isso é estupidez, então deixo pra lá.

Terapeuta: Então você já praticou um pouco disso anteriormente. Como está funcionando?

Paciente: Estou menos estressado. E também é menos perigoso.

Mais adiante na sessão

Terapeuta: Agora queremos ver que tipos de situações desencadeiam sua raiva e o que você está pensando quando fica muito irritado e, por vezes, se torna hostil. Vamos começar pelo exemplo recente em que você estava dizendo à sua esposa para fazer alguma coisa com as crianças e ela não concordou. Seus pensamentos eram: "Ela não me escuta e não me respeita". Certo? (EXAME DOS PENSAMENTOS AUTOMÁTICOS.)

Paciente: Sim, às vezes eu acho que ela simplesmente não me escuta.

Terapeuta: OK, e se ela não o escutar e não o respeitar, o que isso significa para você? (SETA DESCENDENTE.)

Paciente: Se ela não me respeitar, isso significa que me trata como um perdedor. (IDENTIFICAÇÃO DA REGRA CONDICIONAL/PRESSUPOSTO.)

Terapeuta: OK, e se isso for verdade, o que significa?

Paciente: Significa que sou um perdedor. Eu sei que não sou, mas é como me sinto às vezes. (IDENTIFICAÇÃO DO ESQUEMA.)

Terapeuta: Agora entendo porque é tão perturbador achar que ela pensa que você é um perdedor: você acha que *é* perdedor. Mas, às vezes, pode haver outras razões para uma pessoa fazer determinada coisa. Que outras razões pode haver para ela não concordar com você sobre como lidar com seu filho? (INTERPRETAÇÃO ALTERNATIVA.)

Paciente: Pode ser que ela ache que o estou pressionando muito e fazendo com que ele se sinta inferior, e ela só está tentando protegê-lo.

Terapeuta: Então, quando ela discordou dessa atitude, sua intenção era proteger seu filho da pressão, mas o impacto que teve em você – como você vivenciou a situação – foi de que ela estava sendo desrespeitosa. Se eu perguntasse a ela: "Você quer que seu marido se sinta mal?", o que ela responderia? (DISTINÇÃO ENTRE INTENÇÃO E IMPACTO.)

PACIENTE: Ela não quer que eu me sinta mal, nunca quer.

TERAPEUTA: Então podemos fazer uma distinção entre a intenção de alguém e o impacto que causa. O impacto em você foi sentir-se desrespeitado.

PACIENTE: Sim, ela só estava tentando proteger nosso filho da pressão. Tenho certeza de que não tinha intenção de me desrespeitar ou fazer com que me sentisse mal.

TERAPEUTA: Acho que você estava fazendo o que chamamos de "leitura mental" – achando que sabia que ela tinha a intenção de desrespeitá-lo. Muitos de nós fazemos leitura mental, mas, às vezes, estamos enganados em relação ao que acreditamos que as pessoas estão pensando. Às vezes você tem tendência a interpretar o comportamento dela como se pretendesse desrespeitá-lo? Você tende a levar as coisas para o lado pessoal? (CATEGORIZAÇÃO DO PENSAMENTO AUTOMÁTICO.)

PACIENTE: Acho que sim. Às vezes, interpreto o silêncio dela como uma tentativa de me punir, mas acho que, se eu pensasse melhor, perceberia que ela tem outras coisas na cabeça.

TERAPEUTA: Parece que você interpreta o comportamento dela levando para o lado pessoal – como se ele fosse dirigido pessoalmente a você. Que outras coisas ela tem na cabeça?

PACIENTE: Ela diz que se preocupa com as crianças e em cuidar para que a casa funcione adequadamente. Você sabe, às vezes é difícil para ela manter tudo organizado. Mas sei que ela se esforça muito.

TERAPEUTA: Então você fica zangado porque está fazendo leitura mental e personalizando quando pensa que ela não o respeita. E você consegue pensar em alguma evidência de que ela *realmente* o respeita? (RELAÇÃO ENTRE EMOÇÃO E PENSAMENTOS AUTOMÁTICOS, EXAME DAS EVIDÊNCIAS.)

PACIENTE: Ela me respeita. Ela diz que tem muito orgulho do meu sucesso no trabalho e, às vezes, se gaba de mim para suas amigas. Não sei por que eu penso essas coisas sobre ela.

Sessão seguinte

TERAPEUTA: Você disse que, quando acha que ela não o respeita, isso o faz pensar que você não é nada além de um fracasso. Eu fico imaginando quem em sua família pode ter lhe passado essa mensagem. (IDENTIFICAÇÃO DE REGRAS CONDICIONAIS E ESQUEMA, EXAME DA ORIGEM DO ESQUEMA NEGATIVO.)

PACIENTE: Meu pai era muito crítico e só me humilhava, mesmo quando eu me saía bem na escola. Nada jamais era suficientemente bom para ele. Ele me humilhava e dizia que eu não sabia o que estava dizendo. E, quando eu me saía bem, ele dizia: "Bem, você só fez a sua obrigação".

TERAPEUTA: Ele parece ser uma pessoa difícil. Então havia essa atitude depreciativa e crítica em relação a você, e isso deve ter feito você se sentir muito mal.

PACIENTE: Eu me recordo que, quando tinha uns 16 anos, tive vontade de bater nele – mas me segurei. Então um dia simplesmente falei como ele era um idiota; gritei com ele, e ele parecia não acreditar que aquilo estava acontecendo. (IDENTIFICAÇÃO DE FORMAS DE LIDAR COM AS SITUAÇÕES NO PASSADO.)

TERAPEUTA: Quando ele o humilhava e desvalorizava, que tipo de pensamentos você tinha?

PACIENTE: Acho que eu pensava que ele era um imbecil, mas também pensava que eu devia ser um perdedor. Ele fazia com que eu me sentisse inferior. (EXAME DA FONTE DO ESQUEMA.)

Terapeuta: Então talvez seja isso que acontece quando sua esposa discorda de você: Vem à tona este velho conceito que você tem de si mesmo – de que é um perdedor e que a outra pessoa o está humilhando, portanto você contra-ataca. (RELAÇÃO DO ESQUEMA PRECOCE COM O ESQUEMA PRESENTE.)

Paciente: Sim, mas minha esposa não é nada parecida com meu pai.

Terapeuta: Em que aspectos ela é diferente do seu pai?

Paciente: Em todos os aspectos. Ela é carinhosa, respeitosa. Não é um monstro controlador como ele era. Ela é completamente diferente. (DISTINÇÃO ENTRE ESQUEMA E REALIDADE.)

Terapeuta: Ela parece ser muito diferente do seu pai, mas parece que você reage a ela como se fosse seu pai o desprezando. Na hora você pode sentir assim. O que você teria vontade de dizer ao seu pai como repreensão? Por exemplo: Imagine que ele está sentado bem aqui e você tivesse que repreendê-lo. O que diria? (CONTESTAÇÃO DA FONTE DO ESQUEMA POR MEIO DA DRAMATIZAÇÃO.)

Paciente: Eu lhe diria que é um idiota.

Terapeuta: OK, apenas fale com a cadeira como se fosse seu pai. (DRAMATIZAÇÃO DA CADEIRA VAZIA.)

Paciente: Você é um idiota! Eu sei que o seu pai era mau para você, mas isso não lhe dá o direito de me humilhar. Eu fui um bom filho. Eu não era perfeito, mas tentava dar o melhor de mim. Você deveria ter me apoiado. Você nunca me fez sentir suficientemente bom.

Terapeuta: Esse é um bom começo. Bom trabalho, enfrentando essa voz crítica. É como se fosse a voz dele que você está ouvindo quando sua esposa discorda de você, mas ela é diferente dele, não é?

Paciente: Completamente diferente. Ela é realmente uma boa pessoa.

Terapeuta: Ela o apoia?

Paciente: Sim, ela diz que eu sou uma boa pessoa e que sou dedicado ao trabalho – eu tento fazer o melhor que posso. Sinto-me tão mal pela maneira como a trato.

Terapeuta: É compreensível. E se você fizer isso como tarefa de casa? Que tal escrever uma carta imaginária para seu pai, na qual lhe diz como ele o decepcionou, como não foi justo, como deveria ter agido em relação a você? (REDAÇÃO DE UMA CARTA DIRIGIDA À FONTE DO ESQUEMA.)

Paciente: Posso tentar. Mas provavelmente ele vai me irritar ainda mais.

Terapeuta: E, mais no final da carta que você vai escrever, mas não vai enviar, você lhe diz por que vai perdoá-lo agora, por que vai deixar para lá. (PRÁTICA DO PERDÃO.)

Paciente: Eu gostaria de conseguir fazer isso. Mas vai ser difícil.

Terapeuta: Tente. Veja o que consegue fazer.

Sessão seguinte

Terapeuta: Então parece que quando fica irritado, você está pensando em alguma coisa muito ruim que acabou de acontecer. Por exemplo, quando sua esposa meio que riu de algo que você disse e se afastou, você ficou extremamente irritado. O quanto você acha que se sentiu irritado – de 0 a 100% – naquele momento? (AVALIAÇÃO DO GRAU DA EMOÇÃO.)

Paciente: Oh, não sei. Eu estava cheio de raiva. Eu diria que perto de 100%.

Terapeuta: Então vamos dizer que você sentiu 100% de raiva. Agora, vamos examinar o que realmente aconteceu.

Sua esposa riu um pouco e se afastou. Desenhe uma linha horizontal neste papel e, na extremidade esquerda da linha, coloque zero e, na direita, coloque 100. Estas seriam as "coisas ruins que poderiam acontecer". Cem por cento representaria a pior coisa que poderíamos imaginar. Vamos chamar de Holocausto. E no lado esquerdo, no zero, digamos que representa a ausência de qualquer coisa negativa. E depois, em 5%, poderíamos dizer que é alguma coisa trivial, como sapatos apertados. Agora, que coisa ruim poderia acontecer em 90%? (TÉCNICA DO *CONTINUUM*.)

PACIENTE: Não sei. Talvez ser assaltado e ter todo o dinheiro roubado.

TERAPEUTA: OK, e o que estaria em 80%?

PACIENTE: É difícil dizer. Talvez ser demitido. Sei que isso seria pior do que ser assaltado. Não sei, é difícil dizer.

TERAPEUTA: O que estaria em 50%?

PACIENTE: Talvez se envolver numa discussão com alguém que você gosta.

TERAPEUTA: E o que estaria em 25%?

PACIENTE: Não estou bem certo. Talvez ficar muito resfriado por alguns dias.

TERAPEUTA: Você percebe como é difícil para você preencher esses diferentes pontos ao longo deste *continuum*?

PACIENTE: Sim, é *bem* difícil para mim.

TERAPEUTA: Talvez seja porque você olha para as coisas como se fosse do tipo tudo-ou-nada. (IDENTIFICAÇÃO DE PENSAMENTO DICOTÔMICO.) Assim, 100% Holocausto; 0% a ausência de alguma coisa ruim. Mas sua raiva fica próxima de 100% porque sua esposa ri um pouco e ignora. É possível que você estivesse vendo as coisas de uma forma desproporcional? Que alguma coisa que poderia ser apenas uma inconveniência, ou desagradável, parece ser ruim no nível de 100%?

PACIENTE: Acho que sim. Acho que você tem razão, sim – eu realmente vejo as coisas de forma desproporcional.

TERAPEUTA: Então, se você fosse usar essa técnica do *continuum*, e tivéssemos 5% como sapatos apertados, onde você poderia colocar "minha esposa ri um pouco e ignora"? Onde você colocaria isso em termos de coisas ruins acontecendo?

PACIENTE: Acho que talvez uns 10%. Na verdade, nem tão ruim assim.

TERAPEUTA: Então talvez 10 ou 15%, mas não 100%?

PACIENTE: Sim, isso mesmo.

TERAPEUTA: OK, então uma maneira de olhar para as coisas é: "O que ainda posso fazer mesmo que minha esposa ignore?". (O QUE AINDA POSSO FAZER?)

PACIENTE: Eu poderia fazer qualquer coisa que sempre fiz, mesmo que minha esposa me ignorasse.

TERAPEUTA: Bem, você ainda pode fazer tudo o que sempre fez, então isso é realmente bem trivial. Está correto?

PACIENTE: Sim, com certeza. E se pegarmos esses sapatos apertados, você pode simplesmente tirá-los, então só será ruim por alguns minutos.

TERAPEUTA: Mas digamos que alguém o agride, o assalta e você vai para o hospital. Isso sim é algo que vai durar um bom tempo – você pode se machucar e precisar de cirurgia. Será que quando fica irritado, você está olhando para as coisas de maneira desproporcional? Poderia ser quase automaticamente verdade que seja desproporcional? E se eu recuar e olhar para isso de forma mais racional, com mais calma, e puder ver que não é tão ruim quanto parece estar certo naquele momento? (COLOCAÇÃO DAS COISAS EM PERSPECTIVA.)

PACIENTE: Isso é difícil fazer naquele momento – recuar assim.

Terapeuta: Talvez uma nova regra a ser seguida seja: "Se estou me sentindo zangado, posso me questionar para ver se estou vendo as coisas de maneira desproporcional. Isso poderia me ajudar a recuar e perceber que minha resposta é simplesmente desproporcional. E posso dizer a mim mesmo: 'Talvez isso não seja tão ruim quanto parece'". (IDENTIFICAÇÃO DO RACIOCÍNIO EMOCIONAL.)

Paciente: Seria bom se eu conseguisse. Mas simplesmente não sei.

Terapeuta: Então talvez o que você precisa fazer quando se sente zangado, especialmente muito zangado, seja dar um tempo. (REGULAÇÃO EMOCIONAL, RECUO, DESAPEGO CONSCIENTE.) E o que quero dizer com isso é: apenas recue em sua mente por um ou dois minutos e respire lentamente. Então, diga a si mesmo: "Talvez eu esteja respondendo com exagero. Estou sendo mais emocional do que a situação merece. E talvez eu possa olhar e dizer: 'talvez isso não seja tão ruim quanto parece'". (AUTOINSTRUÇÃO.)

Paciente: Seria bom se eu conseguisse fazer isso.

Terapeuta: Muitas vezes, utilizamos o raciocínio emocional. E o que quero dizer com isso é que agimos como se nossas emoções – que podem ser intensas – nos fizessem pensar que algo ruim está acontecendo. É como: "Estou muito irritado, portanto algo terrível deve estar acontecendo". É melhor ser mais racional – pensar que existe outra maneira de ver isso. Pode ser que eu me sinta irritado, mas talvez eu esteja olhando para as coisas fora de perspectiva, e é necessário recuar e perceber que talvez não valha a pena ficar com tanta raiva. (EXAME DO RACIOCÍNIO EMOCIONAL, DESAPEGO CONSCIENTE, EXAME DAS CONSEQUÊNCIAS DE PENSAR E AGIR.)

Sessão seguinte

Terapeuta: Então, quando acha que ela não o respeita, você pensa que isso significa que não merece ser respeitado. (IDENTIFICAÇÃO DO PRESSUPOSTO.)

Paciente: Sim, eu penso que devo ser alguém que na verdade não merece ser levado a sério. Sei que isso é irracional.

Terapeuta: OK, vamos tentar fazer uma dramatização. Eu farei o papel do seu pensamento negativo, e você me contesta. (DRAMATIZAÇÃO CONTRA O PENSAMENTO AUTOMÁTICO, PRESSUPOSTO E ESQUEMAS NEGATIVOS.)

Terapeuta: (*como pensamento negativo*) Quando sua esposa não concorda com você, isso prova que você não é nada.

Paciente: (*contestando*) Não, isso apenas quer dizer que ela discorda de mim.

Terapeuta: (*como pensamento negativo*) Mas as pessoas discordam de você porque suas ideias são completamente sem valor.

Paciente: Não, isso não faz nenhum sentido, porque pessoas discordam das outras o tempo todo – porque elas têm pontos de vista diferentes.

Terapeuta: Sua esposa é o único juiz que pode determinar se você tem valor. Portanto, se ela discorda de você, isso significa que você não tem valor.

Paciente: Isso não tem nenhuma lógica – é um absurdo. Há coisas em mim que valem a pena.

Terapeuta: Não consigo pensar em nada que valha a pena em você.

Paciente: (*rindo*) Não, isso é um absurdo. Eu sou muito inteligente, tenho um bom trabalho, sou uma pessoa honesta, tenho amigos e muitas outras coisas sobre mim têm valor.

TERAPEUTA: Sua esposa nunca concorda com nada do que você diz.

PACIENTE: Não, isso não é verdade. Nós concordamos em muitas coisas, em quase tudo. Concordamos na maior parte de como lidar com as crianças e quanto aos valores em quase todas as áreas de nossas vidas.

TERAPEUTA: Mas você precisa que sua esposa concorde com você em tudo para que possa se sentir confortável e respeitado.

PACIENTE: Acho que é assim que me sinto quando estou irritado, mas acho que só tenho que me acostumar ao fato de que nem sempre concordamos em tudo. Nenhum casal concorda em tudo. Isso é irrealista.

TERAPEUTA: Então vamos sair do personagem. Como você acha que isso funciona para você?

PACIENTE: Estou me dando conta de que às vezes penso que preciso da aprovação dela, e então que há algo errado comigo se não concordamos e considero isso um insulto pessoal. Aí fico irritado. (EXAME DA CONSEQUÊNCIA DO PRESSUPOSTO.)

TERAPEUTA: Então, de certa forma, você acha que sua esposa tem que validar tudo o que você diz. Se ela não faz isso, significa que não o respeita como pessoa, e, se isso for verdade, você não pode respeitar a si mesmo. Assim, é quase que uma busca desesperada pela aprovação dela – o que é irrealista em qualquer relacionamento, ter aprovação 100% do tempo. E se você normalizasse a discordância e pensasse que pessoas que se gostam podem discordar às vezes, e ainda assim se respeitam? Esse seria um novo pressuposto. Como funcionaria para você? (PRESSUPOSTO ADAPTADO ALTERNATIVO.)

PACIENTE: Isso seria muito mais realista, pois assim poderíamos ter discussões e concordar que discordamos. E eu sei que a respeito, mesmo que possamos discordar sobre política às vezes ou que possamos discordar sobre amigos.

TERAPEUTA: Então vamos ver se examinamos esse novo pressuposto de que podemos discordar uns dos outros, e ainda assim nos respeitarmos. Você observa isso com amigos e colegas? Que vocês discordam às vezes e ainda assim se respeitam? (EXAME DAS VANTAGENS DO NOVO PRESSUPOSTO, EXAME DO USO ATUAL DO PRESSUPOSTO ADAPTADO.)

PACIENTE: Acho que vejo isso – eu faço isso – com certa regularidade com as pessoas. Posso ver que nos respeitamos, mas discordamos em algumas coisas.

TERAPEUTA: Vamos examinar por que você começaria a gritar quando ocorre uma discordância. É quase como se você pensasse: "Ela não consegue me escutar e, se eu gritar, ela finalmente vai me entender". Mas como isso funciona? (RELAÇÃO DA EMOÇÃO E COMPORTAMENTO COM O PENSAMENTO AUTOMÁTICO E O PRESSUPOSTO.)

PACIENTE: Nunca funciona. Porque o que acontece é que ela fica incomodada por eu gritar, e eu fico incomodado porque ela está incomodada. E então, quando eu grito e ela fica incomodada, ninguém realmente ouve ninguém – ninguém ouve nada. E nós simplesmente ficamos incomodados um com o outro.

TERAPEUTA: Então se você quiser mostrar seu ponto de vista, gritar pode não ser a melhor maneira de fazê-lo. E se você simplesmente aceitasse que discorda? Por exemplo, você poderia dizer: "Acho que podemos aceitar que discordamos quanto a isso". E dizer isso com uma voz suave e gentil. O que você acha que aconteceria se simplesmente fizesse essa afirmação calma de aceitação? (PRÁTICA DA ACEITAÇÃO.)

PACIENTE: Se eu conseguisse fazer, e isso seria difícil para mim, as coisas poderiam ser muito melhores.

TERAPEUTA: Você diz que seria difícil fazer provavelmente porque se sente muito intenso no momento e muito irritado, e suas emoções o levam a dizer algo de forma intensa. É como se fosse: "emoção intensa, afirmação intensa". (RACIOCÍNIO EMOCIONAL.) Mas este é um exemplo de onde você pode atuar da maneira oposta (AÇÃO OPOSTA.) Você poderia se conter e se mostrar calmo e gentil na maneira como fala. (DESAPEGO CONSCIENTE.) Isso é o que chamamos de ação oposta. Você age como se estivesse se sentindo calmo. E talvez, se você fosse capaz de fazer isso, agir "como se", por fim poderia ficar mais calmo. Vale a pena tentar isso?

PACIENTE: Eu poderia tentar. Mas sei que vai ser difícil.

TERAPEUTA: Pode ser difícil não fazer. Fico pensando se não existem situações em suas negociações comerciais em que você realmente já esteja fazendo isso. Por exemplo, há situações com pessoas com quem você precisa trabalhar, alguma pessoa difícil, nas quais você contém sua irritação e age de maneira diplomática e profissional? (EXEMPLOS DE COMPORTAMENTO ADAPTADO ATUAL E EMPREGO DE NOVO PRESSUPOSTO E ACEITAÇÃO.)

PACIENTE: Você sabe, eu faço isso com bastante regularidade.

TERAPEUTA: Então você tem capacidade para isso, e tudo o que precisa é começar a fazer o mesmo com sua esposa. Pense na maneira de tratar sua mulher como se ela fosse a cliente mais importante que você jamais terá.

PACIENTE: Seria muito bom se eu conseguisse fazer isso, sou muito mais sensato com estranhos do que com a minha família.

TERAPEUTA: Talvez todos nós sejamos um pouco insensatos, às vezes, com os membros da nossa família.

CAPÍTULO 16

Considerações finais

O objetivo deste livro é proporcionar aos clínicos a oportunidade de examinar uma ampla variedade de técnicas cognitivo-comportamentais que podem ser úteis no tratamento de toda a gama de psicopatologias. Minha observação é que é fácil para nós, como clínicos, nos concentrarmos em nossas técnicas favoritas e aplicarmos as mesmas técnicas a quase todos os pacientes que chegam a nós. Isso pode funcionar para muitos clientes e ser ágil se estivermos treinando pessoas para uma abordagem em módulos de curto prazo, onde eficiência e simplicidade são questões essenciais. Mas, para clínicos experientes, que estão acostumados a se deparar com entraves e complexidades em seu trabalho, algumas poucas técnicas podem não ser suficientes. Ter à disposição uma variedade de técnicas que são originárias de escolas de TCC "concorrentes" pode ser mais realista. Minha observação é que a reestruturação cognitiva funciona para algumas pessoas, a solução de problemas funciona para outras, e *mindfulness* e aceitação para outras. Pode ser que você não saiba até que experimente algo diferente.

Eis um exercício interessante de ser feito com seus amigos e colegas. Faça a eles a seguinte pergunta: "Quando está incomodado com alguma coisa, o que você faz para lidar com seus sentimentos?". Costumo fazer essa pergunta periodicamente aos clínicos em *workshops* e no American Institute for Cognitive Therapy, em Nova York. Imagine a gama de respostas que você pode obter. As pessoas lançam mão do apoio social, solução de problemas, ativação comportamental, *mindfulness*, esquiva, comida, álcool, humor, aceitação e muitas outras habilidades de enfrentamento. Algumas habilidades funcionam melhor do que outras, e algumas têm consequências negativas em mais longo prazo. Se eu tomar a mim mesmo como exemplo, mesmo acreditando em muitas das técnicas mais úteis, percebi, quando me fiz essa pergunta, que tenho tendência a ser orientado para o objetivo. Eu foco no que posso fazer. Assim, quando fico incomodado – como qualquer outra pessoa –, tenho tendência a focar na solução do problema e na modificação do meu objetivo. Eu recuo e "aceito" alguma coisa como o ponto de partida – ou o "já que". Mas isso é o que eu faço. Pergunto: "Qual é o problema a ser resolvido?" ou "Em que objetivo posso focar?" e "Talvez eu mude meu objetivo". Isso não significa que eu seja um modelo de saúde mental; simplesmente sugere que mesmo a reestruturação cognitiva pode ser suplantada pela solução de problemas se a pessoa for um pouco obsessiva, como eu. Mas outras empregam apoio social – uma boa vantagem – e há quem use reestruturação ou aplique *mindfulness* em seu ambiente natural. O que é interessante em relação à *mindfulness* é que ela é efetiva, como acabei por reconhecer. Mas não acho que as pessoas estão fazendo isso naturalmente em sua vida diária. Essa é uma habilidade que requer muito treinamento e atenção. É uma habilidade que vale a pena ser cultivada. Mas ela não surge naturalmente, em minha opinião.

O que foi abordado neste livro? Alguns podem observar corretamente que nem tudo está incluído aqui. Isso é verdadeiro, mas necessário. Estamos vivendo em uma época em que temos tal riqueza de abordagens clínicas valiosas, que é impossível abranger tudo. Mesmo os defensores da TCC podem reconhecer que a terapia de mentalização, a terapia psicodinâmica baseada na transferência e a psicoterapia interpessoal são eficazes – e todas as três são psicodinâmicas. Essas abordagens têm excelentes porta-vozes que argumentam que há algo de valor ali. Mas o presente livro tem, por necessidade, seu foco na TCC. Os terapeutas comportamentais estão de posse de uma ampla variedade de técnicas com eficácia comprovada, mas, para tornar este livro viável, remeto o leitor a outras publicações para essa abordagem. E, é claro, a medicação é com frequência uma parte importante do tratamento, e a terapia pode auxiliar os pacientes a se adequarem a isso (p. ex., no tratamento do transtorno bipolar), a aderir ao regime e a lidar com os efeitos colaterais. De fato, algumas das técnicas contidas neste livro podem ajudar nessa importante empreitada.

Abordamos muitas questões neste livro. Começamos examinando como evocamos e identificamos os pensamentos e como ajudamos o paciente a reconhecer que um pensamento é um pensamento, e não a realidade, um sentimento ou um comportamento. Também examinamos como o indivíduo pode aprender a avaliar e testar pensamentos para determinar suas utilidade, consequências, implicações e validade. Tenha em mente que a terapia cognitiva não envolve a negação ou supressão de pensamentos, mas, em vez disso, a evocação e o exame deles. O objetivo não é livrar-se dos pensamentos, mas modificar sua credibilidade e seu impacto. Posso ter diariamente o pensamento de que sou uma zebra, mas quando me olho no espelho vou reconhecer, espero, que esse pensamento não é realista.

Conforme vimos, os pensamentos automáticos que são a primeira linha da avaliação e intervenção cognitiva são orientados por pressupostos subjacentes ou regras condicionais. Essas afirmações do tipo "deveria" e as regras do tipo "se... então" pioram ainda mais a negatividade tendenciosa e habitual dos pensamentos automáticos. Assim, o indivíduo pode acreditar que sua leitura mental é acurada – que a pessoa realmente não gostava dela –, mas esse é apenas o pressuposto subjacente ("Preciso da aprovação de todos") que cria esse problema. Existem inúmeras maneiras de examinar e modificar esses pressupostos, regras e crenças rígidas e contraproducentes que podem liberar as pessoas de se preocuparem tanto com as experiências inevitáveis pelas quais todos nós passamos. Também vimos que a negatividade pode ser mantida e exacerbada por erros lógicos recorrentes e inferências. É difícil ser lógico – podemos, em vez disso, contar com a intuição, estereótipos, rótulos, emoções, recência, relevância e coleta seletiva de informações. Mas esses erros e vieses podem ser modificados com as ferramentas aqui descritas.

Muitos pacientes se veem paralisados devido às dificuldades para tomar paralisados. O capítulo sobre processos de tomada de decisão e como modificá-los é bem detalhado – e eu poderia ter ido ainda além. Mudar, afinal de contas, tem a ver com tomar decisões, e se o indivíduo toma decisões baseadas em objetivos de curto prazo, em vez de longo prazo, ou se está paralisado na tentativa de recuperar um custo não recuperável que já provou ser um fracasso, de modo que a negatividade e impotência continuarão inalteradas. Felizmente, a ciência cognitiva avançou consideravelmente para nos informar sobre como surgem as distorções e os problemas na tomada de decisão e sobre como (refletindo sobre coisas de maneira deliberada) poderemos reverter isso. Parafraseando Kahneman: "Pensar devagar pode ser melhor do que uma solução rápida".

O capítulo sobre pensamentos intrusivos e preocupações fornece aos clínicos uma gama de estratégias e técnicas úteis que são emprestadas da terapia cognitiva, terapia metacognitiva, teoria da esquiva emocional, modelos comportamentais, terapia de solução de problemas, *mindfulness*, aceitação, treinamento de incerteza e outras abordagens. Sabemos que ruminação e preocupação são vulnerabilidades significativas para a depressão, e que esses processos mantêm a depressão e a ansiedade mesmo em face da ausência de acontecimentos negativos. Os clínicos se encontram, agora, em excelente posição para auxiliar os pacientes a lidarem de forma mais efetiva com essas questões – uma vantagem significativa comparada com onde estávamos apenas 20 anos atrás. No capítulo relativo à colocação das coisas em perspectiva, são apresentadas inúmeras técnicas que podemos empregar para diminuir a intensidade de um acontecimento percebido ou previsto. Assim, com frequência respondemos a uma inconveniência como se fosse o fim do mundo, acabando por perceber algumas semanas mais tarde que nem mesmo conseguimos nos lembrar do que nos incomodou tanto. Um lembrete útil é que devemos ter em mente que a palavra "racional" é derivada da palavra grega "*ratio*". A perspectiva é tudo, muitas vezes. Mas frequentemente não compreendemos isso por completo até que seja tarde demais. A habilidade de colocar as coisas em perspectiva é um fator-chave na redução da ansiedade, raiva e tristeza, e pode levar muito tempo para que o paciente perceba: "Não vale a pena me incomodar com isso".

No capítulo sobre esquemas, tomei por base Beck, Freeman, Davis, Young e outros, reconhecendo que esse capítulo pode apenas mencionar muitas questões complexas que surgem no trabalho com esquemas já estabelecidos há muito tempo. Alguns terapeutas podem estar focados no nível de pensamentos automáticos, regras condicionais, ativação comportamental, aceitação ou outros fenômenos. Descobri que a terapia pode ser mais aprofundada e mais significativa com a incorporação do trabalho com os esquemas. Por exemplo, é difícil imaginar o desenvolvimento de uma conceitualização de caso sofisticada sem referência aos esquemas. Essas questões são especialmente importantes para nossos pacientes que têm problemas de longa data nas relações e no ambiente de trabalho envolvendo esquemas relacionados a ser deficiente, abandonado, controlado ou a ser uma pessoa especial e única. Esses esquemas podem vir à tona, levando a uma cascata de negatividade e a enfrentamentos problemáticos. Também sugeri que podemos transcender os esquemas negativos por meio da aceitação da fragilidade universal da natureza humana – que todos nós temos partes que são defeituosas, indignas de amor, desamparadas, etc. Os terapeutas podem incorporar o trabalho relacionado à compaixão e autoaceitação ao abordar esses esquemas de longa data, geralmente com bons resultados. Mais uma vez, lembro que os profissionais não precisam ficar limitados a uma única abordagem.

O capítulo sobre regulação emocional examina várias abordagens que podem ser empregadas para lidar com a intensidade emocional. Mais uma vez, os clínicos podem obter amostras de técnicas da TCC, ACT, terapia beckiana, terapia de solução de problemas, terapia dos esquemas emocionais e outras abordagens. Com alguns pacientes que apresentam desregulação afetiva intensa – por exemplo, aqueles em risco de autoagressão, hostilidade e outros comportamentos impulsivos e destrutivos –, podemos iniciar a terapia com ênfase na regulação emocional.

Pode ser difícil engajar uma pessoa na reestruturação cognitiva ou exposição a situações temidas quando ela se sente oprimida por emoções que desencadeiam um comportamento seriamente problemático.

Incluí quatro capítulos sobre aplicações específicas. Obviamente, existem mais de quatro aplicações que poderíamos ter considerado, mas acredito que esses capítulos apresentam alguns exemplos úteis das técnicas em ação. O capítulo que aborda as distorções cognitivas é composto de uma lista prática de técnicas que os terapeutas podem utilizar, acompanhadas de perguntas curtas que podem guiar o processo que ajuda os clientes a reverter os efeitos negativos desses vieses no pensamento. O capítulo relativo à necessidade de aprovação ilustra como os pacientes podem empregar técnicas que incluem reestruturação cognitiva, exposição comportamental, experimentos comportamentais e aceitação para modificar sua dependência da aprovação antecipada das outras pessoas. Como ninguém consegue ser gostado por todos, esse é um tópico importante que afeta a ansiedade social, esquiva, asserção e outras questões. O capítulo sobre autocrítica também examina uma gama de técnicas que auxiliam os pacientes a desenvolver uma visão mais realista e menos pejorativa de si mesmos. Em vez de lançar mão de uma abordagem de "pensamento positivo" do *self*, esse capítulo reflete a importância de colocar em perspectiva a imperfeição humana, ao mesmo tempo aceitando que ninguém jamais consegue corresponder a todas as expectativas. Já o capítulo sobre manejo da raiva ilustra como o clínico pode empregar técnicas comportamentais e cognitivas para ajudar os pacientes a distinguir entre emoções (raiva) e comportamento (hostilidade), a recuar e fazer uma pausa mental para observar e considerar as consequências e as alternativas, bem como reconhecer os desencadeantes que evocam respostas de raiva e reverter a vulnerabilidade de ser sequestrado pela provocação.

Em cada um desses capítulos, como fiz ao longo de todo o livro, forneço exemplos de diálogos entre paciente e terapeuta. Entendo que cada profissional terá seu próprio estilo – alguns podem ser mais suaves e gentis, outros podem ser mais enérgicos, até mesmo confrontando os clientes. Não acredito que exista um estilo específico que funcione para todas as pessoas. E também acredito que nenhum terapeuta trabalha bem com todas as pessoas. O estilo é seu – e pode ser modificado, se você quiser – mas é importante reconhecer que o que escrevi aqui pode precisar ser modificado para se adequar ao seu estilo. O ponto importante ao empregarmos uma técnica ou escola terapêutica é lembrar que precisamos ter persistência para encontrar as intervenções mais adequadas para as pessoas que tratamos. Não devemos ser excessivamente comprometidos com um estilo, uma técnica ou uma escola de pensamento. Precisamos continuar tentando – e todos nós precisamos continuar aprendendo.

Referências

Adler, A. (1964a). *Social interest: A challenge to mankind* (J. Linton & R. Vaughan, Trans.). New York: Capricorn Books. (Original work published 1924)

Adler, A. (1964b). *The individual psychology of Alfred Adler: A systematic presentation in selections from his writings.* New York: Harper & Row.

Alhakami, A. S., & Slovic, P. (1994). A psychological study of the inverse relationship between perceived risk and perceived benefit. *Risk Analysis, 14*(6), 1085–1096.

Andersen, S. M., Saribay, S., & Przybylinski, E. (2012). Social cognition in close relationships. In S. T. Fiske & C. N. Macrae (Eds.), *The SAGE handbook of social cognition* (pp. 350–371). London: SAGE.

Arkes, H. R. (1996). The psychology of waste. *Journal of Behavioral Decision Making, 9*(3), 213–224.

Arkes, H. R., & Ayton, P. (1999). The sunk cost and Concorde effects: Are humans less rational than lower animals? *Psychological Bulletin, 125*(5), 591–600.

Arkes, H. R., & Blumer, C. (1985). The psychology of sunk cost. *Organizational Behavior and Human Decision Processes, 35,* 124–140.

Arntz, A., & Van Genderen, H. (2011). *Schema therapy for borderline personality disorder.* New York: Wiley.

Arntz, A., & Weertman, A. (1999). Treatment of childhood memories: Theory and practice. *Behaviour Research and Therapy, 37*(8), 715–740.

Bargh, J. A., & Morsella, E. (2008). The unconscious mind. *Perspectives on Psychological Science, 3*(1), 73–79.

Bartlett, F. C. (1932). *Remembering: A study in experimental and social psychology.* Cambridge, UK: Cambridge University Press.

Beck, A. T. (1967). *Depression: Clinical, experimental and theoretical aspects.* New York: Harper & Row.

Beck, A. T. (1976). *Cognitive therapy and the emotional disorders.* New York: International Universities Press.

Beck, A. T. (1979). *Cognitive therapy of depression.* New York: Guilford Press.

Beck, A. T. (1987). Cognitive models of depression. *Journal of Cognitive Psychotherapy, 1,* 5–37.

Beck, A. T., & Alford, B. A. (2009). *Depression: Causes and treatments.* Philadelphia: University of Pennsylvania Press.

Beck, A. T., Davis, D., & Freeman, A. (Eds.). (2014). *Cognitive therapy of personality disorders* (3rd ed.). New York: Guilford Press.

Beck, A. T., Emery, G., & Greenberg, R. (1985). *Anxiety disorders and phobias: A cognitive perspective.* New York: Basic Books.

Beck, A. T., & Haigh, E. A. (2014). Advances in cognitive theory and therapy: The generic cognitive model. *Annual Review of Clinical Psychology, 10,* 1–24.

Beck, J. S. (1995). *Cognitive therapy: Basics and beyond.* New York: Guilford Press.

Beck, J. S. (2005). *Cognitive therapy for challenging problems: What to do when the basics don't work.* New York: Guilford Press.

Beck, J. S. (2011). *Cognitive behavior therapy: Basics and beyond* (2nd ed.). New York: Guilford Press.

Beevers, C. G., Wells, T. T., & Miller, I. W. (2007). Predicting response to depression treatment: The role of negative cognition. *Journal of Consulting and Clinical Psychology, 75*(3), 422–431.

Bennett-Levy, J., Thwaites, R., Haarhoff, B., & Perry, H. (2015). *Experiencing CBT from the inside out: A self-practice/self-reflection workbook for therapists.* New York: Guilford Press.

Berking, M., Wirtz, C., Svaldi, J., & Hofmann, S. (2014). Emotion regulation predicts symptoms of depression over five years. *Behaviour Research and Therapy, 57,* 13–20.

Bonanno, G. A. (2004). Loss, trauma, and human resilience: Have we underestimated the human capacity to thrive after extremely aversive events? *American Psychologist, 59*(1), 20–28.

Borkovec, T. D., Alcaine, O., & Behar, E. (2004). Avoidance theory of worry and generalized anxiety disorder. In R. G. Heimberg, C. L. Turk, & D. S. Mennin (Eds.), *Generalized anxiety disorder: Advances in research and practice* (pp. 77–108). New York: Guilford Press.

Borkovec, T. D., & Hu, S. (1990). The effect of worry on cardiovascular response to phobic imagery. *Behaviour Research and Therapy, 28,* 69–73.

Borkovec, T. D., & Inz, J. (1990). The nature of worry in generalized anxiety disorder: A predominance of thought activity. *Behaviour Research and Therapy, 28,* 153–158.

Butler, A. C., Beck, A. T., & Cohen, L. H. (2007). The personality belief questionnaire—short form: Development and preliminary findings. *Cognitive Therapy and Research, 31*(3), 357–370.

Cason, D. R., Resick, P., & Weaver, T. L. (2002). Schematic integration of traumatic events. *Clinical Psychology Review, 22*(1), 131–153.

Clark, D. A. (Ed.). (2005). *Intrusive thoughts in clinical disorders: Theory, research, and treatment.* New York: Guilford Press.

Clark, D. A., Beck, A. T., & Brown, G. K. (1992). Sociotropy, autonomy, and life event perceptions in dysphoric and nondysphoric individuals. *Cognitive Therapy and Research, 16*(6), 635–652.

Cohen, M. R., & Nagel, E. (1993). *An introduction to logic.* Cambridge, MA: Hackett.

Coles, M. E., & Heimberg, R. G. (2002). Memory biases in the anxiety disorders: Current status. *Clinical Psychology Review, 22,* 587–627.

Cox, B. J., Enns, M. W., & Clara, I. P. (2002). The multidimensional structure of perfectionism in clinically distressed and college student samples. *Psychological Assessment, 14*(3), 365–373.

David, D., Lynn, S. J., & Ellis, A. (2010). *Rational and irrational beliefs: Research, theory, and clinical practice.* New York: Oxford University Press.

de Oliveira, I. (2014). *Trial-based cognitive therapy: A manual for clinicians.* New York: Routledge.

DiGiuseppe, R., & Tafrate, R. C. (2007). *Understanding anger disorders.* Oxford, UK: Oxford University Press.

Di Schiena, R., Luminet, O., Philippot, P., & Douilliez, C. (2012). Adaptive and maladaptive perfectionism in depression: Preliminary evidence on the role of adaptive and maladaptive rumination. *Personality and Individual Differences, 53*(6), 774–778.

Dozois, D. J. A., & Beck, A. T. (2008). Cognitive schemas, beliefs and assumptions. In K. S. Dobson & D. J. A. Dozois (Eds.), *Risk factors in depression* (pp. 121–143). San Diego, CA: Academic Press.

Dozois, D. J. A., & Dobson, K. S. (2001). Information processing and cognitive organization in unipolar depression: Specificity and comorbidity issues. *Journal of Abnormal Psychology, 110,* 236–246.

Dryden, W., & DiGiuseppe, R. (1990). *A primer on rational-emotive therapy.* Champaign, IL: Research Press.

Dugas, M. J., Buhr, K., & Ladouceur, R. (2004). The role of intolerance of uncertainty in etiology and maintenance. In R. G. Heimberg, C. L. Turk, & D. S. Mennin (Eds.), *Generalized anxiety disorder: Advances in research and practice* (pp. 143–163). New York: Guilford Press.

Dugas, M. J., & Ladouceur, R. (1998). Analysis and treatment of generalized anxiety disorder. In V. E. Caballo (Ed.), *International handbook of cognitive-behavioural treatments of psychological disorders* (pp. 197–225). Oxford, UK: Elsevier.

Dweck, C. S. (2000). *Self-theories: Their role in motivation, personality, and development.* Philadelphia: Psychology Press.

Dweck, C. S. (2006). *Mindset: The new psychology of success.* New York: Random House.

Dweck, C. S., Davidson, W., Nelson, S., & Enna, B. (1978). Sex differences in learned helplessness: II. The contingencies of evaluative feedback in the classroom and III. An experimental analysis. *Developmental Psychology, 14,* 268–276.

Dykman, B. M., Abramson, L. Y., Alloy, L. B., & Hartlage, S. (1989). Processing of ambiguous feedback among depressed and nondepressed college students: Schematic biases and their implications for depressive realism. *Journal of Personality and Social Psychology, 56,* 431–445.

Egan, S. J., Wade, T. D., Shafran, R., & Antony, M. M. (2014). *Cognitive-behavioral treatment of perfectionism.* New York: Guilford Press.

Ellis, A. (1994). *Reason and emotion in psychotherapy* (2nd ed.). Secaucus, NJ: Carol.

Ellis, A. (2001). *Overcoming destructive beliefs, feelings, and behaviors: New directions for rational emotive behavior therapy.* Amherst, NY: Prometheus Books.

Ellis, A., & Harper, R. A. (1975). *A new guide to rational living.* Englewood Cliffs, NJ: Prentice-Hall.

Ersner-Hershfield, H., Garton, M. T., Ballard, K., Samanez-Larkin, G. R., & Knutson, B. (2009). Don't stop thinking about tomorrow: Individual differences in future self-continuity account for saving. *Judgment and Decision Making, 4*(4), 280.

Everaert, J., Koster, E. H. W., & Derakshan, N. (2012). The combined cognitive bias hypothesis in depression. *Clinical Psychology Review, 32*(5), 413–424.

Festinger, L. (1957). *A theory of cognitive dissonance.* Palo Alto, CA: Stanford University Press.

Festinger, L. (1961). The psychological effects of insufficient rewards. *American Psychologist, 16,* 1–11.

Finucane, M., Alhakami, A., Slovic, P., & Johnson, S. (2000). The affect heuristic in judgment of risks and benefits. *Journal of Behavioral Decision Making, 13*(1), 1–17.

Fiske, S. T., & Macrae, C. N. (Eds.). (2012). *The SAGE handbook of social cognition.* London: SAGE.

Foa, E. B., & Kozak, M. J. (1986). Emotional processing of fear: Exposure to corrective information. *Psychological Bulletin, 99,* 20–35.

Frattaroli, J. (2006). Experimental disclosure and its moderators: A meta-analysis. *Psychological Bulletin, 132*(6), 823.

Freeman, A., Pretzer, J., Fleming, B., & Simon, K. (1990). *Clinical applications of cognitive therapy.* New York: Plenum Press.

Freeston, M. H., Rhéaume, J., Letarte, H., Dugas, M. J., & Ladouceur, R. (1994). Why do people worry? *Personality and Individual Differences, 17*(6), 791–802.

Gilbert, P. (2009). *The compassionate mind.* London: Constable.

Gilovich, T., & Medvec, V. H. (1994). The temporal pattern to the experience of regret. *Journal of Personality and Social Psychology, 67*(3), 357–365.

Gilovich, T., Medvec, V. H., & Chen, S. (1995). Commission, omission, and dissonance reduction: Coping with regret in the Monty Hall problem. *Personality and Social Psychology Bulletin, 21*(2), 182–190.

Gotlib, I. H., & Neubauer, D. L. (2000). Information-processing approaches to the study of cognitive biases in depression. In S. L. Johnson, A. M. Hayes, T. M. Field, N. Schneiderman, & P. M. McCabe (Eds.), *Stress, coping, and depression* (pp. 117–143). Mahwah, NJ: Erlbaum.

Greenberg, L. S. (2002). *Emotion-focused therapy: Coaching clients to work through their feelings.* Washington, DC: American Psychological Association.

Greenberg, L. S. (2007). Emotion in the therapeutic relationship in emotion-focused therapy. In P. L. Gilbert (Ed.), *The therapeutic relationship in the cognitive behavioral psychotherapies* (pp. 43–62). New York: Routledge.

Greenberg, L. S. (2015). Accessing new healing emotions and creating new narratives. In *Emotion-focused therapy: Coaching clients to work through their feelings* (2nd ed., pp. 207–228). Washington, DC: American Psychological Association.

Grey, N., & Holmes, E. A. (2008). Hotspots in trauma memories in the treatment of post-traumatic stress disorder: A replication. *Memory, 16*(7), 788–796.

Grey, N., Holmes, E., & Brewin, C. R. (2001). Peritraumatic emotional hot spots in memory. *Behavioural and Cognitive Psychotherapy, 29,* 367–372.

Guidano, V. F., & Liotti, G. (1983). *Cognitive processes and the emotional disorders.* New York: Guilford Press.

Hackmann, A., Clark, D. M., & McManus, F. (2000). Recurrent images and early memories in social phobia. *Behaviour Research and Therapy, 38,* 601–610.

Haeffel, G. J., Abramson, L. Y., Voelz, Z. R., Metalsky, G. I., Halberstadt, L., Dykman, B. M., et al. (2005). Negative cognitive styles, dysfunctional attitudes, and the remitted depression paradigm: A search for the elusive cognitive vulnerability to depression factor among remitted depressives. *Emotion, 5*(3), 343–348.

Halpern, D. F. (2002). *Thought and knowledge: An introduction to critical thinking*. New York: Routledge.

Hammen, C., Ellicott, A., Gitlin, M., & Jamison, K. R. (1989). Sociotropy/autonomy and vulnerability to specific life events in patients with unipolar depression and bipolar disorders. *Journal of Abnormal Psychology, 98*(2), 154.

Harris, A. H. (2006). Does expressive writing reduce health care utilization?: A meta-analysis of randomized trials. *Journal of Consulting and Clinical Psychology, 74*(2), 243.

Harvey, A. G. (2002). A cognitive model of insomnia. *Behavior Research Therapy, 40*(8), 869–893.

Hawley, L. L., Ho, M. H., Zuroff, D. C., & Blatt, S. J. (2006). The relationship of perfectionism, depression, and therapeutic alliance during treatment for depression: Latent difference score analysis. *Journal of Consulting and Clinical Psychology, 74*(5), 930–942.

Hayes, S. C., Luoma, J. B., Bond, F. W., Masuda, A., & Lillis, J. (2006). Acceptance and commitment therapy: Model, processes and outcomes. *Behaviour Research and Therapy, 44*(1), 1–25.

Hayes, S. C., Strosahl, K. D., & Wilson, K. G. (2003). *Acceptance and commitment therapy: An experiential approach to behavior change*. New York: Guilford Press.

Hayes, S. C., Strosahl, K. D., & Wilson, K. G. (2012). *Acceptance and commitment therapy: The process and practice of mindful change* (2nd ed.). New York: Guilford Press.

Hayes, S. C., Wilson, K. G., Gifford, E. V., Follette, V. M., & Strosahl, K. (1996). Experiential avoidance and behavioral disorders: A functional approach to diagnosis and treatment. *Journal of Consulting and Clinical Psychology, 64*, 1152–1168.

Hershfield, H. E., Goldstein, D. G., Sharpe, W. F., & Fox, J. (2011). Increasing saving behavior through age-progressed renderings of the future self. *Journal of Marketing Research, 48*, S23–S37.

Hill, R. W., Huelsman, T. J., Furr, R. M., Kibler, J., Vicente, B. B., & Kennedy, C. (2004). A new measure of perfectionism: The Perfectionism Inventory. *Journal of Personality Assessment, 82*(1), 80–91.

Holmes, E. A., & Bourne, C. (2008). Inducing and modulating intrusive emotional memories: A review of the trauma film paradigm. *Acta Psychologica, 127*(3), 553–566.

Holmes, E. A., & Mathews, A. (2010). Mental imagery in emotion and emotional disorders. *Clinical Psychology Review, 30*(3), 349–362.

Ingram, R. E., Miranda, J., & Segal, Z. V. (1998). *Cognitive vulnerability to depression*. New York: Guilford Press.

Kahneman, D. (1995). Varieties of counterfactual thinking. In N. J. Roese & J. J. Olson (Eds.), *What might have been: The social psychology of counterfactual thinking* (pp. 375–396). Mahwah, NJ: Erlbaum.

Kahneman, D. (2011). *Thinking, fast and slow*. New York: Farrar, Straus & Giroux.

Kahneman, D., & Tversky, A. (1979). Prospect theory: An analysis of decision under risk. *Econometrica, 47*, 263–291.

Kassinove, H., Roth, D., Owens, S. G., & Fuller, J. (2002). Effects of trait anger and anger expression style on competitive attack responses in a wartime prisoner's dilemma game. *Aggressive Behavior, 28*(2), 117–125.

Keller, C., Siegrist, M., & Gutscher, H. (2006). The role of the affect and availability heuristics in risk communication. *Risk Analysis, 26*(3), 631–639.

Kelly, G. A. (1955). *The psychology of personal constructs*. New York: Norton.

Kiesler, C. A., Nisbett, R. E., & Zanna, M. P. (1969). On inferring one's beliefs from one's behavior. *Journal of Personality and Social Psychology, 11*(4), 321–327.

Kircanski, K., Joormann, J., & Gotlib, I. H. (2012). Cognitive aspects of depression. *Wiley Interdisciplinary Reviews: Cognitive Science, 3*(3), 301–313.

Koffka, K. (1935). *Principles of Gestalt psychology*. London: Routledge.

Köhler, W. (1929). *Gestalt psychology*. New York: Liveright.

Kuyken, W., Padesky, C. A., & Dudley, R. (2009). *Collaborative case conceptualization: Working effectively with clients in cognitive-behavioral therapy*. New York: Guilford Press.

Leahy, R. L. (1997). An investment model of depressive resistance. *Journal of Cognitive Psychotherapy, 11*, 3–19.

Leahy, R. L. (1999). Decision making and mania. *Journal of Cognitive Psychotherapy: An International Quarterly, 13*, 83–105.

Leahy, R. L. (2000). Sunk costs and resistance to change. *Journal of Cognitive Psychotherapy: An International Quarterly, 14*(4), 355–371.

Leahy, R. L. (2001a). Depressive decision making: Validation of the portfolio theory model. *Journal of Cognitive Psychotherapy: An International Quarterly, 15, 341–362.

Leahy, R. L. (2001b). *Overcoming resistance in cognitive therapy*. New York: Guilford Press.

Leahy, R. L. (2002a). A model of emotional schemas. *Cognitive and Behavioral Practice, 9*(3), 177–191. Leahy, R. L. (2002b). Pessimism and the evolution of negativity. *Journal of Cognitive Psychotherapy, 16*(3), 295–316.

Leahy, R. L. (2003). *Roadblocks in cognitive-behavioral therapy: Transforming challenges into opportunities for change*. New York: Guilford Press.

Leahy, R. L. (2005). *The worry cure: Seven steps to stop worry from stopping you*. New York: Harmony Books.

Leahy, R. L. (2006). *The worry cure: Seven steps to stop worry from stopping you*. New York: Harmony Books.

Leahy, R. L. (2009). *Anxiety free: Unravel your fears before they unravel you*. Carlsbad, CA: Hay House.

Leahy, R. L. (2010). *Beat the blues before they beat you*. Carlsbad, CA: Hay House.

Leahy, R. L. (2011). Emotional schema therapy: A bridge over troubled waters. In J. Herbert & E. Forman (Eds.), *Acceptance and mindfulness in cognitive behavior therapy: Understanding and applying the new therapies* (pp. 109–131). New York, Wiley.

Leahy, R. L. (2015). *Emotional schema therapy*. New York: Guilford Press.

Leahy, R. L., & Beck, A. T. (1988). Cognitive therapy of depression and mania. In R. Cancro & A. Georgotas (Eds.), *Depression and mania* (pp. 517–537). New York: Elsevier.

Leahy, R. L., Holland, S. J. F., & McGinn, L. K. (2012). *Treatment plans and interventions for depression and anxiety disorders* (2nd ed.). New York: Guilford Press.

Leahy, R. L., Tirch, D. D., & Melwani, P. S. (2012). Processes underlying depression: Risk aversion, emotional schemas, and psychological flexibility. *International Journal of Cognitive Therapy, 5*(4), 362–379.

Leahy, R. L., Tirch, D. D., & Napolitano, L. A. (2011). *Emotion regulation in psychotherapy: A practitioner's guide*. New York: Guilford Press.

Linehan, M. M. (2015). *DBT skills training manual* (2nd ed.). New York: Guilford Press.

Loewenstein, G. F., Weber, E. U., Hsee, C. K., & Welch, N. (2001). Risk as feelings. *Psychological Bulletin, 127*(2), 267–286.

Martell, C. R., Dimidjian, S., & Herman-Dunn, R. (2010). *Behavioral activation for depression: A clinician's guide*. New York: Guilford Press.

Mennin, D. S., & Fresco, D. M. (2014). Emotion regulation therapy. In J. J. Gross (Ed.), *Handbook of emotion regulation* (2nd ed., pp. 469–490). New York: Guilford Press.

Mennin, D. S., Turk, C. L., Heimberg, R. G., & Carmin, C. (2004). Regulation of emotion in generalized anxiety disorder. In M. A. Reinecke & D. A. Clark (Eds.), *Cognitive therapy over the lifespan: Theory, research, and practice* (pp. 60–89). New York: Wiley.

Miranda, J., & Persons, J. B. (1988). Dysfunctional attitudes are mood-state dependent. *Journal of Abnormal Psychology, 97*(1), 76–79.

Miranda, J., Persons, J. B., & Byers, C. N. (1990). Endorsement of dysfunctional beliefs depends on current mood state. *Journal of Abnormal Psychology, 99*(3), 237–241.

Mischel, W., Cantor, N., & Feldman, S. (1996). Principles of self-regulation: The nature of willpower and self-control. In E. T. Higgins & A. W. Kruglanski (Eds.), *Social psychology: Handbook of basic principles* (pp. 329–360). New York: Guilford Press.

Mischel, W., Ebbesen, E. B., & Raskoff Zeiss, A. (1972). Cognitive and attentional mechanisms in delay of gratification. *Journal of Personality and Social Psychology, 21*(2), 204–218.

Mogg, K., Bradley, B. P., Williams, R., & Mathews, A. (1993). Subliminal processing of emotional information in anxiety and depression. *Journal of Abnormal Psychology, 102*, 304–311.

Morita, M., Akihisa, K., & Levine, P. (1998). *Morita therapy and the true nature of anxiety-based disorders (Shinkeishitsu)*. Albany: State University of New York Press.

Needleman, L. D. (1999). *Cognitive case conceptualization: A guidebook for practitioners*. Mahwah, NJ: Erlbaum.

Nolen-Hoeksema, S. (2000). The role of rumination in depressive disorders and mixed anxiety/depressive symptoms. *Journal of Abnormal Psychology, 109*, 504–511.

Oldershaw, A., Lavender, T., Sallis, H., Stahl, D., & Schmidt, U. (2015). Emotion generation and regulation in anorexia nervosa: A systematic review and meta-analysis of self-report data. *Clinical Psychology Review, 39*(7), 83–95.

Papageorgiou, C., & Wells, A. (2000). Treatment of recurrent major depression with attention training. *Cognitive and Behavioural Practice, 7,* 407–413.

Pennebaker, J. W. (1993). Putting stress into words: Health, linguistic, and therapeutic implications. *Behaviour Research and Therapy, 31,* 539–548.

Pennebaker, J. W., & Beall, S. K. (1986). Confronting a traumatic event: Toward an understanding of inhibition and disease. *Journal of Abnormal Psychology, 95,* 274–281.

Pennebaker, J. W., & Chung, C. K. (2011). Expressive writing: Connections to physical and mental health. In H. S. Friedman (Ed.), *Oxford handbook of health psychology* (pp. 417–437). New York: Oxford University Press.

Pennebaker, J. W., & Seagal, J. D. (1999). Forming a story: The health benefits of narrative. *Journal of Clinical Psychology, 55,* 1243–1254.

Persons, J. B., & Miranda, J. (1992). Cognitive theories of vulnerability to depression: Reconciling negative evidence. *Cognitive Therapy and Research, 16*(4), 485–502.

Persons, J. B., & Tompkins, M. A. (1997). Cognitive-behavioral case formulation. In T. D. Eells (Ed.), *Handbook of psychotherapy case formulation* (pp. 314–339). New York: Guilford Press.

Peters, E., & Slovic, P. (1996). The role of affect and worldviews as orienting dispositions in the perception and acceptance of nuclear power. *Journal of Applied Social Psychology, 26*(16), 1427–1453.

Petrie, K. J., Booth, R. J., & Pennebaker, J. W. (1998). The immunological effects of thought suppression. *Journal of Personality and Social Psychology, 75*(5), 1264–1272.

Piaget, J. (1970). *Structuralism.* New York: Harper and Row.

Pinto, A., & Whisman, M. A. (1996). Negative affect and cognitive biases in suicidal and nonsuicidal hospitalized adolescents. *Journal of the American Academy of Child and Adolescent Psychiatry, 35*(2), 158–165.

Popper, K. R. (1959). *The logic of scientific discovery.* New York: Basic Books.

Portman, M. E. (2009). *Generalized anxiety disorder across the lifespan: An integrative approach.* New York: Springer Science + Business Media.

Purdon, C. (1999). Thought suppression and psychopathology. *Behaviour Research and Therapy, 37,* 1029–1054.

Purdon, C. (2009). Psychological approaches to understanding obsessive–compulsive disorder. In M. Stein & M. M. Antony (Eds.), *Handbook of anxiety and related disorders* (pp. 238–249). Oxford, UK: Oxford University Press.

Purdon, C., & Clark, D. A. (1999). Metacognition and obsessions. *Clinical Psychology and Psychotherapy, 6*(2), 102–110.

Rachman, S. J. (2003). *The treatment of obsessions.* New York: Oxford University Press.

Rachman, S. J., & Shafran, R. (1999). Cognitive distortions: Thought–action fusion. *Clinical Psychology and Psychotherapy, 6*(2), 80–85.

Reinecke, M. A., Dattilio, F. M., & Freeman, A. (Eds.). (1996). *Cognitive therapy with children and adolescents: A casebook for clinical practice.* New York: Guilford Press.

Resick, P. A. (2001). *Stress and trauma.* New York: Psychology Press.

Roemer, L., & Orsillo, S. M. (2002). Expanding our conceptualization of and treatment for generalized anxiety disorder: Integrating mindfulness/acceptance-based approaches with existing cognitive-behavioral models. *Clinical Psychology: Science and Practice, 9*(1), 54–68.

Rude, S. S., Wenzlaff, R. M., Gibbs, B., Vane, J., & Whitney, T. (2002). Negative processing biases predict subsequent depressive symptoms. *Cognition and Emotion, 16,* 423–440.

Salkovskis, P. M., Forrester, E., & Richards, C. (1998). Cognitive-behavioural approach to understanding obsessional thinking. *British Journal of Psychiatry, 173*(Suppl. 35), 53–63.

Segal, Z. V., & Ingram, R. E. (1994). Mood priming and construct activation in tests of cognitive vulnerability to unipolar depression. *Clinical Psychology Review, 14*(7), 663–695.

Shoda, Y., Mischel, W., & Peake, P. K. (1990). Predicting adolescent cognitive and self-regulatory competencies from preschool delay of gratification: Identifying diagnostic conditions. *Developmental Psychology, 26*(6), 978–986.

Simon, H. A. (1979). Rational decision making in business organizations. *American Economic Review, 69,* 493–513.

Simon, H. A. (1983). *Reason in human affairs.* Stanford, CA: Stanford University Press.

Sloan, D. M. & Marx, B. P. (2004). Taking pen to hand: Evaluating theories underlying the written disclosure paradigm. *Clinical Psychology: Science and Practice, 11*(2), 121–137.

Slovic, P. (2000). Trust, emotion, sex, politics, and science: Surveying the risk-assessment battlefield. In P. Slovic (Ed.), *The perception of risk* (pp. 277–313). Sterling, VA: Earthscan.

Slovic, P., Finucane, M., Peters, E., & MacGregor, D. G. (2004). Risk as analysis and risk as feelings: Some thoughts about affect, reason, risk, and rationality. *Risk Analysis, 24*(2), 311–322.

Slovic, P., Finucane, M. L., Peters, E., & MacGregor, D. G. (2007). The affect heuristic. *European Journal of Operational Research, 177*(3), 1333–1352.

Smucker, M. R., & Dancu, C. V. (1999). *Cognitive-behavioral treatment for adult survivors of childhood trauma: Imagery rescripting and reprocessing*. Northvale, NJ: Jason Aronson.

Snyder, M., & White, P. (1982). Moods and memories: Elation, depression, and the remembering of the events of one's life. *Journal of Personality, 50*(2), 149–167.

Spiegler, D. M. (2016). *Contemporary behavior therapy* (6th ed.). Boston: Cengage Learning.

Stopa, L. (2009). *Imagery and the threatened self: Perspectives on mental imagery and the self in cognitive therapy*. New York: Routledge.

Swann, W. B., & Ely, R. J. (1984). A battle of wills: Self-verification versus behavioral confirmation. *Journal of Personality and Social Psychology, 46*(6), 1287.

Swann, W. B., Stein-Seroussi, A., & Giesler, R. B. (1992). Why people self-verify. *Journal of Personality and Social Psychology, 62*(3), 392.

Tafrate, R. C., & Kassinove, H. (2009). *Anger management for everyone: Seven proven ways to control anger and live a happier life*. Atascadero, CA: Impact.

Tafrate, R. C., Kassinove, H., & Dunedin, L. (2002). Anger episodes of angry community residents. *Journal of Clinical Psychology, 58*(12), 1573–1590.

Tatham, M. (2011). The role of imagery-based techniques in cognitive-behavioural therapy for adults with eating disorders. *Clinical Psychology Review, 31*(7), 1101–1109.

Tedeschi, R. G., & Calhoun, L. G. (1995). *Trauma and transformation: Growing in the aftermath of suffering*. Thousand Oaks, CA: SAGE.

Tedeschi, R. G., & Calhoun, L. G. (2004). Posttraumatic growth: Conceptual foundations and empirical evidence *Psychological Inquiry, 15*(1), 1–18.

Thaler, R. H. (1992). *The winner's curse: Paradoxes and anomalies of economic life*. Princeton, NJ: Princeton University Press.

Thaler, R. H., & Shefrin, H. M. (1981). An economic theory of self-control. *Journal of Political Economy, 89*(2), 392–406.

Tirch, D. D., Leahy, R. L., Silberstein, L. R., & Melwani, P. W. (2012). Emotional schemas, psychological flexibility, and anxiety: The role of flexible response patterns to anxious arousal. *International Journal of Cognitive Therapy, 5*(4), 380–391.

Tompkins, M. A. (1996). Cognitive-behavioral case formulation: The case of Jim. *Journal of Psychotherapy Integration, 6*(2), 97–105.

Travagin, G., Margola, D., & Revenson, T. A. (2015). How effective are expressive writing interventions for adolescents?: A meta-analytic review. *Clinical Psychology Review, 36*, 42–55.

Tversky, A., & Kahneman, D. (1974). Judgment under uncertainty: Heuristics and biases. *Science, 185*(4157), 1124–1131.

Velten, E., Jr. (1968). A laboratory task for induction of mood states. *Behaviour Research and Therapy, 6*(4), 473–482.

Weissman, A. N., & Beck, A. T. (1978). *Development and validation of the Dysfunctional Attitude Scale: A preliminary investigation*. Paper presented at the annual meeting of the American Educational Research Association, Toronto, Ontario, Canada.

Wells, A. (2000a). *Emotional disorders and metacognition: Innovative cognitive therapy*. New York: Wiley.

Wells, A. (2000b). Modifying social anxiety: A cognitive approach. In R. Crozier (Ed.), *Shyness: Development, consolidation, and change* (pp. 86–206). New York: Routledge.

Wells, A. (2002). Worry, metacognition and GAD: Nature, consequences and treatment. *Journal of Cognitive Psychotherapy, 16*, 179–192.

Wells, A. (2004). A cognitive model of GAD: Metacognitions and pathological worry. In R. G. Heimberg, C. Turk, & D. Mennin (Eds.), *Generalized anxiety disorder: Advances in research and practice* (pp. 164–186). New York: Guilford Press.

Wells, A. (2005). Worry, intrusive thoughts, and generalized anxiety disorder: The metacognitive theory and treatment. In D. A. Clark (Ed.), *Intrusive thoughts in clinical disorders: Theory, research, and treatment* (pp. 119–144). New York: Guilford Press.

Wells, A. (2007). Cognition about cognition: Metacognitive therapy and change in generalized anxiety disorder and social phobia. *Cognitive and Behavioral Practice, 14*(1), 18–25.

Wells, A. (2009). *Metacognitive therapy for anxiety and depression*. New York: Guilford Press.

Wells, A. (2011). Metacognitive therapy. In J. D. Herbert & E. M. Forman (Eds.), *Acceptance and mindfulness in cognitive behavior therapy* (pp. 83–108). New York: Wiley.

Wells, A., & Carter, K. (2006). Generalised anxiety disorder. In A. Carr & M. McNulty (Eds.), *The handbook of adult clinical psychology: An evidence-based approach*. London: Routledge.

Wells, A., & Matthews, G. (1994). *Attention and emotion: A clinical perspective* (pp. 423–457). Hillsdale, NJ: Erlbaum.

Wells, A., & Papageorgiou, C. (1995). Worry and the incubation of intrusive images following stress. *Behaviour Research and Therapy, 33*(5), 579–583.

Wild, J., & Clark, D. M. (2011). Imagery rescripting of early traumatic memories in social phobia. *Cognitive and Behavioral Practice, 18*(4), 433–443.

Wild, J., Hackmann, A., & Clark, D. M. (2008). Rescripting early memories linked to negative images in social phobia: A pilot study. *Behavior Therapy, 39,* 47–56.

Williams, J. M. G., Barnhofer, T., Crane, C., Herman, D., Raes, F., Watkins, E., et al. (2007). Autobiographical memory specificity and emotional disorder. *Psychological Bulletin, 133,* 122–148.

Williams, J. M. J., Teasdale, J. D., Segal, Z. V., & Soulsby, J. (2000). Mindfulness-based cognitive therapy reduces overgeneral autobiographical memory in formerly depressed patients. *Journal of Abnormal Psychology, 109,* 150–155.

Wilson, R. S., Arvai, J. L., & Arkes, H. R. (2008). My loss is your loss . . . sometimes: Loss aversion and the effect of motivational biases. *Risk Analysis, 28*(4), 929–938.

Wilson, T. D., & Gilbert, D. T. (2003). Affective forecasting. *Advances in Experimental Social Psychology, 35,* 345–411.

Wilson, T. D., & Gilbert, D. T. (2005). Affective forecasting: Knowing what to want. *Current Directions in Psychological Science, 14*(3), 131–134.

York, D., Borkovec, T., Vasey, M., & Stern, R. (1987). Effects of worry and somatic anxiety induction on thoughts, emotion and physiological activity. *Behaviour Research and Therapy, 25*(6), 523–526.

Young, J. E. (1990). *Cognitive therapy for personality disorders: A schema-focused approach*. Sarasota, FL: Professional Resource Exchange.

Young, J. E., & Brown, G. (1990). *Young Schema Questionnaire*. New York: Cognitive Therapy Center of New York.

Young, J. E., Klosko, J., & Weishaar, M. (2003). *Schema therapy: A practitioner's guide*. New York: Guilford Press.

Zajonc, R. B. (1982). Affective and cognitive factors in preferences. *Journal of Consumer Research, 9*(2), 123–131.

Zeelenberg, M., van Dijk, W. W., Manstead, A. S. R., & van der Pligt, J. (2000). On bad decisions and disconfirmed expectancies: The psychology of regret and disappointment. *Cognition and Emotion, 14*(4), 521–541.

Índice

O texto em **negrito** indica uma técnica, *itálico* indica um formulário, *f* após o número da página indica uma figura.

A

A resposta racional é relevante para o pensamento automático?, 71-74
Aceitação das emoções, 422-425, 425-426*f*
Aceitação do pensamento, 290-292, 292*f*
Acesso às emoções, 408-411
Adivinhação do futuro, 15-17, 30-32, 96-97, 360-361, 450-451
    técnicas relevantes para, 451-452
Adivinhação do pensamento, 35-38
Advogado de defesa, 68-71, 70*f*, 320
Afirmações do tipo "deveria", 98-100, 496-497
    Análise do custo-benefício de um pensamento, 57-61
    bom *versus* ruim, 101-102
    Formulário: *Contestação de afirmações do tipo "deveria"*, 100-103, 102-103*f*
Afirmações do tipo "Se... então", 97-98, 103-106
Afirmações positivas, limitações das, 71-72
Alternativismo construtivo, 324-325
Análise de custo-benefício
    Análise do custo-benefício de um pensamento, 57-61
    Exame da validade dos custos e benefícios em curto prazo e longo prazo, 60-65, 62-63*f*
Análise do custo-benefício de um pensamento, 57-61
Anger Management for Everyone: Seven Proven Ways to Control Anger and Live a Happier Life (Tafrate e Kassinove), 486
Ansiedade
    aversão ao risco e, 184-185
    Busca limitada, 148-153, 151-152*f*
    distorções cognitivas e, 450-451
    e necessidade de aprovação, 470-471
    esquemas e, 357-359
    Estabelecimento do ponto zero para avaliação, 326-329, 327-328*f*
    Exame da lógica, 154-157
    Heurística emocional, 164-167
    tomada de decisão e, 182-184
Aprovação, modificação da necessidade de, 497-498
    sessão de terapia focada na, 470-474
Argumentos baseados em falácias lógicas, 167-170
Arrependimento, superação da aversão ao arrependimento, 199-202, 200-201*f*
Aspectos positivos, desqualificação, técnicas relevantes para, 453-455
Ativação de lembranças precoces relacionadas aos esquemas, 370-372
Atribuição de probabilidades em sequência, 35-36
Autoacusação, 318-320; *ver também* Pensamentos negativos
Autocrítica
    desafio, 497-498
        sessão de terapia sobre, 475-485
    recursiva, 155-156
Autonomia, características da, 470-471
Avaliação de pressupostos e regras; *ver* Pressupostos/regras
Avaliação de pressupostos secundários, 105-107, 106*f*
Avaliação do grau de emoção e do grau de crença no pensamento, 25-28, 26-27*f*
Avaliação dos riscos
    ansiedade e, 164-165
    Comparação do risco *versus* risco, 205-207
    excitação emocional e, 183-185
    taxas de base e, 152-153

Avaliação e teste dos pensamentos, 50-95
  A resposta racional é relevante para o pensamento automático?, 71-74
  Advogado de defesa, 68-71, 70*f*
  Análise do custo-benefício de um pensamento, 57-61
  Definição dos termos, 51-55
  Distinção entre comportamentos e pessoas, 75-77
  Dramatização de ambos os lados do pensamento, 73-75
  Exame da qualidade das evidências, 66-69
  Exame da qualidade dos custos e benefícios de curto prazo e longo prazo, 60-65, 62-63*f*
  Exame das evidências, 63-66, 64-65*f*
  Exame das variações no comportamento em diferentes situações, 76-79
  Tornando as definições claras e justas, 54-58
  Uso do comportamento para resolver o pensamento negativo, 78-80
Aversão à perda, 35-36

B
Balão de pensamentos, 224-227, 226-227*f*
Busca de aprovação, 16-17
Busca de variações em uma crença específica, 27-30
Busca limitada, 148-153, 151-152f: *ver também* **Viés de confirmação**

C
Catastrofização, 15-17, 266-267, 291
  técnicas relevantes para, 452-453
Categorização das distorções do seu pensamento, 31-32, 46
Categorização das distorções no pensamento, 29-32, 30-31*f*
Ceticismo, empoderamento e, 50-52
Colocação das coisas em perspectiva, 318-355
  Construção de alternativas, 324-326
  Continuum, 320-323
  Despolarização das comparações, 328-332, 330-331*f*
  Diversificação dos critérios, 335-337
  Estabelecimento do ponto zero para avaliação, 326-329, 327-328*f*
  Exame das oportunidades e novos significados que se originam da perda ou conflito, 339-342
  Gráfico em forma de torta, 318-320, 320*f*
  O que ainda posso fazer, 322-325
  Observação da forma como os outros lidam com as coisas, 330-333
  Subtração de tudo, 336-339
  Viagem ao futuro, 341-343
  Virada da mesa – Afirmação do negativo, 333-335, 335f
Como avaliar se a previsão é testável, 254-257
Como imaginar os melhores resultados, 260-263
Como lidar com as preocupações: sete passos para impedir que elas paralisem você (Leahy), 21-22, 250-251

Comparação do risco *versus* risco, 205-207
Comparações injustas, técnicas relevantes para, 461-464
Comportamento
  Distinção entre comportamentos e pessoas, 75-77
  Uso do comportamento para resolver o pensamento negativo, 78-80
Conceito de modos, 3
Conceitualização de caso, 6-7
Conceitualização de caso; *ver* **Utilização da conceitualização de caso**
Conflito; *ver* **Exame das oportunidades e novos significados que se originam da perda ou conflito**
Construção de alternativas, 324-326
Construtos da realidade, teste, 4-6
Contestação da culpa em relação às emoções, 420-414
Contestação da fonte do esquema por meio da dramatização, 379-380
Contestação de afirmações do tipo "deveria", 100-103, 102-103*f*
Contestação do esquema, 373-378
Conteúdo do pensamento, resposta do paciente ao, 6-7
Continuum, 320-323
Contradições internas, 155-156
Correlação, ilusão de, 157-158
Crenças condicionais, 104-105
  conceitualização de caso e, 114
Crenças; *ver também* **Viés de confirmação**
  Avaliação do grau de emoção e do grau de crença no pensamento, 25-28, 26-27*f*
  Busca de variações em uma crença específica, 27-30
  condicionais, 104-105
  nucleares, 358-359
  subjacentes, pensamentos automáticos e, 99-100
Criação de falsas dicotomias, 160-163
Culpa; *ver* **Contestação da culpa em relação às emoções**
Culpabilização
  de si mesmo, 318-320
  técnicas relevantes para, 459-461
Curiosidade; *ver* **Fortalecimento da curiosidade, uma experiência positiva de desafio e crescimento para o paciente, em vez de ideias de perfeição**
Custos não recuperáveis, Superação dos custos não recuperáveis, 190-193, 194f-195*f*

D
Dar boas-vindas ao visitante, 231-233
Declaração de direitos, 125-126, 126*f*
Definição dos termos, 51-, 53*f*
Definições, problemas com, 53-58
Depressão
  aversão ao risco e, 184-185
  Busca limitada, 148-153, 151-152*f*
  Criação de falsas dicotomias, 160-163
  distorções cognitivas e, 450-451
  e necessidade de aprovação, 470-471
  esquemas e, 357-359

Estabelecimento do ponto zero para avaliação, 326-329, 327-328f
Exame da lógica, 154-157
Heurística emocional, 164-167
pensamento do tipo tudo-ou-nada, 320-321 (*ver também* **Continuum**)
Terapia de Morita e, 336-338
tomada de decisão e, 182-184
Desafio à autocrítica, sessão de terapia sobre, 475-485
Desafios; *ver* **Fortalecimento da curiosidade, uma experiência positiva de desafio e crescimento para o paciente, em vez de ideias de perfeição**
Desapego consciente, 222-225, 224-225f
Desconfirmação da crença, 16-17
Desconsideração das taxas de base, 152-155, 154-155f
Descrição dos esquemas emocionais, 416-419, 417f
Desenvolvimento de motivação para modificar meus esquemas, 367-370
Desenvolvimento de um esquema mais positivo, 380-382
Despolarização das comparações, 328-332, 330-331f
Desqualificação dos aspectos positivos, técnicas relevantes para, 453-455
Deveria, técnicas relevantes para, 457-459
Diálogos entre terapeuta e paciente, 12
Dicotomias, falsas; *ver* **Criação de falsas dicotomias**
Distanciamento/desaparecimento, 278-279, 279f
Distinção entre comportamentos e pessoas, 75-77
Distinção entre eventos, pensamentos e sentimentos, 17-20, 19-20f
Distinção entre pensamentos e fatos, 21-26, 22-24f
Distinção entre preocupações produtivas e improdutivas, 269-271
Distinção entre progresso e perfeição, 108-111, 109-110f
Distorções cognitivas, 29-32, 30-31f, 497-498; *ver também* distorções cognitivas específicas
abordagens das, 99-100
catastrofização, 452-453
Categorização da distorção no pensamento, 29-32, 30-31f
comparações injustas, 461-464
culpabilização, 459-461
desqualificação dos aspectos positivos, 453-455
deveria, 457-459
e necessidade excessiva de aprovação, 470-471
Exame e contestação das distorções cognitivas, 450-469
filtro negativo, 454-457
foco no julgamento, 467-469
formulário: *Lista de verificação de distorções cognitivas*, 21-22, 45
incapacidade de contestar, 466-468
lamentação, 462-465
leitura mental, 450-452
pensamento dicotômico, 455-458
personalização, 458-460
previsão do futuro, 451-452
questões do tipo "e se", 464-466

raciocínio emocional, 465-467
rotulação, 452-454
supergeneralização, 455-457
Distorções no pensamento; *ver* Distorções cognitivas
Diversificação das fontes de recompensa, 203-206, 205-206f
Diversificação dos critérios, 335-337
Dramatização
Contestação da fonte do esquema por meio da dramatização, 379-380
Dramatização de ambos os lados do pensamento, 73-75
Dramatização de ambos os lados do pensamento, 73-75
Dúvida, fortalecimento e, 50-52

E

Efeito dotação, 183-184
Efeitos da recenticidade, 167-168
Emoções, primárias *versus* secundárias, 408-409
Erros lógicos; *ver* Processamento de informação e erros de lógica
Escala de atitudes disfuncionais, 96-99
Escrita expressiva, 411-414
Esquema do medo, ativação, 407-408
Esquemas depressivos, 357-358
Esquemas emocionais; *ver* **Modificação dos esquemas emocionais**
Esquemas pessoais: *ver também* Terapia dos esquemas; esquemas
exemplos de, 16-17
recordação de informações e, 16-17
Esquemas; *ver também* Identificação e modificação dos esquemas. Esquemas pessoais
definição, 356-357
depressivos, 357-358
memória e, 356-357
papéis dos, 4-5
transtornos da personalidade e, 3
versus realidade, 363-364
Esquiva emocional, 407-408
Esquizofrenia, pensamentos intrusivos na, 221-222
Estabelecimento do ponto zero para avaliação, 326-329, 327-328f
Estratégias compensatórias; *ver* **Identificação de esquemas de compensação e esquiva**
Estratégias de enfrentamento; *ver* **Observação da forma como os outros lidam com as coisas**
Estratégias de pré-compromisso, 187-189, 189f
Evidências
Advogado de defesa, 68-71, 70f
Busca limitada, 148-153, 151-152f
exame, 63-66, 64-65f
Exame da qualidade das evidências, 66-69
Evitação da rejeição de soluções imperfeitas, 262-264
Evocação de pensamentos, 15-49
Adivinhação do pensamento, 35-38
Atribuição de probabilidades em sequência, 35-36

Avaliação do grau de emoção e do grau de crença no pensamento, 25-28, 26-27f
Busca de variações em uma crença específica, 27-30
Categorização das distorções no pensamento, 29-32, 30-31f
Distinção entre eventos, pensamentos e sentimentos, 17-20, 19-20f
Distinção entre pensamentos e fatos, 21-26, 22-24f
Explicação de como os pensamentos criam sentimentos, 19-22, 19-20f
Seta descendente, 31-34, 32-34f
Exame da fusão pensamento-ação, 226-230, 229-230f
Exame da lógica, 154-157
Exame da qualidade das evidências, 66-69
Exame da sua vida usando um esquema mais positivo, 377-380
Exame da validade dos custos e benefícios em curto prazo e longo prazo, 60-65, 62-63f
Exame das evidências, 63-66, 64-65f
Exame das implicações do perfeccionismo, 116-118, 118-119f
Exame das oportunidades e novos significados que se originam da perda ou conflito, 339-342
Exame das variações no comportamento em diferentes situações, 76-79
Exame de previsões e pensamentos passados, 258-261
Exame do processamento de informação e erros de lógica; *ver* Processamento de informação e erros de lógica
Exame do sistema de valores, 106-108
Exame dos custos e benefícios da preocupação, 252-254
Exame dos desfechos e utilização do ponto-contraponto, 266-269
Exame e contestação das distorções cognitivas, 450-469
Experiências traumáticas
  Ativação de lembranças precoces relacionadas aos esquemas, 370-372
  Escrita expressiva, 411-414
  Identificação dos "pontos de tensão", 414-415, 415f
  Reformulação de imagens mentais, 425-428
  trabalho com esquemas e, 371-374
Explicação de como os pensamentos criam sentimentos, 19-22, 19-20f
Explicação do processamento esquemático, 363-366

F

Falácias lógicas; *ver também* **Argumentos baseados em falácias lógicas**
  exemplos de, 167-169
Falsas dicotomias; *ver* **Criação de falsas dicotomias**
Fazendo o que não quero, 427-429
Filtro negativo, técnicas relevantes para, 454-457
Focalismo, 185-186
Foco no julgamento, técnicas relevantes para, 467-469

Formulário: *A técnica tédio*, 235-237, 248
Formulário: *A vida através das lentes de um esquema diferente*, 379-380, 403
Formulário: *Aceitação das emoções*, 424-425, 443
Formulário: *Adivinhação do pensamento negativo*, 37-38, 49
Formulário: *Análise de custo-benefício de um pensamento*, 60-61, 83
Formulário: *Aprendizado a partir dos lapsos*, 112-113, 138
Formulário: *Atividades recompensadoras passadas, presentes e futuras*, 205-206, 218
Formulário: *Automonitoramento de preocupações*, 251-252, 293
Formulário: *Avaliação das emoções e crenças*, 27-28, 43
Formulário: *Avaliação de pressupostos secundários*, 106-107, 130
Formulário: *Avaliação dos rótulos negativos*, 76-77, 92-93
Formulário: *Balão de pensamentos*, 226-227, 240
Formulário: *Busca de variações*, 78-79, 94
Formulário: *Clarificação de valores*, 108, 131
Formulário: *Como eu poderia lidar se isso fosse verdade para mim*, 335, 351
Formulário: *Como os outros lidaram com isso?*, 333, 350
Formulário: *Como os pensamentos criam sentimentos*, 21-22, 40
Formulário: *Como tornar pensamentos e previsões testáveis*, 256-257, 296
Formulário: *Comparações com o ponto zero*, 328-329, 348
Formulário: *Compromisso com o futuro decidindo agora*, 189, 210
Formulário: *Consideração das alternativas*, 325-326, 347
Formulário: *Contestação dos esquemas pessoais*, 377-378, 401-402
Formulário: *Custos e benefícios da preocupação*, 253-254, 294
Formulário: *Custos e benefícios do progresso e da perfeição*, 110-111, 136
Formulário: *Decisões pelo self atual e futuro*, 203-204, 217
Formulário: *Definição dos termos*, 54-55, 81
Formulário: *Desafio às falsas dicotomias*, 162-163, 176
Formulário: *Desapego consciente*, 224-225, 238
Formulário: *Desempenho do papel de seu próprio advogado de defesa*, 69-71, 69-71f, 87-88
Formulário: *Desenvolvimento de motivação para modificar meus esquemas*, 370, 396-397
Formulário: *Desenvolvimento de novas maneiras de avaliar uma qualidade*, 336-337, 352
Formulário: *Despolarização das comparações*, 330-332, 349
Formulário: *Diagrama de conceitualização do caso*, 116-117, 139
Formulário: *Diário de emoções*, 411, 430

Formulário: *Distanciamento/desaparecimento*, 279, 310
Formulário: *Distinção entre eventos, pensamentos e sentimentos*, 19-20, 39
Formulário: *Dramatização de ambos os lados do pensamento*, 74-75, 90-91
Formulário: *Efeitos do meu esquema positivo*, 381-382, 404-405
Formulário: *Emoções que evito*, 411, 431
Formulário: *Escala de esquemas emocionais de Leahy-II (LESS-II)*, 418-419, 435-436
Formulário: *Escolhas de risco* versus *risco*, 207, 219
Formulário: *Esquemas emocionais: dimensões e intervenções*, 422-423, 440-442
Formulário: *Esquiva e compensação do meu esquema*, 367-368, 393-395
Formulário: *Estes pensamentos são realmente relevantes?*, 231f, 242
Formulário: *Estimativas de probabilidade dos eventos*, 154-155, 173
Formulário: *Evitação do arrependimento*, 200-202, 216
Formulário: *Exame da qualidade das evidências*, 68-69, 86
Formulário: *Exame da sequência de probabilidades*, 35-36, 48
Formulário: *Exame da validade dos custos e benefícios, no curto e no longo prazo*, 63-65, 84
Formulário: *Exame das evidências*, 68-69, 85
Formulário: *Exame das implicações do perfeccionismo*, 117-118, 140
Formulário: *Exame das oportunidades e novos significados*, 341-342, 354
Formulário: *Exame das previsões negativas passadas*, 260-261, 298
Formulário: *Exame de padrões problemáticos*, 360-361, 385
Formulário: *Exame de perdas e ganhos como foco na tomada de decisão*, 198-199, 215
Formulário: *Exame do efeito da recenticidade*, 167-168, 179
Formulário: *Exame do viés de confirmação*, 148-149, 171
Formulário: *Exame dos custos não recuperáveis*, 193, 211-213
Formulário: *Exame dos erros de lógica*, 156-157, 174
Formulário: *Exame e contestação de afirmações do tipo "deveria"*, 102-103, 128
Formulário: *Exemplos de soluções imperfeitas*, 264, 301
Formulário: *Exercício do* continuum, 322-323, 345
Formulário: *Exercício do gráfico em forma de torta*, 320, 344
Formulário: *Falácias nos argumentos: análise das crenças negativas*, 169-170, 180-181
Formulário: *Fazendo o que não quero*, 428-429, 445-446
Formulário: *Foco nos objetivos de curto prazo*, 187-188, 208

Formulário: *Foco nos objetivos de mais longo prazo*, 187-188, 209
Formulário: *Grão de areia*, 281, 311
Formulário: *Guia para pontuação das 14 dimensões da Escala de Esquemas Emocionais de Leahy-II*, 418-419, 437-438
Formulário: *Histórias sobre desfechos*, 262-263, 300
Formulário: *Humor e tomada de decisão*, 196-197, 214
Formulário: *Identificação de crenças condicionais*, 104-105, 129
Formulário: *Identificação dos pontos de tensão*, 415, 434
Formulário: *Imaginação do pensamento como outra coisa: não atenda a ligação*, 224-225, 239
Formulário: *Indução de humor e pensamentos alternativos*, 167, 178
Formulário: *Inundação com incertezas*, 277-278, 309
Formulário: *Inventário de perfeccionismo*, 110-111, 132-135
Formulário: *Lembranças precoces de esquemas*, 371-372, 398
Formulário: *Lista de verificações de distorções cognitivas*, 31-32, 45
Formulário: *Mantendo um diário*, 414, 432
Formulário: *Máquina do tempo*, 284-285, 313
Formulário: *Minha nova declaração de direitos*, 126, 145
Formulário: *Minhas contestações são relevantes para meus pensamentos negativos?*, 73-74, 89
Formulário: *Modificação dos pensamentos negativos com a modificação do comportamento*, 80, 95
Formulário: *Monitoramento de pressupostos, regras e padrões*, 99-100, 127
Formulário: *Negação de "problemas"*, 288-289, 315
Formulário: *O pensamento palhaço*, 234-235, 246
Formulário: *O pensamento visitante*, 233, 243
Formulário: *O que ainda posso fazer*, 324-325, 346
Formulário: *O que são esquemas?*, 365-366, 390-392
Formulário: *Observação a partir da sacada*, 282-283, 312
Formulário: *Observação de padrões que podem não existir* 159-160, 175
Formulário: *Outros fatos possíveis*, 25-26, 42
Formulário: *Pedido de coisas que são importantes para mim*, 338-339, 353
Formulário: *Pensamentos* versus *realidade*, 229-230, 241
Formulário: *Ponto-contraponto*, 269, 304
Formulário: *Por que não aprendo com previsões passadas*, 269, 303
Formulário: *Por que os outros não se importarão mais tarde com meu comportamento "negativo"*, 286-287, 314
Formulário: *Possíveis desfechos*, 262-263, 299
Formulário: *Prática da aceitação*, 292, 317
Formulário: *Preocupação da fantasia temida*, 290-291, 316
Formulário: *Preocupações produtivas e improdutivas*, 270-271, 305

Formulário: *Previsões negativas que se tornam verdade: profecias autorrealizáveis*, 275-276, 308
Formulário: *Progredir em vez de tentar a perfeição*, 110-111, 137
Formulário: *Questionário de crenças dos transtornos da personalidade – forma reduzida*, 362-364, 386-389
Formulário: *Redação de uma carta dirigida à fonte dos seus esquemas*, 373-374, 399-400
Formulário: *Redação de uma história*, 414, 433
Formulário: *Redução dos pensamentos ao absurdo*, 164-165, 177
Formulário: *Reformulação da história*, 427-428, 444
Formulário: *Registro das preocupações para o tempo da preocupação*, 272-274, 306-307
Formulário: *Registro do grau de crença em um pensamento*, 29-30, 44
Formulário: *Respostas problemáticas a um pensamento indesejado*, 236-237, 247
Formulário: *Revisão de como lidei com eventos negativos no passado*, 266-267, 302
Formulário: *Técnica A-B-C*, 25-26, 41
Formulário: *Teste das previsões negativas*, 255, 258-259, 297
Formulário: *Tornando as definições claras* , 57-58, 82
Formulário: *Transcendência do meu esquema*, 383-384, 406
Formulário: *Transformação de antigas regras/ pressupostos em novas regras/pressupostos*, 125, 142-144
Formulário: *Transformação de preocupações em previsões*, 255, 295
Formulário: *Transformação do trabalho em diversão: transformação da crítica e desapontamento em curiosidade*, 121, 141
Formulário: *Uso da seta descendente*, 34, 47
Formulário: *Utilização de todas as informações*, 152-153, 172
Formulário: *Viagem ao futuro*, 343, 355
Fortalecimento da curiosidade, uma experiência positiva de desafio e crescimento para o paciente, em vez de ideias de perfeição, 118-121, 121*f*
Fortalecimento, dúvida e ceticismo e, 50-52
Fracasso, definição do paciente de, 51-58, 63-67, 64-65*f*
  ver também Pensamentos automáticos; rotulação; pensamentos negativos
Fusão pensamento-ação; *ver* **Exame da fusão pensamento-ação**

G
Gráfico em forma de torta, 318-320, 320*f*

H
Heurística da aversão à perda, 183-184
Heurística emocional, 164-167
Histórias da vida, **Exame da sua vida usando um esquema mais positivo**, 377-380

I
Identificação das preocupações, 250-252
Identificação das regras condicionais, 103-105
Identificação de esquemas – Padrões consistentes, 357-361, 360-361*f*
Identificação de esquemas de compensação e esquiva, 365-368, 367-368*f*
Identificação de objetivos de curto e longo prazo, 185-188, 186-188*f*
Identificação do pressuposto ou regra subjacente, 97-100, 99-100*f*
Identificação dos esquemas – Seta descendente, 360-364
Identificação dos pontos de tensão, 414-415, 415*f*
Identificação e modificação de esquemas, 356-406
  Ativação de lembranças precoces relacionadas aos esquemas, 370-372
  Contestação do esquema, 373-378
  Desenvolvimento de motivação para modificar o esquema, 367-370
  Desenvolvimento de um esquema mais positivo, 380-382
  Exame da sua vida usando um esquema mais positivo, 377-380
  Explicação do processamento esquemático, 363-366
  Identificação de esquemas – Padrões consistentes, 357-361, 360-361*f*
  Identificação de esquemas de compensação e esquiva, 365-368, 367-368*f*
  Identificação dos esquemas – Seta descendente, 360-364
  Redação de cartas dirigidas à fonte, 371-374
  Transcendência: afirmação do esquema, 381-384
Ilusão de correlação, 157-158
Imaginar-se como um grão de areia, 280-281, 281*f*
Incapacidade de refutar, técnicas relevantes para, 466-468
Incerteza, 35-36
  intolerância à, 249-250, 256-257
  Inundação com incertezas, 275-278, 309
Inundação com incertezas, 275-278

L
Lamentação, técnicas relevantes para, 462-465
Leitura mental, 15-17, 30-32, 96-97, 285-286, 360-361, 450-451
  técnicas relacionadas à, 450-452
Lembrança(s)
  Ativação de lembranças precoces relacionadas aos esquemas, 370-372
  Escrita expressiva, 411-414
  esquemas e, 356-357
  Identificação dos "pontos de tensão", 414-415, 415*f*
Ligação entre eventos não relacionados e observação de padrões que não existem, 157-160, 160-161*f*
Livre de ansiedade (Leahy), 21-22
Lógica; *ver* **Exame da lógica**

M

Manejo da raiva
    abordagens de, 10
    sessão de terapia sobre, 486-494
Máquina do tempo (A própria pessoa), 282-285
Máquina do tempo (Os outros), 284-287, 286-287f
Medos, subjacentes; *ver* **Seta descendente**
Modelo beckiano de terapia cognitiva, 4-5, 15-17
Modelo de ativação comportamental, 3
Modelo de esquemas, exemplos de, 357-358
Modelo metacognitivo, 3
Modificação da necessidade de aprovação, sessões de terapia para, 470-474
Modificação das preocupações e ruminação, 249-317, 281-283, 282-283f
    Aceitação do pensamento, 290-292, 292f
    Como avaliar se a previsão é testável, 254-257
    Como imaginar os melhores resultados, 260-263
    Distanciamento/desaparecimento, 278-279, 279f
    Distinção entre preocupações produtivas e improdutivas, 269-271
    Evitação da rejeição de soluções imperfeitas, 262-264
    Exame de previsões e pensamentos passados, 258-261
    Exame dos custos e benefícios da preocupação, 252-254
    Exame dos desfechos e utilização do ponto-contraponto, 266-269
    Identificação das preocupações, 250-252
    Imaginar-se como um grão de areia, 280-281, 281f
    Inundação com incertezas, 275-278
    Máquina do tempo (A própria pessoa), 282-285
    Máquina do tempo (Os outros), 279-287, 286-287f
    Negação de problemas, 286-289, 288-289f
    Observação a partir da sacada, 281-283, 282-283f
    Preocupação da fantasia temida, 288-291, 290-291f
    Profecias autorrealizáveis, 272-276, 273f
    Reserva do tempo da preocupação, 271-274
    Revisão da forma como lidei com eventos negativos no passado, 264-267, 266f
    Teste das previsões negativas, 256-259
    Transformação de preocupações em previsões, 253-255, 253-254f
Modificação do raciocínio emocional na tomada de decisão, 195-197, 196-197f
Modificação dos esquemas emocionais, 418-421
Motivação; *ver* **Desenvolvimento de motivação para modificar o esquema**
Mudança
    foco na, 8-9
    Reestruturação da mudança como ganho e não com perda, 196-199, 198-199f
Mudança da tomada de decisão, 182-219
    Comparação do risco *versus* risco, 205-207
    Decisão para um *self* futuro, 200-204, 203-204f
    Diversificação das fontes de recompensa, 203-206, 205-206f
    Estratégias de pré-compromisso, 187-189, 189f
    Identificação de objetivos de curto e longo prazo, 185-188, 186-188f
    Modificação do raciocínio emocional na tomada de decisão, 195-196, 196-197f
    Reestruturação da mudança como ganho e não como perda, 196-199, 198-199f
    Superação da aversão ao arrependimento, 199-202, 200-201f
    Superação dos custos não recuperáveis, 190-193, 194f-195f

N

Negação de problemas, 286-289, 288-289f

O

O pensamento palhaço, 233-235, 234f
O que ainda posso fazer, 322-325
Objetivos, curto prazo/longo prazo; *ver* **Identificação de objetivos de curto e longo prazo**
Observação a partir da sacada, 281-283, 282-283f
Observação da forma como os outros lidam com as coisas, 330-333

P

Padrões
    comuns, percepção, 361-363
    inexistentes, 157-160, 160-161f
Parada do pensamento, 249-250
Pensamento
    ilógico, exemplos de, 155-156
    realista, 96-97
    realista/justo, 148-149
Pensamento dicotômico, 320-321; *ver também*
    Pensamento do tipo tudo-ou-nada
    técnicas relevantes para, 455-458
Pensamento do tipo tudo-ou-nada, 161-163, 319-321;
    ver também **Criação de falsas dicotomias**
    Despolarização das comparações, 328-332, 330-331f
Pensamento ilógico, exemplos de, 155-156
Pensamento mágico, 157-158
Pensamento realista, 96-97
Pensamentos automáticos; *ver também* Pensamentos negativos
    A resposta racional é relevante para o pensamento automático?, 71-74
    Advogado de defesa, 68-71, 70f
    canalização da informação e, 15-17
    Categorização das distorções no pensamento, 29-32
    classificação dos, 15
    conceitualização de caso e, 114
    crenças subjacentes aos, 99-100
    esquemas e, 360-361
    pressupostos e regras subjacentes dos, 496-497
    respostas racionais e, 71-74
    Seta descendente, 31-34

Uso do comportamento para resolver o pensamento negativo, 78-80
   verdadeiros, 95, 450-451
Pensamentos intrusivos, 8-9, 496-497
   condições associadas a, 220-221
   resposta e avaliação (ver Resposta e avaliação dos pensamentos intrusivos)
Pensamentos negativos; *ver também* Pensamentos automáticos
   Atribuição de probabilidades em sequência, 35-36
   benefício dos, 60-61
   Busca limitada, 148-153, 151-152*f*
   Distinção entre pensamentos e fatos, 21-26, 22-24*f*
   evidências para, 63-66, 64-65*f*
   falácias lógicas e, 169-170
   Formulário: *Modificação dos pensamentos negativos com a modificação do comportamento*, 79-80, 95
   preocupação e, 250-251
   Seta descendente, 31-34, 32-34*f*
   teste da validade dos, 50-52
   Uso do comportamento para resolver o pensamento negativo, 78-80
   verdadeiros, 31-32, 78-80, 318 (*ver também* Seta descendente)
   viés de confirmação e, 147-148
   Virada da mesa – Afirmação do negativo, 333-335, 335*f*
Pensamentos; *ver também* Pensamentos automáticos; Pensamentos negativos
   Adivinhação do pensamento, 35-38
   análise do custo-benefício do, 57-61
   Avaliação do grau da emoção e do grau de crença no pensamento, 25-28, 26-27*f*
   avaliação e teste, 496-497 (*ver também* Avaliação e teste de pensamentos)
   Categorização das distorções no pensamento, 29-32, 30-31*f*
   credibilidade/validade percebida dos, 50-51
   Distinção entre eventos, pensamentos e sentimentos, 17-20, 19-20*f*
   Distinção entre pensamentos e fatos, 21-26, 22-24*f*
   evocação, 496-497 (*ver também* Evocação de pensamentos)
   Explicação de como os pensamentos criam sentimentos, 19-22, 19-20*f*
   relevância dos (*ver* **Perguntar se o pensamento é relevante**)
Perda; *ver* **Exame das oportunidades e novos significados que se originam da perda ou conflito**
Perfeccionismo
   Desenvolvimento de novas regras, padrões e pressupostos novos e adaptativos, 122-125, 124*f*
   Distinção entre progresso e perfeição, 108-111, 109-110*f*
   Exame das implicações do perfeccionismo, 116-118, 118-119*f*
   Formulário: *Contestação de afirmações do tipo "deveria"*, 100-103, 102-103f

Fortalecimento da curiosidade, uma experiência positiva de desafio e crescimento para o paciente, em vez de ideiais de perfeição, 118-121, 121*f*
   Identificação das regras condicionais, 103-105
   Mal-adaptado, 108-109
   recaída depressiva e, 96-97
   versus progresso, 108-111, 109-110*f*
Perguntar se o pensamento é relevante, 296-231, 231*f*
Perguntas do tipo "E se?", técnicas relevantes para, 464-466
Personalização, técnicas relevantes para, 458-460
Perspectiva, 8-9; *ver também* Colocação das coisas em perspectiva
Preocupação da fantasia temida, 288-291, 290-291*f*
Preocupação e ruminação, 496-497; *ver também* Modificação da preocupação e ruminação
   abordagens da, 8-10
   Desapego consciente, 222-225, 224-225f
   modelos cognitivo-comportamentais da, 249-250
Pressupostos e regras, 96-145, 496-497
   Aprendizado a partir dos lapsos, 110-113, 112-113*f*
   Avaliação de pressupostos secundários, 105-107, 106*f*
   conceitualização de caso e, 114
   Declaração de direitos, 125-126, 126*f*
   Distinção entre progresso e perfeição, 108-111, 109-110*f*
   Exame das implicações do perfeccionismo, 116-118, 118-119*f*
   Exame do sistema de valores, 106-108
   Exame e contestação de afirmações do tipo "deveria", 100-103, 102-103*f*
   Formulário: *Exame e contestação de afirmações do tipo "deveria"*, 102-103, 128
   Formulário: *Monitoramento de pressupostos, regras e padrões*, 99-100, 127
   Identificação de crenças condicionais, 103-105
   Identificação de pressuposto ou regra subjacente, 97-100, 99-100*f*
   recaída depressiva e, 96-97
   Transformação de antigas regras/pressupostos em novas regras/pressupostos, 122-125, 124*f*
   Transformação do trabalho em diversão: transformação da crítica e desapontamento em curiosidade, 118-121, 121*f*
   Utilização da conceitualização de caso, 114-117, 114*f*
Previsão afetiva, 184-186, 341-342
Previsões
   iniciais, 5-6
   validade das, 60-65
Probabilidade, **Atribuição de probabilidades em sequência**, 35-36
Processamento de informações e erros de lógica, 146-181
   Argumentos baseados em falácias lógicas, 167-170
   Busca limitada, 148-153, 151-152*f*
   Criação de falsas dicotomias, 160-163

Desconsideração das taxas de base, 152-155, 154-155*f*
Efeitos da recenticidade, 167-168
Exame da lógica, 154-157
Heurística emocional, 164-167
Ligação entre eventos não relacionados e observação de padrões que não existem, 157-160, 160-161*f*
Reductio ad absurdum, 162-165
Viés de confirmação, 146-149
Processamento esquemático, 146-147
   padrões e, 157-158
Profecias autorrealizáveis, 272-276, 273*f*
Psicoeducação, ênfase na, 4-5
Psicopatologia, modelo de Beck da, 15

Q
Questionário metacognitivo (QMC), 249-250

R
Raciocínio emocional; *ver também* **Heurística emocional**
   exemplo de, 165-166
   Modificação do raciocínio emocional na tomada de decisão, 195-197, 196-197*f*
   técnicas relevantes para, 465-467
   versus evidências, 24-25, 53, 57-58, 65-66
Raiva
   distorções cognitivas e, 450-451
   esquemas e, 357-359
Rastreador negativo, 336-337
Recaída, **Uso da recaída como aprendizado,** 110-113, 112-113*f*
Recompensas
   Decisão para um *self* futuro, 200-204*f*
   Diversificação das fontes de recompensa, 203-206, 205-206*f*
   Exame da validade dos custos e benefícios em curto prazo e longo prazo, 60-65, 62-63*f*
Redação de cartas dirigidas à fonte, 371-374
Reductio ad absurdum, 155-156, 162-165
Reestruturação da mudança como ganho e não como perda, 196-199, 198-199*f*
Reformulação de imagens mentais, 425-428
Regras adaptadas; *ver* **Desenvolvimento de regras, padrões e pressupostos novos e adaptativos**
Regras condicionais; *ver* **Identificação de regras condicionais**
Regras do tipo "Se... então", 496-497
Regras; *ver* Pressupostos e regras
Regulação emocional em psicoterapia (Leahy), 407-408
Regulação emocional, 497-498
   abordagens de, 10
   técnicas para, 6-7
Relação custo-benefício, tomada de decisão racional e, 190-191

Renúncia ao controle dos pensamentos, 234-237, 236-237*f*
Reserva do tempo da preocupação, 271-274
Resistência moral, 76-77
Resposta e avaliação dos pensamentos intrusivos, 220-248
   Balão de pensamentos, 224-227, 226-227*f*
   Dar boas-vindas ao visitante, 231-233
   Desapego consciente, 222-225, 224-225*f*
   Exame da fusão pensamento-ação, 226-230, 229-230*f*
   O pensamento palhaço, 233-235, 234*f*
   Perguntar se o pensamento é relevante, 229-231, 231*f*
   Renúncia ao controle dos pensamentos, 234-237, 236-237*f*
Respostas racionais, pensamentos automáticos e, 71-74
Revisão da forma como lidar com eventos negativos no passado, 264-267, 266*f*
Rotulação
   Avaliação de pressupostos secundários, 105-107, 106*f*
   Distinção entre comportamentos e pessoas, 75-79
   esquiva, 4-6
   Exame das variações no comportamento em diferentes situações, 76-79
   Formulário: *Avaliação dos rótulos negativos,* 75-76, 92-93
   Formulário: *Busca de variações,* 78-79, 94
   técnicas relevantes para, 452-454
   versus comportamentos específicos, 75-79
Ruminação; *ver* Preocupação e ruminação

S
Self futuro; *ver* **Decisão para um *self* futuro**
Sentimentos
   Distinção entre eventos, pensamentos e sentimentos, 17-20, 19-20*f*
   Explicação de como os pensamentos criam sentimentos, 19-22, 19-20*f*
   versus evidências, 67-69
Sessões de terapia
   para contestação da autocrítica, 475-485
   para manejo da raiva, 486-494
   para modificação da necessidade de aprovação, 470-474
Seta descendente, 31-34, 32-34*f*
   Identificação dos esquemas – Seta descendente, 360-364
   pressupostos da, 97-100
Síndrome cognitivo-atencional (SCA), 249-250
Sociotropia, características da, 470-471
Subtração de tudo, 336-339
Superação da aversão ao arrependimento, 199-202, 200-201*f*
Superação dos custos não recuperáveis, 190-193, 194*f*-195*f*
Supergeneralização, técnicas relevantes para, 455-457

T

Taxas de base; *ver* Desconsideração das taxas de base
Técnica A-B-C, 21-22
Técnica semântica; *ver* **Definição dos termos**
Técnicas comportamentais
  exemplos de, 5-7
  visão geral das, 8-9
Técnicas de regulação emocional, 407-446
  Aceitação das emoções, 422-425, 425-426*f*
  Acesso às emoções, 408-411
  Contestação da culpa em relação às emoções, 420-423
  Descrição dos esquemas emocionais, 416-419, 417*f*
  Escrita expressiva, 411-414
  Fazendo o que você não quer, 427-429
  Identificação dos pontos de tensão, 414-415, 415*f*
  Modificação dos esquemas emocionais, 418-421
  Reformulação de imagens mentais, 425-428
Técnicas de terapia cognitiva, comentários finais sobre, 495-498
Teoria do arrependimento, 199-200
Teoria prospectiva, 197-198
TEPT
  pensamentos intrusivos em, 220-222
  Reformulação de imagens mentais, 425-428
Terapia cognitiva
  críticas à, 7-8, 10
  formulações originais *versus* atuais da, 3
Terapia comportamental dialética (DBT), 3
Terapia comportamental, recursos para, 11
Terapia de aceitação e compromisso (TAC), 3
Terapia de Morita e, 336-338
Terapia dos esquemas emocionais (Leahy), 407-408
Terapia dos esquemas, 497-498
  abordagens da, 497-498
  técnicas relevantes para, 373-375
  versus psicanálise, 370
Terapia focada na compaixão, 3
Terapia metacognitiva, 222-223
Terapia racional emotiva comportamental (TREC), 15-17
Teste das previsões negativas, 256-259
Tomada de decisão; *ver também* **Mudança na tomada de decisão**
  modelos de, 182-184
  modificação, 8-9
  problemas na, 496-497

Tornar as definições claras e justas, 54-58, 56-57*f*
Transcendência: afirmação do esquema, 381-384
Transformação de preocupações em previsões, 253-255, 253-254*f*
Transtorno de ansiedade generalizada (TAG)
  pensamentos intrusivos no, 220-221
  preocupação e, 249-250
Transtorno de estresse pós-traumático (TEPT); *ver* TEPT
Transtorno obsessivo-compulsivo (TOC), pensamentos intrusivos no, 220-222
Transtornos da personalidade, esquemas e, 3, 357-359
Transtornos de ansiedade, vieses do pensamento automático e, 16-17
Treinamento da incerteza, 5-6, 8-9, 167-168

U

Uso do comportamento para resolver o pensamento negativo, 78-80
Utilidade futura, tomada de decisão racional e, 190-191
Utilização da conceitualização de caso, 114-117, 114*f*

V

Validade, 63-65; *ver também* **Exame das evidências dos custos e benefícios**, 60-65, 62-63*f*
Valores; *ver* **Exame do sistema de valores**
Vença a depressão antes que ela vença você (Leahy), 21-22
Viagem ao futuro, 341-343
Viés de amostragem, 149-151
Viés de confirmação, 16-17
Viés de confirmação, 146-149; *ver também* **Busca limitada**
Vieses cognitivos, 15
  teste, 4-5
Vieses de pensamento; *ver* Vieses cognitivos
Vieses; *ver* Vieses cognitivos
Virada da mesa – Afirmação do negativo, 333-335, 335*f*

IMPRESSÃO:

PALLOTTI
GRÁFICA

Santa Maria - RS | Fone: (55) 3220.4500
www.graficapallotti.com.br